U0298685

图书在版编目(CIP)数据

神经外科与癫痫/孙涛,王峰主编.—2版.—北京:人民军医出版社,2015.1
ISBN 978-7-5091-8042-6

Ⅰ.①神…　Ⅱ.①孙…　②王…　Ⅲ.①神经外科学－疾病－关系－癫痫－研究　Ⅳ.①R651
②R742.1

中国版本图书馆 CIP 数据核字(2014)第 271954 号

策划编辑:管　悦　张怡泓　文字编辑:张　然　黄维佳　责任审读:谢秀英
出版发行:人民军医出版社　　　　　　　经销:新华书店
通信地址:北京市 100036 信箱 188 分箱　邮编:100036
质量反馈电话:(010)51927290;(010)51927283
邮购电话:(010)51927252
策划编辑电话:(010)51927300－8060
网址:www.pmmp.com.cn

印刷:三河市潮河印业有限公司　　装订:胜宏达印装有限公司
开本:787mm×1092mm　1/16
印张:18·彩页1面　字数:412千字
版、印次:2015 年 1 月第 2 版第 1 次印刷
印数:0001－2000
定价:96.00 元

神经外科与癫痫

Epilepsy with Neurosurgery

（第 2 版）

主 编 孙 涛 王 峰

副主编 栾国明 李云林

人民军醫出版社

PEOPLE'S MILITARY MEDICAL PRESS

北 京

主编简介

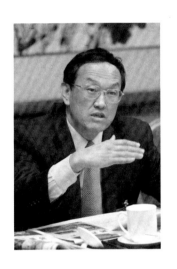

孙涛　男，1957年1月出生，宁夏医科大学校长，二级教授、主任医师、博士生导师。中华医学会理事、中国高等教育学会医学教育专业委员会副会长、宁夏科协副主席、宁夏神经病学创新团队带头人、宁夏医学会副会长兼神经外科分会主任委员、宁夏颅脑疾病重点实验室主任，《中华神经外科杂志》副主编，并担任《中华医学杂志》等20余种医学期刊的编委。主持"973"、国家自然科学基金等项目多项。主编著作7部，获宁夏科技奖30余项（一等奖2项、二等奖6项），发表学术论文200余篇（其中SCI文章8篇、国家级论文150余篇、省部级论文60余篇），获"王忠诚中国神经外科成就奖"，是2008年宁夏50年大庆"有突出贡献专业技术杰出人才奖"的4位获奖者之一。2011年获科技部"十一五"国家科技计划突出贡献奖。2013年获宁夏首批"塞上人才"专业技术人才奖。

　　长期从事神经外科临床工作，致力于癫痫外科研究，20世纪90年代在宁夏率先开展了癫痫外科临床工作，2004年主编出版了国内第一部相关专著《神经外科与癫痫》。积极开展国际、国内学术交流与科研合作，注重新知识的消化和吸收。在国内较早关注"岛叶癫痫"问题，并针对岛叶癫痫环路、发病机制及岛叶功能进行了基础和临床系列研究，专著《岛叶癫痫》已由人民卫生出版社出版。

内 容 提 要

    本书以癫痫为主题,围绕伴有癫痫的神经外科疾病,论述其内在关系。总论部分阐述了癫痫的基础知识及神经外科疾病与癫痫的概要关系;第 2 至第 6 章分别论述了脑肿瘤、脑血管疾病、颅内感染性疾病、颅脑外伤等神经外科疾病与癫痫的问题;第 7 章就神经外科手术后的癫痫问题,发作管理进行了专题阐述;最后一章论述了癫痫外科治疗问题。本书对癫痫及其相关疾病的阐述系统全面、科学性强,对神经外科临床具有重要指导作用,不失为神经科学研究工作者、神经科及其他专业医师的业务参考书。

编 著 者 名 单

（以姓氏笔画为序）

马　辉　宁夏医科大学总医院神经外科

王　伟　宁夏医科大学总医院神经外科

王　秀　北京天坛医院神经外科

王　垚　北京天坛医院神经外科

王　峰　宁夏医科大学总医院神经外科

王振海　宁夏医科大学总医院神经内科

王晓东　宁夏医科大学总医院放射科

田继辉　宁夏医科大学总医院神经外科

刘　阳　宁夏医科大学总医院神经外科

刘　诤　宁夏医科大学总医院神经外科

刘仲涛　宁夏医科大学总医院神经外科

刘庆祝　北京海淀医院功能神经科

关宇光　北京三博脑科医院神经外科

孙　涛　宁夏医科大学总医院神经外科

孙振兴　北京天坛医院神经外科

李　娟　宁夏医科大学总医院核医学科

李云林　北京海淀医院功能神经科

李世卓　国家卫生和计划生育委员会

李宗正　宁夏医科大学总医院神经外科

李春德　北京天坛医院神经外科

杨　武　宁夏医科大学总医院急诊科

杨光明　宁夏医科大学

何　鹏　宁夏医科大学总医院神经外科

沈　冰　宁夏医科大学总医院神经外科

宋子木　宁夏医科大学总医院神经外科

张　华　宁夏回族自治区人民医院神经内科

张　庆　宁夏医科大学总医院神经内科

张　忠　北京天坛医院神经外科

张　凯　北京天坛医院神经外科

张　诏　北京天坛医院神经外科

张　震　宁夏医科大学

周　健　北京三博脑科医院神经外科

赵　倩　宁夏医科大学总医院核医学科

夏令宝　宁夏医科大学

夏鹤春　宁夏医科大学总医院神经外科

栾国明　北京三博脑科医院神经外科

高　攀　宁夏医科大学

黄德俊　宁夏医科大学总医院神经外科

翟　锋　北京三博脑科医院神经外科

魏乃礼　北京天坛医院神经外科

2 版序

由孙涛教授主编的专著《神经外科与癫痫》第 1 版于 2004 年出版,专著以癫痫为主线,贯穿与癫痫相关联的神经外科各种疾病,如颅脑肿瘤、血管病、外伤、炎症等,介绍了近年国内外相关新理论、观点和技术,探讨各种疾病与癫痫的关系。正如王忠诚院士在第 1 版的序中所说:"它不是一本单纯的癫痫外科学,而是一部主要涉及神经外科相关疾病可能合并或继发癫痫的专著。"专著第 1 版出版以来,对国内神经外科及其相关专业起到了很好的参考指导作用,许多年轻神经外科医生通过这部专著的学习逐步认识了癫痫及其相关疾病。转眼十年过去了,各种新技术、新设备不断涌现,对癫痫的认识和相关疾病临床的诊治有了更新进展,促使作者再版本书。

癫痫是一种由多种病因引起的,主要表现为短暂、突然、反复出现的脑功能异常的临床症候群。在神经外科临床工作中,经常可以看到很多神经外科疾病继发癫痫。癫痫的外科治疗归属于神经外科功能性疾病领域,但是颅脑外伤、肿瘤、脑血管病、颅内感染性疾病和先天性畸形等均可伴发癫痫。随着现代神经影像学技术、脑功能成像技术在临床的普及和应用,这种联系变得越来越清晰,越来越密不可分。

专著《神经外科与癫痫》是孙涛教授和他领导的团队撰写的,本书的主编及多数编者均系我国西部省市的专业技术人才,他们的敬业、不断进取的精神值得学习,他们的成果标志着我国神经外科学的普及和发展。此次再版又增加了许多北京地区神经外科专家。在内容上,增加了下丘脑错构瘤与痴笑发作等,特别是对神经影像学在癫痫中的作用,以及外伤性癫痫做了较大改动。本人作为孙涛教授之同行,对本书再版表示衷心祝贺,并向广大读者、医师和病友推荐该书。相信本书再版必将推动我国癫痫、癫痫外科事业的发展。

中国科学院院士
国家神经科学临床研究中心主任
首都医科大学北京天坛医院神经外科教授、主任

赵继宗

2014 年 9 月

1 版序

神经外科自 19 世纪后叶到现在,已走过了百多年的历史。展望神经外科的发展,除了与医学科学的整体提高有关以外,也离不开与医学相关学科的进步,更离不开广大的临床医学工作者孜孜不倦的辛勤劳动和临床经验的积累。当然,借助现代科学技术的发展,尤其是神经影像技术、功能成像技术、手术及辅助器械等,神经外科正朝着"微创除病变、精细保功能"的方向前进。

说到功能,我不得不说一下癫痫。严格地说,癫痫是一种由多种病因引起的、主要表现为短暂、突然、反复的脑功能异常的临床征群。在神经外科临床工作中,我们经常可以看到神经外科疾病合并和(或)继发癫痫。从神经外科治疗的疾病谱上,癫痫主要划分在功能性脑病这一领域内,但是外伤、肿瘤、血管病、先天性畸形等均与癫痫有着千丝万缕的联系。随着现代神经影像技术、脑功能成像技术在临床的普及和应用,这种联系变得越来越清晰,变得越来越密不可分。

医学发展的阶段差异导致了人们对疾病的认识程度不同。作为一名神经外科医师,其初衷是驱除疾病、挽救生命。也就是说,最大限度的消灭脑内病变,延长或挽留病人的生命,这种情况在每个国家的神经外科初始发展阶段都存在,在发展中国家和不发达国家,这个阶段可能延续的时间较长。以后,随着人们对疾病的认识程度和治愈程度、对生活质量的要求程度等不断提高,功能神经外科开始显现出不可代替的重要性。从另一个角度也体现了神经外科医生的最终治疗目的,即驱除疾病的同时,降低继发性功能障碍的可能性,保全并恢复正常功能。从这个角度讲,该书不仅仅是对外伤、肿瘤、血管病等疾病的论述,更是对其可能合并和(或)继发出现的功能问题进行了阐述,最后还对这些问题如何处理进行了详细的讲解。它填补了国内这一领域的空白。

如果把神经外科看作是一座金字塔,外伤、血管病、肿瘤等是塔基和塔身,功能性脑病则是塔尖。我们通过驱除异常病变,让患者从功能障碍阶段恢复到正常功能阶段,才真正达到了功能神经外科的境界。

纵观本书,它以癫痫这一常见的功能神经外科疾患为中心,以神经外科各分支学科如肿瘤、血管病、外伤、炎症等为基本点,以各种疾患与癫痫之间的关系为引导线,就国内外所涉及到的目前最新理论、最新观点、最新技术等进行阐述。它不是一本单纯的癫痫外科学,而是一本主要涉及神经外科相关疾病可能合并或继发癫痫的专著。对从事神经外科及其相关专业的医护人员来说,此书值得一读。

特别提出,本书的主编及多数编者系我国西部省市的专业技术人才,他们的敬业、不断进取的精神值得学习;他们的成果也代表了我国神经外科学的普及和发展。

中 国 工 程 院 院 士
北京神经外科研究所 所长
神 经 外 科 学 教 授

2004.3

2 版前言

光阴似箭,时光如梭。转眼之间,《神经外科与癫痫》这本书的第 1 版已经出版 10 年之久。承蒙广大读者的厚爱和人民卫生出版社的努力,第 1 版的发行量远远地超出了我的预期,在国内同行中引起了很大的反响,这也使我认识了许多新的朋友,加强了交流与合作。近年来,随着癫痫外科的蓬勃发展,各种新技术、新设备不断出现,使癫痫患者得到了更好的诊断与治疗;同时也应广大读者及出版社要求,使我感到有必要更新内容,再版此书,以飨读者。本书的第 2 版对原来的每一章都做了修改、补充或内容上的更新。

癫痫是神经系统常见的一种综合征,是神经外科临床经常遇到的问题。本书不求包罗万象,旨在专题归纳和解惑与神经外科有关的癫痫问题,以癫痫为主题突出与神经外科疾病关系中所涉及的各方面的新理论、新观点和新技术。它既不同于以论述癫痫病理生理机制、症状、分类、脑电图分析和药物治疗的癫痫学,也不同于单纯论述以外科手术治疗的癫痫外科学,而是一部围绕伴有癫痫的神经外科疾病,论述其内在关系的专著。本书总论提供有关癫痫的基础知识及神经外科疾病与癫痫的概要关系;第 2 章至第 6 章分别论述了脑肿瘤、脑血管疾病、颅内感染性疾病、颅脑外伤等神经外科疾病与癫痫的问题;第 7 章就神经外科手术后的癫痫问题、发作管理进行了专题阐述;最后一章较为简明地论述了癫痫外科治疗问题。虽然癫痫外科学已有专著,但为了介绍癫痫外科最新进展,同时作为神经外科与癫痫完整的体系,癫痫外科治疗是不可或缺的一部分内容,只有从癫痫外科治疗角度进行进一步论述,才能使读者更全面地了解神经外科与癫痫内在的联系,才能更好地服务于临床。本书无疑对神经外科临床具有重要指导作用,不失为神经科学研究工作者、神经科及其他专业医师的业务参考书。

本书由多名从事神经外科临床工作数十年的专家、资深医师撰写,由于时间仓促,水平有限,书中存在的错误之处,恳请读者提出宝贵意见。

宁夏医科大学校长　孙　涛

2014 年 9 月

1 版前言

　　癫痫是神经系统常见的一种综合征,是神经外科临床常遇到的问题。目前国内尚无论述神经外科与癫痫的专著,本书专题归纳和解惑与神经外科有关的癫痫问题,以癫痫为主题突出与神经外科疾患关系中各方面的新理论、新观点和新技术。它既不同于以论述癫痫病理生理机制、症状、分类、脑电图分析、药物治疗的癫痫学,也不同于单纯论述以外科手术治疗的癫痫外科学,而是一本围绕伴有癫痫的神经外科疾患,论述其内在关系的专著。本书总论提供有关癫痫的基础知识及神经外科疾患与癫痫的概要关系;第二至第六章分别论述了脑肿瘤、脑血管疾病、颅内感染性疾病、颅脑外伤等神经外科疾患与癫痫的问题;第七章是神经外科手术后癫痫发作管理问题的专题阐述;而最后一章较为简明地论述了癫痫外科治疗问题。虽癫痫外科学已有专著,但为了介绍癫痫外科最新进展,同时作为神经外科与癫痫完整的体系,癫痫外科治疗是不可或缺的一部分内容,只有再从癫痫外科治疗角度的进一步论述,才能使读者更全面了解神经外科与癫痫的内在联系,才能更好地服务于临床。本书无疑对神经外科临床具有重要指导作用,也不失为神经科学研究工作者、神经科及其他专业医师的业务参考书。

　　本书由多名从事神经外科临床工作数十年的专家撰写,但由于时间仓促,水平有限,错误之处在所难免,恳请读者提出宝贵意见。

　　　　　　　　　　　　　宁 夏 医 学 院
　　　　　　　　　　　　　宁夏医学院附属医院　　院长 教授 孙 涛
　　　　　　　　　　　　　　　　　　　　　　　　　2004.3

目　录

第 1 章 总 论

第一节 癫痫的诊断与鉴别诊断

癫痫是神经科的常见疾病，是一种由多种病因引起的慢性脑部疾病，以脑神经元过度放电导致反复性、发作性和短暂性出现的中枢神经系统功能失常为特征。癫痫在任何年龄、地区和种族的人群中都有发病，但以儿童和青少年发病率较高。近年来随着我国人口老龄化，脑血管病、痴呆和神经系统退行性疾病的发病率增高，老年人群中癫痫发病率已出现上升趋势。

据世界卫生组织（World Health Organization，WHO）估计，全球大约有 5000 万癫痫患者。国内流行病学资料显示，我国癫痫"终身患病率"为 4‰～7‰。近年来，国内外学者更重视活动性癫痫的患病率，即在最近某段时间（1～2 年）内仍有发作的癫痫病例数与同期平均人口之比。我国活动性癫痫患病率为 4.6‰，年发病率在 30/10 万左右。据此估算，我国有 600 万左右的活动性癫痫患者，同时每年有 40 万左右新发癫痫患者。癫痫是神经内科最常见的疾病之一。癫痫患者的死亡危险性为一般人群的 2～3 倍。

癫痫对于个人、家庭和社会带来严重的负面影响。目前社会上存在对癫痫病的误解和对癫痫患者的歧视，因而被确诊为癫痫可使患者及其家属产生较严重的心理障碍。癫痫发作给患者造成巨大的生理和心理上的痛苦，严重影响患者和家庭的生活质量；长期服用抗癫痫药物及其他诊治费用给家庭带来沉重的经济负担；同时，癫痫患者的保健、教育、就业、婚姻生育等问题，也是患者及其亲属和社会多部门关注的问题。因此，癫痫不仅仅是医疗问题，也是重要的公共卫生和社会问题。WHO 已将癫痫列为重点防治的神经、精神疾病之一。

一、癫痫的定义

癫痫是一组由已知或未知病因所引起，脑部神经元高度同步化，且常具自限性的异常放电所导致的综合征。以反复性、发作性、短暂性、通常为刻板性的中枢神经系统功能失常为特征。由于异常放电神经元的位置不同，放电扩展的范围不同，患者的发作可表现为感觉、运动、意识、精神、行为、自主神经功能障碍或兼有之，每次发作称为癫痫发作，持续存在的癫痫易感性所导致的反复发作称为癫痫。这些易感性包括有明确的癫痫家族史，发作间期脑电图有明确的痫样放电，有确切而不能根除的癫痫病因存在等。由特定症状和体征组成的，特定的癫痫现象称为癫痫综合征。癫痫的后果对患者心理、认知及社会因素都有明显的影响。

1. **癫痫（epilepsy）** 2005 年国际抗癫痫联盟（ILAE）对癫痫的定义作了修订，其推荐的定义为，癫痫是一种脑部疾病，特点是持续存在能产生癫痫发作的脑部持久性改变，并出现相应的神经生物学、认知、心理学及社会等方面的后果。诊断癫痫至少需要一次的癫痫发作。

2. 癫痫发作(epileptic seizure) 癫痫发作是指脑神经元异常和过度的超同步化放电所造成的临床现象。其特征是突然和一过性症状，由于异常放电的神经元在大脑中的部位不同而有多种多样的表现，可以是运动、感觉、精神或自主神经的，伴有或不伴有意识或警觉程度的变化。对临床上确实无症状而仅在脑电图(EEG)上出现异常放电者，不称之为癫痫发作。因为癫痫是脑的疾病，身体其他部位的神经元(如三叉神经节神经元或脊髓前角神经元)异常和过度放电不属于癫痫发作。

二、癫痫诊断的原则和方法

(一)癫痫的诊断原则

正确的诊断是取得良好治疗效果的关键。然而癫痫发作表现多种多样，所以应该遵循一定的原则才能得出正确和完整的诊断。癫痫诊断由以下5个层次组成。

1. 发作期症状学 根据标准描述性术语对发作时症状进行详细的不同程度的描述。

2. 发作类型 根据发作类型表现确定患者的发作类型，如可能应明确在大脑的定位；如为反射性发作，需要指明特殊的刺激因素。

3. 综合征 根据已被接受的癫痫综合征表进行综合征的诊断。应理解有时这种诊断是不可能的。

4. 病因 如可能根据经常合并癫痫或癫痫综合征的疾病分类确定病因，遗传缺陷或症状性癫痫的特殊病理基础。

5. 损伤 这是非强制性的，但时常是有用的诊断附加指标，主要是关于癫痫造成损伤的程度。损伤的分类将根据世界卫生组织(WHO)ICIDH-2 功能和残障的国际分类标准制定。

(二)病史采集

完整的病史包括：发作史、出生史、生长发育史、热性惊厥病史、家族史等，能够为诊断癫痫提供更多的线索(表 1-1)。

表 1-1　癫痫诊断的重要病史资料

现病史
首次发作的年龄
发作频率(每年、每月、每周或每日多少次)
发作时的状态或诱因(觉醒、困倦、睡眠、饥饿或其他特殊诱发因素)
发作开始时的症状(先兆，或最初的感觉或运动性表现)
发作的演变过程
发作时观察到的表现(姿势、肌张力、运动症状、自主神经症状、自动症等)
发作时的意识状态(知觉和反应性)
发作持续的时间(有无持续状态病史)
发作后表现(嗜睡、朦胧、Todd 麻痹、失语、遗忘、头痛或立即恢复正常)
有无其他形式的发作
是否服用抗癫痫药物，服用种类、剂量、疗程及疗效
发病后有无精神运动发育倒退或认知损失
既往史和家族史
有无围生期脑损伤病史
有无中枢神经系统其他病史(感染、外伤等)
有无新生儿惊厥及热性惊厥史
家族中有无癫痫、热性惊厥、偏头痛、睡眠障碍及其他神经系统疾病史

1. 发作史 完整而详细的发作史对区分是否为癫痫发作、癫痫发作的类型、癫痫及癫痫综合征的诊断都有很大的帮助。由于癫痫是一种发作性的疾病，发作时间短暂，患者就医时绝大多数处于发作间期，医师亲眼目睹癫痫发作的概率很小，因此须详细询问患者本人及其亲属或同事等目击者，尽可能获取详细而完整的发作史。完整的发作史是准确诊断癫痫的关键。

(1)首次发作年龄：有相当一部分患者的癫痫发作和癫痫综合征均有特定的起病年龄范围。

（2）大发作前是否有"先兆"：即刚要发作前的瞬间，患者自觉的第一个感受或表现，这实际是一种部分性发作。许多患者及家属来就诊时，往往重点叙述强直阵挛性发作（即常说的大发作）的情况，而对大发作前的先兆症状只字不提，从而误导临床医生做出全面性发作的诊断（其实是部分性继发全面性发作）。临床上对于强直-阵挛性发作的患者，尤其是成人患者，均应详细询问发作前是否有"先兆"，最常见的先兆如恶心、心悸、胃气上升感、害怕、似曾相识感、幻视或幻听、一侧口角抽动等。但在婴幼儿往往不能或不会表述，这时主要观察其发作前的行为表现，如惊恐样、恐惧的尖叫声、向母亲跑去或突然停止活动等。这些表现往往是十分模糊的，但在发作前规律地出现，则提示这种发作可能有局灶的起源。发作前不变的先兆不仅有助于诊断部分性癫痫发作，而且对病灶的定位也非常重要。

（3）发作时的详细过程：发作好发于清醒状态或者睡眠状态，发作时有无意识丧失，有无肢体强直或阵挛性抽搐，有无摔伤及大小便失禁等，表现为一侧肢体抽动还是两侧肢体抽动，头部是否转向一侧或双眼是否斜向一侧等，发作的持续时间，发作后的状态，是否有头痛、呕吐、发作后谵妄状态及 Todd 氏麻痹。

（4）有几种类型的发作：一些病史较长的患者可能仅叙述最近一段时间的发作情况，或重点叙述发作较严重的表现，而对以前的发作或发作较轻的表现（如常说的"愣神"小发作）很少提及，这必然影响临床医师对总体病情的评估及癫痫综合征的正确诊断。一般需询问早期发作的表现，后来的发作形式有无改变和最后一次发作的表现，因为最近的发作记忆最清楚。

（5）发作的频率：平均每个月或每年会发作多少次，是否有短时间内连续的丛集性发作，最长与最短发作间隔等。尤其近 1～3 个月的每个月发作频率（及其平均数）。既可评估发作的严重程度，也可作为今后治疗评估疗效的较好基础。

（6）发作有无诱因：如睡眠不足、过量饮酒、发热、过度疲劳、情绪紧张及某种特殊刺激。女性是否与月经有关，这对鉴别诊断、治疗和预防均有益。如连续熬夜数日健康人也可能引起抽搐发作，不要过早下结论，应继续随诊。

（7）是否应用了抗癫痫药物治疗及其效果。

2. 出生史　是否足月出生、出生是否顺利、有无窒息或者产伤等情况，还应该询问母亲在妊娠期间患过何种疾病。出生史异常易于在成长过程中出现癫痫，尤其对婴儿或者儿童疑诊患者非常关键。

3. 生长发育史　重点了解神经精神发育情况，包括运动、语言、智力等，对于癫痫的分类和确定具体的综合征有帮助。

4. 热性惊厥史　具有热性惊厥史的患者出现癫痫的概率较正常人为高，特别是容易出现某些类型的发作和癫痫。

5. 家族史　如果家族中有癫痫或者有抽搐发作的患者，特别是具体的发作表现与疑诊者相似，则能够为诊断提供积极的信息。

6. 其他疾病史　是否有头颅外伤史、中枢神经系统感染史或者中枢神经系统肿瘤史等明确的脑部损伤或者病变的病史，能够提示癫痫的病因。

（三）体格检查

包括一般内科系统查体和神经系统查体。重点应放在神经系统方面，要注意患者的精神状态和智能，注意患者的言语是否正常，在检查眼部时，应注意检查眼底。体格检查对癫痫的病因诊断有一定帮助。

（四）辅助检查

1. EEG　由于癫痫发病的病理生理基础是大脑兴奋性的异常增高，而癫痫发作是大脑大量神经元共同异常放电引起的。

EEG 反映大脑电活动,是诊断癫痫发作和癫痫的最重要的手段,并且有助于癫痫发作和癫痫的分类。临床怀疑癫痫的病例应进行 EEG 检查。在应用中需充分了解 EEG 的价值及其局限性。

2. 脑磁图(MEG)　是新发展起来的一种无创性的脑功能检测技术,其原理是检测皮质神经元容积传导电流产生的磁场变化,与 EEG 可以互补,有条件的单位可应用于癫痫源的定位以及功能区定位,并不是常规检查。

3. 电子计算机 X 线体层扫描(CT)　能够发现较为粗大的结构异常,但难以发现细微的结构异常。多在癫痫发作时或发现大脑有可疑的钙化和无法进行磁共振成像(MRI)检查的情况下应用。

4. 磁共振成像(MRI)　MRI 在临床中的应用,大大地改进了对癫痫患者的诊断和治疗。MRI 具有很高的空间分辨率,能够发现一些细微的结构异常,对于病因诊断有很高的提示价值,特别是对于难治性癫痫的评估。特定的成像技术对于发现特定的结构异常有效,例如海马硬化的发现。如果有条件,建议进行头颅 MRI 检查。

5. 单光子发射计算机断层扫描(SPECT)　是通过向体内注射能够发射 γ 射线的放射性示踪药物后,检测体内 γ 射线的发射,来进行成像的技术,反映脑灌注的情况。可作为难治性癫痫的术前定位中的辅助方法。癫痫源在发作间歇期 SPECT 为低灌注,发作期为高灌注。

6. 正电子发射断层扫描(PET)　正电子参与了大脑内大量的生理动态,通过标记示踪剂反映其在大脑中的分布。可以定量分析特定的生物化学过程,如可以测定脑葡萄糖的代谢及不同神经递质受体的分布。在癫痫源的定位中,目前临床常用示踪剂为 18F 标记 2-脱氧葡萄糖(FDG),观测局部脑代谢变化。理论上讲,发作间歇期癫痫源呈现低代谢,发作期呈现高代谢。

7. 磁共振波谱(MRS)　癫痫源部位的组织具有生化物质的改变,利用存在于不同生化物质中的相同的原子核在磁场下其共振频率也有差别的原理,以光谱的形式区分不同的生化物质并加以分析,能够提供癫痫的脑生化代谢状态的信息,并有助于定位癫痫源。其中 1H 存在于一些具有临床意义的化合物中,脑内有足够浓度的质子可以被探测到,因此临床应用最多的是磁共振质子波谱(1HMRS)。

8. 功能核磁共振(fMRI)　是近年来发展起来的新技术,能够在不应用示踪剂或者增强剂情况下无创性描述大脑内神经元激活的区域,是血氧水平依赖技术。主要应用于脑功能区的定位。

目前应用于癫痫领域的影像学检查越来越多,很多检查仅仅针对特殊目的,如病因学诊断、术前评估等,而并非常规检查,如 SPECT、PET、MRS、fMRI 等。在临床实践中,应该熟悉每一种技术的特点,根据不同的临床要求和现实条件选择相应检查。

(五)其他实验室检查

1. 血液学检查　包括血常规、血糖、电解质、血钙等方面的检查,能够帮助寻找病因。血液学检查还用于对药物不良反应的检测,常用的监测指标包括血常规和肝肾功能等。

2. 尿液检查　包括尿常规及遗传代谢病的筛查,如怀疑苯丙酮尿症,应进行尿三氯化铁试验。

3. 脑脊液检查　主要为排除颅内感染等疾病。除常规、生化、细菌培养涂片外,还应做支原体、弓形体、巨细胞病毒、单纯疱疹病毒、猪囊尾蚴病等病因检查及注意异常白细胞的细胞学检查。

4. 遗传学检查　尽管目前发现一部分癫痫与遗传相关,特别是某些特殊癫痫类型,但是目前医学发展的阶段还不能利用遗传学的手段常规诊断癫痫。通过遗传学检测预测癫痫的发生风险和通过遗传学的发现指导治疗的研究也在进一步的探索之中。

5. 其他检查 针对临床可疑的病因,可以根据临床需要或者现实条件进行相对应的其他特异性检查。例如,对于怀疑有中毒导致癫痫发作的病例,可以进行毒物筛查;怀疑存在代谢障碍的病例,进行相关的检查等。腰穿脑脊液检查及遗传学检查并非癫痫的常规检查。

三、癫痫的病因诊断

对癫痫病因的寻找是癫痫诊断中的重要步骤,其对于选择治疗、判断预后有帮助。一方面,病史、家族史等能够提供一定的帮助,如家族的遗传背景,既往头颅外伤或中枢神经系统感染史等;另外一方面,现代高分辨率的影像学对于病因也有很好的提示,能够发现结构性异常,如皮质发育畸形、新生肿物的发现等。根据引起癫痫的病因不同,可以分为特发性癫痫、症状性癫痫及隐源性癫痫。

(一)特发性(idiopathic)

是指除了存在或者可疑的遗传因素以外,缺乏其他的病因。多在青春期前起病,预后良好,但并不是临床查不到病因的就是特发性癫痫。目前研究显示,特发性癫痫多为中枢神经系统的离子通道病。

(二)症状性(symptomatic)

由于各种原因造成的中枢神经系统病变或者异常,包括脑结构异常或者影响脑功能的各种因素。这一类患者,癫痫发作是其一个症状或者主要症状。值得注意的是,少部分遗传性疾病,造成了发育的异常、代谢的异常或者其他的进行性病程,仍然为症状性癫痫的范畴。随着医学的进步和检查手段的不断发展和丰富,能够寻找到病因的癫痫病例越来越多。

1. 产前与产时损伤 产前与产时的颅脑损伤、脑形成障碍是新生儿、婴幼儿癫痫的常见原因。产前损伤主要包括,物理因素如X线照射,有毒物质如吸毒、吸烟、饮酒和摄入致畸药物等。孕妇营养不良、高血压、心脏病、贫血和感染性疾病等都可引起胎儿发育障碍;此外,风疹、疱疹、巨细胞病毒和其他可通过胎盘的病原微生物感染都可能导致胎儿出生后癫痫发作。产时损伤,如产钳助产、吸引产、产后窒息、胎位不正、产伤、早破水、过期产和吸入性肺炎等均可增加癫痫的危险性。以上因素是否与癫痫的发作有直接因果关系尚须进一步证实。

2. 热性惊厥 热性惊厥史是癫痫的一个危险因素。热性惊厥常发生于有癫痫发作遗传性或结构易感性的患者,Slovitor和Pedley提出,由遗传因素决定的隐匿型海马畸形是许多热性惊厥患儿继发海马硬化及顽固性颞叶癫痫的共同病因。热性惊厥使癫痫危险性增加5倍,并持续到25岁。在20岁时热性惊厥后癫痫的累及发生率为6%。研究显示无神经学缺陷,表现为单次、短期、全身性癫痫大发作的单纯性热性惊厥患儿未来癫痫发生的危险性没有显著性增加,20岁时癫痫发病率为5%。而存在神经学异常,局灶性启动,反复性发作,发作时间超过10min的复杂性热性惊厥患儿以后癫痫发作的危险性显著增加。如患儿出现1项复杂性因素,20岁时出现癫痫的危险性为6%～8%;出现2项者为17%;3项都存在者,则上升到49%。另有研究表明每次热性惊厥的发生都会使再发率提高18%,体温每升高1℃再发的危险增加1倍,而年龄、性别、首发类型、首发体温、家族史都未能证明影响再发率。

3. 颅脑外伤 脑外伤后癫痫的平均发生率为30%左右,是癫痫发作常见原因之一,其发生率通常与颅脑损伤的严重程度及外伤部位有密切联系。开放性损伤较闭合性高。出现脑内血肿及皮质损伤的患者癫痫发生率高。

4. 颅内感染 各种细菌性、病毒性、真

菌性、寄生虫性感染,均能导致癫痫发作,感染后早期癫痫发作是出现晚期癫痫的主要危险因素。其中脑脓肿并发癫痫的危险性最高,发生率约为30%。而脑猪囊尾蚴是发展中国家癫痫发生最常见的病因。对原发感染积极有效的治疗是减少癫痫发生的关键。

5. 脑肿瘤 在脑肿瘤患者中,癫痫的发生率为18%~30%。其中以癫痫为首发症状的约占10%,也是癫痫发作的常见原因之一。一般认为成人出现的癫痫部分发作,大约40%为脑肿瘤所致,位于幕上且进展缓慢的良性肿瘤,癫痫发生率最高,肿瘤若靠近大脑皮质则癫痫的发生率更高。同时癫痫也是颅脑手术后的一种常见并发症,其发生率根据病变的性质、部位、术前病情的轻重、手术入路及术后是否有后遗症等情况而异。

6. 脑血管病 各种脑血管病均可发生癫痫,其发生率差异很大。脑出血为4.5%~17.6%,蛛网膜下腔出血6.2%~19.2%,脑血栓3.9%~15.6%,脑梗死9.3%~18.2%,短暂性脑缺血发作为4.5%~5.5%。出血性脑血管病发病后1日内出现癫痫发作者占80%,缺血者占50%以上。特别是老年人,脑卒中占老年性癫痫的30%~40%,其发生率与脑卒中引起的皮质损害关系密切。

7. 颅脑手术后 颅脑手术后癫痫的发生率与病变性质、部位、术前病情、手术入路等有一定的关系。发生率较高的病种有脑脓肿、脑膜瘤、脑胶质瘤、幕上动脉瘤等,其他手术很少发生癫痫。近年来,随着显微手术技术的广泛开展,术后癫痫发生率也得到了显著下降。

8. 代谢障碍 低血糖、高血糖、低血钠、低血钙及尿毒症等都可引起癫痫发作。

9. 中毒 许多外来或内生物质中毒均可以发生癫痫,主要见于酒精中毒者,2/3的患者发病与停酒有关。吸入高浓度氧或在高压氧舱中存在出现癫痫发作的可能。

10. 其他 脑变性病、神经皮肤综合征、多发性硬化、全身性疾病及药物等均可引起癫痫发作。Alzheimer's病所引起的癫痫大约占全部癫痫患者的2%,长期存活者癫痫发生率为10%~17%,通常出现于发病后的5~10年。多发性硬化也是癫痫的危险因素,尽管多发性硬化病理改变为白质的脱髓鞘改变,但其癫痫发生率是正常人群的3倍。

(三)隐源性(cryptogenic)

可能为症状性。尽管临床的某些特征提示为症状性的,但是,目前的手段难以寻找到病因。病因与年龄关系较为密切,不同的年龄组往往有不同的病因范围(表1-2)。

表1-2 不同的年龄组常见病因

年龄组	常见病因
新生儿及婴儿期	先天及围生期因素(缺氧、窒息、头颅产伤)、遗传代谢性疾病、皮质发育异常所致的畸形等
儿童及青春期	特发性(与遗传因素有关)、先天及围生期因素(缺氧、窒息、头颅产伤)、中枢神经系统感染、脑发育异常等
成人期	头颅外伤、脑肿瘤、中枢神经系统感染性因素等
老年期	脑血管意外、脑肿瘤、代谢性疾病、变性病等

四、癫痫诊断中应注意的一些问题

(一)是癫痫发作还是非癫痫发作

目前出现一种癫痫诊断"扩大化"倾向,如"头痛性癫痫""腹痛性癫痫"及"眩晕性癫痫"等,实际上大部分缺乏足够的科学根据。发作性头痛、腹痛或眩晕有很多常见的病因,其作为癫痫的症状是极为罕见的。如果不做详细的鉴别,就轻率地诊断为少见的癫痫发作,显然是错误的。因此,切忌把任何发作性症状均视为癫痫性发作,而忽视了其他常见的发作性疾病。临床诊断不清的患者,必要时要进行长程录像 EEG 检查，以明确诊断。同时也应强调，在临床发作性疾病的诊断中，也要防止将一些非典型性的癫痫发作，如不典型失神、复杂部分性癫痫发作、婴儿痉挛等误诊为非癫痫性发作。有些患者可能同时有癫痫发作和非癫痫发作，应注意鉴别。如果把非癫痫性发作误认为是癫痫发作，常可导致"久治不愈"的"难治性癫痫"。

（二）是癫痫还是癫痫发作

癫痫是指疾病或综合征，而癫痫发作是癫痫的临床表现，符合癫痫发作的电生理特性及临床特征的发作性事件可以诊断为癫痫发作，但是并不意味着能够诊断为癫痫。2001 年国际抗癫痫联盟制定的关于癫痫发作和癫痫诊断的新分类方案中，列举有癫痫发作但不应诊断为癫痫的 8 种情况：良性新生儿惊厥、热性惊厥、反射性发作、酒精戒断性发作、药物或其他化学物质诱发的发作、外伤后即刻或早发性发作、单次/单簇的癫痫发作一般不诊断为癫痫，除非有持续再发的倾向和基础，以及极少发生的重复性发作。

（三）在病史采集时应注意的一些问题

获取一份详尽而又可靠的病史，对于癫痫的诊断、鉴别、分型、定位和治疗是极其重要的。在病史采集时应注意以下一些问题。

1. 一个完整的病史有时需要多次了解。当获得新信息时，癫痫发作类型和癫痫综合征的诊断应做改变；当获得的资料不全无法做出已列举的癫痫综合征诊断时，可按照发作类型做出诊断或归于"其他类型"癫痫。

2. 同一患者随着年龄增长及病情变化，其综合征的诊断有时须改变。如在婴儿期主要表现为点头发作的婴儿痉挛，随病情进展到了幼儿期，其主要表现为强直性发作、不典型失神发作等，这时应诊断为 Lennox-Gastaut 综合征。

3. 对于病程长，抗癫痫药物治疗效果不好的患者，均应重新询问病史，以进一步明确诊断，指导治疗。

4. 小儿癫痫的病史往往由患儿父母提供，可以请家长详细描述观察最仔细的一次，不必泛泛谈及每次的经过。对于家长提供的病史有几点值得医师注意，其一是容易夸大病情，如惊厥持续时间仅 2～3min，家长会说成"10 几分钟"或更长。其二，家长在叙述病情时，往往是根据自己的想象来回答，例如询问局限性良性癫痫伴中央颞区棘波的患儿病史时，当问到是否有意识丧失时，绝大多数家长回答是意识丧失。因为，在他的想象中，抽风时必然意识丧失。但这时我们如果询问患儿，有些孩子会回答"我当时能听见爸爸妈妈说话，但我说不出话来。"这种情况当然不属于意识丧失。

（四）脑电图在癫痫诊断中的作用

EEG 是辅助癫痫诊断最重要又最普及的客观手段。常规 EEG 在我国已比较普及，但常规 EEG 对癫痫患者检测的异常率很低，一般在 $10\%\sim30\%$。目前国际通用的规范化 EEG，由于其适当延长描图时间，包括各种诱发试验，特别是睡眠诱发，必要时加做蝶骨电极描记，因此明显提高了癫痫放电的检出率，可使阳性率提高至 80% 左右，并使癫痫诊断的准确率明显提高，值得推广。

（五）难治性癫痫的定义和诊断

1. 难治性癫痫的定义 采用正规的药物治疗未能有效控制的癫痫。

2. 难治性癫痫的诊断 真正的难治性癫痫仅占癫痫人群的一小部分（20% 左右），在诊断难治性癫痫前，首先必须排除是否是医源性"难治性癫痫"。医源性"难治性癫痫"由下列因素引起，①诊断错误；②发作分型不确切；③选药不当；④用药量不足；⑤患者依从性差等。属于这一类的非真性难治性癫痫，只要纠正相应的"因素"就可以解决。

因此，对临床癫痫发作频繁，药物控制不佳者，应有步骤地解决下列问题，①是癫痫发作，还是癫痫发作合并假性发作或仅为假性发作；②重新判断癫痫发作的类型或癫痫综合征;③是否可以找到明确的病因及诱发因素;④对过去的治疗进行系统的回顾,包括抗癫痫药(AEDs)种类、剂量、不良反应以及血药浓度等,是否有不适当地使用 AEDs 导致发作增加,如卡马西平对失神及肌阵挛发作非但无效,还会使发作增加;⑤了解患者的依从性,是否有不按时服药、酗酒、熬夜等,并对患者的智力、知识水平及心理状态做出评价。

3. 难治性癫痫的早期识别　早期识别难治性癫痫有利于早期选择合适的治疗,改善患者的预后。如颞叶癫痫,经正规药物治疗效果不好者,手术治疗可明显改善患者的预后。

4. 易于成为难治性癫痫的危险因素　①复杂部分性发作、婴儿痉挛及 Lennox-Gastaut 综合征等年龄依赖性癫痫性脑病;②发作频繁,每天数次;③出现过癫痫持续状态;④有明确病因,尤其是先天性代谢异常、颅内发育障碍及脑外伤等。

5. 其他　临床上有些癫痫患者从诊断一开始就很有可能是难治性癫痫,而不是随病情演变发展而来。这种难治性癫痫主要包括以下几个方面。

(1)特殊类型的癫痫综合征:常见的有大田原综合征(早发性婴儿癫痫性脑病)、婴儿痉挛、Lennox-Gastaut 综合征、Rasmussen 综合征、Sturge-Weber 综合征、持续性部分性癫痫、颞叶内侧癫痫等。难治性癫痫在儿童以 Lennox-Gastaut 综合征为代表,在成人以颞叶癫痫最为常见。

(2)特殊病因引起的症状性癫痫:常见的有皮质发育不全性癫痫、慢性肿瘤性癫痫、糖尿病性癫痫、艾滋病性癫痫、重症颅脑外伤引起的外伤性癫痫等。此外,很少部分特发性或隐源性癫痫,由于癫痫反复发作,可演变为难治性癫痫。

总之,难治性癫痫的诊断应严谨、慎重,不可过早下定论。早期识别并积极治疗难治性癫痫,可改善患者的预后。

五、癫痫的鉴别诊断

临床上存在多种多样的发作性事件,既包括癫痫发作,也包括非癫痫发作(non-epileptic seizures,NES)。非癫痫发作比癫痫发作更为常见,在各年龄段都可出现,其发病机制与癫痫发作完全不同,并非大脑的过度同步放电所致,EEG 不伴有大脑的异常放电。但非癫痫性发作与癫痫发作都有发作性的特点。在临床上,发作的表现与癫痫发作有时也非常类似,非常容易混淆。因此,鉴别癫痫发作和非癫痫发作是癫痫诊断的重要内容。非癫痫发作包括多种原因,其中一些是疾病状态,如晕厥、精神心理障碍、睡眠障碍等;另外一些是生理现象,多在婴儿或者儿童出现。常见不同年龄段非癫痫性发作(表 1-3)如下。

表 1-3　不同年龄段常见的非癫痫性发作

年龄段	非癫痫性发作
新生儿	周期性呼吸、非惊厥性呼吸暂停、颤动、新生儿睡眠肌阵挛、胃食管反流
婴幼儿	屏气发作、非癫痫性强直发作、情感性交叉擦腿动作、过度惊吓症
儿童	睡眠肌阵挛、夜惊、梦魇及梦游症、发作性睡病、多发性抽动症、发作性运动障碍、发作性运动诱发性运动障碍
青少年及成人	晕厥、癔症、短暂性脑缺血发作、偏头痛、阵发性内分泌障碍、精神病性发作、发作性运动障碍

常见非癫痫性发作简述如下。

1. 晕厥　通常由精神紧张、精神受刺激、长时间过度疲劳、突然体位改变、闷热或者拥挤的环境和疼痛刺激等因素诱发,亦可见于其他情况,包括排尿(排尿中或排尿后,原因为迷走神经反射)、直立性低血压(神经源性或药物所致)和心律失常。表现为持续数分钟的意识丧失,发作前后通常伴有出冷汗、面色苍白、恶心、头重脚轻和乏力等症状。晕厥与癫痫发作的鉴别要点,见表 1-4。

表 1-4 晕厥与癫痫的鉴别要点

项 目	晕 厥	癫 痫
诱因	精神紧张、焦虑、疼痛等	无上述诱因
体位	站立或坐位	各种体位
主要症状	意识丧失,无明显抽搐,肌张力不高	意识丧失,强直-阵挛发作,肌张力强直
伴随症状	面色苍白,两眼微睁或闭着,大汗,心率减慢,舌咬伤及尿失禁罕见	面色青紫,两眼上翻,出汗不明显,常伴舌咬伤及尿失禁
发作时 EEG	非特异性慢波	癫痫样放电
发作间期 EEG	正常,可有慢波	多呈爆发性异常

2. 短暂性脑缺血发作 虽然发病突然,但持续时间较癫痫长,一般表现为神经功能的缺失症状(麻木或无力)而非疼痛、抽动。症状开始就达到高峰,然后逐渐缓解。多发病于 50 岁有高血压患者,鉴别要点见表 1-5。

表 1-5 短暂性脑缺血发作与癫痫的鉴别要点

项 目	短暂性脑缺血发作	癫 痫
年龄	老年人	多见各年龄,青少年为多
持续时间	数分钟或数小时	数分钟
伴发病	动脉硬化、高血压、冠心病、糖尿病	不明确
症状	缺失性症状为主	以刺激性症状为主
病史	脑卒中史、TIA	强直-阵挛发作史
短暂全面遗忘	时间较长,数十分钟至数小时	时间较短
脑电图	局灶性慢波	癫痫样放电

3、癔症性发作 患者的描述通常比较模糊,缺乏明确的特征,每次发作也有不同。患者主诉较多,全身抽搐样发作而意识正常的情况在假性发作中比较常见。抽搐表现为躯干的屈伸运动、头部来回摇动或用力闭眼等,发作时 EEG 正常有助于诊断(表 1-6)。

表 1-6 癔症性发作与癫痫发作鉴别

项 目	癔 症	癫 痫
性别年龄	青年女性	各年龄
激惹性格	多见	少见
发作场合	有精神诱因及有人在场时	任何情况下,白天或晚上
发作	多样化、戏剧化	刻板
意识丧失	无	有
发作伴随症状	两眼紧闭,眼球乱动面色苍白或发红无摔伤、舌咬伤及尿失禁,发作后无行为异常	两眼上翻或斜向一侧面色青紫有摔伤、舌咬伤及尿失禁发作后可有行为异常
持续时间	长,可达数小时	短,1～2min
终止方式	需安慰及暗示治疗	自行停止
瞳孔	正常,对光反射存在	散大,对光反射消失
角膜反射	存在	消失
EEG	正常	有癫痫样放电

4. 偏头痛 表现为全头或头的一部分的剧烈性疼痛，发作前可有先兆，例如暗点或变形的暗点、失语、逐渐扩展的麻木和偏瘫（表1-7）。

5. 发作性睡病 青少年多发。可以表现为白日过度瞌睡、猝倒、入睡前幻觉和睡眠瘫痪四联征。白日瞌睡为白天不可控制的睡眠发作，入睡直接进入快速动眼睡眠，可持续数秒钟至数十分钟。余无异常（表1-8）。

表 1-7　偏头痛与癫痫的鉴别

项　目	偏头痛	癫　痫
先兆症状	持续时间较长	相对较短
视幻觉	多为闪光、暗点、偏盲视物模糊	除闪光、暗点外，有的为复杂视幻觉
主要症状	剧烈头痛，常伴恶心、呕吐	强直阵挛发作
意识丧失	少见	多见
发作持续时间	较长，几小时或几天	较短，几分钟
精神记忆障碍	无或少见	多见
EEG	非特异性慢波	癫痫样放电

表 1-8　发作性睡病与癫痫的鉴别要点

项　目	发作性睡病	癫　痫
四联征	有	无
意识障碍	多无，发作性睡眠可以唤醒	有
全身强直-阵挛	无	有
发作后	恢复快	发作后状态
多导睡眠描记	直接进入快速动眼睡眠	规则的夜间睡眠周期

6. 眩晕 前庭系统周围与中枢神经系统功能障碍引起的一种运动性错觉。发作性周围的物体出现旋转、倾斜和移动感。多伴有恶心、呕吐、耳鸣等。可以持续数分钟、数小时或更长的时间（表1-9）。

7. 抽动症 多在少年儿童发病。表现为身体的全部或一部分快速地抽动。例如眨眼、皱眉、缩鼻、努嘴、舔舌，以及做怪相、扭脖子、躯干肢体抖动等。可以伴有喉部的各种不自主声响或秽语。患者能够在很短的时间内主动控制发作，睡眠中抽动消失（表1-10）。

8. 生理性发作性症状 多为正常发育过程中出现的某些生理现象或者行为表现，一般随着年龄的增长而自行完全缓解，不需要治疗。包括新生儿的反射性运动、屏气发作（表1-11），及睡眠中的生理性肌阵挛等。

表 1-9　眩晕发作与癫痫发作的鉴别要点

项　目	眩晕	癫痫
持续时间	数十分钟，数小时，数天	短，数分钟
伴随症状	耳鸣，听力下降	强直阵挛
眼震	有	少有
脑电图	非特异性改变。无改变	癫痫样放电

表 1-10　抽动症与癫痫的鉴别要点

项　目	抽动症	癫痫自动症
发作特点	起始突然、刻板、短暂	连续
意识丧失	无	有
发作表现	眨眼、皱眉、缩鼻、努嘴、舔舌,以及多组肌肉抽动,做怪相,扭脖子,躯干肢体抖动,喉鸣或秽语	漫无目的的摸索、咂嘴、无意义的言语等
全身强直发作	无	可以合并继发
精神紧张	加重	不明确
可控制性	短时间	不可
睡眠中	消失	可以发作
脑电图	非特异性改变	癫痫样放电

表 1-11　屏气发作与癫痫发作的鉴别

项　目	屏气发作	癫痫发作
明显诱因	有,如惊吓、疼痛或发怒	无
发作时间	清醒时	白天、夜间均可发生
呼吸暂停	均出现	不一定
发绀与惊厥的关系	先发绀后惊厥	惊厥后发绀
角弓反张	常见	偶见
EEG	正常	异常

（孙　涛　王　峰）

第二节　癫痫的分类

近年来,随着对癫痫基础和临床研究的不断深入,对癫痫发作和癫痫的认识有了很大的提高。1989 年,ILAE 分类和名词委员会推荐了癫痫和癫痫综合征的分类。为完善分类方案,ILAE 分类和术语委员会分别在 2001 年和 2006 年公布了两版"诊断建议方案",但一些概念和理论仍存在局限性。为了将近年来基础研究和临床神经科学的新发展用于指导临床实践,委员会于 2010 年在 IL-AE 的官方杂志《Epilepsia》刊发了"发作和癫痫分类框架相关术语及概念的修订"报告,对现有的概念和名称做了很大的改动。报告发表后,在国内外癫痫学界引起了广泛讨论。

在国内,为了规范全国各级医疗机构医务人员在癫痫诊疗中的行为,提高诊断水平和医疗质量,同时兼顾到医疗保险对癫痫诊治的给付标准,2006 年,中国抗癫痫协会出版了《癫痫诊疗指南》,指南有关癫痫的分类使用的是 2001 年 ILAE 及美国 Engel 医生提出了癫痫发作类型和反射性发作的诱发性刺激及"癫痫发作和癫痫诊断方案的建议"。在此,我们以此指南为标准。最后结合邓劼等 2011 年在《中国实用儿科杂志》发表的译文,对 2010 年在 ILAE 的"发作和癫痫分类框架相关术语及概念的修订"报告进行简要介绍。

一、癫痫发作的分类

癫痫发作的分类主要是根据发作的临床表现及脑电图(EEG)改变,原则采用了二分法,即发作起始症状及 EEG 改变提示"大脑半球某部分神经元首先受累"的发作则称为部分性/局灶性发作;反之,如果提示"双侧大脑半球同时受累"的发作则称为全面性发作。此外,由于资料不充足或不完整而不能分类,或在目前分类标准中无法归类的发作(如新生儿发作)划归为不能分类的发作。

常见的癫痫发作类型及诊断要点

1. 全面性发作(generalized seizures)发作最初的临床症状表明在发作开始时即有双侧半球受累,往往伴有意识障碍。运动性症状是双侧性的。发作期 EEG 最初为双侧半球广泛性放电。

(1)强直-阵挛性发作(generalized tonic-clonic seizure,GTCS):意识丧失、双侧强直后紧跟有阵挛的序列活动是全身强直-阵挛性发作的主要临床特征。可由部分性发作演变而来,也可一起病即表现为全身强直-阵挛发作。早期出现意识丧失,跌倒。随后的发作分为三期,①强直期,表现为全身骨骼肌持续性收缩,眼肌收缩出现眼睑上牵、眼球上翻或凝视,咀咬肌收缩出现口强张,随后猛烈闭合,可咬伤舌尖;喉肌和呼吸肌强直性收缩致患者尖叫一声;颈部和躯干肌肉的强直性收缩使颈和躯干先屈曲,后反张,上肢由上举后旋转为内收前旋,下肢先屈曲后猛烈伸直,持续 10~20s 后进入阵挛期。②阵挛期,患者从强直转成阵挛,每次阵挛后都有一短暂间歇,阵挛频率逐渐变慢,间歇期延长,在一次剧烈阵挛后,发作停止,进入发作后期。以上两期均伴有呼吸停止、血压升高、瞳孔散大、唾液和其他分泌物增多。③发作后期,此期尚有短暂阵挛,可引起牙关紧闭和大小便失禁。呼吸首先恢复,随后瞳孔、血压、心率渐至正常。肌张力松弛,意识逐渐恢复。从发作到意识恢复历时 5~15min。醒后患者常感头痛、全身酸痛、嗜睡,部分患者有意识模糊,此时强行约束患者可能发生伤人和自伤。

(2)失神发作(absence seizure):分为典型失神和不典型失神。①典型失神,表现为动作中止,凝视,叫之不应,不伴有或伴有轻微运动症状,发作开始和结束均突然。通常持续 5~20s,罕见超过 1min。发作时 EEG 呈规律性双侧同步 3Hz 的棘慢波综合爆发。主要见于儿童失神癫痫和青少年失神癫痫。②不典型失神,表现为意识障碍发生与结束均较缓慢,可伴有轻度的运动症状,发作时 EEG 可以表现为慢的棘慢波综合节律。主要见于 Lennox-Gastaut 综合征,也可见于其他多种儿童癫痫综合征。

(3)强直发作(tonic seizure):表现为发作性全身或者双侧肌肉的强烈持续地收缩,肌肉僵直,躯体伸展背屈或者前屈。常持续数秒至数十秒,但是一般不超过 1min。发作时 EEG 显示双侧的低波幅快活动或高波幅棘波节律爆发。强直发作主要见于 Lennox-Gastaut 综合征。

(4)阵挛发作(clonic seizure):主动肌间歇性收缩叫阵挛,导致肢体有节律性地抽动。发作期 EEG 为快波活动或者棘慢/多棘慢波综合节律。

(5)肌阵挛发作(myoclonic seizure):表现为快速、短暂、触电样肌肉收缩,可遍及全身,也可限于某个肌群,常成簇发生。发作期典型的 EEG 表现为爆发性出现的全面性多棘慢波综合。

肌阵挛包括生理性肌阵挛和病理性肌阵挛,但并不是所有的肌阵挛都是癫痫发作。只有同时伴 EEG 癫痫样放电的肌阵挛才为癫痫发作。肌阵挛发作既可见于一些预后较好的特发性癫痫患者(如婴儿良性肌阵挛性癫痫、青少年肌阵挛性癫痫),也可见于一些预后较差的、有弥漫性脑损害的癫痫综合征(如早期肌阵挛性脑病、婴儿严重肌阵挛性癫痫、Lennox-Gastaut 综合征等)。

(6)痉挛(spasm):表现为突然、短暂的躯干肌和双侧肢体的强直性屈性或者伸展性收缩,多表现为发作性点头,偶有发作性后仰。其肌肉收缩的整个过程为1～3s,常成簇发作。常见于婴儿痉挛,其他婴儿综合征有时也可见到。

(7)失张力发作(atonic seizure):是由于双侧部分或者全身肌肉张力突然丧失,导致不能维持原有的姿势,出现跌倒、肢体下坠等表现,发作时间相对短,持续数秒至10余秒多见,发作持续时间短者多不伴有明显的意识障碍,EEG表现为全面性爆发出现的多棘慢波节律、低波幅电活动或者电抑制。失张力发作可见于Lennox-Gastaut综合征、Doose综合征(肌阵挛-站立不能性癫痫)等癫痫性脑病。但也有某些患者仅有失张力发作,其病因不明。

2. 部分性发作(partial seizures) 发作的临床表现和EEG改变提示异常电活动起源于一侧大脑半球的局部区域。根据发作时有无意识的改变而分为简单部分性发作(无意识障碍)和复杂部分性发作(有意识障碍),两者都可继发全面性发作。

(1)简单部分性发作(simple partial seizure,SPS):又称为单纯部分性发作,发作时无意识障碍。EEG可以在相应皮质代表区记录到局灶性异常放电,但头皮电极不一定能记录到。根据放电起源和累及的部位不同,简单部分性发作可表现为运动性、感觉性、自主神经性和精神性发作4类,后两者较少单独出现,常发展为复杂部分性发作。

第一,运动性发作。一般累及身体的某一部位,相对局限或伴有不同程度的扩展。其性质可为阳性症状,如强直性或阵挛性;也可为阴性症状,如最常见的语言中断。主要发作类型如下。

①仅为局灶性运动发作:指限于身体某一部位的发作,其性质多为阵挛性,即常见的局灶性抽搐。身体任何部位都可出现局灶性抽搐,但较常见于面部或手,因其在皮质相应的投射区面积较大。肢体的局灶性抽搐常提示放电起源于对侧大脑半球相应的运动皮质

区,但眼睑或其周围肌肉的阵挛性抽搐可由枕叶放电所致;口周或舌、喉的阵挛性抽搐可有外侧裂附近的放电引起。

②杰克逊发作(Jackson seizure):开始为身体某一部位抽搐,随后按一定顺序逐渐向周围部位扩展,其扩展的顺序与大脑皮质运动区所支配的部位有关。如异常放电在运动区皮质由上至下传播,临床上可见到抽搐先出现在拇指,然后传至同侧口角(手-口扩展)。在扩展的过程中,给予受累部位强烈的刺激可能使其终止,如拇指抽搐时用力背屈拇指可能终止发作。

③偏转性发作:眼、头甚至躯干向一侧偏转,有时身体可旋转一圈或伴有一侧上肢屈曲和另一侧上肢伸直。其发作起源一般为额叶、颞叶、枕叶或顶叶,额叶起源最常见。

④姿势性发作:偏转性发作有时也可发展为某种特殊姿势,如击剑样姿势,表现为一侧上肢外展、半屈、握拳,另一侧上肢伸直,眼、头向一侧偏视,注视抬起的拳头,并可伴有肢体节律性地抽搐和重复语言。其发作多数起源于额叶内侧辅助运动区。

⑤发音性发作:可表现为重复语言、发出声音或言语中断。其发作起源一般在额叶内侧辅助运动区。

⑥抑制性运动发作:发作时动作停止,语言中断,意识不丧失,肌张力不丧失,面色无改变。其发作起源多为优势半球Broca区,偶尔为任何一侧辅助运动区。

⑦失语性发作:常表现为运动性失语,可为完全性失语,也可表现为说话不完整,重复语言或用词不当等部分性失语,发作时意识不丧失。有时须在EEG监测下才能被发现。其发作起源均在优势半球语言中枢有关区域。

部分性发作后,可能有受累中枢部位支配的局灶性瘫痪,称为Todd瘫痪,可持续数分钟至数小时。

第二,感觉性发作。其异常放电的部位

为相应的感觉皮质,可为躯体感觉性发作,也可为特殊感觉性发作。

①躯体感觉性发作:其性质为体表感觉异常,如麻木感、针刺感、电流感、电击感、烧灼感等。发作部位可局限于身体某一部位,也可以逐渐向周围部位扩展(感觉性杰克逊发作)。放电起源于对侧中央后回皮质。

②视觉性发作:可表现为暗点、黑矇、闪光、无结构性视幻觉。放电起源于枕叶皮质。

③听觉性发作:幻听多为一些噪声或单调的声音,如发动机的隆隆声,蝉鸣或喷气的咝咝声等。儿童可表现为突然双手捂住耳朵哭叫。放电起源于颞上回。

④嗅觉性发作:常表现为难闻、不愉快的嗅幻觉,如烧橡胶的气味、粪便臭味等。放电起源于钩回的前上部。

⑤味觉性发作:以苦味或金属味较常见。单纯的味觉性发作很少见。放电起源于岛叶或其周边。

⑥眩晕性发作:常表现为坠入空间的感觉或在空间漂浮的感觉。放电起源于颞叶皮质。因眩晕的原因很多,诊断其是否为癫痫发作有时较为困难。

第三,自主神经性发作。症状复杂多样,常表现为口角流涎、上腹部不适感或压迫感、"气往上冲"的感觉、肠鸣、呕吐、尿失禁、面色或口唇苍白或潮红、出汗、竖毛(起"鸡皮疙瘩")等。临床上单纯表现为自主神经症状的癫痫发作极为少见,常常是继发或作为复杂部分性发作的一部分。其放电起源于岛叶、间脑及其周围(边缘系统等),放电很容易扩散而影响意识,继发复杂部分性发作。

第四,精神性发作。主要表现为高级大脑功能障碍。极少单独出现,常常是继发或作为复杂部分性发作的一部分。

①情感性发作(affective seizure):可表现为极度愉快或不愉快的感觉,如愉快感、欣快感、恐惧感、愤怒感、忧郁伴自卑感等,恐惧感是最常见的症状,常突然发生,无任何原因,患者突然表情惊恐,甚至因恐惧而突然逃跑,小儿可表现为突然扑到大人怀中,紧紧抱住大人。发作时常伴有自主神经症状,如瞳孔散大,面色苍白或潮红,竖毛等。持续数分钟缓解。放电多起源于颞叶的前下部。发作性情感障碍须与精神科常见的情感障碍相鉴别,癫痫发作一般无相应的背景经历,且持续时间很短(数分钟),发作时常伴有自主神经症状以资鉴别。

②记忆障碍性发作(dysmnesic seizure):是一种记忆失真,主要表现为似曾相识感(对生疏的人或环境觉得曾经见过或经历过)、陌生感(对曾经经历过的事情感觉从来没有经历过)、记忆性幻觉(对过去的事件出现非常精细的回忆和重现)等,放电起源于颞叶、海马、杏仁核附近。

③认知障碍性发作(cognitive seizure):常表现为梦样状态、时间失真感、非真实感等,有的患者描述"发作时我觉得我不是我自己"。

④发作性错觉:是指因知觉歪曲而使客观事物变形。如视物变大或变小,变远或变近,物体形状改变;声音变大或变小,变远或变近;身体某部变大或变小等。放电多起源于颞叶,或颞顶、颞枕交界处。

⑤结构幻觉性发作(structured hallucination seizure):表现为一定程度整合的知觉经历。幻觉可以是躯体感觉性、视觉性、听觉性、嗅觉性或味觉性,和单纯感觉性发作相比,其发作内容更复杂些,如风景、人物、音乐等。

(2)复杂部分性发作(complex partial seizure,CPS):发作时伴有不同程度的意识障碍(但不是意识丧失),同时有多种简单部分性发作的内容,往往有自主神经症状和精神症状发作。EEG可记录到单侧或双侧不同步的异常放电,通常位于颞或额区。发作间歇期可见单侧或双侧颞区或额颞区癫痫样放电。

复杂部分性发作大多起源于颞叶内侧或者边缘系统,但也可以起源于其他部位如额叶。根据放电起源不同、扩散途径和速度不同,复杂部分性发作主要表现为以下一些类型:

其一,仅表现为意识障碍:表现为突然动作停止,两眼发直,叫之不应,不跌倒,面色无改变,发作后可继续原来活动。其临床表现酷似失神发作,成人的"失神"发作几乎均是复杂部分性发作,但在小儿临床应与失神发作相鉴别,EEG 检查可以鉴别。其放电常起源于颞叶,也可起源于额叶、枕叶等部位。

其二,表现为意识障碍和自动症:是指在上述意识障碍的基础上,合并自动症。自动症是指在癫痫发作过程中或发作后,意识模糊的状态下,出现的一些不自主、无意识的动作,发作后常有遗忘。自动症可以是发作前动作的继续,也可以是发作中新出现的动作。一般持续数分钟。

需要注意的是,自动症虽在复杂部分性发作中最常见,但并不是其所特有,在其他发作中(特别是失神发作)或发作后意识障碍(特别是强直阵挛发作后)的情况下也可出现。临床应注意鉴别,尤其是复杂部分性发作和失神发作的鉴别。

常见自动症有以下几种类型。

①口咽自动症:最常见,表现为不自主舔唇、咂嘴、咀嚼、吞咽或者进食样动作,有时伴有流涎、清喉等动作。复杂部分性发作的口咽自动症多见于颞叶癫痫。

②姿势自动症:表现为躯体和四肢的大幅度扭动,常伴有恐惧面容和喊叫,容易出现于睡眠中。多见于额叶癫痫。

③手部自动症:简单重复的手部动作,如摸索、擦脸、拍手、绞手、解衣扣、翻口袋、开关抽屉或水龙头等。

④行走自动症:无目的地走动、奔跑、坐车,不辨方向,有时还可避开障碍物。

⑤言语自动症:表现为自言自语,多为重复简单词语或不完整句子,内容有时难以理解。如可能说"我在哪里""我害怕"等。病灶多位于非优势半球。

自动症在复杂部分性发作中比较常见,其定位意义尚不完全清楚,EEG 在定位方面具有重要意义。

其三,简单部分性发作演变为复杂部分性发作:发作开始时为上述简单部分性发作的任何形式,然后出现意识障碍,或伴有各种自动症。经典的复杂部分性发作都有这样的过程。临床上常见的几种不同起源的复杂部分性发作如下。

①海马-杏仁核(颞叶内侧)起源的:海马起源的发作常常以一种奇怪的、难以描述的异常感觉开始,然后出现意识障碍,动作停止,两眼发直,叫之不应,自动症(常为口咽自动症)。杏仁核起源的发作开始常为胃气上升感或恶心,可伴较明显的自主神经症状,意识丧失是逐渐的,并伴自动症。海马起源的癫痫占颞叶癫痫的 70%~80%,常累及杏仁核,使两者的区分较为困难。发作持续时间数分钟(通常 2~5min),发作的开始和结束均较缓慢,常有发作后意识朦胧。

②额叶起源的:其起始感觉为非特异性的,突出的表现为姿势自动症,发作的运动形式可能多样,但同一患者的发作形式却是固定的。发作持续时间短(常短于 1min),发作开始和结束均较快,发作后意识很快恢复。

③颞叶外侧皮质起源的:发作起始症状为幻听、错觉、梦样状态等,继之出现意识障碍。其他脑皮质起源的发作继发演变为复杂部分性发作,常首先有与相应皮质功能有关的临床症状,再出现意识障碍和自动症等。

(3)继发全面性发作(secondarily generalized tonic-clonic seizure,SGTC):简单或复杂部分性发作均可继发全面性发作,最常见继发全面性强直-阵挛发作。发作时的 EEG 可见局灶性异常放电迅速泛化为两侧半球全面性放电。发作间期 EEG 为局灶性异常。

部分性发作继发全面性发作仍属于部分性发作的范畴，其与全面性发作在病因、治疗方法及预后等方面明显不同，故两者的鉴别在临床上尤为重要。临床上应注意在以下几个方面加以鉴别。

①无"先兆"："先兆"一词是指患者主观感觉到的发作迹象，可以在明显的发作之前出现；如果仅有主观感觉，可以构成一次感觉性发作。"先兆"是发作起始的信号，本身有较重要的定位诊断价值。有"先兆"者，为部分性发作。

②抽搐的表现：复杂部分性发作也可有运动症状，表现为强直性、阵挛性或强直-阵挛性，类似全面性发作。但部分性发作的运动症状一般较局限、不对称或不典型（如表现为颤抖样等），临床上应仔细询问抽搐的表现及伴随症状。

③失神：复杂部分性发作可仅表现为意识丧失，易误诊为失神发作。两者的鉴别，见表1-12。EEG检查对鉴别两者具有重要意义。

④自动症：自动症不仅见于复杂部分性发作，也可出现于失神发作或发作后意识障碍的情况。因此临床问诊时须注意自动症的表现及出现在发作过程中哪个阶段。

⑤EEG：对于区分部分性发作和全面性发作最为重要，各种诱发试验如过度换气、睡眠等可提高EEG诊断的准确率。

表1-12　复杂部分性发作与失神发作的鉴别

	复杂部分性发作	失神发作
发病年龄	成人、儿童	多见于儿童
发作起始	发作开始和结束均较缓慢，有胃气上升感或难以描述的异常感觉	突发突止
发作前先兆	有	无
持续时间	数分钟（通常2～5min）	持续5～15s，很少超过1min
发作后恢复	发作后常有意识混浊	发作后立即清醒
发作频率	不频繁，一个月数次	频繁，一天十余次甚至数十次
过度换气诱发	很少诱发发作	常可诱发发作
EEG	单侧或双侧颞区或额颞区癫痫样放电	双侧对称同步3Hz节律性棘慢波爆发
影像学	可有局灶性异常	正常

（4）难以分类的发作：包括因资料不全而不能分类的发作及所描述的类型迄今尚无法归类者。如某些新生儿发作（节律性眼动、咀嚼动作及游泳样动作等）。随着临床资料和检查手段的进一步完善，难以分类的发作将越来越少。

（5）反射性发作（reflex seizure）：反射性发作指癫痫发作具有特殊的触发因素，每次发作均因某种特定感觉刺激所诱发，诱发因素包括视觉、思考、音乐、进食、操作等非病理性因素，可以是单纯的感觉刺激，也可以是复杂的智能活动刺激，而某些病理性情况如发热、酒精戒断所诱发的发作则不属于反射性发作。反射性发作符合癫痫发作的电生理和临床特征，临床上可有各种发作类型，既可以表现为部分性发作，也可以表现为全面性发作。

（6）2001年国际抗癫痫联盟新提出的癫痫发作类型

①肌阵挛失神（myoclonic absence seizures）：表现为失神发作，同时伴有肢体的节律性肌阵挛动作抽动。

②负性肌阵挛(negative myoclonus):短暂的张力性肌肉活动中断,时间小于500ms,其前没有肌阵挛的成分。

③眼睑肌阵挛(eyelid myoclonus):眼睑肌阵挛往往是突发性,节律性的快速眼睑肌阵挛抽动,每次发作中往往有3次以上的眼睑抽动,并且可以伴有轻微的意识障碍。均有光敏性反应。

④痴笑发作(gelastic seizures):为发作性的无诱因发笑,内容空洞,不带有感情色彩,持续时间在半分钟左右。可见于下丘脑错构瘤、颞叶或额叶的病变。

二、癫痫综合征的分类

癫痫综合征是指由一组体征和症状组成的特定的癫痫现象。其具有独特的临床特征、病因及预后。临床上在明确为癫痫及其发作类型后,应结合发病年龄、发作类型、发作的时间规律和诱发因素、EEG特征、影像学结果、家族史、既往史、对药物的反应及转归等资料,根据已被接受的癫痫综合征列表尽可能作出癫痫综合征类型的诊断。其对于治疗选择、判断预后等方面具有重要意义。

2001年ILAE提出的"癫痫发作和癫痫诊断方案的建议"对癫痫综合征及相关情况进行了列表和分类举例(表1-13)。

方案还对一些关键术语进行了定义、澄清或规范,主要包括以下内容。

(1)癫痫病或癫痫性疾病:指具有单一的、独特的、病因明确的病理状态。癫痫发作是其本质和固有的表现形式。如果一个癫痫综合征是由明确的、特定基因异常造成的,就应称为癫痫病。如进行性肌阵挛癫痫是一个癫痫综合征,而可以引起进行性肌阵挛癫痫的Lafora病、蜡样褐脂质沉积症和肌阵挛性癫痫伴破碎红纤维综合征(MERRF)等均属癫痫病。

(2)癫痫性脑病:指癫痫性异常本身造成的进行性脑功能障碍。

(3)良性癫痫综合征:指易于治疗或不需要治疗也能完全缓解,不留后遗症的癫痫综合征。

(4)反射性癫痫综合征:指全部癫痫性发作都是由一定的感觉刺激所诱发的综合征。但不包括既有自发性又有反射性发作的癫痫综合征。单一的反射性发作也可见于不需要诊断为癫痫的情况。在特殊情况下(如发热或酒精戒断)诱发的发作不属于反射性发作。

(5)特发性癫痫综合征:癫痫发作除可能与遗传易感性有关外,没有其他可寻的病因。除了癫痫,没有大脑结构性损伤和其他神经系统症状与体征的综合征。

(6)症状性癫痫综合征:癫痫发作是由已知或可疑的中枢神经系统病变引起。

(7)可能的症状性癫痫综合征:为隐源性癫痫的同义词,但更倾向于用这个词。指认为是症状性癫痫综合征,但目前病因未明。

表1-13 癫痫综合征的分类举例

癫痫综合征分组	具体综合征	癫痫综合征分组	具体综合征
婴儿和儿童特发性局灶性癫痫	良性非家族性婴儿惊厥 伴中央颞区棘波的良性儿童癫痫 早发性良性儿童枕叶癫痫 (Panayiotopoulos型)	特发性全面性癫痫	良性婴儿肌阵挛癫痫 肌阵挛站立不能发作性癫痫 儿童失神癫痫 肌阵挛失神癫痫

癫痫综合征分组	具体综合征	癫痫综合征分组	具体综合征
	迟发性儿童枕叶癫痫（Gastaut 型）		不同表型的特发性全面性癫痫 青少年失神癫痫
家族性（常染色体显性遗传）局灶性癫痫	良性家族性新生儿惊厥 良性家族性婴儿惊厥 常染色体显性遗传夜间额叶癫痫 家族性颞叶癫痫 不同部位的家族性局灶性癫痫[1]		青少年肌阵挛癫痫 仅有全面性强直阵挛发作的癫痫 全面性癫痫伴热性惊厥附加症[1]
症状性（或可能为症状性）局灶性癫痫	边缘叶癫痫 伴海马硬化的颞叶内侧癫痫 根据特定病因确定的颞叶内侧癫痫 根据部位和病因确定的其他类型 新皮质癫痫 Rasmussen 综合征 偏侧抽搐偏瘫综合征 根据部位和病因确定的其他类型 婴儿游走性部分性发作[1]	癫痫性脑病（癫痫样异常可能导致进行性功能障碍）	婴儿早期肌阵挛脑病 大田原（Ohtahara）综合征 West 综合征 Dravet 综合征（以前称之为婴儿严重肌阵挛癫痫） 非进行性脑病中的肌阵挛状态[1] Lennox-Gastaut 综合征 Landau-Kleffner 综合征 慢波睡眠中持续棘慢复合波的癫痫
		可不诊断为癫痫的发作	良性新生儿惊厥 热性惊厥 反射性发作 酒精戒断性发作 药物或其他化学物质诱发的发作 外伤后即刻或早发性发作 单次发作或单次簇性发作 极少反复的发作
反射性癫痫	特发性光敏性枕叶癫痫 其他视觉敏感性癫痫 原发性阅读性癫痫 惊吓性癫痫		
进行性肌阵挛癫痫	见具体的疾病		

[1] 此综合征的概念有待进一步明确

三、各种类型癫痫综合征的诊断要点

相当一部分癫痫或癫痫综合征有其特定的起病年龄范围，以下介绍不同年龄段常见的癫痫综合征的诊断要点。

1. 良性家族性新生儿惊厥（Benign familial neonatal convulsion，BFNC） 为常染色体显性遗传方式，出生后 2～3d 为发病高峰。临床多表现为全面性或者偏侧性及局灶性的强直或者阵挛性发作。预后良好，多于 1～2 个月消失。绝大多数不遗留神经系统缺陷。EEG 发作间歇期大多正常，部分病例有全面性异常或者局灶性异常。良性新生儿惊厥（Benign neonatal convulsion，BNC）为散发病例，出生后 4～6d 起病，预后良好，现认为不需要诊断为癫

痫。

2. 早发性肌阵挛脑病（Early myoclonic encephalopathy） 非常少见。病因是多因素，最常见的为严重的遗传性代谢障碍。多于出生后第 1 天或者数天内发病，表现为难治性频繁的肌阵挛发作，EEG 表现为爆发抑制波形。病情严重，精神运动发育迟滞，预后不良。

3. 大田原综合征（Ohtahara 综合征） 罕见。出生数天至 3 个月内发病。为症状性或者隐源性的病因，最常见的为大脑的严重发育不良。临床表现为强直性痉挛。EEG 也表现为爆发抑制的波形，但爆发电活动的时间更长，预后差。

4. 良性婴儿肌阵挛癫痫（Benign myoclonic epilepsy in infancy） 临床少见。发病年龄多在 1-2 岁，常有惊厥或癫痫家族史，临床表现为全身肌阵挛发作。EEG 为双侧同步的棘慢波或者多棘慢波综合。预后良好。

5. 婴儿严重肌阵挛癫痫（Dravet 综合征） 临床罕见。可能存在遗传性因素，发病高峰在出生后 5 个月。发病前发育正常，热性惊厥、肌阵挛发作和不典型失神发作是常见的发作类型，随着病程的进展，出现进行性精神运动发育迟滞，对于药物的反应性差。EEG 为双侧的棘慢波发放。

6. 婴儿痉挛（West 综合征） 多在 3 个月至 1 岁发病，大多数可以找到明确的脑损伤因素，例如围生期损伤、遗传代谢疾病、发育异常等，结节性硬化是常见病因。临床以频繁的痉挛发作为特征，多出现在觉醒后。EEG 特征为高幅失律。本综合征预后差，精神运动发育迟滞，多为难治性癫痫。

7. Lennox-Gastaut 综合征（LGS） 也为年龄相关性癫痫。多发生于 3-8 岁儿童。病因与 West 综合征类似，少部分由 West 综合征演变而来。患儿智能发育迟滞，发作形式多样并且频繁，包括强直发作、不典型失神发作、肌阵挛发作和失张力发作等多种形式发作，发作间歇期 EEG 表现为慢的棘慢波综合，睡眠中可有快波节律。预后差，也为儿童期的难治性癫痫。

8. 肌阵挛-站立不能性癫痫（epilepsy with myoclonic astatic seizures） 又称为 Doose 综合征，临床少见。容易与 LGS 相混淆，两者的发病年龄基本相似，但是 Doose 综合征多有遗传因素，目前考虑为特发性病因。临床发作以肌阵挛-站立不能为特征性表现，强直发作和不典型失神发作少见，并且预后较 LGS 好。

9. 失神癫痫（Absence epilepsy） 是儿童期最常见的癫痫类型之一。临床以典型失神发作为特征，有一定的遗传倾向。发作频繁，每日可有多次发作，EEG 为 3Hz 的棘慢波综合。根据起病年龄的不同，可以分为儿童失神癫痫和青少年失神癫痫，后者发作较前者少。失神癫痫的预后良好，体格智能发育正常。

10. 儿童良性癫痫伴有中央颞部棘波（Benign childhood epilepsy with centrotemporal spike，BECT） 是儿童期最常见的癫痫类型之一。5-10 岁发病最为多见。大多数病例仅在睡眠中发作，并且发作稀疏，为部分性运动或者感觉发作，主要累及一侧口面部、舌部及上肢，偶尔全面化。预后良好，青春前期有自我缓解的趋势。EEG 的特征为一侧或双侧中央颞部棘波，多为双相形态，并且在睡眠中频繁出现。

11. 儿童良性枕叶癫痫（Benign childhood occipital epilepsy） 即儿童良性癫痫伴有枕部发放。以视觉症状包括黑矇、闪光、视幻觉等为特征性发作表现，可以有呕吐、头痛及头眼的偏转，并可以继发复杂部分性发作和全面性发作。根据发病年龄的不同，可以区分为早发型（Panayioltopoulos 型）或者晚发性（Gastaut 型）。EEG 显示一侧或者双侧枕区的癫痫样放电，预后相对良好,有自限性。

12. 获得性癫痫性失语(acquired epileptic aphasia) 又称 Landau-Kleffner 综合征(LKS)。本病少见,儿童期发病,临床主要表现为获得性的语言功能衰退、失语,以听觉失认为特征。多伴有行为和心理的障碍。大约 80% 的病例伴有癫痫发作,其形式包括部分性发作和全面性发作。EEG 以睡眠中连续出现的棘慢波综合为特征,多为双侧性,颞区占优势。本病为年龄依赖性,在一定的阶段对于药物的反应性差,青春前期趋于缓解,但可能遗留一定的语言功能缺陷。

13. 慢波睡眠中持续棘慢复合波的癫痫(epilepsy with continuous spike and waves during slow wave sleep,ECSWS) 发病为年龄依赖性,多在 3—10 岁发病,临床存在获得性的认知功能障碍,80%～90% 的患者有部分性和全面性发作。EEG 呈现慢波睡眠中持续性癫痫样放电。本病的临床表现与 LKS 有重叠,但现在认为是一个独立的综合征,区别点在于 ECSWS 多表现为全面的智力倒退,而 LKS 以听觉失认为特征性表现。

14. Rasmussen 综合征 是一种特殊的、主要影响一侧大脑半球伴有难治性癫痫,并导致严重神经精神缺陷的进行性疾病。发病可能与感染或自身免疫异常有关。多起病于 1—15 岁,突出症状为难以控制的癫痫发作,多为单纯部分性运动性发作,易出现持续状态,发作频繁,也可继发其他类型发作。随着病情进展,患者出现认知下降、偏瘫等神经体征。影像学检查早期可正常,以后出现一侧或者局部大脑进行性萎缩,EEG 呈现背景不对称慢波活动,一侧为主的癫痫样放电。可接受手术治疗。

15. 青少年肌阵挛癫痫(juvenile myoclonic epilepsy) 也为常见的癫痫类型。青少年起病,智能体格发育正常,多在觉醒后

出现肌阵挛发作,主要累及双侧上肢,波及下肢时可以出现跌倒。偶尔有全面性强直-阵挛发作。EEG 特征为双侧性多棘慢波或者棘慢波综合。本类型预后良好。

16. 觉醒期全身强直-阵挛发作的癫痫(epilepsy with generalized tonic-clonic seizure on awaking) 青少年和青春期发病,多在觉醒前后有发作。除了全面性强直阵挛以外,还可以有其他的全面性发作形式,如失神发作、肌阵挛发作。本病的 EEG 特征为双侧性快棘慢波综合(3～5Hz)。本类型预后良好。

17. 肌阵挛失神癫痫(epilepsy with myoclonic absences) 多有遗传背景,考虑多为特发性的原因。出生后数月以至青春前期都可发病,发病高峰在 7 岁左右,以肌阵挛失神发作为特征性表现,常伴有强直性收缩。对于药物治疗反应性欠佳。

18. 全面性癫痫伴热性惊厥附加症(generalized epilepsies with febrile seizures plus) 为常染色体显性遗传方式。与其他的癫痫综合征不同,需要有家族背景的基础才能做出诊断。家族成员中存在热性惊厥和多种癫痫发作形式,如失神发作、肌阵挛发作等,每个受累者可以有一种或者几种发作形式。预后良好。

19. 颞叶癫痫(temporal lobe epilepsies) 是指发作起源于颞叶的癫痫类型。是最常见的癫痫综合征之一,主要见于成年人和青少年,成年人的病例占 50% 以上。部分患者有热性惊厥的病史。具体可以分为内侧颞叶癫痫(mesial temporal lobe epilepsy,MTLE)和外侧颞叶癫痫(lateral temporal lobe epilepsy,LTLE),绝大多数此型癫痫均为前者。多种损伤性因素都可以导致发病,海马硬化是最多见的病理改变。发作类型包括以自主神经症状、特殊感觉症状及精神症状等为特点的简单部分性发作、多伴有自动症的复杂部分性发作等。部分患者对于药物的反应性

欠佳,需要接受手术治疗。EEG 显示颞区的癫痫样放电。

20. **额叶癫痫(frontal lobe epilepsies)** 是一组发作起源于额叶的综合征,现在的研究发现并不少见。儿童及成年人都可以见到,同样,病因在于多种因素对额叶的损伤。额叶发作形式多样,如不对称强直、过度运动发作、部分运动性发作等。发作往往持续时间短暂;睡眠中更容易发生;发作可能在短时间内成串出现,发作后能够很快清醒;容易继发全面性发作。有时需要与心因性发作和睡眠障碍相鉴别。EEG 显示额区的癫痫样放电。

21. **顶叶癫痫(parietal lobe epilepsies)** 是发作起源于顶叶的癫痫类型,临床相对少见。占位性、外伤性和皮质发育不良等是常见的病因。发作主要表现为简单部分性的异常体表感觉症状,如发作性的躯体麻木、疼痛等。由于异常放电容易向颞叶、额叶和枕叶等部位的扩散,从而出现其他部位的发作形式。

22. **枕叶癫痫(occipital lobe epilepsies)** 症状性或者隐源性的枕叶癫痫的发作,表现为以发作性的视觉症状为特征,多由于局部的损伤、血管畸形等引起。儿童及成年人均可以发病,EEG 显示枕区的癫痫样放电。

23. **常染色体显性遗传夜发性额叶癫痫(autosomal dominant nocturnal frontal lobe epilepsy)** 7－12 岁为发病高峰,遗传方式为常染色体显性遗传。临床表现为睡眠中频繁的癫痫发作,一夜可以发作几次到数十次,具体发作类型为运动性部分性发作,过度运动为主。EEG 大多正常或者存在额区的癫痫样放电。预后良好。

24. **家族性颞叶癫痫(familial temporal lobe epielspy)** 也为常染色体显性遗传方式。在青春期或者成年前期发病。发作起源于内侧颞叶结构,临床以腹部不适感、气向上冲感及梦境感觉等简单部分性发作和伴有自动症的复杂部分性发作为特征,EEG 显示前颞区的癫痫样放电。预后良好。

四、特殊类型和其他

1. **进行性肌阵挛癫痫(progressive myoclonic epilepsies)** 临床的特征包括,病情呈现进展性,预后不良;有频繁的肌阵挛发作,常伴有全身强直阵挛发作;神经系统有异常表现,认知功能呈现进行性衰退,多有小脑症状及锥体束症状。EEG 呈现背景活动异常基础上的双侧性棘慢或者多棘慢的综合。进行性肌阵挛见于蜡样褐脂质沉积症、Lafora 病等多种遗传代谢病或变性病。

2. **反射性癫痫(reflex epilepsies)** 是指几乎所有的发作均有特定的感觉或者复杂认知活动诱发的癫痫类型,发生率低。如原发性阅读性癫痫、惊吓性癫痫、视觉反射性癫痫、热浴性癫痫、纸牌性癫痫、自我诱发性癫痫等,癫痫发作类型并不固定,但针对每一例患者,发作形式往往固定。反射性癫痫多为特发性,患者多为体格和智能发育正常的儿童及青少年,去除诱发因素,发作也消失,大部分不需要治疗。

3. **边缘叶癫痫和新皮质癫痫(limbic epilepsies and neocortical epilepsies)** 根据大脑结构在进化中出现的先后顺序进行分类。内侧颞叶癫痫的发作起源于海马、杏仁核等边缘系统结构,因此,内侧颞叶癫痫可以称为旧皮质癫痫或者边缘叶癫痫,而外侧颞叶癫痫、额叶癫痫、顶叶癫痫、枕叶癫痫以及 Rasmussen 综合征的发作起源于大脑皮质,故属于新皮质癫痫。

4. **热性惊厥(febrile convulsion)** 初次发病在 1 个月至 6 岁,在患有呼吸道或者其他部位感染时(不包括中枢神经系统感染数及器质性或者代谢性疾病),体温升高到 38℃以上突发的惊厥,多表现为全面性的强直或者强直阵挛发作。在小于 6 岁的小儿中发生率高,为 2%~3%。随着年龄的增长,大脑逐步发育成熟,发作可以自行缓解,少数可以延续数年。热性惊厥尽管表现为癫痫发作的形式,但是不具有反复自发发作的性质,故不属于癫痫的范畴,而且热性惊厥转变为癫痫的比例很低,约为 5%。

5. 癫痫性脑病(epileptic encephalo-thies)是指由频繁癫痫发作和(或)癫痫样放电造成的进行性脑功能障碍。并不单指某一个具体的综合征,而是一组疾病的总称,其共同特征为获得性慢性神经功能衰退,大多为新生儿、婴幼儿及儿童期发病。EEG 明显异常,药物治疗效果差。包括上面提到的婴儿痉挛、LGS、LKS 及大田原综合征、Dravet 综合征等。

五、发作和癫痫分类框架相关术语和概念修订

国际抗癫痫联盟分类和术语委员会报告,2005—2009 年。报告正文如下。

(一)发作及癫痫分类的术语与概念

1. 发作起始方式与发作的分类

(1)发作起始方式:全面性癫痫发作的概念是起源于分布在双侧大脑半球网络中的某一点,并快速扩散;这个双侧分布的网络包括皮质和皮质下结构,但不一定包括整个皮质;虽然单次发作可表现为局灶性特征,但起源部位和侧别在各次发作之间并非恒定;全面性发作可不对称。局灶性癫痫发作的概念是起源并局限于一侧半球的网络;这个网络可以是局部或更广泛的分布;局灶性发作可起源于皮质下结构;对于每一种发作类型而言,每次发作的起始部位固定,易于扩散,可累及对侧皮质。但在有些病例,不只存在一个起源网络,可有多种发作类型,但每种发作类型有其恒定的起源部位。根据目前对发病机制的认识,局灶性发作并不能做出自然的分类。

(2)发作的分类:以下是对 1981 年发作的分类做出特别修改(表 1-14)。

①新生儿发作不再作为独立的情况,其可在建议的框架内进行分类。

②简化和修改了此前对失神发作的亚分类,肌阵挛失神发作和眼睑肌阵挛目前已得到认可。

③在 1981 年发作分类中"痉挛"并未被明确提出,但目前已被包括在内。"癫痫性痉挛"包括婴儿痉挛,此术语之前已被认可。由于痉挛可在婴儿期后持续存在或在婴儿期后新发,故使用"癫痫性痉挛"这个更加广泛的概念。尚不能确定将痉挛分类为局灶性、全面性或两者兼有之,故将其单独归为不明确的一组。

表 1-14 发作的分类

发作的分类
全面性发作
强直-阵挛(可以任何形式组合)
失神
典型失神
不典型失神
伴特殊形式的失神
肌阵挛失神
眼睑肌阵挛
肌阵挛
肌阵挛失张力
肌阵挛强直
阵挛
强直
失张力
局灶性发作
不确定的发作
癫痫性痉挛

如发作不能明确诊断为上述范畴的一种发作类型,在获得更多的信息明确诊断之前,应该考虑属于不能分类的发作。但不能分类不应作为一个分类项目

④不再将局灶性发作分为不同类型(如复杂部分性与简单部分性发作)。但对意识或觉醒度的降低或其他认知障碍特点、部位

及发作性事件进展的认识,对于评估个体患者和特殊目的(如区别癫痫发作与非癫痫事件、随机对照试验及手术)很重要。本建议并不反对依据这些特点或其他特征对局灶性发作进行描述。

⑤肌阵挛失张力发作(以前称为"肌阵挛站立不能发作")已被公认。

2. 局灶性发作的描述语 出于实用性和对 1981 年分类的延续性,此前对局灶性发作的描述仍可单独或联合使用。我们列出与 1981 年分类保持延续性的术语,这些术语来自于发作分类术语表(表 1-15)。癫痫持续状态的分类作为一个单独的主题将在以后进行报告。

表 1-15 根据发作时意识损伤程度描述局灶性发作

无意识或知觉损伤
　伴有可见运动或自主神经成分。大致相当于
　　"简单部分性发作"的概念
　"局灶性运动"和"自主神经"术语能够根据发作
　　表现恰当地表达这个概念
　仅有主观的感觉或精神症状。相当于"先兆",
　　来自 2001 年词汇表
有意识或知觉损伤
　大致相当于"复杂部分性发作"的概念
演变为双侧的惊厥性发作
　包括强直、阵挛或强直和阵挛成分。代替"继发
　　性全面性发作"一词

第一,更详细的描述请参考 Blume 等 2001 年文章,其中有明确的定义和评论;第二,在词汇表内认为"惊厥"是一个非专业性的名词,"惊厥"一词以各种形式广泛用于医学各个领域,并且在各种语言间都有很好的翻译,因此,其使用得到认可

(二)基本病因类型(病因学)

推荐用以下 3 个术语及其相关概念来取代特发性、症状性及隐源性的概念。

1. 遗传性 对于遗传性癫痫的概念,最好的理解是指该癫痫是由已知或推测的基因缺陷直接导致,癫痫发作是其核心症状。对于遗传作用的了解可能来自于特异性的且已得到很好重复的分子遗传学研究,其甚至成为诊断性检查的基础(如 SCNA1 基因与 Dravet 综合征),或从合理设计的家系研究中能得出遗传因素在致病中起到核心作用的证据。认定遗传因素为疾病的基础并不排除环境因素(外因)影响疾病表现的可能性。到目前为止,无实质性证据支持特异的环境因素是这类癫痫的病因或成因之一。

2. 结构性和代谢性 从概念上理解,通过合理设计的研究,已证明明确的结构性和代谢性病变或疾病可显著增加癫痫发病的风险。结构性病变包括获得性疾病,如卒中、外伤和感染。它们也可能是遗传因素所致(如结节性硬化、多种皮质发育畸形);但根据我们目前理解,遗传缺陷和癫痫是各自独立的疾病。

3. 未知病因 未知意指中立,表明根本病因仍是未知的。其可能有遗传缺陷的基础,也可能是某种尚未被认识的独立疾病的结果。

(三)疾病、综合征与癫痫

疾病与综合征,尽管有理由去区分疾病与综合征的概念,但这两个术语在临床的使用并非始终一致,最终根据上下文和习惯来单独或一起使用这两个术语,本报告决定在描述癫痫时,不坚持疾病与综合征两者间的区别,同时提出以下至少 3 组或 4 组在本报告中引用的概念并描述如下。

1. 电-临床综合征(Electroclinical syndromes) 今后综合征这一术语的使用应被限定于通过电-临床特征能够可靠识别的一组临床实体(entity)。对于不符合某一特定的电-临床综合征诊断标准的癫痫患者,可依据一系列相关的临床因素来描述(如已知的病因和发作类型)。但这并不能为癫痫提供准确的(综合征性的)诊断。

2. 其他一组癫痫(constellations) 电-

临床综合征有着很明显的发育及遗传成分，除此之外，还有一部分不能被确认为独立的电-临床综合征，但其是临床上具有特殊损伤或其他原因并有特殊表现的一组癫痫。这些癫痫类型在临床上有诊断意义，并可能对临床治疗、特别是手术治疗有意义。这些包括颞叶内侧癫痫（伴海马硬化）、下丘脑错构瘤伴痴笑发作、半侧惊厥半侧瘫癫痫及 Rasmussen"综合征"。根据我们的理解，发病年龄不是这些疾病的分类特征，但有足够的特征将其视为独立的相对特异的诊断实体。让治疗这些患者的临床医生能认识这些疾病，比现在及将来是否将此类疾病被看作"电-临床综合征"更为重要。

3. 结构性/代谢性癫痫　本组包括继发于特殊结构/代谢性损伤或情况的癫痫，但根据目前的理解，本组并不符合特定的电-临床综合征类型，当然这在将来可能会改变。因此，这组疾病的特异性低于前两组。

4. 病因不明的癫痫　这些癫痫既往被称为"隐源性"，目前倾向使用病因"不明"。

（四）癫痫分类与组成框架信息的维度（dimension）

关于综合征，局灶性与全面性的二分法即"局灶或全面性癫痫"应被废弃。这是为了将临床表现与其病理基础区分开来。每种综合征和每例患者都可通过其他许多方面表现出不同的特征，通常是评价患者时的例行内容，且为区分已知综合征的基础要素。这些包括起病年龄、病前与病后的认知和发育情况、运动和感觉检查、脑电图特点、诱发因素、发作表现的模式，特别是与睡眠的关系。

1. 疾病的自然演变　在构成癫痫组成框架的众多维度中，特别强调"自然"演变，因其在体现我们对癫痫全部本质不断增长的认识上相当重要。

2. 癫痫性脑病　癫痫性脑病的概念已被逐渐接受和使用。在 2006 年报告中正式提出，并在此报告中予以定义。癫痫性脑病的具体概念是癫痫活动本身可造成严重的认知和行为损伤，并超过基础病理改变（如皮质发育不良）单独造成的损害，而且随着时间的推移不断恶化。这些损伤可为全面的，或具有选择性，且可表现出不同的严重程度。尽管有几种综合征常被认为是癫痫性脑病，但发作或癫痫产生的脑病性影响可出现在任何类型的癫痫中。

3. 其他概念和名词　不推荐使用"灾难性"和"良性"。"灾难性"这一术语带有强烈感情色彩，不适合用于诊断性术语或分类。目前已越来越多地认识到癫痫与许多不同种类脑部疾病包括认知、行为、心理疾病及猝死、自杀的关系，而"良性"一词掩饰了这种关系。"良性"会误导医师、患者及家属，使其对这些可能发生的相关功能障碍没有警觉和准备。但目前这些综合征的名称还没有改变。

（五）癫痫的过渡性组成框架（"分类"）

ILAE 分类与术语委员会以年龄为主线的癫痫分类列表（表 1-16），自 1989 年的癫痫分类以来，在修订分类时始终没有提出一个具体框架。相反，各种形式的癫痫（在各种特定层次）都是依据与特殊目的最相关的层次来组织分类框架的。这些分类都与 1989 年分类具有可比性（如发作起始、"病因学"、起病年龄），即采用同一层次不同等级的安排对这些层次进行更详细的描述，或者根据需要用一个完全不同的层次。

表 1-16　电-临床综合征和其他癫痫病

根据起病年龄排列的电-临床综合征[1]
　新生儿期
　　良性家族性新生儿癫痫(BFNE)
　　早期肌阵挛脑病(EME)
　　大田原综合征
　婴儿期
　　伴游走性局灶性发作的婴儿癫痫
　　West 综合征
　　婴儿肌阵挛癫痫(MEI)
　　良性婴儿癫痫
　　良性家族性婴儿癫痫
　　Dravet 综合征
　　非进行性疾病中肌阵挛脑病
　儿童期
　　热性惊厥附加症(FS＋),可起病于婴儿期
　　Panayiotopoulos 综合征
　　肌阵挛失张力(以前称站立不能性)癫痫
　　伴中央颞区棘波的良性癫痫(BECT)
　　常染色体显性遗传夜间额叶癫痫(ADNFLE)
　　晚发性儿童枕叶癫痫(Gastaut 型)
　　肌阵挛失神癫痫
　　Lennox-Gastaut 综合征
　　伴睡眠期持续棘慢波的癫痫性脑病(CSWS)[2]
　　Landau-Kleffner 综合征(LKS)
　　儿童失神癫痫(CAE)

　青少年-成年期
　　青少年失神癫痫(JAE)
　　青少年肌阵挛癫痫(JME)
　　仅有全面强直-阵挛发作的癫痫
　　进行性肌阵挛癫痫(PME)
　　伴有听觉表现的常染色体显性遗传性癫痫(ADPEAF)
　　其他家族性颞叶癫痫
　与年龄无特殊关系的癫痫
　　部位可变的家族性局灶性癫痫(儿童至成人)
　　反射性癫痫

　其他
　　其他一组癫痫
　　伴有海马硬化的颞叶内侧癫痫(MTLE 伴 HS)
　　Rasmussen 综合征
　　伴下丘脑错构瘤的痴笑性发作
　　半侧惊厥-半侧瘫-癫痫
　　不符合上述任何诊断类型癫痫,区分的基础首先要明确是否存在已知的结构异常或代谢情况(假定原
　　　因),尔后是发作开始的主要形式(全面性相对于局灶性)

　　由于脑结构-代谢异常所致的癫痫
　皮质发育畸形(半侧巨脑回,灰质异位等)
　　神经皮肤综合征(结节性硬化,Sturge-Weber 等)
　　肿瘤、感染、创伤、血管瘤、围生期损伤、卒中等

　原因不明的癫痫
　　伴癫痫样发作,但习惯上不诊断为癫痫的一个类型
　　良性新生儿惊厥(BNS)
　　热性惊厥(FS)

(1)电-临床综合征的安排不反映病因;(2)有时涉及睡眠时癫痫性电持续状态(ESES)

附 癫痫分类评注

(一)引言

在癫痫和发作的上下文关系中,"分类"一词被用来描述至少 3 个概念:①已被公认的各种形式癫痫的列表,对于具体的电-临床综合征,列表中组成并未做出任何改变,尽管列表中的发作类型相对之前的版本进行了简化。②以该列表组成框架和表述为基础的概念和结构,1989 年分类所基于的概念已不能反映或准确地描述我们对发作和癫痫日益增长的认识。因此,现有的组织架构和概念已被摈弃或修改。描述发作和癫痫的层次应能够代表实用而自然的分类。此外,表中对于已认识的综合征的排序和组织不应单一、僵化,而应灵活,以反映目前对神经生物学、临床特征、预后的含义和其他任何与临床实践及研究有关的要素的最佳认识。③确定验证某个综合征实体及构成该实体特征的方法和过程,由综合专家意见"承认"某实体作为综合征进入列表的过程,应被基于对相关证据的客观分析和评估的系统所取代。这对提出潜在的综合征、指导自然分类及建立科学分类是必需的。

尽管对发作分类进行了修改和简化,但目前还没有充分的知识基础来提出新的癫痫分类(在组成框架的意义上)。因此,只是提出了新的术语和概念,以便能更好地反映出目前对这些问题的认识。我们的一个指导原则是力争清晰和简洁,所用术语应体现单独的特征、而非不同概念和维度的混合;另一个指导原则是,尽可能不以假设和断言作为分类的基础,不去涉足缺乏良好信息而做出决定的领域。我们提出新概念的同时也承认这些概念需要进一步的发展和被证据证实(如对于全面性和局灶性发作)。

(二)关于发作的分类和术语

本委员会采纳 ILAE 对癫痫发作的定义:"脑内异常过度或同步的神经元活动所产生的短暂的体征和(或)症状"。因此,本评论限于描述癫痫发作,而非帮助临床医师区分癫痫发作与非癫痫性事件。

"局灶性"和"全面性"这种二分法的分类,既被用来描述发作又被用来描述癫痫。基于新近电-临床证据,本委员会感到对于发作来说,保留目前的术语仍然有一些实用性,尽管现在已普遍认同其不能很好地体现出清晰的二分法。将全面性发作定义为起源于双侧分布的网络并迅速扩散,部分原因是试图说明有显著全面性本质的痉挛是与局灶性损害有关这一现象。这反映了在思考临床表现与基本病理关系方面一个有代表性的突破。关于如何更好地将痉挛归类,是作为全面性或局灶性,或两者兼有的问题上,既有许多活跃的讨论,也有难以调和的争论。最终,由于信息不够充分,本委员会各成员所提出的关于痉挛的多种见解仍不能很好地解决这一问题,因此,痉挛被单独作为一类。

1981 年的发作分类中使用了简单部分性、复杂部分性和部分性发作继发全面性发作的说法。但这些术语是不准确的,如"简单"和"复杂"两词经常被误用或误解。此外,尽管有实际的社会学价值(如对驾驶而言),但根据意识和觉醒度的损伤进行区分是无法精确定义的。对"继发"全面性缺乏正确的理解和一致的使用。目前还没有充分的信息提示在局灶性发作的范畴内创建一个科学的分类。我们建议根据特征来描述局灶性发作,对特定的、明确的目的来说是最实用的。例如,在许多情况下如在对癫痫与非癫痫事件做鉴别诊断和术前评估时,描述发作的特征性组成特点和出现顺序十分有用。

(三)术语学与基本病因的概念

特发性、症状性和隐源性的术语具有多种意义和内涵,承载了将多个概念归入同一简单词汇的假定。

1. 特发性 特发性的概念在 1989 年文件中定义为,"除了可能的遗传易感性以外,没有基础的病因。特发性癫痫定义为年龄依赖性发病、临床和脑电图特征及推测的遗传性病因。"我们现在提出,应为推测存在遗传基础的一类癫痫设置最低限度。没有事实依据的主张是不被接受的,应归类为遗传性癫痫的癫痫综合征如儿童失神癫痫、常染色体显性遗传夜间额叶癫痫和 Dravet 综合征。应注意的是,在 1989 年分类中 Dravet 综合征并未归类为特发性癫痫;而现在认为 Dravet 综合征是一个遗传性癫痫。"特发性"一词同时也传达出这类癫痫对药物有高度反应性的观点。尽管并非全部,但许多传统上认为"特发性"的癫痫在可预测的年龄范围(另一个独立的特质或层次)内能够自然缓解,虽可明确观察到这些癫痫伴有许多轻微的认知和行为异常,但通常认为其不会并发其他后果或残疾。新的术语和概念要求病因的概念只包涵一个维度,没有其他方面的含义。病因不再等同于预后,"特发性"提示"良性"这一暗示也被有意地摒弃了。遗传缺陷可能对发作有其他作用,但根据目前认识,这些作用并不能将遗传性的影响与癫痫发作直接联系起来。

2. 症状性 "症状性"一词是不言而喻的事实;所有癫痫都是某些病变的症状。其通常代替了"不良预后"的概念。"结构性和代谢性"的说法是为了强调存在独立的疾病,其与癫痫之间并不存在直接的关系。把结构性和代谢性疾病归为一组只是为了将这一概念与遗传性区别开(即遗传性相对于所有其他病因)。根据需要,可将这些异质性的病因分为结构性组和代谢性组并进一步分为亚组。在每个亚组中,应详细描述进一步的分类(如畸形、胶质瘤和线粒体病)。ILAE 的其他委员会和世界各地的其他工作组正在解决这个问题。

3. 隐源性 "隐源性"在 1989 年被定义为"推测为症状性的",明显意味着"损伤性"。但从这些"隐源性"癫痫中已发现了某些遗传性的电-临床综合征,如常染色体显性遗传夜间额叶癫痫(ADNFLE)和常染色体显性遗传癫痫伴听觉特征(ADEAF)。在用"不明"一词取代"隐源性"的过程中,委员会在科学分类的基础上,摒弃了以临床预感为基础的概念。应被归为"不明原因"的综合征的例子包括婴儿癫痫伴游走性部分性发作和婴儿肌阵挛癫痫(旧称婴儿良性肌阵挛癫痫)。目前有理由将一些此前认为"特发性"的传统电-临床综合征也归入病因不明组中。这些包括良性 Rolandic 癫痫、Panayiotopoulos 综合征和良性枕叶癫痫 Gastuat 型。虽然遗传性因素可能与这些综合征有关,但近期证据(如同胞中缺乏或仅有很低的一致性)不支持遗传性因素起极为重要的作用。若今后有高质量的证据支持遗传学贡献的假设,这一问题将被重新审视。

4. 基本病因概念 随着新的有关遗传对癫痫作用被逐渐认识,常难以明确地根据先前的区分方法更好地描述某些癫痫,举例来说,同源盒基因 ARX 具有表型异质性,包括婴儿痉挛和无脑回;STXPB1 编码的蛋白参与突触囊泡的释放,与大田原综合征有关。这两个综合征均有严重的癫痫性脑病表现,对前一种情况,可能考虑 ARX 突变在结构或代谢范畴内的影响;而对 STXPB1,因其蛋白产物的功能,可能会将其与遗传性癫痫的概念联系起来。目前,对于上述这两种情况均尚未做出定论。除非有足够的根据,否则没有必要对这些病因进行进一步分类;但仍需继续认识特殊的基因改变在其中产生的作用。我们提倡将关注的焦点集中在机制上,这一焦点最终会揭露其自然分类。"遗传性"与"结构-代谢性"这样过渡简单的分类到时将会被一个对潜在病因更加精确的描述所取代。

(四)再建"电-临床综合征"的概念,再认识诊断的精确性与不精确性

1. 电-临床综合征 1989 年报告中使用

的"综合征"和"癫痫"的概念几乎可以互换，其结果是"综合征"一词被当作广泛和十分不严谨的概念。人们在对待非常特异性并很容易认识的实体（如儿童失神癫痫）与不易鉴别且未被很好描述的癫痫（如隐源性顶叶癫痫）时，词汇含义仿佛代表了相同水平的诊断精确性。1989年报告所提出的所有实体均被冠以同等的概念。然而，一个电-临床综合征是临床特点、症状和体征的综合，其共同定义了一个与众不同的、可认识的临床疾病。这些通常与遗传学、神经心理学、神经影像学研究一样，会成为治疗试验的焦点。这些与众不同的疾病，可通过对典型的起病年龄、特殊的脑电图特征、发作类型和其他特点综合考虑，构成一个特异性诊断。诊断通常依次可提供关于治疗、处理和预后的相关信息。把某些癫痫如额叶局灶性癫痫称作"综合征"是不恰当的。新近认识到的电-临床综合征已被列在表1-16的第一部分，是根据典型的起病年龄这一最与众不同、临床上最具特征性的维度来整理的，但这只是整理的一种方法的举例。

2. 其他一组癫痫　是否将这些实体看作综合征或非综合征性癫痫，还存在相当多的争议。但基于其临床特征，最终这组癫痫可以且应当被认识。将这些实体作为其他一组并不会降低其临床的重要性。

3. 伴有结构和代谢异常的癫痫　以前，许多这样的癫痫被归为一组"症状性局灶性癫痫"，且根据其起源部位来区别。我们建议，少强调定位而多强调其潜在的结构或代谢病因。"症状性颞叶癫痫"这样的说法被更长却更精确的表达为"继发于颞叶皮质发育不良的局灶性癫痫"所取代。基于现有认识，定位并不是认识这些癫痫病因和预后的主要因素，进一步的组成框架需要考虑病变类型、发病年龄、部位、发作类型、特殊发作期及发作间期脑电图表现或其他因素。

4. 原因不明的癫痫　这些癫痫占全部癫痫的1/3或更多，对其最缺乏认识，但也是未来影像学和基因研究中最具前景的领域。然而，为了使这些研究更可行，我们需要用所有相关特征的详细描述取代通过发作间期定位的简单描述（如隐源性顶叶癫痫）。在这些尚未很好鉴别的癫痫中，有些可能是另外的遗传性电-临床综合征（如 ADNFLE 和 ADEAF）；当然，只有在其被充分描述后才能被正确认识。这一方法也促进了对癫痫的非遗传性决定因素的识别。

（五）癫痫分类和组成框架信息的其他维度

委员会决定对癫痫本身摒弃"全面性"和"局灶性"术语。出现在 West 综合征的"全面性"痉挛起源于局灶病变，在 Dravet 综合征中局灶性发作起源于弥漫的遗传性疾病，这些是最好的例证，说明为何这些术语不能充分反映癫痫背后的机制。除了传统的维度和特征，对每个综合征和每例患者都可根据许多其他特点进行描述，这通常是评估一位患者的常规内容和在已知综合征中进行鉴别的基本要素。这些其他特点包括：病前认知和发育的情况、病后结局、运动和感觉检查、脑电图特点、诱发因素、发作发生与睡眠的关系。关于综合征的一个重要的传统分类"特发性全面性癫痫"可被保留，不过我们建议称之为"遗传性全面性癫痫"。

1. 疾病的自然演变

（1）癫痫性脑病："癫痫性脑病"一词可用来特征性地描述综合征，也可用作一个实体。作为一组可描述的综合征范畴，癫痫性脑病是一种电-临床综合征，其伴有脑病特征的可能性很大，且脑病在癫痫起病后出现或恶化。另一方面需要注意的是，作为一组疾病，其倾向于表现为耐药，但这是另一个特性或维度。将一个特定的综合征归入"癫痫性脑病"的范畴并不意味着这些患者都将出现脑病表现，虽其脑病表现的发生率通常很高。诊断一个患者有脑病性过程，需证实其无法像同龄人那样正常发育或出现技能倒退。需要注意的是,没有必要为了有一个脑病的过程而将已能确定的综合征诊断为"癫痫性脑病"(如West 综合征,Dravet 综合征)。癫痫性脑病可呈现不同的严重程度,并可发生在任何年龄。这一现象在婴儿期及儿童早期最为常见和严重。但在成人亦可因未控制的反复发作而出现认知损伤。尽管其机制与早期发育的机制相似或不同尚待探讨,但这一现象应被认识。癫痫性脑病的概念包括抑制癫痫活动能改善认知和行为。

在部分病例,早期有效的干预,事实上有益于控制发作和发育预后。"癫痫性脑病"应被看作一个概念和对临床观察的描述,其体现了癫痫对脑具持续有害的作用,及对发育中的脑具有潜在影响,我们对此已经达到了更清晰地认识。然而,我们必须认识到,一个明显的癫痫性脑病其根源通常是未知的,疾病可是潜在病因的产物,癫痫过程的结果,或两者联合作用的结果。

(2)反对术语"良性"的争论:一项由Benchmark 国家卫生研究院开展的有关癫痫的研究,旨在了解癫痫的各种共患病,包括认知、行为、心理疾病和死亡率。目前,在世界范围内正在努力研究猝死发生机制,并教育患者及其家属如何降低这种风险。基础和临床研究日益揭示癫痫与其他多种疾病可能存在共同机制。

(3)自限性"特发性"和"良性"的术语抓住了临床相关的重要特点:我们推荐,与其将一组癫痫指定为"良性",不如去识别组成良性这一概念的不同特性,并明确且一贯运用这些特性来描述癫痫的不同独立类型。其中一个特点是可预测的自发缓解。我们推荐用"自限性"这一描述性的术语来代替"良性",这意味着在可预测的年龄有自发缓解的高度可能性。如果想出了更好的术语,在将来可考虑使用。

(4)药物反应性:在指定为特发性的综合征中,大多数病例倾向于对药物有反应,如诊断为一种特发性综合征,则有理由预测通过使用适当的药物,可很快控制发作。但由于我们无法完美地预测,一些被诊断为某一特定综合征的患者并非为药物反应性的患者。应该说,临床预言绝不是一门确切的科学。将其标记为药物反应性综合征对临床医师可能更有意义,并为家属提供了可预期的指导,优于"特发性"这一需要更多解释的术语。

需要注意的是,用入选的特性描述一种癫痫自然病程的演变,严格来讲是基于自然属性,而非反复观察和印象。它们是出于实用性的目的而被入选的。

2. 起病年龄 为了将综合征或个体分组,推荐按起病年龄分类:新生儿(出生后至<44 周胎龄),婴儿(<1 岁),儿童(1-12岁),青少年(>12-18 岁),成人(>18 岁)。出于某些目的,将年长者(>60 或 65 岁)分出一类是有用的。上述年龄范围是大约的,只是为了方便地描述已按特征分类的癫痫类型。对于每例患者,应使用确切的或最接近的起病年龄,并尽可能使用更精确的电-临床综合征。

3. 其他特点 最终将有许多其他维度和特征用来对癫痫的不同类型进行描述、分类和分组,且可能被证实,在组成框架癫痫方面比 1989 年分类更实用。我们最终可能运用特异性的病因分类如离子通道病,也可能运用特异性的离子通道基因分类如应用在长Q-T 综合征中那样。作为选择,也可根据起病年龄联合皮质发育不良的特殊类型将癫痫分成亚组;还可使用其他维度,但不局限于发作及发作间期的脑电图、神经影像学发现的结构性异常、神经系统查体、认知和精神心理状态这些具体方面。

一个综合征的特征是由许多不同因素来体现的。了解了一位患者的综合征诊断,就提供了其癫痫的关键信息,如起病年龄、脑电图形式、对药物的可能反应及认知和发育状态。我们可以通过许多特征性的维度来组织我们关于这些综合征的信息。这种方法对形成诊断手册的益处相当多。

对于那些不能明确符合电-临床综合征和与结构-代谢原因相关的癫痫，其组成框架最自然和合理的主要方法是通过明确潜在的病因或病变。对于那些病因不明且主要以发作起病特点来描述的癫痫，无自然分类能有效地将其分为更相似的组别，修订的推荐方法明确承认了这一点，并力图将这些缺乏足够特征的癫痫归入一个分类系统，并不能提供比我们目前所知更多的知识并会阻碍进展。我们需要做出更多努力来充分描述每例患者，以促进客观研究来识别此前尚未认识的实体，这一信息将来可作为识别潜在的新"综合征"的客观分析基础，亦可极大地促进使用编制的诊断手册，以提供指导性的特异性定义和案例，鼓励临床医师对所有患者进行必要的、精确的观察，以便做出或排除诊断。

（六）未来的分类

此前，关于发作和癫痫的"分类"常被当作严格的教条。癫痫的分类受控于专家的观点和主张。在所有领域（流行病学、电生理学、影像学、发育神经生物学、基因学、计算神经科学、神经化学）的研究进展表明，如此简单和专制的方法对其基本发育和生理学过程的复杂性是不公平的。因此，以上所提出的分类应当被认为是以实用的态度总结当前理解发作和癫痫的一个导向，并且在其发展过程中可以变通，以适应新信息的需要。

将来，癫痫的分类将在本质上是一个数据库。诊断手册的基础将由此前讨论过的特点和其他基本信息组成。在这段过渡时期，鼓励大家以灵活的、多维度的编目定义未来的分类，用以组成框架不同的癫痫（或发作）信息，以适应药物开发、临床和基础研究，当然还有临床实践的目的。

（李世卓　王　峰　夏令宝）

第三节　癫痫的流行病学状况

癫痫的流行病学研究始于 20 世纪 50 年代，通过调查癫痫病在人群中的分布，就癫痫的发病率、患病率、死亡率、癫痫的病程等进行分析研究，探寻其病因及致病危险因素的规律。从而为预防和控制癫痫及制定相应公共卫生策略提供参考依据。《2009 年卫生统计年鉴》统计数据显示，我国被调查地区神经系统疾病的患病率已经从 2003 年的 3.9‰上升到 2008 年的 4.2‰，据估计我国现有癫痫患者已经超过 600 万。

由于癫痫病的特殊性，对其流行病学的研究较其他疾病要难得多。第一，癫痫的发作类型多且复杂，诊断难以统一；现行的癫痫分类不能满足流行病学的要求。第二，癫痫的诊断主要依靠病史和发作时的表现，因此，最后调查的结果与调查医生的经验和能力、

调查人群的选择、调查方法、病例问卷的设置等均有关系。第三，人们对癫痫病的认识不足，对癫痫患者存有偏见、歧视，患者及其家属往往隐瞒真实病情，影响调查的准确性。最后，由于癫痫流行病学研究缺乏广泛约定，造成各国、各地的资料难以进行对比分析。针对上述问题，为了便于国际学术交流，促进癫痫研究的发展，国际抗癫痫联盟（ILAE）流行病和预后委员会为癫痫流行病学研究制订了"癫痫流行病学指导大纲"，对癫痫发作分类、病因和危险因素及调查指标作了较详细说明。这对癫痫流行病学研究具有很大的指导意义。

一、癫痫的发病率

发病率是指在一定期间内，某人群中发

生某病新病例的频率。一定时期可以为月、季、年等,常用的观察期为 1 年。某人群可以将某一地区的全部人口或以街区、年龄、性别、职业等来限定人口。发病率是用来衡量某地区人群发生某种疾病危险性大小的指标,常用来描述疾病的分布、评价干预措施和效果,以及通过比较不同人群发生某种疾病危险性的大小来验证假设。癫痫的发病率一般以每年 10 万(人口)分率计算。2008 年吉林大学白求恩第一医院神经内科孟红梅等对吉林省部分农村地区进行人群普查发现癫痫年发病率约为每年每 10 万人口 22.55 人,2010 年中南大学湘雅医院皮小蓉等运用WHO 建议的癫痫流行病学专项调查问卷,采用国际统一的癫痫诊断标准,对湖南省岳阳市进行人群调查发现癫痫年发病率约为每年每 10 万人口 28.1 人。通过对我国不同地区进行的调查研究,发现新疆、陕西、云南等地为高发地区;福建、浙江、贵州等地发病率较低。其原因有待进一步解释。城乡比较,城市略高于农村,这与城乡诊断水平差异是否有关系,需要进一步证明。

1. 发病率与年龄的关系　我国调查显示癫痫的发病率与年龄有关,癫痫多起病于儿童时期,出生后 1 岁内发病率最高,大多数报告在 110/10 万～170/10 万,随年龄增长发病率呈降低趋势,但 60 岁以后则各家报道不一,进入 60 岁后,由于脑血管病、老年痴呆、老年人神经系统退行性病变增加,癫痫的发病率较成年人升高。中国 5 省农村流行病学调查也显示癫痫在儿童期发病频率最高,9岁以前发病者接近 50%。以后随年龄增高而逐渐下降,未见老年期有明显上升的趋势。这提示关注孕期及婴幼儿健康是很有必要的。

2. 性别对发病率的影响　多数癫痫流行病学调查发现,男性癫痫发病率高于女性,有的甚至到 2 倍左右,也有少数结果认为男女发病率的差异没有统计学意义(如 Haus-er)。我国六城市调查的结果为男女患病率之比约为 1.3∶1。男性癫痫发病率高于女性可能与男性受到癫痫危险因素(如头部外伤、脑卒中、中枢神经系统感染)袭击的机会比女性多有关。

3. 癫痫综合征的发病率　要统计癫痫的发病率,就必须统计癫痫综合征的发病率。一般文献报道儿童常见癫痫综合征如婴儿痉挛症成活婴儿年发病率为 2.2/10 万;16 岁以下失神癫痫年发病率在 1.9/10 万～8/10万。1997 年 Heiskala 报道 Lenox-Gastaut综合征 0—14 岁儿童的年发病率为 2/10 万。1993 年瑞典 Sidenvall 报道 0—15 岁中央颞区棘波良性儿童期癫痫年发病率为 10.7/10万。这些资料均有待于进行更详细的归纳总结。

就目前资料来看,发病率的研究还很不够,ILAE 建议加强以下几方面的工作:①癫痫发病率的地域分布差异及其与病因的关系;②特定年龄癫痫发病率的变化;③特殊综合征的发病率。发病率应该用年龄调整率表示,最好以人群为基础作前瞻性的研究,避免回顾性调查。对发现的患者应该查明病因和危险因素。

二、癫痫的患病率

1. 患病率　又称现患率,是指某个时间内某病的病例数与同期平均人口之比。患病率是衡量一个时期人群中某种疾病存在多少的指标。在本质上是"时点"发病率,是一种静态的构成比例。流行病学中的"期间患病率"是对稳态人群(任何时段内,进入和退出的人数相对平衡)在这一期间平均时点上的构成比例。在癫痫流行病学调查中常用终身患病率,即一生中只要有过癫痫病史的患者均要统计在内,包括自发缓解(随年龄增长停止发作)及经治疗停止发作的病例。终身患病率包括了近期仍有发作的患者、正在接受治疗患者和已经缓解的患者。患病率与发病率的主要区别体现在，发病率是指某时期内人群中某种疾病新发生的病例数，反映的是人群发生某种疾病的概率；而患病率是指某时期（或某时点）人群中存在的患某种疾病的病例数，而不考虑其发病的时间，反映了人群中患某种疾病患者数量的多少。患病率受发病率和平均病程两方面的影响。

患病率是流行病学的重要指标，它表明该疾病对人群健康的影响范围和程度。世界各地对癫痫患病率的报告差别较大，这与调查的方法学、定义与分类不同及所包含的时间年限、癫痫类型、年龄范围等有关。尽管 ILAE 的癫痫和癫痫综合征分类将热性惊厥纳入癫痫特殊综合征中，但是癫痫患病率一般不包括热性惊厥。另外，要做到准确统计患病率也是很困难的，这与前述的几点因素有关。近年来，在癫痫患病率调查中更多地强调使用活动性癫痫的患病率，这些患者才真正需要医学指导和治疗，并希望通过治疗改善生存质量。

癫痫患病率的资料较发病率容易获得。根据 WHO 的统计，发达国家、经济转轨国家、发展中国家和不发达国家的癫痫患病率分别为 5.0‰、6.1‰、7.2‰ 和 11.2‰。2000 年 WHO 在我国进行"中国农村地区癫痫防治管理示范项目"的流行病学调查显示，癫痫的终身患病率为 7.0‰；活动性癫痫的患病率（1 年内、2 年内和 5 年内有发作）分别为 4.6‰、4.9‰、5.6‰。由此可见，癫痫患病率与一个国家的自然、社会、经济、环境程度等均有一定关系。我国各个地区的患病率不尽相同，患病率最高的为西北拉萨地区 20 世纪 90 年代初做的调查，为 8.5‰。最低的为华中地区 1996 年在湖南湘乡市做的调查结果患病率为 1.7‰。以此率推断，我国大约有 900 万人罹患癫痫，其中活动性癫痫患者在 600 万左右。多地区调查显示农村患病率要高于城市，少数民族患病率高于汉族，并且即使处于同一地区各省市之间的患病率仍有很

大差异，这可能与当地的医疗条件、经济、婚配习俗和对癫痫认知程度的不同有关，具体原因还有待今后研究进一步证实。

年龄、性别对患病率的影响：癫痫患病率与发病率一样，不同的年龄组均有一定的差异。据美国罗彻斯特、冰岛统计，4 岁以内小儿患病率最低，分别为 1.4‰ 和 2.2‰，5－9 岁开始上升，15 岁以后基本上保持在一定水平，进入老年期由于脑血管病等发病增加，癫痫患病率升高。发展中国家、不发达国家的患病率高峰有所后移，但未见到老年期癫痫患病率升高的报道。

国外大部分报告均提示癫痫患病率男性均略高于女性，波动在（1.2～1.3）:1，与发病率性别差异一致。我国癫痫流行病学调查显示，男性的癫痫患病率要高于女性，这与现有的国外调查资料结果相符。当然，国外也有不少性别间患病率无差异的报道。总之，无论癫痫发病率或患病率，其性别分析意义不是特别大。

2. 癫痫发作类型的分布 我国癫痫发作类型主要以全身强直-阵挛发作为主，也就是通常人们所说的大发作，主要是全身性强直-阵挛发作（GTCS）（仅江苏省在 0－14 岁儿童中单纯部分性发作占比例最高）。但国外研究的情况有所不同。在流行病学研究中，绝大多数发达国家（如美、英、法、意大利、冰岛等）报道部分性发作所占比例超过全身性发作。多数发展中国家（如厄瓜多尔、坦桑尼亚、印度、尼日利亚等）部分性发作和全身性发作各占一半。经分析原因可能与患者对全身强直-阵挛发作印象深刻，不易遗忘有关，也可能与调查员对患者病史询问不够全面有关。当然，也不能完全否定一些地区全身性发作确实多见的情况。癫痫综合征多见于儿童。因此，在儿童和青少年癫痫患病率的调查中，应注意区分特殊癫痫综合征的情况。

3. 致癫痫的危险因素 致痫危险因素多种多样，通过对癫痫人群分布、发病规律及

其相关因素的分析等流行病学研究,有助于探讨癫痫病因和可能的致病危险因素。儿童及青少年时期癫痫发病的主要原因为产前及围生期因素、遗传因素或代谢障碍、中枢神经感染及热性惊厥和颅脑外伤等。成人时期癫痫发病的主要危险因素为脑肿瘤、脑血管畸形、内分泌及代谢疾病。然而不同地区的调查结果显示的癫痫病因不尽相同,例如西北地区宁夏农村、西南地区拉萨的癫痫患者病因以近亲结婚为主。而华中地区湖南湘乡市的调查结果显示致病的危险因素主要是产伤和脑部疾病。华东地区浙江的调查结果显示病因主要为脑膜炎或脑炎。东北地区黑龙江的调查结果显示病因主要为中枢神经系统感染。

三、癫痫的死亡率

死亡率是指某人群在一定时期内的总死亡人数与该人群同期平均人口数之比。死亡率反映了人群总体死亡水平,一般以一年为时间单位计算死亡率。死亡率对许多疾病是一项有用的流行病学指标。

美国 Kurtzke 进行的癫痫死亡率研究是迄今见到的较完整的该方面的资料,它显示1939－1967 年癫痫年死亡率在 1.0～2.0/10 万人口。同时,该报道还对美国各癫痫的死亡率、不同癫痫发作类型的死亡率、不同种族与年龄的死亡率分别进行了统计分析。有色人种(90％～95％为黑种人)死亡率高于白种人,男性高于女性,老年高于儿童,单身生活者高于有配偶者。总结 30 多个国家癫痫年死亡率资料,Massey 和 Schoenberg 统计到癫痫的年死亡率有下降趋势,但较一般人群死亡率高 2～3 倍。我国有关癫痫死亡率的

报道不多。四川医学院的报告为 3/10 万人口,国内六城市和 21 省农村调查资料分别为7.9/10 万人口与 6.9/10 万人口,城市高于农村,且总水平高于国外报道。

癫痫是一个"临床综合征",多数情况下它并不作为一种单独的疾病列入死亡登记表的"死亡原因"内,即使癫痫状态引起的死亡也可能是脑内器质性病变如脑瘤、脑出血、外伤等所致,而非癫痫本身引起。另外,因发作造成的意外事故死亡,也常会列入"意外事故"之死因。因此,癫痫死亡率的统计往往欠可靠。为此文献多用标准化死亡比来分析癫痫人群与死亡的关系。标准化死亡比(SMR)是指研究人群中观察到的实际死亡数与以标准人口死亡率计算的预期死亡数之比。SMR 可以反映某一特定人群比一般人群死亡危险性的大小。

至于癫痫的死亡原因,文献报道癫痫患者多死于肺炎(20％～30％),直接由于癫痫发作致死的占 6％～19％,死于意外事故尤其是溺水而死者占 10％～20％。还有一部分患者会发生原因不明的猝死。自杀也是癫痫患者超额死亡原因之一,研究显示癫痫患者的自杀风险为普通人群的 3～5 倍。另外,癫痫死亡率高低还与癫痫病因有关。迟发症状性(由生后中枢神经系统损伤如脑瘤、脑血管病、脑外伤、感染、慢性神经系统变性)、出生前即有神经功能缺损(CNS 畸形、脑瘫或精神发育迟滞等)的病人,较特发性癫痫患者死亡率高(特发性 28％、隐源性 22％、迟发性症状性 50％)。癫痫的病程与死亡率有关。癫痫发作早期死亡患者较多,以后有逐渐下降趋势。

（王 峰 高 攀）

第四节 神经外科疾病与癫痫

癫痫是一种神经外科常见的症状,各种各样的脑损伤和脑病变增加了癫痫发作的危

险。脑血管疾病、脑肿瘤、颅脑外伤及颅内感染都可发生癫痫,而且发生率很高。对于成

年人,这些病因占新发癫痫病因的50%左右,对这些脑损伤造成的癫痫发作给予积极预防和治疗,能显著减少癫痫的发病人群。

各种脑损伤所引起的癫痫发作,可出现于病程的早期,也可出现于病程的远期。早期发作通常指的是脑损害发生后1～2周生的癫痫发作,如果病因是颅脑创伤,它常被认为是衡量脑损伤严重程度的指标。早期癫痫发作可以用抗癫痫药物控制,但不能改变晚期癫痫发作的命运,早期癫痫发作被看作是发生晚期癫痫的强烈信号。

脑损伤发生后,晚期癫痫发作一般发生在数周到数月之后,有时可长达1年以上。晚期发作是致痫灶形成或神经细胞网络兴奋性改变的结果。出现过一次晚期癫痫发作的患者,再次发生癫痫的危险性很高,通常超过80%。

在这一类发生相关癫痫的疾病中,有一些病,如脑血管畸形、脑肿瘤等,癫痫发作可以是该病的首发症状,因此,在分析癫痫发病原因时,一定不能忽略这一类疾病的存在,尤其是癫痫首次发作发生在成年人时。

由各种神经外科病损引起的癫痫,由于病因、病变性质、累及部位、发病年龄等多种因素不同,故在诊断、治疗方法上也有各自特点,以下就几种常见的神经外科相关癫痫分别加以叙述。

一、创伤性癫痫

创伤性癫痫包括颅脑外伤性癫痫和颅脑手术后癫痫。统计显示,幕上手术后癫痫的发生率为3%～37%,颅脑外伤后为6%～53%。癫痫的发生不仅增加颅内出血风险,加重脑水肿,而且严重影响功能恢复甚至危及患者生命。创伤性癫痫一般分为早期癫痫和晚期癫痫两大类,早期癫痫是指癫痫发生在7d之内,早期癫痫约1/3发生在伤后1h内,1/3在1～7d;晚期癫痫发生于7d后。创伤性癫痫发作类型以局灶性及大发作为多

见,混合型、精神运动型发作或非惊厥性发作较少见。创伤性癫痫预防重于治疗,对于存在癫痫高危因素的患者,须给予预防性抗癫痫治疗。如果未出现癫痫发作,则可在术后或伤后7d停用预防癫痫药;如果术后脑水肿或颅内感染未控制,可适当延长用药时间,一旦上述情况控制,即可停药;如果术后和伤后发生癫痫,则按治疗癫痫处理,不能随意停药。

2006年,全国神经外科癫痫防治协助组组织全国数十家三级和二级医院神经外科,先后完成两个关于术后癫痫预防及治疗的多中心、前瞻性研究。在此基础上,参考美国神经外科医师协会(2003)的指南,起草"神经外科围手术期和外伤后癫痫的预防及治疗指南(草案)",现介绍如下。

1. 定义 癫痫是一种反复发作的神经元异常放电所致暂时性中枢神经系统功能障碍的临床综合征。

2. 发生率 幕上手术后癫痫的发生率为3%～37%,颅脑外伤后为6%～53%。

3. 危害性 癫痫的发生不仅增加颅内出血风险,加重脑水肿,而且严重影响功能恢复甚至危及患者生命。

4. 术后和伤后癫痫的分期

(1)早期癫痫:7d之内发生,早期癫痫约1/3发生在1h内,1/3在1～7d。

(2)晚期癫痫:7d后发生。

(3)癫痫持续状态:长时间连续或反复发作,中间无清醒期。

5. 癫痫发作类型 以局灶性及大发作为多见,混合型、精神运动型发作或非惊厥性发作较少见。

6. 诱发癫痫的高危因素

(1)癫痫史:术前有癫痫病史者术后或伤后易发癫痫。

(2)颅脑外伤:持续昏迷>30min或记忆丧失>12h,GCS≤12,蛛网膜下腔出血,颅内出血或血肿,凹陷骨折,脑挫裂伤,开放颅脑

外伤,火器伤,广泛轴突伤,脑干伤。

(3)脑肿瘤:特别是神经上皮肿瘤、脑膜瘤、脑转移瘤等。

(4)脑血管病:自发性蛛网膜下腔出血、脑内血肿、脑动脉瘤、脑动静脉畸形。

(5)其他:脑脓肿、寄生虫等。

(6)部位:幕上较幕下多见,幕上以额、顶、颞叶好发。

(7)手术持续时间:手术时间>4h者较手术时间<4h者易发癫痫。

(8)静脉损伤:侧裂静脉,额顶叶回流至矢状窦静脉,Labbe静脉等受损,术后易发生早期癫痫。

(9)脑水肿或颅内压增高。

(10)术后出血或感染:特别见于蛛网膜下腔出血、细菌性脑膜炎等。

(11)抗癫痫药物血药浓度:因个体差异致常规剂量抗癫痫药应用后,虽然达到有效血药浓度范围,但未达到该患者控制癫痫的有效浓度。

7. 诊断及检查

(1)病史及简要神经系统体检:注意与非癫痫性抽搐如缺钙等鉴别和识别非惊厥性癫痫。

(2)实验室检查:血、尿常规,血糖,电解质及肝、肾功能,脑电图,心电图检查。

(3)影像学检查:根据原发病变需要,可做头颅CT、MRI及脑血管造影等检查。

8. 开颅术后早期癫痫的预防

(1)术前预防

①一般预防:避免辛辣饮食,禁烟、酒,保持良好心态等。

②药物预防:择期手术应在术前5～7d口服抗癫痫药物。苯妥英钠0.2g,每日3次,7～10d;丙戊酸钠0.4g,每日3次,或丙

戊酸钠缓释片(德巴金)1.0g/d,5～7d;急诊手术可在术前静脉注射抗癫痫药物(如德巴金15mg/kg)。两者比较,见表1-17。

(2)术中预防

①一般预防:避免不必要的脑皮质暴露,注意术中脑皮质保护,减少血管损伤,仔细止血,缩短手术时间,控制颅内压。术毕反复冲洗术野减少蛛网膜下腔积血。

②药物预防:在麻醉停止前30min静脉加用抗癫痫药物,可有效减少术后早期癫痫发生。

(3)术后预防

①一般预防:控制脑水肿和颅内压,保持呼吸道通畅。

②药物预防:术后静脉用抗癫痫药物,病人清醒且能口服者可改口服抗癫痫药物。

9. 预防后仍出现癫痫的处理

(1)一般处理:保持呼吸道通畅,避免窒息或误吸,控制脑水肿和颅内压。注意抽搐后意识情况,必要时在癫痫控制后复查头颅CT。

(2)药物处理

①尽量应用已使用的抗癫痫药物,如已用丙戊酸钠预防的应立即再次静脉推注,并急查血药浓度。

②如同种药物无效可改用其他抗癫痫药物,如地西泮、苯巴比妥类等。

③仍控制不佳,可用肌松药,并用呼吸机维持患者呼吸。

10. 预防用药停止时间 术后或伤后未发生癫痫者,在术后或伤后7d可停用预防癫痫药。如果术后脑水肿或颅内感染未控制,可适当延长用药时间,一旦上述情况控制,即可停药。如果术后和伤后发生癫痫,则按治疗癫痫处理,不能随意停药。

表 1-17　抗癫痫药物应用方法及不良反应

药　物	苯妥英钠	丙戊酸钠
术前	0.2g,每天 3 次,口服 7～10d,或静脉注射 6mg/kg	丙戊酸 0.4g,每天 3 次,或口服德巴金缓释片 1g,每天 2 次,口服 5～7d 或静脉注射 15mg/kg
术中	全身麻醉停止前 30min,6mg/kg 静脉注射	全身麻醉停止前 30min,15mg/kg 静脉注射
术后	0.1g,每 8 小时静脉注射,2～3d 后改口服	每小时 1mg/kg 维持,患者清醒后可改用口服片剂
适应证	各种癫痫	各种癫痫
不良反应	过敏反应常见,并有骨髓抑制,肝肾功能损伤	少数患者有肝肾功能异常,过敏反应,血小板减少
预防后仍出现癫痫治疗方法	可立即加 0.1g 肌内注射或静脉注射,但因血药浓度范围小,需注意监测血药浓度。如仍无效者,可改用他药	可立即 15mg/kg 剂量静脉注射,静脉维持剂量可增高至每小时 2mg/kg,无效可重复 1 次 18mg/kg 剂量静脉注射。如仍无效者,可改用他药

二、脑血管疾病与癫痫

脑血管疾病相关性癫痫的病因众多,主要有:脑卒中,包括脑出血、脑梗死;蛛网膜下腔出血;颅内动脉瘤;脑动静脉畸形;脑海绵状血管瘤;脑静脉性血管畸形与烟雾病等。脑卒中是引起癫痫发作常见危险因素之一,卒中后癫痫则是增加致残和致死的重要原因之一,老年人始发癫痫中约 1/3 由脑卒中所致,严重影响患者生活质量。因此,积极预防和治疗卒中后癫痫具有重要意义。

脑卒中后癫痫发生率国外为 4.4%～42.8%;国内为 5%～20%。癫痫发作可出现在脑卒中以前、当时或以后,少数脑卒中患者癫痫可以是首发症状。有时,癫痫发作可能是老年人"无症状"脑梗死唯一的临床表现;更多的是发生在脑卒中后数天、数周到数月。早期发作多在卒中后 48h 以内,晚期发作多在卒中后 2～4 周;个别患者可早至脑卒中发生后 1h 内,晚至卒中后 5～10 年。近年来随着 MRI 的普及,使腔隙病灶或小梗死灶得以发现,故其发生率有增高趋势。

现脑血管病后癫痫是否需要应用抗癫痫药物治疗仍存在争议。有研究发现在第 1 次癫痫发作之后立即应用抗癫痫药可降低 2 年内癫痫复发的危险度,但是当停用抗癫痫药后,其癫痫的发病率与那些没有服用抗癫痫药的患者相比无明显差异。Qureshi 等认为在小脑或者大脑皮质深处的病灶较不容易有癫痫发作,故可暂不给予抗癫痫药物治疗;而早期发生癫痫的患者可给予抗癫痫药物治疗 1 个月,若在服药期间再无癫痫发作,1 个月后可停用抗癫痫药。Cervoni 等认为超过 2 周仍存在癫痫的患者癫痫复发的可能性较大,因此应长期给予抗癫痫药物治疗。Grisar 等的研究表明在一些存在脑损伤的患者,例如创伤、卒中、出血甚至神经外科介入治疗,尽管患者临床上没有癫痫发作,都需应用抗癫痫药物治疗。

抗癫痫药应该根据患者发病情况及自身特点个体化。很多研究认为,第一代抗癫痫药,特别是苯妥英钠对于那些卒中后功能正在恢复的患者有较大副作用,并不是最合适的选择,而新一代的抗癫痫药不会与抗血小板聚集药及抗凝药相互作用,对骨髓亦无抑制作用。已经证明拉莫三嗪及加巴喷丁比那些立即起效的药物(如卡马西平)对于治疗脑血管病后癫痫更有效。因此有学者对于那些需要应用抗凝药的老年人或者是年轻的脑血管病后癫痫患者,以低剂量的拉莫三嗪和加巴喷丁为一线药物,而对于那些骨髓情况较好,而且不需要应用抗凝药的患者,缓释的卡马西平也是一个合理且廉价的选择。

脑梗死继发癫痫的预后较无癫痫者差,尤其是急性期并发癫痫者预后差。局限性发作预后较好,伴癫痫持续状态者预后最差,病死率达 2/3。脑出血继发癫痫的预后主要视原发脑出血而定,但癫痫发作可进一步加重脑出血、脑缺血、脑缺氧及脑水肿,最终导致脑衰竭和脑死亡。一般认为,早期发作者预后较好,以单纯部分性发作者复发率较低;晚期发作者预后较差,易复发。大多数脑静脉瘤患者无临床症状,其自然预后良好。对有癫痫发作的患者,根据发作类型选用相应的抗癫痫药物治疗,效果良好。

三、脑肿瘤相关性癫痫

癫痫的病因很多,也是许多中枢神经系统肿瘤患者常见临床症状,称之为肿瘤相关性癫痫(Tumour associated epilepsy,TAE)。可发生于脑肿瘤发现之前或之后,也可以是最早的和唯一的临床表现。以脑胶质瘤、脑膜瘤出现癫痫的概率最高。癫痫发作常提供存在一个潜在的脑结构性病变的临床线索,对于成人继发癫痫的脑内病灶首先应警惕脑肿瘤。对于成人不明原因的癫痫反复发作,特别是 30 岁后首发的癫痫,伴有头痛和肢体功能障碍时,应考虑颅内肿瘤的可能性,尽早行 CT/MRI 等影像学检查,确定是否存在结构异常,及时明确诊断。癫痫的发生首要取决于肿瘤部位,绝大多数位于额顶颞叶情感、精神、运动功能区,以癫痫发作为唯一症状的脑肿瘤多为病程较长、缓慢生长的低度恶性

胶质瘤。这样的肿瘤常常引起药物难治性癫痫。

癫痫发作常是颅内肿瘤的首发症状,它们常能提前于其他症状出现之前出现,且可能出现于 CT 扫描正常及 MRI 可能仅仅显示细微改变的时候。癫痫发作的危险性依赖于多种因素,例如病变部位、组织学和累及的皮质。其发生率各位学者统计差异很大,为 20%~80%。在难治性癫痫患者中,肿瘤占 10%~20%,在儿童中更高。绝大多数为胶质瘤,其中大多数为低级别、分化良好的神经胶质瘤。在所有 TAE 患者中,低级别胶质瘤占 82%~98%,而恶性肿瘤仅占 2%~18%,其中星形细胞瘤占 24.7%~78%,神经节细胞瘤占 6%~44.5%。

近年来,随着人口寿命的增长,60 岁以上的新发癫痫疾病也在不断增加,脑肿瘤也成为老年人癫痫发作的重要原因之一,占老年人癫痫病因的 11%~33%,且在老年组 60 岁上下有一个最高值。在儿童,幕上肿瘤较少,即使幕上的肿瘤癫痫发生率也较低,特别是以癫痫为初发症状的更低,而以颅高压、精神症状为初发症状者为多。在性别方面,文献报道以男性为多,男女比例约为 3:2,这主要与男性脑肿瘤发病率高有关。

与肿瘤好发部位及由于恶性程度不同而引起的生长速度、肿瘤周围水肿严重程度相对应,不同的肿瘤其并发癫痫的发作形式也有所不同,一般全身性发作常见于星形细胞瘤、少枝胶质细胞瘤和脑膜瘤。局限性运动性发作则多见于星形细胞瘤和少枝胶质细胞瘤。下丘脑神经元错构瘤表现为痴笑发作。神经节细胞瘤、胚胎发育不良性神经上皮瘤等多表现为复杂部分性癫痫。

脑 TAE 的治疗,一方面遵循神经肿瘤的外科处理原则,另一方面控制癫痫,手术是主要手段。肿瘤的性质和部位及手术的正确操作是影响预后的主要因素。

脑肿瘤患者在肿瘤被诊断时有 20%~

40％曾发生过癫痫发作。对于这些已经出现癫痫发作或有抗癫痫治疗明确适应证的脑肿瘤患者,需按传统方法进行治疗。对于没有癫痫发作的患者,预防性使用抗癫痫药物的作用尚存在争议。但许多研究显示,预防性给予抗痫药物治疗并没有提供实质性的利益,而药物的不良反应反而对患者不利,所以一些专家反对对那些没有癫痫发作的患者常规给予抗癫痫药物预防。

对于出现癫痫症状的脑肿瘤患者提倡进行早期手术治疗,治疗目标不仅要切除肿瘤,防止肿瘤复发,而且要在对脑功能的影响最小的情况下处理癫痫病灶,控制癫痫发作。一般而言,TAE 手术治疗效果良好,但这与病变位置、肿瘤病理性质、术前和术中的电生理学定位,以及手术入路、手术操作及肿瘤切除范围都有关联。脑肿瘤术前较早出现癫痫发作,对及早发现肿瘤具有重要意义,可使患者得以尽早地治疗,可显著提高生存率。仅有癫痫表现的脑肿瘤患者预后较好。手术要取得好的疗效取决于肿瘤性质和部位,在不影响脑功能的前提下争取全切肿瘤。研究显示,额叶和顶叶肿瘤术后神经系统并发症发生率较颞叶肿瘤高,而颞叶肿瘤术后癫痫控制效果较额叶和顶叶肿瘤好。Smith 统计额叶 TAE 行局限性切除者癫痫消失率为66％。Salanova 等对顶叶 TAE 行顶叶肿瘤切除,75％癫痫消失或很少癫痫发作。

四、颅内感染性疾病与癫痫

颅内感染性疾病范围很广,包括细菌性、病毒性、真菌性和寄生虫性,这些感染常常威胁到神经系统的重要功能,且都能导致癫痫发作。本节仅讨论与神经外科关系较为密切的细菌性感染和寄生虫感染。

颅内感染后癫痫一般发生于感染后 5 年之内,但在以后的 15 年中癫痫发生危险性仍较一般人群高。感染后早期癫痫发作是发展为晚期癫痫的主要危险因素。其中脑脓肿并

发癫痫的危险性最高,而脑囊虫是发展中国家癫痫发作最常见病因。

在感染的急性期,因炎性细胞的浸润和水肿,影响神经细胞的膜电位,造成异常电位活动,病灶周围炎性细胞浸润导致炎性介质释放、小血管壁通透性增高及小的栓塞性静脉炎等均可使病灶周围严重水肿,引起颅内压增高,引起癫痫发作。在感染痊愈后,脑膜和皮质间的瘢痕形成及组织粘连则是产生癫痫的重要因素。颅内感染癫痫发生率在18％～62％,最常见的发作类型是大发作,其次是局限性发作。在脑寄生虫病中脑囊虫病是导致癫痫的常见原因;在幼儿,则任何感染发生的高热均可引起惊厥。

颅内感染性疾病所致的癫痫发作,临床表现复杂,除了原发病的症状外,由于颅内感染灶所累及的部位、大小、数量不同,可出现不同类型的癫痫发作。癫痫发作尤其是严重发作应尽快控制。在治疗原发病的基础上,根据癫痫发作类型,同时考虑药物的毒性来选择用药。全身强直-阵挛发作推荐丙戊酸钠、苯妥英钠;单纯、复杂部分性发作首选卡马西平/奥卡西平,其次为拉莫三嗪;失神发作首选乙琥胺,其次为丙戊酸钠。混合性发作的患者则要根据发作情况选择 1 种或 2 种抗癫痫药物。当癫痫完全控制后,应在参考脑电图变化的情况下,根据癫痫发作类型及用药剂量的大小,在完全控制癫痫发作后 1～5 年,缓慢减量直至停药。若有复发则需恢复抗癫痫药物治疗。

对检查和脑电图证实存在产生局灶性癫痫的致痫灶,其部位表浅,为非重要功能区,以及病程长,抗痫药物正规治疗不能控制的顽固性癫痫,可考虑手术治疗。根据病变特点可选用大脑皮质癫痫病灶切除术、颞叶前部切除术、功能性大脑半球切除术、立体定向术和胼胝体切开术。

感染的急性期在原发病所致高热、脑缺氧、脑水肿等基础上,再出现癫痫发作,往往

使原发病恶化,脑缺氧、脑水肿加重,电解质紊乱,甚至呼吸循环衰竭危及生命。慢性过程的发作,一般无生命危险。对于发作频繁症状较重,伴有精神症状,以及脑电图长期异常的患者,预后较差。

(王　峰　宋子木)

第五节　神经影像学与癫痫

癫痫的影像学检查的目的是寻找最可能和最重要的潜在病因。婴儿和儿童癫痫的主要病因有先天发育畸形,如神经元移行异常引起的脑皮质发育异常,神经皮肤综合征等。大龄儿童和成人癫痫的主要病因是肿瘤和外伤后遗症损害。60 岁以上的初发癫痫的最常见原因是脑血管疾病等。在各个年龄组中还应考虑到感染性疾病和血管畸形引起的癫痫的可能性。长期癫痫发作者,尤其是复杂部分发作,是否为海马硬化引起则是主要的影像学观察重点。

癫痫影像学检查方法有:常规 X 线摄影,CT,MRI,DSA,SPECT,PET 等。常规 X 线,敏感性和特异性均较低,目前已很少应用。经导管或直接穿刺脑血管造影为有创检查,应用不多。SPECT、PET 主要反映脑的功能和代谢,对癫痫的诊治有重要作用,将在其他章节中给予进一步讨论。目前应用较多的是 CT 和 MRI 两种技术,其中又以 MRI 技术为首选,特别是功能性磁共振检查技术的不断完善与发展,使其在癫痫的诊治过程中扮演着愈来愈重要的角色。

一、CT 在癫痫诊断中的应用

CT 的优点是,检查时间短,不受磁性物质的限制,如心脏起搏器、动脉瘤上的金属夹等(为 MRI 检查时的禁忌证)均不妨碍 CT 检查。CT 显示骨皮质和骨松质的细微结构及钙化优于 MRI。CT 常用来诊断以下颅内病变,这些病变可能与癫痫有关。

(一)脑萎缩和脑积水

脑萎缩的表现多样,有弥漫性、一侧性、局部性,大脑皮质萎缩,小脑萎缩。脑积水表现为脑室呈囊性扩张,蛛网膜下腔扩大。

(二)脑血管病变

1. 脑梗死　典型表现为低密度病变,累及白质及灰质,多为楔形,与受累动脉供血区一致,一般没有中线结构移位。急性梗死水肿区边缘模糊不清,病变区体积增大,伴有程度不等的占位效应,与肿瘤相似。随诊检查,水肿逐渐吸收,占位效应消失,从而可与肿瘤鉴别。脑梗死破坏血脑屏障者,病变区可有造影剂增强现象,一般持续 1 个月,少数可以延迟到 10 周仍有增强现象。

2. 脑出血和脑内血肿　新鲜血肿 CT 值为 56～80HU。血肿吸收过程中,密度逐渐减低,最终囊性变或形成瘢痕,影像表现与陈旧性梗死相似。

3. 颅内动脉瘤和血管畸形　增强 CT 可诊断较大的动脉瘤和脑血管畸形,不一定要常规血管造影。CT 血管造影(CTA)能直观地、三维地显示血管性病变,现已为主要的发现及术后评估颅内动脉瘤和血管畸形的影像学检查方法。

(三)颅内肿瘤

颅内肿瘤大多表现为低密度影,少数表现为高密度,常合并肿瘤周围水肿。注射造影剂后肿瘤多有增强表现。肿瘤有不同程度的占位效应,压迫和(或)浸润周围脑组织,引起脑室移位和变形。Ⅰ、Ⅱ级脑内胶质瘤主要表现为低密度病变,可有钙化。Ⅲ、Ⅳ级胶质瘤质地不均匀,大部分为低密度,其中,可有等密度或高密度区,大部分病例于注射造影剂后有强化。有的可继发肿瘤内坏死、液化和囊性变,少数肿瘤内可有出血。脑膜瘤多位于脑外,如大脑半球凸面、大脑镰旁及额底部,少数可位于脑实质内。肿瘤多为等密度或稍高密度,注射造影剂后有显著的、均匀一致的强化,对邻近脑组织有一定的压迫作用。转移瘤常为脑内多发结节或多发环形增强影,常继发肿瘤周围水肿。

(四)其他病变

炎性疾病、脑脓肿、结核瘤和肉芽肿,寄生虫病如囊虫病和包虫病等,CT 图像上均可有所表现。先天性发育异常,皮样囊肿和表皮样囊肿,神经元移行异常,各种神经皮肤综合征等也有 CT 表现。

二、MRI 新技术在癫痫诊断中的应用

近年来,MRI 技术随着硬件设备的改进及软件技术的开发得到迅速发展。MR 扩散成像(DWI)、MR 波谱(MRS)分析、功能MRI(fMRI)等新技术在癫痫中的应用克服了常规 MRI 技术的局限性,可从分子水平、生化代谢、神经电生理等多角度反映癫痫的病理生理改变,进一步加深了对癫痫发病机制的理解,提高了对病灶的定侧、定位诊断,有助于手术的顺利进行,改善了患者的预后。

(一)扩散成像技术在癫痫中的应用

扩散成像技术包括扩散加权成像(DWI)和扩散张量成像(DTI),是反映人体活体组织空间组成信息及病理状态下各组织成分之间水分子交换功能状况的检查方法,可以显示癫痫所导致的脑组织代谢和生理变化。

1. DWI 技术　DWI 是依赖水分子运动的成像技术,主要参数为表观扩散系数(ADC),ADC 是把影响水分子运动的多种因素叠加起来形成的观察值,反映分子整体的扩散水平和扩散阻力情况。ADC 值越高,表示组织内所含自由水分子越多,扩散运动越强,在 DWI 上表现为低信号,反之亦然。在癫痫发作时,脑内神经元的异常放电会导致局部脑组织的代谢和生化发生变化,这种微环境的改变引起水分子的扩散变化,从而导致 DWI 信号的异常。同时这种检查是完全

无创伤的,因此为癫痫的研究提供了一种安全而有效的全新研究方法。与常规 MRI 相比,DWI 不仅能够早期发现病变,而且可提供更多组织病理学方面的信息。常规 MRI 不能明确显示海马硬化,而 ADC 值可以作为颞叶癫痫致痫灶的敏感指标,对癫痫灶有定侧诊断价值。但值得注意的是,仅仅把ADC 值增高作为颞叶癫痫的诊断标准并不合适,因为 ADC 值增高不只限于患侧,对侧亦有 ADC 值增高,要结合其他资料考虑。

2. DTI 技术　DTI 由 DWI 技术发展而来,是基于水分子扩散的各向异性原理,能定量分析水分子在三维空间扩散的量度与方向性,是无创、活体地反映人体组织在生理及病理状态下水分子扩散特征的技术,也是目前唯一能无创地在活体研究脑白质微结构的MRI 技术。由于 DTI 技术采用了更多方向的扩散梯度,其对水分子扩散运动的描述较DWI 更准确,在癫痫灶的检出方面较常规MRI 敏感,可提供常规 MRI 检查不能发现的信息。对于常规 MRI 检查阴性的癫痫患者,DTI 可发现脑组织微结构的异常改变。研究表明 DTI 发现颞叶癫痫(TLE)患者的病灶不仅局限于同侧颞叶,还存在于颞叶外的广泛脑区。这些研究均表明,TLE 患者存在致痫灶和致痫灶以外的损害,广泛的脑白质异常可能与痫性放电引起神经网络异常有关。

近年来,扩散张量可视化成像成为了新的研究热点,DTI 白质束成像(DTI tractography,DTT)是利用扩散张量数据,无创地活体显示脑白质纤维束的一种成像方法。研究显示 DTI 白质束成像对术前确定 TLE 患者癫痫灶的偏侧优势有重要作用,能为外科手术定位和制定切除策略提供可靠依据。它还可为发现伴有皮质发育异常的白质改变提供了补充信息,有助于解释癫痫发作的传播模式,同时也为观察患者病情变化提供了可重复且无创的方法。

目前,DTI 技术仍存在一定的缺陷,如图像易受涡流和磁敏感效应的影响而变形,尤其在接近颅底部时更明显,但随着 DTI 研究的深入开展,扫描及数据后处理技术的不断完善,DTI 将更广泛地应用于癫痫的临床与研究中。

(二)MRS 在癫痫中的应用

MRS 是利用 MR 现象和化学移位作用,进行系列特定原子核及其化合物定量分析的方法。它采用与常规 MRI 相同的物理原理采集图像,但在数据处理、显示及分析方法上不同,它是将按时间域分布的函数转变成按频率域分布的谱线。MRS 是目前唯一无创性研究活体器官、组织代谢、生化变化及化合物定量分析的影像学检查方法,能早期从分子水平反映癫痫灶细胞生化和代谢状态的改变,尤在癫痫中应用广泛。可用于 MRS 检查的原子核主要包括 1H、31P、13C、19F、23Na、15N 等,但只有 1H 和 31P 在活体内具有足够高的浓度能进行常规的临床评定,1H-MRS 以其天然含量丰富、良好的空间分辨率、技术相对简单等特点在临床应用最多。氢质子波谱测定的常见物质有乙酰天冬氨酸类(NAA)、肌酸/磷酸肌酸类(Cr)、胆碱/磷酸胆碱类(Cho)、乳酸(Lac)和谷氨酰胺及谷氨酸复合物(Glx)等。NAA 化学位移位于 2.02ppm,为 1H-MRS 最主要的波峰,它广泛存在于神经元和轴突的线粒体内,反映神经元数量,被认为是神经元的标志,在神经元受到破坏时,其浓度降低。Cr 峰位于 3.0ppm 处,是能量代谢中高能磷酸键的缓冲储备物,其改变反映能量代谢的变化,由于其分布相对恒定,在波谱分析中用作参照物。Cho 峰位于 3.2ppm 处,是细胞膜磷脂代谢的成分之一,参与磷脂的合成、分解代谢和髓鞘的形成,其改变反映胶质细胞数量的变化。Lac 位于 1.32ppm 处,是糖酵解的终产物,它的出现提示有氧呼吸不再有效进行。Glx 位于 2.2～2.4ppm 处,是一种兴奋性氨基

酸,存在于神经元及神经胶质细胞中,它在癫痫发作期峰值增高,在研究病理生理改变方面占有重要的地位。由于受 T_1、T_2 弛豫效应的影响,很难将信号强度转换为代谢物的绝对浓度值,所以常以比值代替,国内外都以 NAA/(Cho+Cr) 比值作为参考标准,NAA/(Cho+Cr) 比值减小反映了神经元缺失或胶质增生。通常以 NAA/(Cho+Cr) 比值＜0.70 或 0.72 和双侧 NAA/(Cho+Cr) 比值的差值＞0.05～0.07 作为 TLE 的定侧诊断标准。一般癫痫患者患侧的 NAA/Cr、NAA/Cho、NAA/(Cho+Cr) 值均低于对侧和正常人,Cho/NAA、Cr/NAA 值高于对侧和正常人,提示患侧神经元的线粒体代谢功能障碍或胶质细胞增生。

常规 MRI 通常无法显示早期微小组织结构的变化,只有当疾病进展、病变显著,神经元丢失超过 50%,才可能表现出形态学的异常。而 1H-MRS 却可以及时检测到早期的组织细胞代谢变化。在 TLE 中,1H-MRS 能较常规 MRI 发现更多的双侧病变,文献报道有 40%～50% 的 TLE 患者存在双侧 NAA/(Cho+Cr) 比值下降,这与活检发现大多 TLE 患者存在双侧海马病变相一致。但对侧代谢异常的程度较痫灶侧轻,且对侧 NAA 含量减少是可逆性的,表现为一过性的神经元功能障碍。在致痫灶的定位上,MRS 也显示出了独特的优势,是进行癫痫术前评价的重要检查方法,能为术前致痫灶的定位提供可靠依据。

一般的影像学检查对非颞叶区致痫灶的定位有限,但 1H-MRS 可敏感反映出非颞叶区的神经元缺失,为非 TLE 癫痫患者提供有价值的术前定位信息。痫性发作的严重程度是临床评估癫痫病情及抗癫痫治疗效果的重要依据之一,MRS 能较好地反映癫痫发作的严重程度,是癫痫患者术前评价的有效方法。研究显示,NAA 值与脑电图在发作间期的痫样放电程度呈显著负相关,Cr 水平与癫痫

发作症状的持续时间呈显著正相关，NAA的减低提示神经功能障碍，Cr的增高反映神经胶质增生。NAA/(Cho＋Cr)值下降与病情程度相平行，说明 MRS 能早期、准确地反映患者发作造成的脑损伤，NHS3 量表评分与 NAA/(Cho＋Cr)值能一致反映痫性脑损伤的严重程度。此外，MRS 对抗癫痫药物临床效果的评估有重要价值。由于 γ-氨基丁酸(GABA)减少是癫痫的发病机制之一，许多抗癫痫药物通过减少 GABA 的细胞外摄取量，阻断 GABA 的降解或提高 GABA 受体的活性而产生疗效，1H-MRS 通过测定活体脑组织中 GABA 浓度及药物治疗后 GABA 含量的变化，可以评价某些新的抗癫痫药物的临床疗效，并合理选择给药方式及调整剂量。

MRS 是一种有效、敏感的检测癫痫灶的方法，有很高的潜在价值。它可直接在活体测定病灶处神经递质的异常，为临床用药指导和监测提供更准确的依据，为术前定位、定侧、筛选合适手术患者及术后评价提供更多的信息。相信随着更高场强 MR 设备的应用，MRS 将会对癫痫的诊断发挥更重要的作用。

(三)fMRI 在癫痫中的应用

fMRI 是一项新兴的神经影像学成像技术，有无创、无放射、可重复、相对高时空分辨率、易定位、高信噪比等优点。广义的 fMRI 包括脑血流测定技术、脑代谢测定技术、神经纤维示踪技术 3 类，其中脑血流测定技术包括灌注加权成像与血氧水平依赖(BOLD)成像，目前以测量相对信号的 BOLD-fMRI 技术应用最为广泛。

血流动力学变化与脑神经活动之间存在着密切联系，当神经元异常兴奋时，异常脑电活动引起脑血流量显著增加，同时耗氧量也增加，其综合效应是局部血液氧含量增加，去氧血红蛋白的含量相对减低，后者是顺磁性物质，可产生横向磁化弛豫时间(T_2)缩短效应，它的含量降低引起 T_2WI 信号增强，也就是神经元的异常兴奋能引起局部 T_2WI 信号增强，从而获得相应激活脑区的功能成像；反之，T_2WI 信号也能相对地反映局部神经元活动水平，信号的改变程度与磁场强度成正比，这就是 BOLD 效应的基本原理和生理基础。

1. fMRI 对语言功能的定位及记忆功能的评价　fMRI 对语言功能有良好的定侧定位作用，并能评价语言区的重组和塑性。Arora 等对癫痫患者分别进行了语言映射 fMRI(包括阅读理解、听力理解和言语流畅性任务)检查和 Wada 试验(颈内动脉异戊巴比妥钠试验)，结果显示 fMRI 定侧语言功能区与 Wada 试验的符合率为 91.3%，显示了很好的一致性，说明 fMRI 能进行语言定侧的临床应用。研究表明，典型的语言相关脑区呈左侧化分布，对于癫痫患者，语言侧化的非经典分布(双侧及右侧化)情况明显升高。术前对语言区进行精确的 fMRI 定位，有助于避免在术中损伤脑功能区，减少术后语言功能损害，提高手术的疗效。

fMRI 还可对记忆功能进行评价。Janszky 等对 16 例右侧 mTLE 患者的 fMRI 记忆激活试验显示，记忆激活的不对称指数与术后记忆功能有较好的相关性，右内颞叶激活的减低与右前颞叶切除术后良好的记忆功能相关，并认为 fMRI 记忆激活方法能够取代侵入性的 Wada 测试。Vannest 等对 23 例癫痫患者和 10 例健康志愿者行场景编码的 fMRI 检查，计算 3 个 ROI 的记忆偏侧指数(LIs)，发现 LIs 与左内侧颞叶 fMRI 的激活呈正相关，而与发病年龄和发作持续时间无关，说明了内侧颞叶 fMRI 的激活能反映癫痫患者的记忆侧化和记忆功能。还有研究认为 fMRI 能够在术前有效地预测术后记忆功能衰退的高风险，从而为制定手术策略提供帮助。

2. EEG-fMRI 同步联合成像　EEG 和 fMRI(EEG-fMRI)同步联合成像是近年来迅

速发展的神经影像学技术。它利用 EEG 的高时间分辨率和 fMRI 的高空间分辨率,采用血流动力学反应函数模型来分析神经元活动和 BOLD 信号改变随时间变化的关系,可在出现异常脑电图的既定时刻,通过 fMRI 来检测异常脑电活动伴随的 BOLD 信号改变出现的位置和范围。EEG-fMRI 的应用有助于进一步理解癫痫的发生和传播机制,对癫痫灶定位和癫痫网络连接的研究具有重要价值。

相比其他术前评估致痫灶的方法,如发作期和发作间期 EEG、SPECT、脑磁图(MEG)、PET 及颅内脑电描记等,同步 EEG-fMRI 具有安全、对深部致痫灶敏感、可对单发或多发致痫灶进行定位等优势。同步 EEG-fMRI 用于致痫灶定位的基本原理是将棘波发放视为神经刺激,通过时间和空间的定位,发现产生棘波的脑区。Zijlmans 等提出了 EEG-fMRI 在癫痫外科的临床应用指征:①最佳适应证是对颞叶以外癫痫和起源深度不明确的病例进行癫痫起源定位;②对于多灶性癫痫起源的病例,该技术有可能证实多灶起源或单个病灶起源;③不相关的 BOLD 反应可能缺乏临床意义;④该技术可以指导颅内电极放置;⑤对于没有获得显著结果的病例,应该进一步评价其统计校正前的原始数据。

3. 静息态 fMRI(resting-state fMRI,rfMRI) 近来,rfMRI 丰富了 fMRI 的研究的内涵和手段,为探索脑在静息状态下的活动机制和规律提供了新的思路。脑功能成像研究发现,即使在静息状态下,大脑仍然存在着功能活动,即自发神经元活动,这种自发放电总是伴随着局部脑血流的增加出现,局部脑血流的增加改变了血氧水平,进而改变 fMRI 中的 BOLD 信号。大脑神经元的自发放电在大脑功能连接区存在同步的低频震荡,表现出高度的时间一致性。功能连接就是检测脑区之间 BOLD 信号波动的时域相

关性。如果区域之间 BOLD 信号波动表现出高度的时域相关,可以认为这些区域组成了一个紧密相关的神经网络。目前研究表明,长期癫痫发作会影响大脑静息态网络的功能连接。运用 rfMRI 技术,可对癫痫患者大脑默认网络功能连接进行研究。

三、MRI 对难治性癫痫的诊断作用

许多情况都能引起药物难治性癫痫,如颞叶内侧硬化,神经元迁移异常,肿瘤,神经变性性疾病,感染,血管异常,以及由于创伤和梗死所引起的胶质增生性改变。如考虑手术,需要考虑的重要问题包括癫痫发作类型及特征(是否存在先兆,意识状态,癫痫发作的早期反应,自主性改变,自动症,癫痫发作期间的运动活性,发作后症状和体征,以及记忆力状况),癫痫对药物的难治程度,患者的年龄(以限制癫痫对正常脑组织发育的损害),智力情况,以及病变与皮质功能区的关系。MRI 对难治性癫痫的诊治有很高的敏感性、特异性和预言性,MRI 提供敏锐的病理形态学信息,磁共振灌注研究显示局部大脑血流量,MRA 显示血管异常。MRS 提供代谢信息,fMRI 帮助明确脑的语言等功能区。

(一)颞叶内侧硬化(mesial temporal sclerosis,MTS)

也称为海马硬化或 Ammon 角硬化,常合并难治性癫痫。主要的病理学变化是海马内神经元丢失(总数较对侧减少 30%～50%),胶质细胞增生(图 1-1)。这使抑制性海马中间神经元缺乏,导致海马内及其周围神经元重新形成神经通路,构成致痫灶。MTS 常与产伤、儿童期高热抽搐有关,也可由外伤、癫痫持续状态、感染等引起。它是进行手术治疗的颞叶癫痫患者中最常见的(60%～85%)病理基础。

海马是弓形或弧状结构,位于颞叶内表面,可分为球形的头部,均匀一致的体部和狭窄的尾部。MRI 是诊断 MTS 首选的影像检

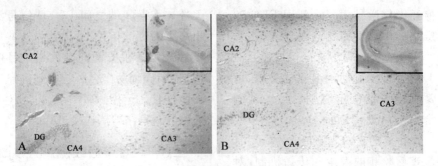

图 1-1　海马结构 MRI 表现

A. 小插图为正常海马，海马中心 CA2～CA4 区及齿状回（DG）锥体细胞正常
表现；B. 小插图为萎缩的海马，CA2～CA4 区和齿状回锥体细胞数量明显减少

查，检出率达 90％左右。在 MRI 冠状面图像上，健康人的海马是位于颞叶内缘的对称性椭圆状结构，信号强度与灰质相同。海马头的特征表现是具有指状突起，与基底动脉或大脑脚间池位于同一层面。海马体与中脑相邻。海马尾位于中脑四叠体后方，垂直上行（图 1-2）。

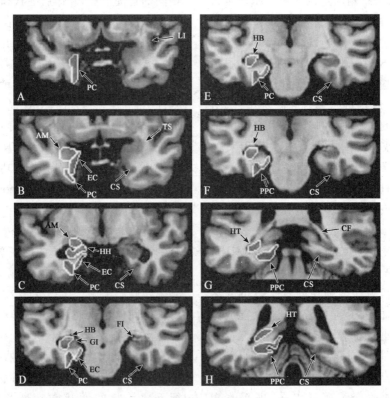

图 1-2　正常颞叶内侧结构 MRI 表现

PC：嗅旁皮质；LI：岛阈；EC：内嗅皮质；TS：颞干；HH：海马头；GI：旁
边缘回；HB：海马体；HT：海马尾；CF：穿窿脚；AM：杏仁核；CS：侧副沟；
FI：伞；PPC：海马旁回后皮质

MTS 的病理改变使其在 MRI 上表现为海马体积减小，T_2 加权像高信号（图 1-3）。对于评价海马硬化，冠状面有着相当重要的作用。磁共振对 MTS 的评估包括视觉观察，三维断层或 T_2 弛豫时间。可在 T_2 加权像，反转回波（IR），和 T_2FLAIR 上进行视觉评价。评价指标主要有海马异常，以及与海马相关的颞叶及颞叶外结构性改变。在 T_2 加权像 SE 和 FLAIR 上可发现海马旁回侧白质萎缩，同侧颞叶灰质/白质分界消失，颞叶体积减小。在 T_2 加权像出现的同侧白质萎缩及灰质/白质分界消失是由于白质或灰质异常所致。海马硬化同侧颞叶白质的信号增高是由于脱髓鞘所致。对有经验的医生而言，海马的视觉观察是很敏感的技术。对海马的次级征象的评价，如海马内部结构细节消失，可提高检出率。

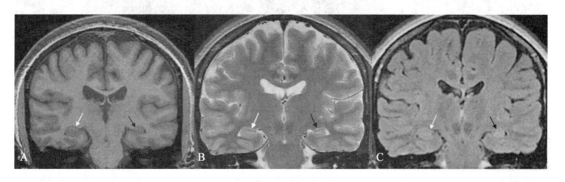

图 1-3　MIS 病理改变

A. T_1WI：左侧海马体积减小；B. T_2WI：能更清楚地显示出海马边界；C. T_2FLAIR：左侧海马体积减小，信号增高。（白色箭头为右侧海马，黑色箭头为左侧海马）

海马的定量 MRI 体积测量可以提高海马硬化诊断的敏感性和可靠性。对海马结构的测量，采用冠状切面，左右对称，平行于脑干长轴、由白质前联合开始，每隔 5mm 为一层面，至白质后联合位置。海马头部的前上与杏仁核后部紧密相连，两者无明显界线。海马体呈长筒状，其长轴几乎平行于颅中窝底，外侧界为侧脑室颞角，平行于大脑脚间窝切面为较关键海马结构，边界清晰，对萎缩明显者肉眼能观察出。平第三脑室后部切面上显示出海马尾部。海马面积的计算采用电子计算机软件分析 MRI 图像，累积相加算出海马体积。对海马体积测量的敏感性（80%～100%）比视觉观察（80%～90%）更高。其优点在于对经验依赖较少，与视觉评估相比，在观察者之间出现不同的机会更低。缺点是此过程耗时（图 1-4）。

海马区域 T_2 弛豫时间延迟，应用 T_2 加权像不同的回波时间选择测量海马。对于 MTS 其 T_2 弛豫时间延长 10ms。因为正常海马的 T_2 弛豫时间界限是很准确的，这个技术可以发现轻度和双侧海马硬化。

海马硬化 MRI 表现为：①海马信号增高；②海马体积减小；③海马旁回侧白质萎缩；④同侧颞叶灰质/白质分界降低；⑤颞叶萎缩；⑥颞角扩大。

磁共振波谱分析（MRS）可用于 MTS 的诊断和评价。通常使用单体素波谱，这往往包括一些相邻颞叶内侧结构的海马 MRS，对侧海马则作为对照使用。用这个技术，通过水抑制信号，对比水浓度更低的代谢物，如 N-乙酰门冬氨酸（NAA）、胆碱（Cho）和肌酸（Cr）进行评定。对于 MTS 引起的颞叶癫痫，可观察到同侧 NAA 降低，Cho 和 Cr 增

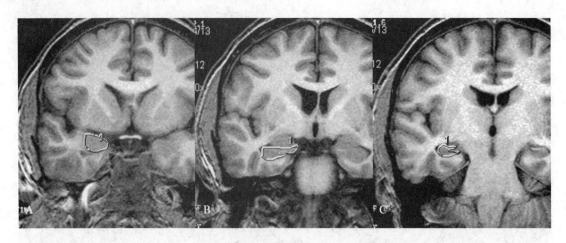

图 1-4　海马的定量 MRI 体积测量

进行 3D SPGR 序列扫描,后在工作站上原始图像的冠状位上找准海马的位置进行海马容积测量。A－C 分别为从海马头到海马体、海马尾对海马进行连续勾勒

加,NAA/Cho 和 NAA/Cr 比率显著降低。在颞叶内侧硬化最重要的 MRS 表现是 NAA 峰的降低。NAA 的减少代表着神经元代谢功能障碍和(或)神经元的损失。NAA 可能是神经功能障碍的动态标记,而不是神经元数量下降的一个简单标志。有报道指出异常低浓度的 NAA 对颞叶癫痫的诊断有很大帮助。颞叶癫痫常规 MRI 检查无异常者,有 65%～96% 患者可以发现患侧 NAA/Cr 比值减少。双侧 NAA/Cr 均减少者,则切除手术后预后不佳(图 1-5)。

(二)发育不良性病变和低级别肿瘤

气球样细胞 Taylor 氏局灶性皮质发育不良(focal cortical dysplasia of Taylor,FCDT),胚胎发育不良性神经上皮肿瘤(dysembryoplastic neuroepithelial tumours,DNETs)和神经节细胞瘤(ganglioglioma)都与长期药物难治性癫痫有关。发病年龄多在 10－30 岁,常缺乏神经学缺陷。

在 FCDT,组织学发现气球样细胞,常局限于皮质层或表面的白质下面。这些细胞未能分化成为特殊表型,因此有神经元和星形胶质细胞的特征。如病变大小仅数毫米,Wolf 等将其命名为胶质神经细胞构成缺陷

(glioneuronal hamartia)。更大的胶质神经细胞畸形大体类似于肿瘤,被称为胶质神经细胞错构瘤(glioneuronal hamartomas)。在组织学检查 DNETs 有多结节结构,黏液样基质主要包含有少突胶质细胞样细胞和特有的胶质神经细胞成分。在组织病理学上,神经节细胞瘤含有 bizarre 神经细胞,星形细胞肿瘤细胞和血管周围淋巴细胞性浸润。

手术方案受到通过 MRI 所推测的组织病理学及病变位置、范围的影响,特别是当病变定位于功能区时。如考虑为错构瘤,切除范围可较局限;如怀疑为肿瘤时,则需更广泛的切除。对于颞叶癫痫,必须切除致痫灶周围组织,特别是对于发作启动于新皮质者。在术前或术中用皮质电监测确定手术切除范围,将部分新皮质连同杏仁核-海马一同切除。如病变位于优势半球颞叶语言区,可在局麻下利用电刺激完成手术,以便在术中确定皮质语言区的分界线。对于颞叶外癫痫,术前描绘出致痫灶范围,随后将致痫灶连同病变或单纯病变切除。如术后癫痫继续发作,则需再次手术。

MRI 对于区别发育不良性和肿瘤性病变是重要的。由于两种病变有几个共同的特

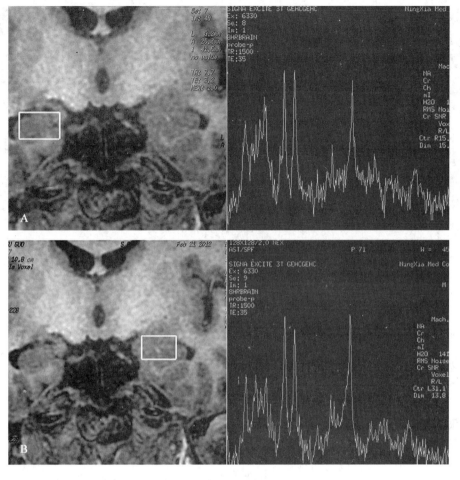

图 1-5 MRS 测量海马硬化

患者,男,31 岁,以癫痫发作 6 年余收入院,临床表现为复杂部分性发作,近 1 年发作
频繁,每周 2～3 次,抗痫药物难以控制。脑电图提示:临床发作伴痫样放电,发作间期右
前颞区有少量痫样波。常规 MRI 可见右侧颞角扩大、海马长 T_2 信号、海马体积缩小。
MRS 显示右侧海马 NAA/(Cho＋Cr)比值下降,提示右侧海马硬化。行右侧海马杏仁核
切除术,术中见海马质韧,病理提示为胶质细胞增生。术后未再出现癫痫发作

征,这使其鉴别有一定困难。然而,它们的
MRI 也有一些不同的特征。FCDT 常位于
额叶,而低级别肿瘤更常位于颞叶。FCDTs
或胶质神经细胞错构瘤常为固态性的,仅少
数病例有囊性成分。对比后固态成分无增
强。FCDTs 常有皮质增厚及皮质下楔形病
变,楔形指向脑室,在 T_2 加权像为高信号。
DNETs 常位于颞叶皮质的灰质内。在 MRI
上它们可有不同表现。黏液样基质使 MRI

表现为多囊性。由于囊肿蛋白含量较脑脊液
高,使囊肿在 T_1 加权像和质子像上的信号
强度比脑脊液更高。DNETs 的固态部分对
比后有增强,也可含钙化(图 1-6A,B)。在
MRI 上,神经节细胞瘤可与 DNETs 有相似
的表现;然而,神经节细胞瘤常较少出现多囊
性表现(图 1-6C),且常有钙化。神经节细胞
瘤的固态部分可能也增强。因此这不能作为
鉴别征象。

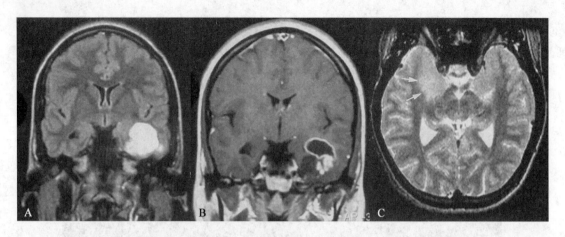

图 1-6　脑肿瘤患者的 MRI 表现

A. 冠状位,T_2FLAIR,组织学证明 DNET,左颞叶高信号占位病变;B. 同一患者,冠状位,T_1WI 对比增强后,左颞叶囊性部分边缘及结节样强化,C. 另一患者,横轴位,T_2WI,病检为神经节细胞瘤,右侧钩回信号轻度增高(箭头)

很明显,许多其他颅内,轴外和大脑内肿瘤可能出现癫痫发作,同时出现或不出现各种神经学症状和体征,MR 对这些肿瘤的检查起到重要作用。在手术前,MRI 和 MR 血管造影通常能为神经外科医生提供足够的信息,但它并不能提供详尽的病理学分类资料。MR 技术对低级别(Ⅰ和Ⅱ级)胶质瘤的诊断和鉴别诊断是非常有用的,这些肿瘤最初常出现癫痫发作。灌注 MRI 有更特异性的表现,肿瘤区显示高灌注。MRS 显示 NAA 减少,胆碱和乳酸盐高。这能对胶质瘤进行分级。

通过下面这个病例能很好地显示这些技术的作用。一名 47 岁女性患者,入院前 6 个月出现短暂性混合性失语。当时考虑为短暂性脑缺血发作。MRI 显示左侧枕叶有一三角形病变,基底靠近皮质,尖端指向侧脑室三角区,诊断报告为梗死。几个月后,患者出现反复癫痫发作,此时进行 EEG 检查显示异常。在仔细阅片后,又进行了一次 MRI 检查,但没有进行弥散扫描。在这一时期 MRI 显示病变没有变化(图 1-7A,B)。因为间隔时间长,故降低了脑梗死诊断可能性。灌注 MRI 扫描显示病变高灌注(图 1-7C,D)。

MRS 显示 NAA 减少,胆碱峰增高,并存在乳酸峰(图 1-7E)。这些发现排除了梗死的诊断,最终病理诊断为低级别胶质瘤。fMRI 显示语言中枢位于左侧大脑(图 1-7F,G)。对于这个特殊病例,这些检查给临床医生提供了全部可能的资料。

显然,fMRI 能对 Broca 和 Wernicke 区进行可靠定位。在这一方面 fMRI 能够代替 Wada 试验,但不清楚 fMRI 是否也能代替附加的 Wada 试验(extended Wada test)。这种附加是必需的,因为在颞叶切除术后有出现严重记忆异常的可能性。在这些病例中,"正常"的对侧颞叶没有足够的记忆功能。因此,术前必须评估对侧颞叶是否有充分的记忆功能。

(三)斑痣性错构瘤

斑痣性错构瘤病(phakomatoses)是起源于胚胎神经外胚层的组织和器官的先天畸形,常影响 CNS 和皮肤。斑痣性错构瘤,Sturge-Weber 综合征和结节性硬化常与药物难治性癫痫相关。结节性硬化是一种外显率低的常染色体显性遗传性病,发病率为 $1/500 \sim 1/150000$。可出现典型的临床三联

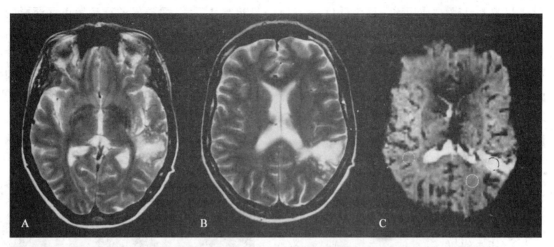

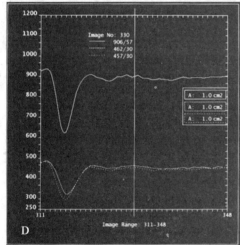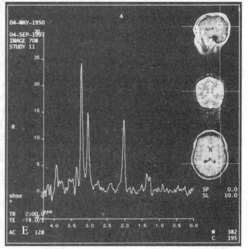

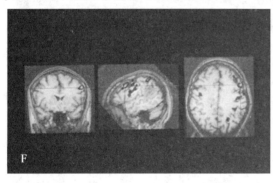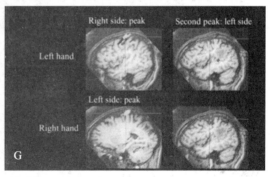

图 1-7 MRI 诊断脑肿瘤过程

47 岁女性表现为短暂性失语,怀疑为脑血管疾病,最后诊断为低级别胶质瘤

征:皮脂腺瘤、癫痫发作和智力低下。但也有许多患者不出现这些表现。

结节性硬化,最常见的脑部病变是室管膜下和皮质结节及白质异常。皮质结节多位于

额叶和顶叶,在 MRI 上表现为受累脑回的膨大变形,有异常信号。室管膜下结节大多位于尾状核附近,室间孔后,其 MRI 表现为突向脑室腔内的不规则结节。信号强度不定,但在

T₂加权像上,与脑白质相比一般为低信号,这主要是由于结节钙化的缘故。室管膜下钙化是其最常见的典型 CT 表现,但在 1 岁前很少钙化。室管膜下和皮质结节出现异常的巨细胞,神经胶质增生和髓鞘病变(图1-8)。皮质结节表现为增宽的脑回,在皮质和(或)皮质下白质有异常明亮的信号。白质病变包括异位细胞簇,病变区信号强度与皮质灰质相似,神经胶质增生表现为 T₂加权像信号增强。尽管它们在脑内范围很广,但对于谨慎选择的病例,切除术可起到一定的作用。

Sturge-Weber 综合征是一种颜面(三叉神经分布区呈红葡萄酒色)、脑膜、脑和眼的先天性疾病。为散发的非遗传性疾病,偶有家族性病例报道。颅内异常为软脑膜血管畸形,常位于面部病变的同侧。其下大脑皮质通常功能降低、进行性萎缩和钙化。Sturge-Weber 综合征的发病机制还不是很清楚。一般认为是在发育过程中皮质静脉和上矢状窦未能连接,由于皮质回流静脉损害,使局部持续存在原始血管丛。出生时 Sturge-Weber 综合征患者常没有神经学缺陷。局灶性和继发性强直阵挛发作常出现于 1 岁内。需要早期行外科手术治疗,这是因为许多患者

最初发育正常,而频繁的癫痫发作逐渐影响智力和精神运动能力,故功能性大脑半球切除术是必要的。MRI(图1-9)可显示并界定皮质营养不良、脱髓鞘和软脑膜血管瘤的病变区域,这些病变可能还没影响到其下面的皮质。沿着大脑半球表面的表浅增强可能代表血液在畸形血管内缓慢流动。由于慢性缺血性损害,大脑皮质也可增强。

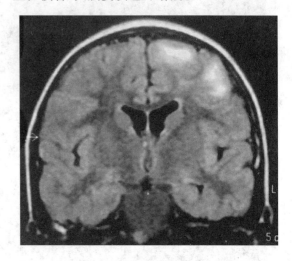

图 1-8　结节性硬化 MRI 表现

冠状位,T₂FLAIR,左额叶有两个与皮质结节一致的皮质下高信号区,其下白质信号强度轻微增加,考虑为髓鞘紊乱

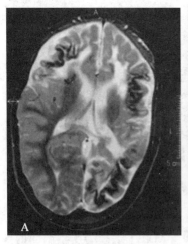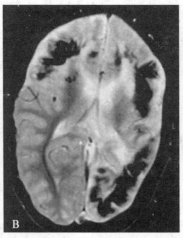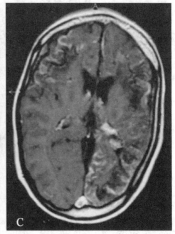

图 1-9　Sturge-Weber 综合征 MRI 表现

A. 轴位,T₂WI,与双侧营养不良改变相关的低信号脑回钙化;B. T₂WI,更清楚的显示脑回的钙化;C. T₁WI,注射 Gd-DTPA 后,双侧软脑膜血管瘤广泛增强

(四)血管畸形

血管性病变的致痫灶常局限于病变内或病变组织周围。切除异常组织常能很好地控制癫痫。根据不同标准,依据研究或治疗的类型,可将血管畸形进行分类。一种分类是依照病变累及血管的类型将其分为动脉型、毛细血管型、静脉型或混合型。另一种分类是利用 MRI 和 MR 血管造影,将血管畸形分成三种有典型特征的类型:海绵状血管瘤(CA),高流量动静脉畸形(AVM)和发育性静脉畸形(DVA)。前两者与药物难治性癫痫有密切关系,在此重点讨论。

CA 由一团窦状薄壁血管腔隙组成,包含有在不同时期演化形成的周围有含铁血黄素边缘的凝血块。在大约 50% 的病例中 CA 位于大脑半球,最常出现的幕上位置是额叶和颞叶。20% 的 CA 病例为多发性,80% 为单发。癫痫发作是 CA 患者最常见的临床症状,在临床研究中癫痫发生率为 38% ～ 100%。与相似位置和分布的 AVMs 相对比,CA 更易出现癫痫发作,如病变位于颞叶则更常出现药物难治性癫痫。这些病变的致痫特性是由于占位效应的刺激和压迫,以及周围脑组织暴露于血管破裂产物和由于多处出血而引起的神经胶质增生。

MRI 上 CA 表现很特殊,在 T_2 加权像表现为被锐利或模糊的低信号含铁血黄素边缘所围绕的爆米花样高信号中心(图 1-10),特别是在 T_2 加权像梯度回波(GRE)成像。其大小为 0.1～9cm。30% 的单发者与进展性静脉畸形相连接(在 MRI 上为小的簇状静脉引流至更大的静脉),这可通过 MRI 增强显示。磁共振血管造影能显示发育性静脉异常,但不能显示海绵状血管瘤,因为它们的血管造影是隐匿性的。对于多发者,对致痫灶的识别是重要的,这需要进行长程 EEG 监测、PET 或侵入性电极监测。对于易达到的 CA,如伴有药物难治性癫痫,可手术切除,通常预后良好。对于难以切除的病变,可选择

放射治疗,但其疗效需进一步评定。

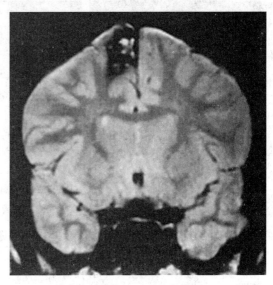

图 1-10 海绵状血管瘤 MRI 表现

术后病理证实为海绵状血管瘤。冠状位,质子像,右额叶爆米花样病变,表现为明亮的中心和低信号的含铁血黄素边缘

动静脉畸形(AVMs)是在动静脉间缺少毛细血管介入,形成异常膨胀的不同管径的匍行性血管,导致高分流。在异常血管内,有神经胶质增生。它起因于缺血,并与癫痫发作相关。MRI 在 T_1 加权像和 T_2 加权像表现为成串葡形流空现象,这是病灶内快速的血液流动所致的流空效应(图 1-11)。AVM 常在幕上且表浅,无占位效应,更为常见是局部轻微容积的减少,伴有或不伴有邻近胶质细胞增生,主要与局部血管盗血和陈旧性出血有关。MRI 可测量其畸形血管巢病灶的大小,也可测量病灶和邻近功能区域的空间关系,还可提供引流的畸形血管是深静脉还是浅静脉等信息,常规用于评估 AVM 的手术切除率。神经胶质增生表现为 T_2 加权像信号明显增强。通过时间飞跃(TOF)血管造影可将全部受累血管完全显示,相位对比血管造影(PCA)及动力学血管造影,利用 Gd-DTPA 对比和快速三维-FISP 采集(5～10s),可得到其动力学信息(图 1-12)。

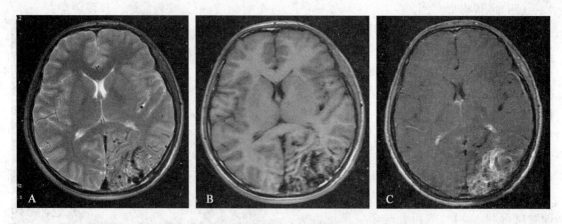

图 1-11　动静脉畸形 MRI 表现

A,B 分别为横轴位 T₂WI 和 T₁FLAIR 序列图像,显示左侧枕叶类楔形混杂信号病灶,其内可见紊乱条索状低信号留空畸形动脉血管及粗大引流静脉;C. 为增强后图像,病灶不均匀性强化,图像不仅显示畸形动静脉血管,且显示其对脑实质结构的破坏

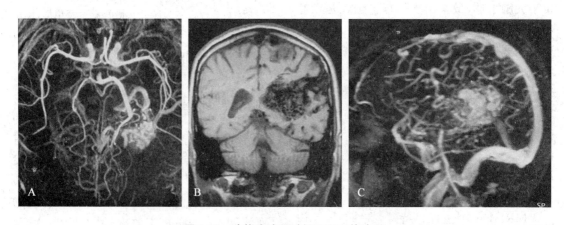

图 1-12　动静脉畸形时间飞跃血管造影

A.2 维 MRA,TOF 最大信号强度投影清楚显示颞顶 AVM 供血血管及病灶;B,C 为另一患者;B. 冠状位,T₁WI,左顶枕区 AVM,先利用栓塞术将病变减少到允许手术,注意大的供血动脉;C. 矢状位,FISP 序列,此图像清楚显示出 AVM 病灶

AVMs 的治疗包括外科切除、血管内栓塞和立体定向放射外科治疗。在选择治疗策略和治疗后随访时,可通过 MRI 和 MRA 对 AVM 的位置,大的引流血管分流情况,以及主要供血动脉情况进行准确评估。栓塞术能减少血管巢病灶的大小,从而更安全地进行外科切除或放射外科治疗。随着立体定向放射外科的发展,神经放射科医生不得不鉴别

畸形血管巢并得到有关病变部分的大小和形态的准确资料。有的动静脉畸形体积可达 30cm³(平均直径 4cm),必须利用放射外科进行有效的治疗,通常放射外科在治疗后 1～2 年逐渐显效。

如 AVMs 累及皮质功能区,为减少术后神经学缺陷,对其准确定位是非常重要的。由于 AVM 的存在可引起脑组织出现显著的

解剖学和功能性变形,功能性 MRI 可对 AVMs 患者的敏感区进行定位。然而,功能性 MRI 有其局限性,可能不能显示有特殊活性的全部受累功能区皮质。

磁敏感加权成像(SWI)是一种利用不同组织间的磁敏感性差异和 BOLD 效应为基础的新的成像序列。SWI 不需对比增强即可清晰地显示脑内的细小静脉。所以对于颅内隐匿性静脉性血管畸形病变显示较佳,对血管性癫痫的诊断提供了新的影像学检查方法(图 1-13,图 1-14)。

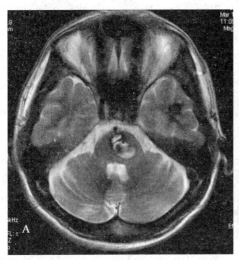
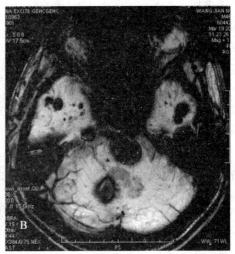

图 1-13 海绵状血管瘤 SWI 表现

A. 横轴位 T_2WI 序列图像,脑干、左侧颞极及右侧小脑半球多发海绵状血管瘤;B. 与 A 为同一层面 SWI 序列 MIP 重组图,除显示 A 所显示病灶外,又显示其他更多病灶

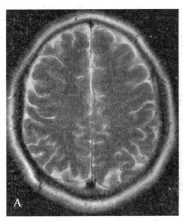
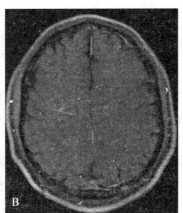
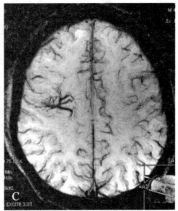

图 1-14 静脉性血管畸形 SWI 表现

A,B,C 为同一层面横轴位图像。A. T_2WI 相,显示右侧半卵圆中心脑白质内条索状低信号影;B. 增强图像,原病灶区可见海蜇头样血管影,为典型静脉性血管畸形影像学特征;C. SWI 序列 MIP 重组图较增强图像显示血管更多、更清晰

四、PET/CT 在癫痫诊治中的应用

癫痫(epilepsy)是脑部神经元突发性异常高同步化放电，导致短暂的中枢系统功能障碍的一种反复发作的慢性疾病。其病因复杂多样，包括遗传因素、脑部疾病、全身或系统性疾病等。虽然短期内，癫痫对患者影响不大，但是长期频繁的发作影响着患者的社会心理、行为、认知功能和自身发展，给社会带来了严重的负担。癫痫的总体患病率、活动性癫痫患病率及新发病率均在逐年上升，我国癫痫的患病率在 3.6‰~7.0‰，以颞叶癫痫(temporal lobe epilepsy，TLE)所占比例最高，且多为药物难治性癫痫，外科手术对治疗难治性癫痫疗效显著，但术前癫痫灶的定位尤为关键。

近年来，神经影像学技术的发展，极大地提高了临床对癫痫的研究、认识及诊治水平。癫痫影像学检查的目的在于明确病因、部位、范围、程度，从而为准确诊断、治疗及预后提供依据。目前，脑电图检查(EEG)、颅脑超声波检查(CUS)、CT、磁共振成像(MRI)、正电子发射型计算机断层扫描(PET)、单光子发射型计算机断层扫描(SPECT)、数字减影血管造影(DSA)及磁共振血管造影(MRA)等影像技术手段均可用于癫痫的定性、定位诊断，但各种方法均有利弊。

脑电图(EEG)检查是诊断癫痫发作和癫痫最重要的手段，并且有助于癫痫诊断和分类。但常规 EEG 的异常率很低，为10%~30%。皮质电极 EEG 定位致痫灶准确率高，但属于有创性的检查方法。癫痫是发作性大脑神经元超同步化放电导致的一过性症状表现，除部分有明显的脑部器质性损害外，多数癫痫患者没有器质性或结构上的改变。所以颅脑 CT、MRI 只可以显示解剖结构的病变，对无组织结构异常改变的 TLE 的致痫灶检测也束手无策。

PET/CT 是一种无创性的癫痫定位诊断、定量分析方法。即能利用多种显像剂，反映病灶或组织区域的代谢、血流、生化、功能、氧代谢、蛋白质的合成、化学递质的释放、神经受体数量及密度的变化，又能反映脑组织的解剖结构信息。它将 PET 提供的组织细胞代谢显像及在大分子、蛋白质、核酸基础上进行的分子影像和 CT 提供的反映组织解剖结构、血流灌注的显像技术相融合，提高了癫痫灶定位的准确性。在癫痫的术前定位诊断中日益受到重视。

(一)PET/CT 显像原理

正电子发射型计算机断层显像(PET)是通过采集正负电子湮灭后发出的 γ 射线进行断层重建成像的一种成像技术。它是选择一种参与体内某一生理代谢过程的物质，如 DG(葡萄糖)，并标记上一种发射正电子的核素(如氟-18、碳-11、氧-15 等)，由此形成显像剂。静脉注入人体后，显像剂通过血液循环参与体内代谢过程，或被限制在某些特定的组织内，从而为疾病提供正确的诊断。显像剂注入体内的整个过程，都可以使用 PET 扫描仪在体外探测显像剂发出的正电子湮灭的辐射信号，从而确定显像剂在体内的位置，由此得到显像剂在体内的代谢过程与分布图像。采集射线的多少反映出射线发出的原始部位器官或组织的代谢状态，进而间接得到相应部位的生理生化等信息，从而为临床医生提供有价值的参考信息。

PET/CT 是目前进行临床分子显像研究使用最广泛、最重要的影像设备。主要应用在肿瘤疾病、心血管系统疾病和神经系统疾病三个方面的诊断。PET/CT 不是简单地把 PET 显像与 CT 图像叠加，而是用硬件方法在 PET 系统上装置具高性能诊断功能的多层螺旋 CT。在同一张检查床，同一时间完成 CT 的解剖影像扫描和 PET 的功能影像扫描。获得的数据在同一个工作站完成图像处理，克服了患者分别做 PET 和 CT 的位置偏差，使透射和发射图像的对位准确，保

证了校正数据的可靠性。两者获得的图像同机融合,既获得脏器的解剖信息,又获得其功能代谢信息。不仅清晰显示出躯体或器官的解剖形态结构,而且精细地描绘出机体分子水平上的生理病理和生物代谢过程。在癫痫的诊断中常使用的显像剂是^{18}F-FDG(氟-18标记氟脱氧葡萄糖)。癫痫患者发作间期,脑局部放射性分布减少而发作期增加的区域,可确定为癫痫灶,特别是部分性发作癫痫。

(二)PET在癫痫中的定位价值

1. 代谢显像 大脑的能量98%以上来源于葡萄糖代谢。PET/CT利用^{18}F-FDG为显像剂,静脉注射后可通过血液循环参与体内代谢,被大脑神经细胞摄取,进一步代谢为6-磷酸-FDG而滞留在大脑内。癫痫的发作间期,癫痫灶可能皮质萎缩、神经细胞减少及突触活性减低,癫痫灶血流及代谢减低,癫痫灶局部血流量降低。癫痫发作期由于癫痫灶过度放电,大量神经元膜产生快速反复去极化,能量消耗明显增加,导致局部血流和葡萄糖代谢明显增多,^{18}F-FDG PET显像表现为高代谢灶。应用^{18}F-FDG PET/CT显像即能利用PET探测FDG在脑组织的代谢情况来反映其功能,又可利用CT对代谢异常病灶进行解剖结构显像和定位,两者结合分析更能提高癫痫源灶的定位准确性。

有报道显示,发作间期^{18}F-FDG PET/CT对癫痫灶的检出率为80%～90%。80%颞叶癫痫发作间期致痫区表现为代谢低下,其范围要比CT和MRI所示的结构改变范围或脑电图所显示的电生理改变范围要大,甚至可累及同侧大脑侧裂上部及顶叶。另外62%MRI检查未发现异常的病例,进行^{18}F-FDG PET/CT显像均可见代谢减低区。因此,PET/CT对CT及MRI正常的癫痫患者有助于定侧定位。而在颞叶以外的部分性癫痫,特别当MRI正常,常规脑电图无灶性异常的患者,发作间期PET检查的意义较大。与CT、MRI比较,^{18}F-FDG PET/CT显像对

癫痫的诊断是一种更敏感的方法,是目前公认的癫痫术前最佳的无创性定位方法。

有研究报道,PET/CT显示癫痫患者的异常代谢区的阳性率为91%。更有药物难治性癫痫的异常代谢检出率达100%。其中定位致痫灶准确率高达80.92%,相对比头皮EEG的准确率仅为43.42%。Won等研究表明^{18}F-FDG的低代谢范围较致痫灶的范围更为广泛,说明功能受累的脑组织范围自身较病理意义上的致痫灶范围广,这与反复发作的癫痫导致周围健康神经元功能和生理活性下降相关。在这些代谢减低区域内相对健康的神经元受抑制,活性下降,从而使细胞葡萄糖代谢减低,血流灌注继发减少,所以发作间期PET显像上出现低代谢或低灌注表现。发作间期18F-FDG PET显像对癫痫灶的检出率为80%～90%。临床研究证实,癫痫灶在发作间期^{18}F-FDG PET显像中表现为局部区域的葡萄糖代谢降低,其敏感性和特异性分别可达84%,86%。近年来,SPM软件在PET和MRI的应用,为局部代谢灶的准确定量分析提供了可能,但具体的参考值需要临床进一步总结。

国外有资料表明,低代谢和正常交界区在癫痫发病中的作用不可忽视。癫痫发作间期,FDG致痫灶区域呈代谢减低区,也与致痫灶局部皮质萎缩、神经元的减少、胶质细胞增生及突触活性减低,引起局部血流及葡萄糖利用率减低有关。

2. 受体显像 目前已知的中枢神经系统的神经递质和调质有60余种,主要包括乙酰胆碱、单胺类、氨基酸类、神经肽类、气体类。与癫痫关系密切的主要是氨基酸类,包括抑制性的γ氨基丁酸(GABA)和兴奋性的谷氨酸。两者在脑内的分布不同,其受体密度、数量及活性直接影响了癫痫的起因和疗效。其中,GABA受体在非颞叶癫痫定位准确率较高。

中枢性苯二氮䓬受体与GABA受体密切

相关,并能够协同促进 GABA 的抑制性作用。由于癫痫患者的苯二氮䓬受体明显减少,PET/CT 受体显像表现为癫痫灶区域的放射性减低。目前,11C-Flumazenil(氟马西尼)是苯二氮䓬受体的一种特异性阻断药,已广泛应用于癫痫灶的 PET 受体显像,它比脑血流类显像剂在诊断癫痫致痫灶上更有优势。在 MRI 阴性的颞叶癫痫患者中,47%可在海马或海马外发现 11C-Flumazenil 结合减低。

谷氨酸是酸性氨基酸,同时也是兴奋性氨基酸,它对中枢神经系统有强烈的兴奋作用。研究发现谷氨酸 N-甲基-D-天冬氨酸(NMDA)受体与癫痫关系密切,NMDA 受体活性和调控紊乱是癫痫发作的病理生理基础。11C 标记的 Ketamine(开达明)可与 NMDA 受体特异性结合,通过 PET/CT 显像能够反映人脑内的 NMDA 受体变化。研究表明癫痫致痫灶部位的 Ketamine 活性下降,反映了局部 NMDA 受体密度的下降。11C 标记 Ketamine 的 PET/CT 显像将逐渐应用于临床。

阿片受体显像同样是癫痫神经受体研究的热点,这是由于神经肽的受体激动药在癫痫发病中扮演着重要角色。阿片受体主要分布于脑内的纹状体、杏仁核、四叠体、中脑中央灰质和丘脑前区。11C-Carfentanil(卡芬太尼)是人脑阿片受体的放射性配体,即阻断药。有报道 11C-Carfentanil PET 显像发现在复杂癫痫发作和单侧 EEG 病灶患者的外侧颞叶皮质处阿片受体增加。不同亚型的阿片受体 PET 显像仍是癫痫致痫灶诊断的研究热点,未来将会有多样化的诊断示踪剂研发上市。

3. 脑血流图像　用于脑血流 PET 显像的示踪剂主要有 15O-O₂ 和 15O-H₂O,后者通过静脉注射进入循环系统后经交换部分 O₂,氧合血红蛋白输送至各脏器而显影,并可测定局部脑血流量和局部脑氧代谢率。

癫痫发作期,脑血流量增加,而 O₂ 的摄取率降低,导致了脑内 O₂ 的代谢率增加。15O-H₂O PET 显像研究显示,癫痫发作间期脑血流呈低灌注状态,而发作期明显增多。部分诱发癫痫发作的试验中,15O-H₂O PET 显像还发现双侧颞侧皮质和海马部位的脑血流量明显增多。

4. 基因表达显像　癫痫具有遗传性,有学者提出可对癫痫进行基因诊断和治疗。而癫痫在基因水平的诊断、治疗就需要对基因进行定位和表达检测。放射性核素报告基因技术是活体内检测基因表达最好的无创性方法。通过基因重组技术,将构建了表达报告基因的质粒载体导入靶细胞内,然后注射与报告基因结合的分子探针,利用 PET 显像即可无创性的观测报告基因的表达情况。目前,基因表达 PET 显像应用在癫痫的遗传相关基因检测的研究还处于动物实验阶段,但可以预见,基因表达 PET 显像能够为癫痫基因表达及治疗检测提供重要依据和手段。

(三)PET 在癫痫外科中的应用价值

术前综合评估、确定癫痫致痫灶是癫痫外科的核心问题。利用 PET/CT 检查,可以将 PET 的高灵敏性与 CT 的解剖定位相结合,轻而易举地发现癫痫灶,同时完成了对癫痫病灶的精确定位。头颅 MRI 的 T₂ Flair 序列及冠状位海马轴垂直平扫能够发现皮质发育不良和海马硬化性病变,但仍有很多患者的 MRI 检查为阴性。梁英魁等的随访研究表明,对于 FDG 显像为单一病灶,无论是手术还是伽马刀治疗均较多灶性病变治疗的随访结果满意,其中手术治疗的随访满意度最高。有研究联合 ¹⁸F-FDG PET/CT 与 MRI 显像综合评估癫痫致痫灶的价值,发现两者定位、定侧一致的患者,术后癫痫发作控制率达到了 80%以上。

(四)小结

PET/CT 侧重于癫痫灶的生理生化、病理生理改变等信息,利用不同的放射性核素与特异性的靶向示踪分子,如受体、O₂、FDG

等,反映了癫痫灶局部的各种功能性改变。结合 CT 清晰的解剖定位,为临床提供了术前癫痫致痫灶的定位、定性、定量分析。同时,PET/CT 还可进行癫痫的发病机制研究、抗癫痫药物疗效评价、手术或伽马刀治疗后的疗效分析等信息,为癫痫的有效治疗和研究提供更大的价值和更广阔的空间(图 1-15,图 1-16,图 1-17)。

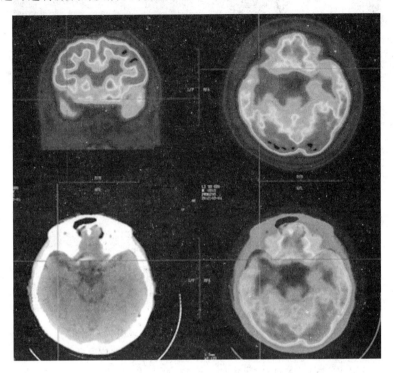

图 1-15　癫痫发作间期 PET/CT 表现

癫痫发作间期,右侧颞叶及海马区 FDG 代谢活性减低

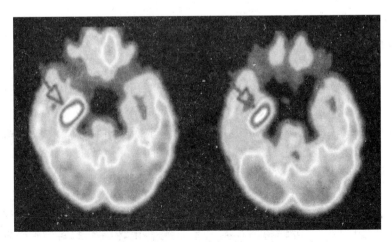

图 1-16　癫痫发作期 PET/CT 表现

癫痫发作期,右侧颞叶内侧异常 FDG 代谢活性增高灶

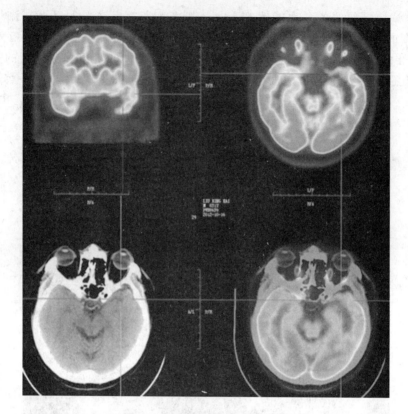

图 1-17　左侧颞叶 PET/CT 表现

CT 显示左侧颞叶轻度萎缩；PET/CT 显像显示左侧颞叶内侧及海马区 FDG 代谢活性减低，PET 病灶范围大于 CT 病灶

（王晓东　王　峰　赵　倩　李　娟）

第六节　癫痫的药物治疗

一、概　述

1. 目前癫痫的治疗方法仍然以药物为主，药物治疗的目标是在无明显的不良反应情况下，完全控制临床发作，使患者保持或恢复其原有的生理、心理状态和生活工作能力。

2. 在接受抗癫痫药（Antiepileptic drugs，AEDs）治疗的新诊断患者中，约有 80% 的患者通过药物治疗使发作得以控制，其中 50% 左右的患者是在接受第一种单药治疗后发作缓解，约 30% 的患者在第一种单药治疗失败后，转为另一种单药治疗或多药

联合治疗后发作缓解，另外 20% 左右的患者通过药物治疗后发作仍未得到很好控制，成为药物难治性癫痫。

3. 癫痫并非单一病因所致，而是病因各不相同的一组疾病，其预后很大程度上取决于潜在的病因、综合征分类、治疗之前的发作频率和发作开始的年龄等因素。目前尚无证据显示 AEDs 对造成癫痫发作的潜在病因有治疗作用，但是可以控制临床发作，从而减轻因发作造成的意外死亡、伤害及社会心理功能损害。

4. 尽管可以选择的药物越来越多，大多

数患者的发作可以得到很好的控制,但是目前的药物治疗中仍然存在一些问题。

(1)对于癫痫发作的分类不正确导致药物选择的错误。

(2)选择的药物对于发作是恰当的,但是对于治疗的个体不合适。

(3)诊断和药物选择恰当,但是药物的治疗剂量不恰当,如仅仅以起始剂量维持治疗或起始剂量过大等。

(4)尽管发作得到控制,但有明显不良反应,却没有进行相应的剂量或药物的调整。

使用传统 AEDs 能够使大部分癫痫患者的发作得到控制,但是 1/4 左右的患者会成为药物难治性癫痫。针对这一情况 20 世纪 80 年代以后国外开发并陆续上市了多种新 AEDs,习惯上称新型 AEDs。这些药物尚处于循证医学的评价过程中。

二、抗癫痫药物介绍

(一)抗癫痫药物简介

20 世纪 80 年代之前,共有 7 种主要的 AEDs 应用于临床,习惯上称为传统 AEDs。20 世纪 80 年代以后国外开发并陆续上市了多种新型 AEDs(表 1-18)。

表 1-18　目前临床使用的 AEDs

传统 AEDs	新型 AEDs
卡马西平(Carbamazepine,CBZ)	非氨脂(Felbamate,FBM)
氯硝西泮(Clonazepam,CZP)	加巴喷丁(Gabapentin,GBP)
乙琥胺(Ethosuximide,ESM)	拉莫三嗪(Lamotrigine,LTG)
苯巴比妥(Phenobarbitone,PB)	左乙拉西坦(Levetiracetam,LEV)
苯妥英钠(Phenytoin,PHT)	奥卡西平(Oxcarbazepine,OXC)
扑痫酮(Primidone,PRM)	替加宾(Tiagabine,TGB)
丙戊酸钠(Sodium valproate,VPA)	托吡酯(Topiramate,TPM)
	氨己烯酸(Vigabatrin,VGB)
	唑尼沙胺(Zonisamide,ZNS)

(二)抗癫痫药的作用机制

目前对于 AEDs 的作用机制尚未完全了解,有些 AEDs 是单一作用机制,而有些 AEDs 可能是多重作用机制。了解 AEDs 的作用机制是恰当的选择药物、了解药物之间相互作用的基础。以下是已知的 AEDs 的可能的作用机制(表 1-19)。

表 1-19　AEDs 可能的作用机制

名称	电压依赖性的钠通道阻滞药	增加脑内或突触 GABA 水平	选择性增强 GABA$_A$ 介导作用	直接促进氯离子内流	钙通道阻滞药	其他
传统 AEDs						
卡马西平	++	?			+(L 型)	+
苯二氮䓬类		++				
苯巴比妥		+	+	++	?	
苯妥英钠	++				?	+
扑米酮						
丙戊酸钠	?	+	?		+(T 型)	++

（续　表）

名称	电压依赖性的钠通道阻滞药	增加脑内或突触GABA水平	选择性增强 GABA_A 介导作用	直接促进氯离子内流	钙通道阻滞药	其他
新型 AEDs						
非尔氨脂	++	+	+		+（L 型）	+
加巴喷丁	?	?			++（N、P/Q 型）	?
拉莫三嗪	++	+			++（N、P/Q、R、T 型）	+
左乙拉西坦	?	?			+（N 型）	++
奥卡西平	++	?			+（N、P 型）	+
替加宾		++				
托吡酯	++	+	+		+（L 型）	+
氨己烯酸		++				
唑尼沙胺	++	?			++（N、P、T 型）	

＋＋ 主要作用机制；＋ 次要作用机制；? 不肯定

（三）抗癫痫药的药动学特征

药动学特征是决定血液中和脑组织中药物浓度的关键环节，是了解药物的疗效、不良反应及药物之间相互作用的基础。理想的 AEDs 应具有以下特征，生物利用度完全且稳定；半衰期较长，每日服药次数少；一级药动学特征，即剂量与血药浓度成比例变化；蛋白结合率低，并且呈饱和性；无肝酶诱导作用；无活性代谢产物。在临床使用中除了考虑药物的安全性和有效性之外，还应当参考药物的药动学特点来选择药物。AEDs 的药动学特征，见表 1-20。

表 1-20　AEDs 的药动学特征

名称	生物利用度（％）	一级动力学	蛋白结合率（％）	半衰期（h）	血浆达峰浓度时间(h)	活性代谢产物	对肝酶的作用
传统 AEDs							
卡马西平	75～85	是	65～85	25-34（初用）8～20（几周后）	4～8	有	诱导自身诱导
氯硝西泮	＞80	是	85	20～60	1～4	有	
苯巴比妥	80～90	是	45～50	40～90	1～6	无	诱导
苯妥英钠	95	否	90	12～22	3-9	无	诱导
扑痫酮	80～100	是	20～30	10～12	2～4	有	间接诱导
丙戊酸钠	70～100	否	90～95	8～15	1～4	有	抑制
新型 AEDs							
非氨脂	≥80	是	30	14～25	1～4	有	抑制
加巴喷丁	＜60	否	0	5～7	2～3	无	无
拉莫三嗪	98	是	55	15～30	2～3	无	无
左乙拉西坦	＜100	是	0	6～8	0.6～1.3	无	无

（续 表）

名称	生物利用度（%）	一级动力学	蛋白结合率（%）	半衰期（h）	血浆达峰浓度时间(h)	活性代谢产物	对肝酶的作用
奥卡西平	＜95	是	40	8～25	4.5～8	有	弱诱导
替加宾	≥90	是	96	4～13	0.5～1.5	无	无
托吡酯	≥80	是	13	20～30	2～4	无	抑制
氨己烯酸	≥60	是	0	5～8	1～3	无	无
唑尼沙胺	≥50	否	50	50～70	2～6	无	无

三、癫痫的药物治疗

现有证据显示大多数癫痫患者的长期预后与发病初期是否得到正规抗癫痫治疗有关。早期治疗者的发作控制率较高，停药后的复发率也较低。开始治疗的时间越迟及治疗前的发作次数越多，转为药物难治性癫痫的可能性就越大，并且在停药后也越容易复发。在开始治疗之前应该充分地向患者本人或其监护人解释长期治疗的意义及潜在的风险，以获得他们对治疗方案的认同，并保持良好的依从性。

（一）开始治疗的指征

1. AEDs 应该在癫痫的诊断明确之后开始使用，如果发作的性质难以确定，应该进行一段时期的观察，再做决定。

2. 根据国际抗癫痫联盟的最新定义，至少有一次无固定诱因的癫痫发作是癫痫诊断的基本条件，单次或者单簇的癫痫发作如难以证实和确定在脑部存在慢性的功能障碍时，诊断必须谨慎。所以一般认为在出现第二次无诱因发作之后才应该开始 AEDs 治疗。但是针对以下一些特殊情况可以在首次发作后考虑开始 AEDs 治疗。

（1）并非真正的首次发作，在一次全面性强直-阵挛发作之前，患者有过被忽视的失神或肌阵挛等发作形式，此类患者再次发作的可能性很大，应该开始 AEDs 治疗。

（2）部分性发作、有明确的病因、影像学有局灶性的异常、睡眠中发作、脑电图有肯定的癫痫样放电及有神经系统异常体征等。这些因素预示再次发作的风险增加，可以在首次发作后征得患者及家属同意后开始 AEDs 治疗。

（3）虽然为首次发作，但其典型的临床表现及脑电图特征符合癫痫综合征的诊断，如 Lennox-Gastaut 综合征、婴儿痉挛等，可以在首次发作后开始 AEDs 治疗。

（4）患者本人及监护人认为再次发作难以接受，可向其交代治疗的风险及益处，与其协商后开始 AEDs 治疗。

3. 有部分患者虽然有 2 次以上的发作，但发作的间隔期在 1 年以上甚至更长，此类患者是否需要药物治疗值得商榷。由于发作间歇期太长，对于疗效的判断和适宜剂量的选择都比较困难，而且可能导致患者的依从性不好，所以在向患者及监护人说明情况后，可以暂时推迟药物治疗。

4. 有明确促发因素的发作，如停服某种药物、酒精戒断、代谢紊乱、睡眠剥夺或者有特定促发因素的反射性癫痫等，可能随潜在的代谢性疾病的纠正或去除诱因而使发作消失，并不需要立刻开始 AEDs 治疗。

（二）抗癫痫药物的选择

对抗癫痫药物的选择（表 1-21），70%～80%新诊断的癫痫患者可以通过服用单一 AEDs 使发作得以控制，所以初始治疗的药物选择非常重要，选药正确可以增加治疗的成功率。根据发作类型和综合征分类选择药物是癫痫治疗的基本原则。同时还需要考虑以下因素,禁忌证、可能的不良反应、达到治疗剂量的时间、服药次数及恰当的剂型、特殊治疗人群(如育龄妇女、儿童、老年人等)的需要、药物之间的相互作用及药物来源和费用等。

表 1-21　根据发作类型的选药原则

发作类型	一线药物	二线药物	可以考虑的药物	可能加重发作的药物
强直-阵挛发作	丙戊酸钠	左乙拉西坦 托吡酯	苯妥英钠、 苯巴比妥	—
失神发作	丙戊酸钠 拉莫三嗪	托吡酯		卡马西平 奥卡西平 苯巴比妥 加巴喷丁
肌阵挛发作	丙戊酸钠 托吡酯	左乙拉西坦 氯硝西泮 拉莫三嗪		卡马西平 奥卡西平 苯妥英钠 加巴喷丁
强直发作	丙戊酸钠	左乙拉西坦 氯硝西泮 拉莫三嗪 托吡酯	苯巴比妥 苯妥英钠	卡马西平 奥卡西平
失张力发作	丙戊酸钠 拉莫三嗪	左乙拉西坦 托吡酯 氯硝西泮	苯巴比妥	卡马西平 奥卡西平
部分性发作(伴有或不伴有继发全身强直-阵挛发作)	卡马西平 丙戊酸钠 奥卡西平 拉莫三嗪	左乙拉西坦 加巴喷丁 托吡酯 唑尼沙胺	苯妥英钠 苯巴比妥	

引自:NICE. Clinical Guideline 20. Developed by the National Collaborating Centre for Primary Care in England. 2004,10

1. 根据发作类型和综合征的选药原则

(1)卡马西平、丙戊酸钠、拉莫三嗪、托吡酯、苯巴比妥、左乙拉西坦、唑尼沙胺、加巴喷丁、奥卡西平可用于部分性发作的单药治疗。苯妥英钠尽管疗效确切,但由于其具有非线性药动学特点,容易引起不良反应,药物之间相互作用多,长期使用的不良反应比较明显,已经逐渐退出部分性发作治疗的一线药物。

(2)丙戊酸钠、托吡酯、拉莫三嗪、左乙拉西坦可用于各种类型的全面性发作的单药治疗。卡马西平、苯巴比妥、苯妥英钠、奥卡西平可用于全面性强直阵挛发作的单药治疗。

(3)丙戊酸钠、拉莫三嗪、托吡酯、左乙拉西坦是广谱的 AEDs,对部分性发作和全面性发作均有效,可作为发作分类不确定时的选择。

(4)所有的新型 AEDs 都可以作为部分性癫痫的添加治疗。

2. 一些 AEDs 物可能使某些发作类型加重,在某些情况应避免使用(表 1-22)。

3. 苯巴比妥是最早用于临床的 AED，属于作用谱较广的 AED、疗效确切、价格低廉、使用方便，WHO 推荐在发展中国家，特别是经济欠发达的农村地区用苯巴比妥治疗癫痫（主要用于强直阵挛型发作的控制）。

4. 氯硝西泮目前仍较多的用于肌阵挛发作和一部分难治性癫痫的治疗，但其镇静作用比较明显，并且有耐受性和成瘾性，增减剂量均应缓慢进行。

5. 用药前应仔细阅读药物说明书。

表 1-22　根据癫痫综合征的选药原则

癫痫综合征	一线药物	二线药物	可以考虑的药物	可能加重发作的药物
儿童失神癫痫	丙戊酸钠、拉莫三嗪	左乙拉西坦、托吡酯		卡马西平、奥卡西平、苯妥英钠
青少年失神癫痫	丙戊酸钠、拉莫三嗪	左乙拉西坦、托吡酯		卡马西平、奥卡西平、苯妥英钠
青少年肌阵挛癫痫	丙戊酸钠、拉莫三嗪	左乙拉西坦、托吡酯、氯硝西泮		卡马西平、奥卡西平、苯妥英钠
仅有全面强直-阵挛发作的癫痫	丙戊酸钠、卡马西平、托吡酯、拉莫三嗪	左乙拉西坦、奥卡西平	氯硝西泮、苯巴比妥	
部分性癫痫、症状性癫痫、隐源性癫痫	丙戊酸钠、卡马西平、托吡酯、拉莫三嗪、奥卡西平	左乙拉西坦、加巴喷丁、苯妥英	苯巴比妥	
婴儿痉挛	类固醇	氯硝西泮、丙戊酸钠、托吡酯、拉莫三嗪		卡马西平、奥卡西平
Lennox-Gastaut 综合征	丙戊酸钠、托吡酯、拉莫三嗪	左乙拉西坦、氯硝西泮、地西泮		卡马西平、奥卡西平
伴中央颞区棘波的儿童良性癫痫	丙戊酸钠、卡马西平、拉莫三嗪、奥卡西平	左乙拉西坦、托吡酯		
伴枕部爆发活动的儿童良性癫痫	丙戊酸钠、卡马西平、拉莫三嗪、奥卡西平	左乙拉西坦、托吡酯		
婴儿期严重肌阵挛癫痫	丙戊酸钠、托吡酯、氯硝西泮	左乙拉西坦		卡马西平、奥卡西平
慢波睡眠中持续棘慢波	丙戊酸钠、类固醇、拉莫三嗪、氯硝西泮	左乙拉西坦、托吡酯		卡马西平、奥卡西平
Landau-Kleffner 综合征（获得性癫痫性失语）	丙戊酸钠、类固醇、拉莫三嗪	左乙拉西坦、托吡酯		卡马西平、奥卡西平
肌阵挛站立不能癫痫	丙戊酸钠、托吡酯、氯硝西泮	左乙拉西坦、拉莫三嗪		卡马西平、奥卡西平

引自：NICE

(三)单药治疗的原则

1. 目前对于癫痫的治疗强调单药治疗的原则,70%~80%的癫痫患者可以通过单药治疗控制发作,其优点在于:①方案简单,依从性好;②药物不良反应相对较少;③致畸性较联合用药小;④方便对于疗效和不良反应的判断;⑤无药物之间的相互作用;⑥减轻经济负担。

2. 如果一种一线药物已达最大可耐受剂量仍不能控制发作,可加用另一种一线或二线药物,至发作控制或最大可耐受剂量后逐渐减掉原有的药物,转换为单药。

3. 如果两次单药治疗无效,再选第三种单药治疗获益的可能性很小,预示属于难治性癫痫的可能性较大,可以考虑合理的多药治疗。

(四)合理的多药治疗

1. 尽管单药治疗有着明显的优势,但是大约有20%的患者在两次单药治疗后仍然不能很好的控制发作,此时应该考虑合理的多药联合治疗。所谓合理的多药联合治疗即"不增加不良反应而获得满意的发作控制"。从理论上讲,多药治疗有可能使部分单药治疗无效的癫痫发作得以缓解,但也有可能被不良反应的增加所抵消。合用的药物种类越多,相互作用越复杂,对于不良反应的判断越困难。因此建议最多不要超过3种AEDs联合使用。

2. 多药治疗之前应该对药物的作用机制、药动学特点及与其他药物之间的相互作用有所了解,这是合理的多药联合治疗的基础。应该避免同一作用机制、相同不良反应的AEDs联合应用,以及有明显的药动学方面相互作用的药物联合应用。

3. 多药联合治疗选药建议

(1)选择不同作用机制的药物:如γ-氨基丁酸(GABA)能样作用的药物与钠通道阻滞药合用,可能有更好的临床效果。如卡马西平、拉莫三嗪或苯妥英钠与丙戊酸钠、托吡酯、加巴喷丁、左乙拉西坦的联合使用。而应避免两种钠通道阻滞药或两种具有GABA能样作用的药物合用。

(2)避免有相同的不良反应、复杂的相互作用和肝酶诱导的药物合用,如加巴喷丁、左乙拉西坦很少与其他药物产生相互作用,适合与其他药物合用。丙戊酸钠与拉莫三嗪合用可能产生对疗效有益处的相互作用(丙戊酸钠延长拉莫三嗪半衰期,使其血浆浓度升高,但须适当调整起始剂量,以避免特异体质的不良反应)。

(3)如果联合治疗仍不能获得更好的疗效,建议转换为患者最能耐受的治疗(继续联合治疗或转为单药治疗),即选择疗效和不良反应之间的最佳平衡点,不必一味地追求发作的完全控制,而导致患者不能耐受。

(五)抗癫痫药物的调整

1. AEDs对中枢神经系统的不良影响在治疗开始的最初几周明显,以后逐渐消退。减少治疗初始阶段的不良反应可以提高患者的依从性,而使治疗能够继续。应该从较小的剂量开始,缓慢的增加剂量直至发作控制或最大可耐受剂量。儿童一律按体重计算药量,但最大剂量不应该超过成人剂量,见表1-23。

2. 治疗过程中患者如果出现剂量相关的不良反应(如头晕、嗜睡、疲劳、共济失调等)可暂时停止增加剂量或酌情减少当前用量,待不良反应消退后再继续加量至目标剂量。

3. 合理安排服药次数,既要方便治疗,提高依从性,又要保证疗效。如果发作或药物的不良反应表现为波动形式(昼夜变化),可考虑更换AEDs的剂型(如缓释剂型)或调整服药时间和服药频率,以减少药物处于峰浓度时的不良反应加重和处于谷浓度时的发作增加。

4. 如果AEDs治疗失败应该采取以下措施。

表 1-23　常用抗癫痫药物使用方法及有效血药浓度

	起始剂量	增加剂量	维持剂量	最大剂量	有效浓度	服药次数（次/日）
卡马西平						
成人	100～200mg/d	逐渐增加	400～1200mg/d	1600mg/d	4～12mg/L	2～3
儿童	<6 岁 5mg/(kg·d)	5～7d 增加 1 次	10～20mg/(kg·d)	400mg		2
	6－12 岁 100mg/d	每 2 周增加 1 次	400～800mg	1000mg		3～4
氯硝西泮						
成人	1.5mg/d	0.5～1mg/3d	4～8mg/d	20mg/d		3
儿童	10 岁以下或体重<30kg, 0.01～0.03mg/(kg·d)	0.3～0.05mg/(kg·3d)	0.1～0.2mg/(kg·d)		20～90μg/L	2～3
苯巴比妥(鲁米那)						
成人			90mg/d	极量 250mg/次, 500mg/d	15～40mg/L	1～3
儿童			3～5mg/(kg·d)			1～3
苯妥英钠(大仑丁)						
成人	200mg/d	逐渐增加	250～300mg/d		10～20mg/L	2～3
儿童	5mg/(kg·d)	逐渐增加	4～8mg/(kg·d)	250mg		2～3
扑米酮(扑痫酮)						
成人	50mg/d,1 次晚服	逐渐增加	750mg/d	1500mg/d		3
儿童	8 岁以下 50mg/d, 1 次服 5mg/(kg·d);8 岁以上同成人	逐渐增加	375～700mg/d 或 10～25mg/(kg·d)			3
丙戊酸钠						
成人	5～10mg/(kg·d)	逐渐增加	600～1200mg/d	1800mg/d	50～100mg/L	2～3
儿童	15mg/(kg·d)	逐渐增加	20～30mg/(kg·d)			2～3
加巴喷丁						
成人	300mg/d	300mg/d	900～1800mg/d	2400～3600mg/d		3
儿童	12 岁以下剂量未定,12－18 岁剂量同成年人					
老年人	首次剂量由肌酐清除率决定					
拉莫三嗪						
单药治疗成人	50mg/d	每周 25mg	100～200mg/d	500mg/d		2
儿童	0.3mg/(kg·d)	0.3mg/(kg·d)	2～10mg/(kg·d)			2

（续　表）

	起始剂量	增加剂量	维持剂量	最大剂量	有效浓度	服药次数（次/日）
与肝酶诱导类的 AEDs 物合用						
成人	50mg/d	每2周50mg	100～200mg/d			2
儿童	0.6mg/(kg·d)	0.6mg/(kg·d)	5～15mg/(kg·d)			2
与丙戊酸类药物合用						
成人	12.5mg/d	每2周12.5mg	100～200mg/d			2
儿童	0.15mg/(kg·d)	0.15mg/(kg·d)	1～5mg/(kg·d)			2
左乙拉西坦（尚无4岁以下儿童的使用资料）						
成人	1000mg/d	每2周500～1000mg	1000～4000mg/d			2
奥卡西平						
成人	300mg/d	每周300mg	600～1200mg/d	2400mg/d		2
儿童	8～10mg/(kg·d)	每周10mg/kg	20～30mg/(kg·d)	45mg/(kg·d)		2
托吡酯						
成人	25mg/d	每周25mg	100～200mg/d			2
儿童	0.5～1mg/(kg·d)	0.5～1mg/(kg·d)	3～6mg/(kg·d)			
唑尼沙胺						
成人	100～200mg/d	每1～2周100mg	200～400mg/d			2
儿童	2～4mg/(kg·d)	每周2～4mg/kg	4～8mg/(kg·d)			2

此表制作参照《中华人民共和国药典》临床用药须知,2005 年版,随时间和（或）药物生产厂家具体应用时,请参考药物说明书

（1）查患者的依从性：不按医嘱服药是抗癫痫治疗失败常见的原因之一。医师应告诉患者按时服药的重要性,要求患者定期随访。有条件的医院可以通过血药物浓度监测,了解患者的依从性。

（2）重新评估癫痫的诊断：根据患者临床表现和脑电图特征判断对发作和综合征的分类是否准确。检查患者是否存在潜在的进行性神经系统疾病。

（3）选择另一种有效且不良反应较小的AEDs,逐渐加量至发作控制或最大可耐受剂量。发作控制后可考虑逐渐减掉原来的AEDs,减药应在新药达稳态血药浓度之后进行,减量应该缓慢进行。

5. 合并用其他抗癫痫药患者换新抗癫痫药时的注意事项和方法。

（1）单一药物治疗是抗癫痫药物治疗应遵守的基本原则。但是许多癫痫患者就诊时已经在服用一种或几种抗癫痫药,发作仍然没有控制。如原 AED 选择恰当,应调整剂量。最好测定血药浓度,个体化调整剂量;如原 AED 选择欠妥,应换另一种新 AED,患者新换的 AED 至维持量时,如发作停止,再缓慢撤掉原来用的 AED。发作停止的含义是,对发作频繁的患者有 5 个发作间期没有发作（如过去患者平均 7～8d 发作 1 次,有 35～40d 没有发作）可以逐渐撤掉原来用的 AED。对发作不频繁的患者加新 AED 后有

3 个月没有发作可以逐渐撤掉原来用的 AED；每次只能撤掉（原来服用的）1 种药物，撤掉 1 种药物之后，至少间隔 1 个月，如仍无发作，再撤掉第 2 种药物。

（2）撤药方法如下。

①苯妥英钠（大仑丁 100 mg/片）：儿童每 2 周减 25 mg；成人每 2 周减 50 mg。

②卡马西平（国产 100 mg/片；得理多 200 mg/片）：儿童每 2 周减 50 mg；成人每 2 周减 100 mg。

③丙戊酸钠（200 mg/片）：儿童每 2 周减 100mg；成人每 2 周减 200 mg。

④德巴金缓释片（500 mg/片）：儿童每 2 周减 125mg；成人每 2 周减 250 mg。

（3）如果在撤药过程中出现发作，应停止撤药，并将药物剂量恢复到发作前的剂量。

（六）抗癫痫药物的不良反应

1. 所有 AEDs 都可能产生不良反应，其严重程度因不同个体而异。AEDs 的不良反应是导致治疗失败的另一个主要原因。大部分不良反应是轻微的，但也有少数会危及生命。

2. 最常见的不良反应包括对中枢神经系统的影响（镇静、嗜睡、头晕、共济障碍、认知、记忆损害等）、对全身多系统的影响（血液系统、消化系统、体重改变、生育问题、骨骼健康等）和特异体质反应（表 1-23），可以分为四类。

（1）剂量相关的不良反应：例如苯巴比妥的镇静作用，卡马西平、苯妥英钠引起的头晕、复视、共济失调等与剂量有关。从小剂量开始缓慢增加剂量，尽可能不要超过说明书推荐的最大治疗剂量可以减轻这类不良反应。

（2）特异体质的不良反应：一般出现在治疗开始的前几周，与剂量无关。部分特异体质不良反应虽然罕见但有可能危及生命。几乎所有的传统 AEDs 都有特异体质不良反应的报道。主要有皮肤损害、严重的肝毒性、血液系统损害。新型 AEDs 中的拉莫三嗪和奥卡西平也有报道。此类不良反应一般比较轻微，在停药后迅速缓解。部分严重者需要立即停药，并积极对症处理。

（3）长期的不良反应：与累计剂量有关。如给予患者能够控制发作的最小剂量，若干年无发作后可考虑逐渐撤药或减量，有助于减少 AEDs 的长期不良反应。

（4）致畸作用：癫痫妇女后代的畸形发生率是正常妇女的 2 倍左右。造成后代畸形的原因是多方面的，包括遗传因素、癫痫发作、服用 AEDs 等。大多数研究者认为 AEDs 是造成后代畸形的主要原因。AEDs 对妊娠的影响参考，见表 1-24。

表 1-24 抗癫痫药物常见的不良反应

药 物	剂量相关的不良反应	长期治疗的不良反应	特异体质不良反应	对妊娠的影响
卡马西平	复视、头晕、视物模糊、恶心、困倦、中性粒细胞减少、低钠血症	低钠血症	皮疹、再生障碍性贫血、stevens-Johnson 综合征、肝损害	FDA 妊娠安全分级 D 级能透过胎盘屏障，可能导致神经管畸形
氯硝西泮	镇静（成人比儿童更常见）、共济失调	易激惹、攻击行为、多动（儿童）	少见，偶见白细胞减少	FDA 妊娠安全分级 D 级能透过胎盘屏障，有致畸性及胎儿镇静、肌张力下降
苯巴比妥	疲劳、嗜睡、抑郁、注意力涣散、多动、易激惹（见于儿童）、攻击行为、记忆力下降	少见皮肤粗糙、性欲下降、突然停药可出现戒断症状，焦虑、失眠等	皮疹、中毒性表皮溶解症、肝炎	FDA 妊娠安全分级 D 级能透过胎盘屏障，可发生新生儿出血

（续　表）

药　物	剂量相关的不良反应	长期治疗的不良反应	特异体质不良反应	对妊娠的影响
苯妥英钠	眼球震颤、共济失调、厌食、恶心、呕吐、攻击行为、巨幼红细胞性贫血	痤疮、牙龈增生、面部粗糙、多毛、骨质疏松、小脑及脑干萎缩（长期大量使用）、性欲缺乏、维生素K和叶酸缺乏	皮疹、周围神经病、Stevens-Johnson综合征、肝毒性	FDA妊娠安全分级D级能透过胎盘屏障，可能导致胎儿头面部畸形、心脏发育异常、精神发育缺陷及新生儿出血
扑米酮	同苯巴比妥	同苯巴比妥	皮疹、血小板减少、狼疮样综合征	FDA妊娠安全分级D级同苯巴比妥
丙戊酸钠	震颤、厌食、恶心、呕吐、困倦	体重增加、脱发、月经失调或闭经、多囊卵巢综合征	肝毒性（尤其在2岁以下的儿童）、血小板减少、急性胰腺炎（罕见）、丙戊酸钠脑病	FDA妊娠安全分级D级能透过胎盘屏障，可能导致神经管畸形及新生儿出血
加巴喷丁	嗜睡、头晕、疲劳、复视、感觉异常、健忘	较少	罕见	FDA妊娠安全分级C级
拉莫三嗪	复视、头晕、头痛、恶心、呕吐、困倦、共济失调、嗜睡	攻击行为、易激惹	皮疹、Stevens-Johnson综合征、中毒性表皮溶解症、肝衰竭、再生障碍性贫血	FDA妊娠安全分级C级
奥卡西平	疲劳、困倦、复视、头晕、共济失调、恶心	低钠血症	皮疹	FDA妊娠安全分级C级
左乙拉西坦	头痛、困倦、易激惹、感染、类流感综合征	较少	无报告	FDA妊娠安全分级C级
托吡酯	厌食、注意力、语言、记忆障碍、感觉异常、无汗	肾结石、体重下降、	急性闭角性青光眼（罕见）	FDA妊娠安全分级C级

　　FDA妊娠安全分级，美国药品和食品管理局（FDA）根据药物对动物或人类所具有的不同程度的致畸性，将药物对妊娠的影响分为五级。A级，妊娠头3个月的孕妇的充分的良好对照研究没有发现对胎儿的危害（并且也没有在其后6个月具有危害性的证据）。此类药物对胎儿的影响甚微。B级，动物研究没有发现对胎仔的危害，但在孕妇没有充分的良好对照的研究；或动物研究发现对胎仔有危害，但对孕妇的充分的良好对照的研究没有发现对胎儿的危害。此类药品对胎儿影响较小。C级，动物研究表明，药物对胎仔有致畸或杀死胚胎的作用，但对孕妇没有充分的良好对照的研究；或对孕妇没有研究，也没有动物研究。此类药品必须经过医师评估，权衡利弊后才能使用。D级，有危害人类胎儿的明确证据，但在某些情况下（如孕妇存在严重的、危及生命的疾病，没有更安全的药物可供使用，或药物虽安全但使用无效）孕妇用药的益处大于危害。X级，动物或人类研究表明，能导致胎儿异常；或根据人类和动物用药经验，有危害胎儿的明确证据。孕妇使用药物显然没有益处。禁用于妊娠或可能妊娠的妇女

(七)药物之间的相互作用

对单药治疗无效的癫痫患者必然要考虑多药联合治疗。此外,抗癫痫治疗是长期的,患者在治疗期间也可能会患上其他疾病,此时必须考虑药物之间的相互作用。常用 AEDs 之间的相互作用,见表 1-25。ADEs 和及非 AEDs 之间的相互作用,见表 1-26。常见的药物之间的相互作用有以下几种方式。

1. **酶诱导作用** 具有肝酶诱导作用的 AEDs 如卡马西平、苯妥英钠和苯巴比妥等联合用药时会使其血浆浓度降低,疗效下降。也能诱导口服避孕药、抗凝药代谢,降低其血药浓度而影响疗效。新型 AEDs 大多数药物无肝酶诱导的特点,只有奥卡西平、拉莫三嗪和托吡酯在较大剂量应用时(>200mg/d)选择性的促进类固醇类口服避孕药的代谢,使其疗效下降。

2. **肝酶抑制作用** 丙戊酸钠是肝酶抑制药,尤其抑制拉莫三嗪和苯巴比妥的代谢,使其半衰期延长,血浆浓度升高,导致潜在的毒性增加。因此丙戊酸钠和拉莫三嗪联合使用时,拉莫三嗪的用量可以减少一半。

3. **蛋白结合置换作用** 高蛋白结合率的药物能够竞争低蛋白结合率药物的结合位点,使其从蛋白结合状态成为游离形式,使后者血浆浓度升高,最常见的是丙戊酸钠与苯妥英钠合用,由于苯妥英钠被置换为游离形式,可能在较低剂量时出现疗效和不良反应。

4. **药效学方面的相互作用** 可能是双向的。比如拉莫三嗪与卡马西平作用于电压依赖性的钠通道,联合应用时可能会导致神经毒性增加(头晕、复视、共济失调)。而拉莫三嗪和丙戊酸钠联合应用时,可能由于作用机制互补而产生协同作用使疗效增加,所以需要调整拉莫三嗪的起始剂量、加量速度及维持剂量以弥补这两者在药动学方面的相互作用。

表 1-25　抗癫痫药物之间可能的相互作用

基础 AEDs	添加 AEDs	相互作用结果	建　议
拉莫三嗪(LTG)	丙戊酸钠(VPA)	LTG 半衰期延长、血浆浓度升高	降低 LTG 的起始剂量,以免发生皮疹
丙戊酸钠(VPA)	苯巴比妥(PB)	PB 半衰期延长、血浆浓度升高	可能导致 PB 的镇静作用增强,降低 PB 的剂量
苯妥英钠(PHT)	丙戊酸钠(VPA)	相互作用复杂,结果不确定	需要监测为结合型的 PHT 的浓度
卡马西平(CBZ)	丙戊酸钠(VPA)	抑制 CBZ 代谢产物环氧化物的代谢(导致 CBZ 主要不良反应的物质)	可能导致恶心、疲乏加重,尤其在儿童,如果出现,CBZ 需减量
卡马西平(CBZ)	苯巴比妥(PB)	增加 CBZ 的代谢,降低 CBZ 的浓度	CBZ 可能需要更大的剂量
卡马西平(CBZ)	拉莫三嗪(LTG)	药效学的相互作用可能导致神经毒性增加	如果出现神经毒性(头晕、恶心、复视等),可减少 CBZ 的剂量
苯妥英钠(PHT)	托吡酯(TPM)	TPM 降低 PHT 的清除率,PHT 浓度升高	如果出现不良反应,减少 PHT 剂量
苯妥英钠(PHT)	奥卡西平(OXC)	OXC 降低 PHT 的清除率,PHT 浓度升高	同上
苯巴比妥(PB)	苯妥英钠(PHT)	不确定	监测 PHT 和 PB 的血浆浓度,调整剂量

表 1-26　抗癫痫药与其他非抗癫痫药的相互作用

其他非 AEDs	AEDs	相互作用	潜在的临床后果
口服避孕药	肝酶诱导剂(卡马西平、奥卡西平、苯妥英钠、苯巴比妥、托吡酯)	加快口服避孕药的代谢	妊娠
华法林	肝酶诱导剂(卡马西平、苯妥英钠、苯巴比妥)	增加华法林的代谢	抗凝作用下降,如果撤掉 AEDs 物会导致华法林作用增加,导致出血,需密切监测 INR
茶碱类	卡马西平、奥卡西平、苯妥英钠、苯巴比妥、托吡酯	增加茶碱的代谢	降低抗哮喘作用
地高辛	苯妥英钠	降低地高辛的血浆浓度	降低治疗心力衰竭的疗效
奥美拉唑	苯妥英钠	奥美拉唑可抑制苯妥英钠代谢	可能导致苯妥英钠的血浆浓度升高,出现中毒需根据血浆浓度调整苯妥英钠的剂量
红霉素	卡马西平	抑制卡马西平代谢,增加卡马西平的血浆浓度	需监测卡马西平的不良反应,必要时减少剂量
抑酸药	卡马西平、苯妥英钠苯巴比妥	降低 AEDs 物的吸收	AEDs 物疗效下降,发作增加
三环类抗抑郁药(TCAs)	卡马西平、苯妥英钠、苯巴比妥	TCAs 浓度降低和 AEDs 浓度升高(双向作用)	TCAs 疗效下降、AEDs 毒性增加
氟西汀(百忧解)	卡马西平、苯妥英钠	抑制 AEDs 的代谢,升高 AEDs 的浓度	增加 AEDs 的不良反应(比如头晕)
舍曲林	拉莫三嗪	抑制拉莫三嗪的代谢,升高其浓度	增加 AEDs 的不良反应,必要时可降低剂量
环孢素	卡马西平、苯妥英钠、苯巴比妥	AEDs 加快环孢素的代谢,降低其血浆浓度	降低其免疫抑制作用,可能需要增加剂量
氟康唑(抗真菌药)	苯妥英钠	抑制苯妥英钠的代谢,升高其浓度	苯妥英钠中毒,必要时降低其剂量

(八)血药浓度监测

AEDs 监测是近年癫痫治疗的重大进展之一。通过血药物浓度的测定,临床医师可以根据患者的个体情况,利用药动学的原理和方法,调整药物剂量,进行个体化药物治疗。这不仅能提高药物治疗效果,也避免或减少可能产生的药物不良反应。

1. 血药浓度监测中需要注意的一些问题。

(1)要有相对稳定和可靠的测定方法,实验室应该有质量控制,避免因试剂、仪器不稳定而造成误差。

(2)临床医师和实验室人员需要掌握基本的药动学知识,如稳态血药浓度、半衰期、达峰时间等,以做到适时采集标本和合理解释测定结果。

(3)掌握 AEDs 监测的指征,根据临床需要来决定进行监测的时间及频度。

2. 血药浓度监测的指征。

(1)由于苯妥英钠具有饱和性药动学特

点(药物剂量与血药浓度不成正比例关系)；而且治疗窗很窄,安全范围小,易发生血药浓度过高引起的不良反应。因此患者服用苯妥英钠达到维持剂量后以及每次剂量调整后,都应当测定血药浓度。

(2)AEDs 已用至维持剂量仍不能控制发作时应测定血药浓度,以帮助确定是否需要调整药物剂量或更换药物。

(3)在服药过程中患者出现了明显的不良反应,测定血药浓度,可以明确是否药物剂量过大或血药浓度过高所致。

(4)出现特殊的临床状况,如患者出现肝、肾或胃肠功能障碍,癫痫持续状态、妊娠等可能影响药物在体内的代谢,应监测血药浓度,以便及时调整药物剂量。

(5)合并用药尤其与影响肝酶系统的药物合用时,可能产生药物相互作用,影响药物代谢和血药浓度。

(6)成分不明的药,特别是国内有些自制或地区配制的抗癫痫"中成药",往往加入廉价 AEDs。血药浓度测定有助于了解患者所服药物的真实情况,引导患者接受正规治疗。

(7)评价患者对药物的依从性。

3. 测定时间　血药浓度应在达到稳态浓度之后测定。即患者连续服用维持剂量超过 5 个半衰期后取血测定。

4. 血样采样时间　为观察药物疗效一般测定谷浓度,清晨空腹取血。为了检查药物的不良反应往往测定峰浓度,即服药后达峰时间取血。

5. 结果的分析和判断　血药浓度测定结果必须结合患者实际情况进行分析。首先,要掌握患者病理和生理状况;详细了解患者服药剂量、时间。其次,弄清该药最适浓度范围和基本药动学参数,根据患者所服药物剂量可以预测患者血药浓度。再次对实测结果与预测结果进行比较分析。

实测结果高于或低于预测结果可以从以下几方面找原因：①患者是否按医嘱服药？②患者是否同时服其他药物？③患者是否同时患其他疾病或肝、肾功能不良？④测定方法、操作、报告填写是否有误？⑤药物制剂生物利用度偏高或偏低。找不到原因时可以考虑个体差异所致。

无论测定结果是否在有效浓度范围,都应该结合患者临床症状来决定是否需要调整药物剂量。测定结果在有效浓度范围内,临床有效,维持原治疗方案;临床无效,适当增加剂量,密切观察病情变化。测定结果低于有效浓度范围,临床无效,根据参数增加剂量;临床有效,先维持原治疗方案,注意病情变化。测定结果超出有效浓度范围,详细检查患者有无不良反应和肝肾功能情况,临床有效也未发现不良反应,可以维持原方案。如出现不良反应,减量继续观察。总之,不要盲目追求有效浓度范围。

国内已开展的 AEDs 的有效血药浓度参考值,见表 1-22。

(九)减药停药原则和注意事项

何时减药、停药是患者从治疗开始就非常关心的问题,也是临床医生非常难回答的问题。现有证据显示,70%～80%的癫痫患者经药物治疗后发作可以得到控制,其中超过 60%的患者在撤除药物后仍然无发作。在开始减药后的 2 年之内,大约 30%的患者可能再次发作,绝大部分发作出现在开始减药的最初 9 个月内。

1. 患者在药物治疗的情况下,2～5 年以上完全无发作,可以考虑停药。

2. 患者经较长时间无发作,仍然面临停药后再次发作的风险,在决定是否停药之前应评估再次发作的可能性。脑电图始终异常、存在多种发作类型、有明显神经影像学异常及神经系统功能缺损的患者,复发率明显升高,应延长服药时间。

3. 不同综合征预后不同,直接影响停药后的长期缓解率。如儿童良性癫痫综合征,1～2 年无发作就可以考虑停药;青少年肌阵挛癫痫即使 5 年无发作,停药后的复发率也很高;Lennox-Gastaut 综合征可能需要更长的治疗时间。

4. 停药过程应该缓慢进行,可能持续数月甚至 1 年以上。苯二氮䓬类和苯巴比妥的撤药除了有再次发作的风险,还可能出现戒断综合征(焦虑、惊恐、不安、出汗等),所以停药过程应该更加缓慢。

5. 多药联合治疗的患者,每次只能减掉 1 种药物,并且撤掉 1 种药物之后,至少间隔 1 个月,如仍无发作,再撤掉第二种药物。

6. 如果在撤药过程中出现发作,应停止撤药,并将药物剂量恢复到发作前的剂量。

四、癫痫持续状态的诊治策略

(一)定义

癫痫持续状态(status epilepticus,SE)是一种以持续的癫痫发作为特征的病理状况,为神经科的急症,一旦发作持续就应该紧急处理。既往国内沿用的定义为出现两次以上的癫痫发作,而在发作间期意识未完全恢复;或者一次癫痫发作持续 30min 以上。目前,基于癫痫持续状态的临床控制和对脑的保护,提出临床上更为实用的定义为,一次发作没有停止,持续时间大大超过了具有该型癫痫的大多数患者发作的时间;或反复的发作,在发作间期患者的意识状态不能恢复到基线期水平。

(二)分类

SE 有多种分类方法。Celesia 等(1976)提议将 SE 分为:全面惊厥性、非惊厥性(复杂部分性和失神性)和单纯部分性三大类。目前倾向于按照癫痫发作类型进行分类。2001 年国际抗癫痫联盟推荐的分类如下。

1. 全面性癫痫持续状态

(1)全面性强直阵挛癫痫持续状态。

(2)阵挛性癫痫持续状态。

(3)失神性癫痫持续状态。

(4)强直性癫痫持续状态。

(5)肌阵挛性癫痫持续状态。

2. 局灶性癫痫持续状态

(1)Kojevnikov 部分性持续性癫痫。

(2)持续性先兆。

(3)边缘性癫痫持续状态。

(4)伴偏侧轻瘫的偏侧抽搐状态。

(三)诊断原则

癫痫持续状态是神经科的急症,迅速明确诊断是控制发作的前提。准确鉴别癫痫持续状态、假性癫痫持续状态以及其他非痫性发作是十分必要的。

1. 患者有癫痫发作病史,其他病史、发作的临床表现对诊断有重要意义。

2. EEG 在诊断、鉴别诊断、分类、监护、疗效判断等方面有重要的价值。

(四)治疗原则

1. SE 治疗目的

(1)尽快终止发作,一般应在 SE 发生的 30min 内终止发作。

(2)保护脑神经元。

(3)查寻病因,去除促发因素。

2. 全面性惊厥性癫痫持续状态的治疗

(1)一般措施。

①保持呼吸道通畅。

②给氧。

③监护生命体征:呼吸、心功能、血压、血氧等。

④建立大静脉输液通路。

⑤对症治疗,维持生命体征和内环境的稳定。

⑥根据具体情况进行实验室检查,如全血细胞计数、尿常规、肝功能、血糖、血钙、凝血相、血气分析、AEDs 血药浓度监测等。

(2)30min 内终止发作的治疗。

①地西泮(安定):为首选药物。其优点是作用快,1～3min 即可生效。缺点是作用持续时间较短。其主要不良反应是呼吸抑制。如在巴比妥类、水合氯醛、副醛等药物应用之后,再用地西泮,不良反应会更加明显。

具体用法:儿童,地西泮 0.2～0.5mg/kg,最大剂量不超过 10mg。或按(岁数＋1)mg 计算,如 1 岁 2mg,2 岁 3mg,以此类推。以每分钟 1～2mg 的速度缓慢静脉注射。如因小儿用量少不容易控制注射速度,可将原液稀释后注射。原液稀释后常出现浑浊,但不影响疗效。如在静脉注射过程患儿发作停止,剩余药液不必继续注入。成人,首次静脉注射 10～20mg,注射速度<2～5mg/min,如癫痫持续或复发可于 15min 后重复给药,或用 100～200mg 地西泮溶于 5％葡萄糖溶液中,于 12h 内缓慢静脉滴注。

②劳拉西泮(氯羟安定 lorazepam,LZP):静脉注射成人推荐用药剂量 4mg,缓慢注射,注射速度<2mg/min,如果癫痫持续或复发可于 10～15min 后按相同剂量重复给药;如再经 10～15min 后仍无效,需采取其他措施。12h 内用量一般不超过 8mg。12 岁以下小儿安全性与剂量尚未确定。18 岁以下的患者不推荐静脉注射本药。抗癫痫作用维持时间比地西泮长。

③苯妥英钠:成人静脉注射每次 150～250mg,注射速度 < 50mg/min,需要时 30min 后可再次静脉注射 100～150mg,一日总量不超过 500mg。静脉滴注用量(16.4±2.7)mg/kg。小儿常用量为静脉注射 5mg/kg 或按体表面积 250mg/m^2,1 次或分 2 次注射。静脉注射速度过快易导房室传导阻滞、低血压、心动过缓,甚至心脏骤停、呼吸抑制。有引起结节性动脉周围炎的报道。注意监测心电图及血压。脑达峰时间比地西泮长,15～30min,无呼吸抑制。

④磷苯妥英:是苯妥英钠的前体药,药理特性与苯妥英钠相同,应用剂量相等。水溶性,局部刺激小。

⑤苯巴比妥:成人静脉注射每次 200～250mg,注射速度<60mg/min,必要时 6h 重复 1 次。极量每次 250mg,每日 500mg。可引起呼吸抑制、低血压、如已经应用地西泮,

则增加呼吸抑制的风险。静脉注射应选用较粗的静脉,减少局部刺激,否则可能引起血栓形成。应避免药物外渗或注入动脉内,外渗可引起组织化学性损伤,注入动脉内则可引起局部动脉痉挛、剧痛、甚至发生肢端坏疽。

⑥丙戊酸钠:丙戊酸钠注射液 15～30mg/kg 静脉注射后,以 1mg/(kg·h)的速度静脉滴注维持。

⑦水合氯醛:10％水合氯醛 20～30ml 加等量植物油保留灌肠。

⑧利多卡因:主要用于地西泮静脉注射无效者。用量 2～4mg/kg,加入 10％葡萄糖内,以 50mg/(kg·h)的速度静脉滴注。心脏传导阻滞及心动过缓者慎用,必要时进行心电监测。

(3)超过 30min 终止发作的治疗。

①请专科医生会诊、治疗,如有条件应进入癫痫加强单元或 ICU 治疗。

②可酌情选用下列药物:如咪达唑仑、丙泊酚(普鲁泊福,propofol)、硫喷妥、戊巴比妥等,必要时请麻醉科协助治疗。

③有条件者进行 EEG 监测。

(4)维持治疗:在应用上述方法控制发作后,应立即应用长效 AEDs 苯巴比妥 0.1～0.2g 肌内注射,每 8 小时 1 次,巩固和维持疗效。同时,根据发作类型选用口服 AEDs,必要时可鼻饲给药,达有效血药浓度后逐渐停止肌内注射苯巴比妥。

(5)病因治疗:确定病因和进行病因治疗。

(6)治疗中的评价

①多数病例需 EEG 检查,在等待 EEG 结果时,不应延迟治疗。

②如患者临床发作活动停止,意识恢复,不需 EEG 监测。

③如抽搐已停止,而意识状态未迅速恢复,应做 EEG,以明确电的发作活动是否停止。

3. 非惊厥性癫痫持续状态治疗　静脉

注射地西泮或劳拉西泮，用法同惊厥性癫痫持续状态。

4. 恢复和调整原口服药物。

5. 癫痫专业专家会诊。

（王　峰　张　庆　张　震）

参 考 文 献

[1] 中华医学会.临床诊疗指南.癫痫病学分册.北京：人民卫生出版社，2007

[2] 邓劼，张月华，刘晓燕.发作和癫痫分类框架相关术语和概念修订——国际抗癫痫联盟分类和术语委员会报告，2005—2009年.中国实用儿科杂志，2011(07)：505-511

[3] 常琳.中国癫痫流行病学调查研究进展.国际神经病学神经外科学杂志，2012，39(2)：161-164

[4] 全国神经外科癫痫防治协助组.神经外科围手术期和外伤后癫痫的预防及治疗指南(草案).中华神经医学杂志，2006，5(12)：1189-1190

[5] Kobow K，Auvin S，Jensen F，et al.Finding a better drug for epilepsy：antiepileptogenesis targets.Epilepsia，2012，53(11)：1868-1876

[6] Lowenstein D H.Epilepsy after head injury：an overview.Epilepsia，2009，50 Suppl 2：4-9

[7] Lowenstein D H.Interview：the National Institute of Neurological Diseases and Stroke/American Epilepsy Society benchmarks and research priorities for epilepsy research.Biomark Med，2011，5(5)：531-535

[8] Cao Y，Wang R，Yang L，et al.Bipolar electrocoagulation on cortex after AVMs lesionectomy for seizure control.CanJ Neurol Sci，2011，38(1)：48-53

[9] Misra UK，Kalita J.Seizures in encephalitis：predictors and outcome.Seizure，2009，18(8)：583-587

[10] Peruvva E，French J.Bialer M.Development of new antiepileptic drups：challenges，incentives，and recent advances.Lancet Neurol，2007，6(9)：793-804

[11] Chitra S，Mehar CS，Prabal D.Neuropathological spectrum of lesions associated with inte-

actable epilepsies A 10-year experience with a series 153 resections.Neurology India，2006，54(2)：144-149

[12] Zhang Q，Zhang YT，Zhang J，et al.Preliminary study of MR-diffusion weighted imaging in temporal lobe epilepsy.J Clin Radiol，2008，27(5)：581-584

[13] Lee JH，Chung CK，Song IC，et al.Limited utility of interictal apparent diffusion coefficient in the evaluation of hippocampal sclerosis.Acta Neurologica Scandinavica，2004，110(1)：53-58

[14] Zhang HJ，Li YL，Yao Y，et al.MR diffusion tensor imaging on frontal lobe white matter in patients with MRI-negative refractory frontal lobe epilepsy.Chin J Pract Nerv Dis，2010，13(17)：5-8

[15] Focke NK，Yogarajah M，Bonelli S B，et al.Voxel-based diffusion tensor imaging in patients with mesial temporal lobe epilepsy and hippocampal sclerosis.NeuroImage，2008，40(2)：728-737

[16] Kim H，Piao Z，Liu P，et al.Secondary white matter degeneration of the corpus callosum in patients with intractable temporal lobe epilepsy：a diffusion tensor imaging study.Epilepsy Research，2008，81(2-3)：136-142

[17] Ahmadi ME，Hagler DJ，Mcdonald CR，et al.Side matters：diffusion tensor imaging tractography in left and right temporal lobe epilepsy.AJNR Am J Neuroradiol，2009，30(9)：1740-1747

[18] Diehl B，Tkach J，Piao Z，et al.Diffusion tensor imaging in patients with focal epilepsy due to cortical dysplasia in the temporo-occipital region：electro-clinico-pathological correlations.Epilepsy Research，2010，90(3)：178-187

[19] Araujo D，Santos AC，Velasco TR，et al.Volumetric evidence of bilateral damage in unilateral mesial temporal lobe epilepsy.Epilepsia，2006，47(8)：1354-1359

[20] Wang ZQ，Li KC，Wang L，et al.Evaluation of proton magnetic resonance spectroscopy for localization of temporal lobe epilepsy.Radio-

logic Pract,2007,22(4):371-375

[21] 肖翔,吴元魁.MRI 新技术在癫痫中的应用进展.磁共振成像,2013,4(1):64-70

[22] Vermathen P,Laxer K D,Schuff N,et al.Evidence of neuronal injury outside the medial temporal lobe in temporal lobe epilepsy:N-acetylaspartate concentration reductions detected with multisection proton MR spectroscopic imaging-initial experience.Radiology,2003,226(1):195-202

[23] Wang J,Zhou YC,Hu ZY,et al.Comparison of 1H-MRS,PET/CT and postoperational pathology of the patients with temporal lobe epilepsy.J Chin Clin Med Imaging,2006,18(12):661-664

[24] Simister RJ,Mclean MA,Barker GJ,et al.Proton MRS reveals frontal lobe metabolite abnormalities in idiopathic generalized epilepsy.Neurology,2003,61(7):897-902

[25] Hammen T,Schwarz M,Doelken M,et al.1H-MR spectroscopy indicates severity markers in temporal lobe epilepsy:correlations between metabolic alterations,seizures,and epileptic discharges in EEG.Epilepsia,2007,48(2):263-269

[26] Wang Y,Li HT,Li LS,et al.Changes of proton magnetic resonance spectroscopy in thalamus of 10 patients with idiopathic gener alized epilepsy.Acta Acad Med Mil itaris Tertiae,2007,29(10):967-969

[27] Errante LD,Williamson A,Spencer DD,et al.Gabapentin and vigabatrin increase GABA in the human neocortical slice.Epilepsy Res,2002,49(3):203-210

[28] Arora J,Pugh K,Westerveld M,et al.Language lateralization in epilepsy patients:fMRI validated with the Wada procedure.Epilepsia,2009,50(10):2225-2241

[29] Brázdil M,Chlebus P,Mikl M,et al.Reorganization of language-related neuronal networks in patients with left temporal lobe epilepsy:an fMRI study.Eur J Neurol,2005,12(4):268-275

[30] Briellmann RS,Mitchell LA,Waites AB,et al.Correlation between language organization and diffusion tensor abnormalities in refractory partial epilepsy.Epilepsia,2003,44(12):1541-1545

[31] Janszky J,Jokeit H,Kontopoulou K,et al.Functional MRI predicts memory performance after right mesiotemporal epilepsy surgery.Epilepsia,2005,46(2):244-250

[32] Vannest J,Szaflarski JP,Privitera MD,et al.Medial temporal fMRI activation reflects memory lateralization and memory performance in patients with epilep sy.Epilepsy Behav,2008,12(3):410-418

[33] Zhu JG,Lu GM,Zhang ZQ,et al.Detection of focal epileptic activity using simultaneous EEG-functional MRI.Chin J Med Imaging Technol,2008,24(9):1362-1365

[34] Zijlmans M,Huiskamp G,Hersevoort M,et al.EEG-fMRI in the preoperative work-up for epilepsy surgery.Brain,2007,130(Part 9):2343-2353

[35] Moeller FF,Siebner HR,Wolff S,et al.Simultaneous EEG-fMRI in drug-naive children with newly diagnosed absence epilepsy.Epilepsia,2008,49(9):1510-1519

[36] Zhang H,Qian ZY,Lu GM,et al.Investigation of childhood absence seizuresbased on EEG correlated fMRI technology.Acta Biophysica Sinica,2011,27(02):167-174

[37] Szaflarski JP,Difrancesco M,Hirschauer T,et al.Cortical and subcortical contributions to absence seizure onset examined with EEG/fMRI.Epilepsy Behav,2010,18(4):404-413

[38] Salek-Haddadi A,Diehl B,Hamandi K,et al.Hemodynarnic correlates of epileptiform discharges:an EEG-fMRI study of 63 patients with focal epilepsy.Brain Research,2006,1088(1):148-166

[39] Zhu JG,Lu GM,Zhang Y,et al.Studying temperal lobe epilepsy in interictal epiletiform discharges using simultaneous electroencephalogram-functional MRI.J Clin Radiol,2009,28

(5)：597-600

[40] Greicius MD, Krasnow B, Reiss A L, et al. Functional connectivity in the resting brain: a network analysis of the default mode hypothesis. Proc Natl Acad Sci U S A, 2003, 100(1)：253-258

[41] Pereira FR, Alessio A, Sercheli MS, et al. A-symmetrical hippocampal connectivity in mesial temporal lobe epilepsy: evidence from resting state fMRI. BMC Neurosci, 2010, 11:66

[42] Luo C, Li Q, Lai Y, et al. Altered Functional connectivity in default mode network in absence epilepsy: a resting-state fMRI study. Human Brain Mapping, 2011, 32(3)：438-449

[43] Fisher RS, Van Emde Boas W, Blume W, et al. Epileptic seizures and Epilpsy: definitions proposed by the International League A-gainst Epilepsy(ILAE) and the International Bureau for Epilepsy (IBE). Epilepsia, 2005, 46：470-472

[44] Skjei KL, Dlugos DJ. The evaluation of treatment-resistant epilepsy. Semin Pediatr Neurol, 2011, 18：150-170

[45] 王荣福, 李建峰, 张春丽. PET/CT 的新进展及临床应用. 中国医疗器械信息, 2007, 13(7)：专题技术

[46] 常会民, 吴金陵, 苏军, 等. PET/CT 在顽固性癫痫病灶定位中的应用. 中华神经外科杂志, 2005, 21(8)：468-470

[47] 刘耀, 陈自谦, 赵春雷, 等. 18F-FDG PET/CT 脑显像与 EEG 对颞叶癫痫术前定位价值的对比研究. 临床军医杂志, 2011, 39(3)：511-514

[48] Spencer SS. The relative contributions of MRI, SPECT and PETimaging in epilepsy. 2002, 15

(2)：191-195

[49] Pedley TA, Hirano M. Is Refractory Epilrpsy Due to Genetically Determined Resistance to Antiepileptic Drugs. N Engl J med. 2003, 348：15

[50] 汤浩, 舒凯, 张华楸, 等. 18F-FDG PET 在癫痫外科手术中的评价. 中华神经外科疾病研究杂志, 2005, 4(4)：331-333

[51] Kumlien E, Nilsson A, Hagberg G. PET with 11C-deuterium-deprenyl and 18F-FDG in focal epilepsy. Acta Neurologica Scandinavica, 2001, 103(6)：360-366

[52] Pedley TA, Hirano M. Is refractory epilepsy due to genetically determined resistance to antiepileptic drugs? N Engl J Med, 2003, 348：15

[53] GambhirSS, Bauer E, BlackME, et al. Amutantherpes simplex virus type 1 thymidine kinase reporter gene shows improved sensitivity for imaging reporter gene expression with positron emission tomography. Proc Natl Acad Sci USA, 2000, 97(6)：2785-2790

[54] 蒋伟, 舒凯, 雷霆, 等. 婴幼儿期灾难性癫痫的术前评估. 中华神经外科疾病研究杂志, 2010, 9：397-401

[55] Liew CJ, Lim YM, Bonwetsch R, et al. 18F-FCWAY and 18F-FDG PET in MRI-negative temporal lobe epilepsy. Epilepsia, 2009, 50：234-239

[56] 梁英魁, 赵文锐, 川玲, 等. 18F-FDG PET/CT 在顽固性癫痫病灶定位和治疗决策中的影响. 临床荟萃, 2012, 27(14)：1201-1204

[57] 蒋伟, 马杰, 陈旭, 等. 18F-FDG PET/CT 在颞叶内侧癫痫外科定位诊断中的价值. 立体定向和功能性神经外科杂志, 2011, 24(5)：277-280

第2章 脑肿瘤相关性癫痫

第一节 概 述

随着现代神经影像学的发展,越来越多的由于脑肿瘤所引起的癫痫早期得到诊断。对于出现癫痫症状的脑肿瘤患者提倡进行早期手术治疗,治疗目标不仅要去除有恶性倾向的病变,防止肿瘤复发,而且要在对脑功能影响最小的情况下根治癫痫,保护脑功能,切除肿瘤,控制癫痫,防止复发。特别是对于儿童,早期手术不仅切除肿瘤,而且由于癫痫发作可能被停止而使脑的发育也得到改善。肿瘤相关性癫痫是一种"症状性癫痫",发作与肿瘤类型、肿瘤位置,以及瘤周情况、遗传因素等密切相关,但其具体发生机制仍不明确。目前,对肿瘤相关性癫痫的抗癫痫药物治疗效果还远不理想,临床上也没有对此类癫痫明确的抗痫药物治疗标准,许多关键性问题仍有待继续深入研究。

一、肿瘤相关性癫痫的发生率

脑肿瘤是人类健康头号杀手之一,具有高致残率,高病死率的特点。脑肿瘤可产生于脑组织(原发性脑肿瘤,如星形细胞瘤,少突胶质细胞瘤等),也可是从身体其他部位转移来的恶性肿瘤,如肺癌和黑色素瘤(继发性脑肿瘤)。癫痫发作是脑肿瘤患者的常见症状,也是许多颅内肿瘤的首发症状。尽管只有约4%的癫痫是由脑肿瘤引起的,但脑肿瘤患者的癫痫发生率却高达30%以上。癫痫严重影响患者的生活质量与生存时间。肿瘤相关性癫痫的发生具有一定的流行病学特征。一般认为,在大脑半球缓慢生长的肿瘤(如胚胎发育不良性神经上皮肿瘤、低级别胶质瘤)比快速生长的肿瘤(如胶质母细胞瘤、转移瘤)更易导致癫痫,胚胎发育不良性神经上皮肿瘤癫痫发生率高达100%,低级别胶质瘤为60%～85%,诸多临床研究证实了肿瘤性癫痫的发生率与肿瘤类型密切相关(表2-1)。不论肿瘤类型,如癫痫是脑肿瘤的首发症状,尽管给予抗癫痫药物治疗,再次发作的风险也显著增高。此外,肿瘤位置也影响

表 2-1 不同肿瘤类型的癫痫发生率

肿瘤类型	癫痫发生率
胚胎发育不良性神经上皮肿瘤	100%
神经节胶质瘤	80%～90%
低级别星形细胞瘤	75%
脑膜瘤	29%～60%
少突胶质细胞瘤	53%
间变星形细胞瘤	43%
胶质母细胞瘤	29%～49%
室管膜瘤	25%
转移瘤	20%～35%
软脑膜肿瘤	10%～15%
原发性中枢神经系统淋巴瘤	10%
血管网状细胞瘤	0
髓母细胞瘤	0
神经鞘瘤	0

引自:van Breemen MS, et al. Epilepsy in patients with brain tumours: epidemiology, mechanisms, and management. Lancet Neurol,2007,6(5): 421-430

癫痫发生风险,位于额叶、颞叶、顶叶的肿瘤其致痫率往往高于枕叶的肿瘤,而幕下和鞍区肿瘤很少引起癫痫发作。年龄也与癫痫发病情况密切相关:越年轻越易以癫痫起病,而肿瘤平均直径偏小的高级别胶质瘤更易引起癫痫。

二、发病机制

探讨疾病的发病机制将有助于深入了解其发生、发展的分子生物学进程,从而进一步指导临床治疗。针对肿瘤相关癫痫的发病机制,目前仍无明确说法,主要可归纳为"肿瘤本身"和"肿瘤周边"两个方面。

1. 肿瘤自身的因素 包括肿瘤的位置、大小、病理学特征、血-脑脊液屏障的破坏程度及肿瘤细胞的分子遗传学改变等。

2. 肿瘤微环境的因素 包括神经递质及其受体的改变,离子通道的改变,肿瘤周围缺氧、水肿、酸中毒、代谢性改变,免疫及炎性反应,神经元及神经胶质细胞超微结构的改变,突触囊泡的功能异常等。

越来越多的学者尝试从分子遗传学的水平揭示肿瘤相关性癫痫的产生机制,并初步提出了一系列假说,肿瘤细胞可以病理性释放谷氨酸盐,并通过细胞外分泌的毒性作用杀死肿瘤周围神经元或干扰其正常的神经电生理活动,从而诱发癫痫;细胞增生核抗原Ki-67的表达程度与瘤性癫痫的术后发生率呈正相关;微小 RNA-196b(Mir-196b)是表观遗传学水平上可能调控胶质瘤相关癫痫产生的分子机制之一。这些分子遗传学机制的相继提出,无疑将从本质上提高人们对肿瘤相关癫痫的认识,为临床药物的选择与研发提供必要的理论基础(图 2-1)。

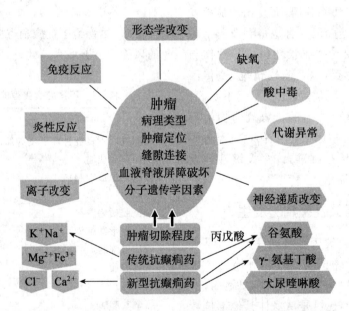

图 2-1 肿瘤性癫痫的潜在发病机制及其相应的药物治疗对策
引自:游赣,江涛. 肿瘤相关癫痫的转化医学研究进展[J].
转化医学研究,2012,2(4):33-40

三、合并癫痫的脑肿瘤的外科治疗

近年来研究证实,肿瘤相关癫痫的产生是多因素共同作用的结果。肿瘤的存在是根本原因,而由肿瘤引起的瘤周脑区域的物理、化学、内分泌等的改变,即癫痫灶的形成,是瘤性癫痫发生的直接原因。因此,肿瘤相关癫痫的治疗原则无疑是"先治本,后治标"。手术的根本目标是尽可能的全切肿瘤,以便延迟肿瘤生长,延长患者生存时间。肿瘤切除程度受到脑功能区的限制。进一步,切除肿瘤也可导致发作的减少,许多患者发作消失在肿瘤切除后。一般认为,彻底切除甚至扩大切除肿瘤可以同时改善患者的生存预后和癫痫预后;但也有观点认为,对于小儿瘤性癫痫而言,单纯的病灶切除术即可获得满意的术后癫痫控制效果。原因可能是小儿患者癫痫病史一般相对较短,瘤周癫痫灶的形成具有一定的可逆性,一旦肿瘤得到切除,加上药物的强化治疗,癫痫灶大多能够消退。总而言之,外科医师应该在最大限度地保护功能的同时,尽可能全切肿瘤,使患者实现延长生存时间、提高生活质量的双重获益。

研究显示使用更为先进的神经外科手术技术的患者,术后癫痫发作显著减少。传统的肿瘤手术,其致痫区并不一定都被切除,因为肿瘤患者的致痫区常不局限于肿瘤区域内。事实上,有 1/3 的患者肿瘤区不是致痫区。对于非肿瘤性癫痫患者的癫痫外科手术术前影像学评估技术对肿瘤相关性癫痫患者致痫灶的判断是有很大帮助的,这些影像学技术包括功能 MRI、Wada 试验、脑磁图、弥散张量成像、颅内电极埋藏脑电监测技术,以及术中唤醒电刺激技术等,这些技术能对致痫区进行识别和准确定位。随后,在切除肿瘤的同时(如可能)将痫灶也一同切除,这将比单纯的肿瘤切除提供更好的癫痫控制效果。研究证实,单纯切除肿瘤的患者,术后癫痫发作消失率为 65%～77%,而连同痫灶一同切除的肿瘤扩大切除则为 82%～92%。

在决定进行肿瘤切除手术时,必须考虑癫痫外科手术,尤其是对于低级别(WHO Ⅰ和Ⅱ级)胶质瘤患者。但是,由于附加的痫灶切除伴随着许多风险,甚至可能增加发作频率。此外,术前对致痫区的定位是手术的关键,此检查过程需要消耗大量时间,增加医疗开支,特别是恶性脑肿瘤患者也需要考虑。因此,虽然对于每个伴发癫痫发作的脑肿瘤患者都提倡在肿瘤切除的基础上进行致痫灶的切除,但最终是否实施此治疗策略还依赖于对患者术后癫痫发作消失情况的预测,这取决于,①肿瘤级别和预后,肿瘤级别越高,发展越快,术前对致痫灶的定位检查越难以完成;②肿瘤位置,肿瘤越难以达到完全切除或次全切除,如条件允许,详细的术前致痫灶定位检查将越可能提高肿瘤的切除程度;③癫痫严重程度,癫痫发作越难以控制,术后患者癫痫发作消失的机会越低。对于脑肿瘤患者,癫痫病史小于 1 年预示着术后癫痫预后良好,而药物难治性癫痫以及表现为简单部分性发作的脑肿瘤患者预示着术后癫痫预后较差。

四、抗癫痫药物治疗

肿瘤性癫痫的药物治疗原则基本等同于原发性癫痫,只是在平均用药时间上略有缩短。近年的研究重点大都集中于药物种类的选择以及它们与化疗药物的相互作用上。当某种一线抗癫痫药物对治疗瘤性癫痫依然有效时,临床医师应该更加关注药物的不良反应,比如肝肾功能减退、皮疹、认知功能损害、甚至是 Stevens-Johnson 综合征等;针对需要接受化疗的患者,临床医师应该综合评估抗癫痫药物的肝药酶诱导性。换而言之,在面临多种用药选择的情况时,临床医师应综合考虑患者的具体情况,制定个体化的用药方案。因为减轻消极作用也是强化积极作用的一种方式。

传统的抗癫痫药物虽然现在仍在应用,但由于其受限的作用机制和不同程度的不良反应,可能会在不久的将来逐渐淡出人们的视野。但值得一提的是,丙戊酸钠作为经典的抗癫痫药物之一,通过增加脑内 γ-氨基丁酸的合成、抑制谷氨酸的神经兴奋作用、稳定细胞膜等多重机制发挥药理作用,具有作用广谱、价格低廉等优势。另有文献报道,丙戊酸同时具有抗肿瘤的活性,这进一步巩固了其在现有传统抗癫痫药物中的地位。

随着近年来药物研究水平的提升,一些新型抗癫痫药物,例如:左乙拉西坦、拉莫三嗪、托吡酯、加巴喷丁、普瑞巴林等,相继被应用于肿瘤相关癫痫的治疗中。具备多重的抗癫痫机制是它们共同的特点。值得一提的是,左乙拉西坦的疗效在近10年的临床观察中得到了最为广泛的肯定。2009年在国际抗癫痫联盟(International League Against Epilepsy,ILAE)成立百年世纪回眸中,癫痫领域首席核心杂志《EPILEPSIA》主编 Simon D. Shorvon 提到,"左乙拉西坦是当前已有的全部新型抗癫痫药物中最成功者"。新型抗癫痫药物是否能够完全取代传统药物我们目前不得而知,但可以肯定的是,肿瘤相关癫痫的治疗策略正在不断改进当中,成熟的治疗规范还需要在反复实践中得到完善。

五、脑肿瘤的癫痫预防性用药问题

通常,在脑肿瘤患者第一次癫痫发作后开始进行抗癫痫治疗。然而,对于无癫痫发作的脑肿瘤患者是否常规应用抗癫痫药物还没有定论。依靠肿瘤类型、位置、病人年龄和以前的肿瘤治疗情况,脑肿瘤患者后期有20%~45%的概率出现癫痫发作。曾有学者对进行脑肿瘤手术的患者预防性使用抗痫药物进行过评估,然而,结果仍有争议,因此对于在神经外科手术之后是否需要抗癫痫治疗是不确定的。有几项荟萃分析证实,在脑肿瘤患者术后预防性使用抗痫药为无效预防。目前,美国神经病学学会质量标准委员会(Quality Standards Subcommittee of American Academy of Neurology)推荐,对于没有出现癫痫发作的脑肿瘤患者,不常规使用抗痫药作为预防性用药;对于进行肿瘤切除手术的患者,如术后第1周没有出现癫痫发作,则停用抗癫痫药物。

(夏鹤春 王 峰)

第二节 胶质瘤与癫痫

一、概 述

神经胶质瘤来源于神经上皮的肿瘤,是最常见的颅内肿瘤,占全部脑肿瘤的40%~50%。胶质瘤具有发病率高、复发率高、病死率高、治愈率低等特点。目前胶质瘤的治疗临床上采用手术切除、放射治疗、化学治疗及正在进行临床或基础研究的基因治疗、免疫治疗、分子靶向治疗、肿瘤干细胞、疫苗、和针对肿瘤血管生成的治疗等。癫痫是胶质瘤患者的常见症状之一,也是部分患者的首发症状和就诊原因。随着胶质瘤患者生存期的延长,癫痫成为影响患者预后及生活质量的主要因素。

胶质瘤的分类方法很多,临床上常用的神经胶质瘤分类系统是 WHO 分类系统。目前为止还没有一个更好的胶质瘤分类系统,基于分子病理的胶质瘤分类系统,准确判断胶质瘤患者的预后,指导个体化诊断与治疗胶质瘤,成为目前研究的热点。为了使神经外科医生更好地了解胶质瘤治疗和基础研究等相关进展,并避免一些由于名称翻译不同所引起的混淆,现将 WHO(2007年版)对源于神经上皮组织的肿瘤分类进行简单的介绍(表2-2)。

表 2-2　WHO 源于神经上皮组织的肿瘤分类

神经上皮组织肿瘤（tumours of neuroepithelial tissue）

　星形细胞肿瘤（ast rocytic tumors）

　　毛细胞型星形细胞瘤（pilocytic ast rocytoma）

　　　毛黏液样星形细胞瘤（pilomyxoid astrocytoma）

　　室管膜下巨细胞星形细胞瘤（ subependyma）

　　多形性黄色星形细胞瘤（pleom orphic xanth oastrocytoma）

　　弥漫性星形细胞瘤（diffuse ast rocytoma）

　　　纤维型星形细胞瘤（fibrillary ast rocytoma）

　　　肥胖细胞型星形细胞瘤（ge emistocytic astrocytoma）

　　　原浆型星形细胞瘤（protoplasmic astrocytoma）

　　间变性星形细胞瘤（anaplastic ast rocytoma）

　　胶质母细胞瘤（glioblastoma）

　　　巨细胞胶质母细胞瘤（giant cell glioblastoma）

　　胶质肉瘤（gliosarcoma）

　　　大脑胶质瘤病（gliomatosis cerebri）

　少突胶质细胞肿瘤（oligodendroglial tumours）

　　少突胶质瘤（oligodendroglioma）

　　间变性少突胶质瘤（anaplastic oligodendroglioma）

　少突星形细胞肿瘤（oligoastrocytic tumours）

　　少突星形细胞瘤（oligoastrocytoma）

　　间变性少突星形细胞瘤（anaplastic oligoastrocytoma）

　室管膜肿瘤（ Ependymal tumours）

　　室管膜下瘤（ Subependymoma）

　　　黏液乳头型室管膜瘤（myxopapillary ependymoma）

　　室管膜瘤（ependymoma）

　　细胞型（cellular）

　　乳头型（papillary）

　　透明细胞型（clear cell）

　　伸展细胞型（tanycytic）

　间变性室管膜瘤（anaplastic ependymoma）

脉络丛肿瘤（choroid plexus tumours ）

　脉络丛乳头状瘤（choroid plexus papilloma）

　非典型脉络丛乳头状瘤（atypical Choroid plexus papilloma）

　脉络丛乳头状癌（choroid plexus carcinoma）

其他神经上皮类肿瘤（other neuroepithelial tumours）

　星形母细胞瘤（ ast roblastoma）

　第三脑室脊索样胶质瘤（chordoid glioma of the third vent rcile）

　血管中心性胶质瘤（angiocent ric glioma ）

神经元和混合性神经元-神经胶质肿瘤（neuronal and mixed neutonal-glial tumours）

　小脑发育不良性神经节细胞瘤（dysplastic gangliocytoma of cerebellum）

婴儿多纤维性星形细胞瘤/节细胞胶质瘤（desmoplastic infantile ast rocytoma/ganglioglioma）

胚胎发育不良性神经上皮肿瘤（dysembryolastic neuroepithelial tumour）

神经节细胞瘤（gangliocytoma）

节细胞胶质瘤（ganglioglioma）

间变性节细胞胶质瘤（anaplastic ganglioglioma）

中枢神经细胞瘤（cent ral neurocytoma）

脑室外神经细胞瘤（extraventricular neurocytoma）

乳头状胶质神经元肿瘤（papillary glioneuronal tumour）

第四脑室玫瑰花结样胶质神经元肿瘤（rosette-forming glioneuronal tumour of the fourth ventricle）

副神经节瘤（paraganglioma）

松果体区肿瘤（tumourl of the pineal region）

松果体细胞瘤（pineocytoma）

中间分化的松果体实质瘤（pineal parenchymal tumour of intermediate differentiation）

松果体母细胞瘤（pineoblastoma）

松果体区乳突样瘤（papillary tumour of the pineal region）

胚胎类肿瘤（embryonal tumours）

髓母细胞瘤（medulloblastoma）

多纤维性/结节增生性髓母细胞瘤（desmolastic/nodular medulloblastoma）

广泛小结节性髓母细胞瘤（medulloblastoma with extensive nodularity）

间变性髓母细胞瘤（anaplastic medulloblastoma）

大细胞性髓母细胞瘤（large cell medulloblastoma）

中枢神经系统原始外胚层肿瘤（CNS primitive neuroectodermal tumuour）

中枢神经系统神经母细胞瘤（neuroblastoma）

髓上皮瘤（medulloepithelioma）

室管膜母细胞瘤（ependymoblastoma）

非典型畸胎样/横纹肌样瘤（atypical teratoid/rhabdoid tumuour）

二、胶质瘤相关癫痫的流行病学

不同类型胶质瘤的癫痫发生率不同（表2-3）。Brogna C 等回顾性综述显示胚胎发育不良性神经上皮肿瘤（DNETs）患者癫痫发生率 100%，低级别胶质瘤（如少突胶质细胞瘤、星形细胞瘤、少突星形细胞瘤、节细胞胶质瘤）患者癫痫发生率 60%～85%。高级别胶质瘤的癫痫发生率则明显降低，胶质母细胞瘤的癫痫发生率仅为 30%～35%。Lynam LM 等回顾性研究发现胶质瘤的组织学分级与癫痫发生率之间呈负相关，WHO Ⅱ级少突胶质细胞瘤、WHO Ⅱ级星形细胞瘤、WHO Ⅲ级和 WHO Ⅳ级星形细胞瘤的癫痫发生率分别为 100%、60%、50%、25%。这些差别反映了低级别和高级别胶质瘤的癫痫发生机制不同。神经胶质瘤患者的癫痫患病率随年龄和肿瘤的组织学不同而不同，癫痫发病率在低级别胶质瘤患者中随年龄增长而增加，在高级别胶质瘤中则随年龄而减少。

表 2-3　不同胶质瘤类型和癫痫发作发生率

肿瘤类型	频率
DNETs	100%
节细胞胶质瘤	80%～90%
低级别星形细胞瘤	75%
少突胶质瘤	53%
间变星形细胞瘤	43%
胶质母细胞瘤	29%～49%
室管膜瘤	25%

三、胶质瘤相关癫痫的发病机制

胶质瘤相关癫痫的发病机制是多因素的,主要包括肿瘤类型和部位、瘤周微环境作用、遗传因素、继发癫痫灶及网络发病机制。

(一)肿瘤类型和部位

多数学者认为肿瘤和瘤周组织的相互作用是癫痫发生的关键,癫痫放电的产生与播散有赖于肿瘤和瘤周组织的解剖联系和相互作用。低级别胶质瘤生长缓慢,常常累及周边正常脑组织,癫痫发生率高,如 DNET 和Ⅱ级星形细胞瘤患者的癫痫发生率分别为100% 和 75%。低级别胶质瘤通过机械压迫和血管机制使周边脑区去神经支配,不再受到正常调节。弥散性星形细胞瘤呈浸润性生长,其间散布着正常功能的神经元组织,而后者可能受到表型异常的胶质细胞群调节,使之成为癫痫发作的起搏点。高级别胶质瘤破坏了周围神经元及其轴突,使癫痫的发生和传播受阻。高级别胶质瘤如胶质母细胞瘤癫痫发生率不到 50%,组织损伤如坏死或含铁血黄素沉积是癫痫发生的主要原因,目前尚不清楚高级别胶质瘤癫痫发生率较低是否与整个生存期较短有关。

肿瘤部位可能影响到癫痫活性。枕叶肿瘤癫痫发生率最低,顶、额、颞叶癫痫发生率高。邻近中央区病变癫痫发生率高。表浅部位和皮质肿瘤的癫痫发生率高于深部病变,完全位于白质内的病变很少发生癫痫。额叶胶质瘤的癫痫发生率高,与其本身所具备的生理特点有关。额叶体积在各脑叶中最大,肿瘤发生的概率也最高。其次,额叶与下丘脑、基底节、脑干联系广泛,额叶的神经元放电容易扩展,引起全面强直-阵挛发作。另外额叶的兴奋和抑制的平衡很不稳定,容易受刺激而产生兴奋,兴奋也最易扩散。在颞叶,低级别胶质瘤癫痫的发生可能存在双重病理现象,即在病变或其周边致痫皮质存在情况下,合并颞叶内侧海马硬化改变。

(二)瘤周微环境作用

瘤周组织的形态学变化如异常神经元迁徙、突触囊泡变化、缝隙连接通道蛋白高表达(加强了细胞间的联系)、局部 GABA 和谷氨酸浓度变化(抑制和兴奋机制失衡)与癫痫产生密切相关。Bateman 等通过研究病变周围 GABA 受体和谷氨酸脱羧酶免疫活性变化,证实伴有难治性癫痫胶质瘤患者瘤周谷氨酸浓度明显增加。正常脑组织和肿瘤组织血管生成的差异使瘤内血流灌注减少和代谢增加,在肿瘤和毗邻脑区内产生缺氧区,改变了间质液的 pH 而产生酸中毒,引起细胞肿胀并破坏胶质细胞,增强了神经元的兴奋性,可能诱发癫痫。酸性条件更易激活星形胶质细胞瘤细胞膜的钠离子通道,引起 Na^+ 内流而产生癫痫。Aronica 等研究 41 例节细胞胶质瘤和 16 例 DNET 难治性癫痫患者,证实 N-甲基-D-天冬氨酸受体(NMDA)NR2A 和NR2B 的表达明显强于非癫痫皮质神经元,说明这些细胞具有高度的兴奋性。血脑屏障完整性受到破坏使病人易发癫痫,或者易于受到来自未控制癫痫活动的损伤。血管内皮生长因子(VEGF),是一种微血管渗透性介质,使低级别胶质瘤连接蛋白磷酸化,产生构象变化,引起紧密连接开放和渗漏。此外,VEGF 进入瘤周脑组织进一步加剧周围水肿。Stewart 等发现人胶质瘤内皮细胞紧密连接存在结构缺陷,因此脑质瘤患者血脑屏障的病理破坏可能与产生癫痫有关。

（三）遗传因素

肿瘤抑制基因 LGI1 可以影响胶质瘤进展、肿瘤细胞侵袭和迁移。该基因在胶质母细胞或高级别胶质瘤细胞系中不表达或呈低表达，Brodtkorb 等提出 LGI1 与低级别胶质瘤患者的癫痫相关。

（四）继发癫痫发生

有学者认为，肿瘤本身并非致痫灶，而瘤周正常皮质才是异常放电的起源。约 1/3 的患者，癫痫灶与肿瘤部位并不一致，提示主动放电的癫痫灶可能在远离起源部位诱发癫痫活动。颞叶肿瘤更常见，年轻和长期病史增加了继发癫痫的风险。早期手术切除胶质瘤能够预防继发癫痫灶的发生。

（五）胶质瘤相关癫痫的网络理论

人脑是一个复杂的网络，具有多种重要的网络属性，特别是"小世界（small world）"属性。具体而言，脑区内部具有高度密集的短连接，脑区间存在稀疏的长连接，"小世界"属性可以使人脑实时地在多个系统之间传递信息、有效组织内外界信息，从而在不同功能脑区之间高效的交换信息。根据小世界网络理论，网络内部神经元的同步化既是正常功能和信息加工所必需的，但也可能反映了与癫痫有关的异常动力学变化。起源于图论（the graph theory）的现代病理神经网络理论发现脑瘤可以影响大脑内部广泛的功能网络而并非仅仅影响病变部位。缓慢生长病变如低级别胶质瘤同时累及皮质和皮质下纤维结构，临床上除了癫痫外一般没有神经缺失症状，这可能与大脑功能网络可塑性有关。大脑功能网络是一动态而非静态的复杂结构，肿瘤和手术可能使网络自然平衡和同步化发生变化，产生的可塑性有利于功能保留，而网络失衡后由于代偿机制产生的过度同步化可能是癫痫的主要原因。

四、胶质瘤相关癫痫的治疗

临床往往用非肿瘤癫痫患者的一般处理原则来治疗胶质瘤相关癫痫，然而胶质瘤治疗涉及多学科（手术、放疗和化疗），因此治疗胶质瘤相关癫痫时，必须考虑到癫痫发生的微环境及大脑网络结构的变化，从肿瘤学和癫痫学观点出发，制定包括抗癫痫药物、手术、放疗和化疗及药动学、药效学、药物相互作用和不良反应等全方位的个体化治疗策略。

（一）癫痫的预防治疗

Glantz 等报道约 81% 的神经外科医师对于无癫痫病史的脑瘤患者在围术期常规预防性应用抗癫痫药物。临床上常常在患者第一次癫痫发作后即开始应用抗癫痫药物，然而对于从没有发生癫痫的脑瘤患者手术前、后是否应用抗癫痫药物存在争议。Moots 等评价 20 岁以上胶质瘤患者，发现 60% 的患者在疾病发展过程中至少有一次癫痫发作，其中以癫痫发作为首发症状的占 46%，15% 的患者尽管预防性应用抗癫痫药物，最终还是发生癫痫。一项荟萃分析显示没有发生癫痫的脑瘤患者应用抗癫痫药物并不能有效预防癫痫，不推荐常规应用预防癫痫药物，建议在术后第 1 周停用这些药物。Wu AS 等首次报道采用随机前瞻性的临床试验来研究预防性应用抗癫痫药物。作者研究了 123 例大脑脑转移瘤和胶质瘤患者，随机分为预防组（术后应用苯妥英钠 7d）和观察组。结果发现观察组和预防组中整个癫痫发生率分别为 18% 和 24%（$P = 0.51$）。早期癫痫发生率（术后 30d 内）分别为 8% 和 10%（$P = 1.0$）。预防组比对照组有更多的不良反应（18% vs 0%，$P < 0.01$）。脑瘤术后即使没有预防性应用抗癫痫药物，癫痫的发生率也很低（8%）。相反常规应用苯妥英钠有明显的不良反应。作者指出对于术前没有癫痫的脑瘤患者在围术期没有必要常规预防性应用抗癫痫药物。

（二）药物治疗

Wick 等证实低级别胶质瘤患者的癫痫

发生率为90%,高级别胶质瘤为60%。低级别胶质瘤患者服用卡马西平、苯妥英钠、丙戊酸钠后的癫痫复发率分别为70%、51%、44%,提出胶质瘤患者首先应选择丙戊酸钠作为抗癫痫药物。丙戊酸钠作为一种广谱抗癫痫药物,毒性作用轻微,常用于治疗全身和部分发作。丙戊酸钠能够抑制组蛋白脱乙酰基酶,具有内在的抗肿瘤效应,使细胞去分化,癌细胞凋亡、抑制肿瘤生长。此外丙戊酸可能抑制多种耐药基因(MDR-1)的形成,降低耐药性的发生。然而丙戊酸的酶抑制效应有可能增加化疗患者的骨髓毒性风险。卡马西平或拉莫三嗪作为部分发作的一线药物。卡马西平是治疗部分发作最有效的抗癫痫药物,但由于其酶诱导缺点,可能影响到胶质瘤患者的化疗效应。此外,对于化疗患者亦要考虑卡马西平的骨髓抑制作用。拉莫三嗪治疗症状性癫痫有效,但需要数周时间才能达到治疗剂量。胶质瘤患者的肿瘤细胞中高表达多种耐药蛋白,可减少药物转运到脑实质,使血液中无足量的抗癫痫药物浓度,卡马西平、苯妥英钠、苯巴比妥、拉莫三嗪是这种基因产物的底物,影响其抗癫痫效果。目前的趋势是如果一线药物不足以控制癫痫发作时,可以添加新型抗癫痫药物左乙拉西坦或加巴喷丁,它们与其他抗癫痫药物之间没有明显的药物代谢动力学相互作用。左乙拉西坦不是MDR-1或其他多耐药蛋白的底物,研究表明添加左乙拉西坦比加巴喷丁更有效,可使一些患者癫痫发作消失或较少发作。一项回顾性研究147例脑瘤患者,左乙拉西坦作为最常用的添加药物,95%的患者癫痫消失或仅偶有癫痫发作。van Breemen等推荐开始应用丙戊酸钠,不足则添加左乙拉西坦。

(三)停药指征

对于术前没有癫痫的低级别胶质瘤患者,如果术后没有癫痫发作则尽可能早期停用抗癫痫药物。有作者建议对于术前表现癫痫的低级别胶质瘤患者,如果术后无癫痫发作,则服用抗癫痫药物6个月后逐渐减量,如有癫痫复发,则可能是肿瘤复发。对高级别胶质瘤,也有学者建议术后连续应用3~6个月,逐渐减量,如有癫痫复发则检测血药浓度,并行MRI检查除外肿瘤复发。术前无癫痫发作的高级别胶质瘤患者,术后服用1~2周逐渐减量。有学者认为由于高级别胶质瘤预后差和短期内易于复发,建议一直用药;而对于进行了放疗、肿瘤全切、状态好、无癫痫发作或不能耐受的患者可考虑停药。对于愿意服用抗癫痫药物的患者,医生要遵从患者的意愿和心理,因为良好的心理平衡状态对于患者的生活质量有很大帮助。

(四)癫痫药物和化疗药物交互作用

胶质瘤患者化疗时,必须以整体观点选择最适宜的抗癫痫药物。由于抗癫痫药物和化疗药物之间的相互作用,影响药物摄取、肝内药物代谢或药物消除、改变药物分布体积、影响蛋白结合,可能不足以控制肿瘤或癫痫,也可能增加不良反应。一些抗癫痫药物(如苯巴比妥、卡马西平和苯妥英钠)可诱导肝脏细胞色素P_{450}系统,降低了数种化疗药物如亚硝脲类、紫杉醇、环磷酰胺、依托泊苷、阿霉素、甲氨蝶呤等的效果,Oberndorfer等回顾性研究胶质母细胞瘤患者,同时给予洛莫司汀化疗,发现服用酶诱导性抗癫痫药物患者的生存期明显短于非酶诱导性抗癫痫药物(10.8:13.9个月)。因此酶诱导抗癫痫药物可能对胶质瘤患者的整个生存率期产生负面影响。相反,丙戊酸钠作为一种广谱酶抑制抗癫痫药物,通过提高亚硝脲类、顺铂、依托泊苷的血浆浓度,增加了它们的化疗毒性。一些化疗药物通过诱导细胞色素P_{450}通路的同工酶改变抗癫痫药物的血浆浓度,产生癫痫或不良反应。由于新型的抗癫痫药物如左乙拉西坦、加巴喷丁等不和其他药物交互作用,不影响细胞色素P_{450}或其他代谢通路,不良反应很少,因此对于胶质瘤患者建议应用上述药物。

（五）放、化疗对癫痫的影响

放疗可以控制胶质瘤患者的癫痫发作。Rogers 等观察到放疗后癫痫发作频率减少75%。具体机制不清楚，可能与放疗控制肿瘤进展有关。但是放疗产生的水肿或坏死也可以增加癫痫的发作频率。50%～60%的胶质瘤患者服用替莫唑胺后减少了癫痫发作频率，20%～40%患者的癫痫消失。因此，对于WHOⅡ级胶质瘤部分切除患者和难治性癫痫，应用替莫唑胺既可以控制肿瘤生长，也可控制癫痫，提高生活质量。

（六）胶质瘤相关癫痫的手术治疗

如果肿瘤周边皮质的电生理变化没有达到独立继发癫痫的程度，单独切除肿瘤使其失去启动和扩增癫痫的能力，能够有效控制癫痫。然而有证据支持肿瘤周边存在单独的癫痫灶。如切除颞叶肿瘤后，术中脑电监测可在海马和杏仁核上观察到残留棘波，这些残留棘波可能是真正独立的继发产痫灶，因此采用术中皮质脑电监测，肿瘤切除后再处理独立继发棘波灶有利于术后控制癫痫。早期手术不仅符合肿瘤学考虑，而且能够避免长期癫痫风险并优化患者的生活质量。Chang EF 等研究 332 例低级别胶质瘤癫痫特点及治疗，发现最常见的发作类型是全身发作（53.5%），其次是简单部分和复杂部分发作（30.1% 和 31.2%）。术后 1 年癫痫 Engel 结果分级Ⅰ级 67%，Ⅱ级 17%，Ⅲ级 8%，Ⅳ级 9%。部分发作、颞叶部位、较长的癫痫病史是术前癫痫难以控制的易感因素。术前癫痫患者如果满足肿瘤全切、术前癫痫病史<1 年和非简单部分发作 3 个条件，在术后 6 个月 98%的患者无癫痫发作，没有满足以上 3 个条件的仅 44%患者无癫痫发作。作者指出即使病变较小或缺乏肿瘤影像学进展，低级别胶质瘤相关癫痫病人应当早期手术，而且癫痫复发与肿瘤进展或复发高度正相关。Chaichana KL 等研究 648 例高级别胶质瘤，其中 153 例（24%）表现为癫痫发作，术后 1 年癫痫控制 EngelⅠ级 77%，Ⅱ级 12%，Ⅲ级 6%，Ⅳ级 5%。经过统计学分析发现间变星形细胞瘤、复杂部分癫痫、较大肿瘤、瘤内出血等抗癫痫效果差，术前 KPS 评分较低、累及顶叶、术前癫痫未能控制的患者往往术后癫痫控制不满意。作者指出抗癫痫药物结合手术可明显减少高级别胶质瘤相关癫痫的发生。

五、常见癫痫相关胶质瘤

（一）低级别胶质瘤

低级别胶质瘤（Low-grade gliomas，LGGs）包括 WHOⅠ～Ⅱ级的星形细胞起源、少突胶质细胞起源、混合性胶质瘤及神经元-神经胶质起源的脑瘤。LGGs 约占成人颅内肿瘤的 15%，癫痫发生率很高，为60%～85%。其中 45%的患者癫痫是其首发症状。但是不同肿瘤类型，不同病理类型，位于不同部位以及功能区与非功能区的肿瘤，癫痫的发生率显著不同。正如前述LGGs 患者癫痫的发生与肿瘤类型密切相关。胚胎发育不良性肿瘤癫痫的发生率为100%，神经节胶质细胞瘤为 80%～90%，低级别胶质瘤为 75%。神经节胶质细胞瘤是最常见的致痫性肿瘤，约占所有致痫性肿瘤的 40%，可能是由于它通常位于颞叶，导致邻近皮质的结构异常所致。Lote 等报道1028 例胶质瘤病例中，低级别胶质瘤中癫痫的发生率为 85%，星形细胞瘤癫痫发生率为84.7%，与少突胶质细胞瘤及混合型胶质瘤（85.6%）相比，没有明显差异。Lynam 等道了一组不存在神经节胶质瘤、神经节瘤、多形性黄色星形细胞瘤及胚胎发育不良性神经上皮性肿瘤的病例，发现少突胶质细胞瘤患者癫痫的发生率为 100%，Ⅱ级星形细胞瘤为 60%。国内有学者报道 143 例幕上胶质瘤患者中，少突胶质细胞瘤的癫痫发生率最高（86.7%），其次为Ⅰ～Ⅱ级的星形细胞瘤（74.2%）。

1. 弥漫性星形细胞瘤(diffuse astrocytomas,DA) DA 是由星形胶质细胞组成的弥漫性浸润性肿瘤,为 WHO Ⅱ 级肿瘤,占所有星形细胞肿瘤的 10%～15%。多见于 25-45 岁的成年人。DA 有包括纤维型、原浆型和肥胖细胞型 3 种,其中纤维型星形细胞瘤最常见。主要位于大脑半球,额叶多见,其次为颞叶、顶叶。DA 生长缓慢,癫痫常为首发症状,50% 的患者以癫痫起病。CT 表现为边界不清的等密度肿块或边缘清楚的较低密度病灶,瘤周水肿和占位效应较轻。肿瘤无强化或轻微增强,肿瘤囊性变和坏死相当少见,10%～20% 的肿瘤有钙化。MRI 上表现为低和等 T_1 信号,T_2 高信号。肿瘤位置常表浅,一般强化不明显。本病预后良好,全切后癫痫可被很好地控制。

DA 在组织学上由分化良好的星形细胞(纤维型、原浆型和肥胖型)构成,缺乏核分裂、坏死和微血管增生。临床-神经病理研究发现长期癫痫病史的 DA 预后较好,作为一种亚型,称为同构型星形细胞瘤(isomorphic astrocytoma)。其病理特征为细胞密度低、缺乏核分裂和浸润到大脑实质的高度分化的星形胶质成分。MIB-1 标记指数不到 1%,无 p53、MAP2 或 CD34 表达。这组患者生存率较长、复发率较低。分子遗传学研究发现 DA 中 p53 基因和 IDH1 基因突变常见,前者与较短生存期相关,后者与较好预后相关。

目前越来越多的作者更倾向于对 DA 进行广泛的切除,不仅能够减少肿瘤浸润扩散及恶变的机会,同时能够减轻瘤负荷,更有利于后续的放化疗。肿瘤全切者一般预后较好,5 年生存率达 80%,部分切除者仅为 50%。放射治疗的有效性及治疗时机仍存有争议。Youland RS 等研究了 504 例低级别胶质瘤,建议对于年龄>40 岁、深部肿瘤、星形细胞瘤、部分切除、肿瘤≥5 cm 的高危患者术后即可进行放疗。近年来,化疗在低级别胶质瘤治疗中的作用逐渐引起人们的重视,Tosoni 等研究发现对于复发或进展的低级别胶质瘤患者,不进行放疗,仅给予单药替莫唑胺化疗可能成为首选治疗方案。

2. 少突胶质细胞瘤(Oligodendroglioma,OG) 是起源于少突胶质细胞的肿瘤,为 WHO Ⅱ 级肿瘤,占所有胶质瘤的 5%～6%。男女均可发病,男性稍高于女性,大多数累及成人,从 1-50 岁的各年龄阶段均可受累,发病高峰为 25-49 岁。常位于成人大脑半球的额、颞、顶、枕叶(比例依次为 3∶2∶2∶1)白质的表浅部位,并蔓延至大脑皮质和软脑膜内。约 80% 位于大脑半球,其中以额叶最多见,占 17%～38%。成人中侵犯多个脑叶者约占 50%,双侧半球受累者约占 20%。发生于儿童和青年的肿瘤体积较小,常限于 1 个脑叶内(颞叶多于额叶)。

OG 的典型组织学表现为中等细胞密度,排列紧密,分布均匀,细胞质肿胀、透明,间质较少,细胞核较规则,呈圆形,核周围为透亮的胞质。OG 特有的组织病理学特征包括核周透明晕产生的"煎蛋状"改变和由微小钙化、黏液囊性变及密集的分支状毛细血管组成的"鸡爪状"血管网。50%～80% 的 OG 会出现钙化点。OG 最常见的基因改变是 19q 杂合性缺失,其发生率为 75%～80%;1p 杂合性缺失也较常见,发生率为 75%～90%。1p 和 19q 合性缺失的发生率为 60%～70 %。

大多数肿瘤生长缓慢,病程较长。52%～79% 的患者以癫痫发作为首发症状,70%～90% 的患者在病程中出现过癫痫发作,是神经上皮肿瘤中最常见者。癫痫的类型为全身性强直阵挛发作、部分性发作及混合类型,与肿瘤的位置无明显关系。普遍认为 OG 癫痫发生率高,这与其好发于额叶、累及皮质及较常出现钙化有关。

典型的 CT 扫描显示肿瘤内有结节样钙化和周围组织水肿,大约 60% 的病例增强扫描后有强化。MRI 表现 T_1 加权像低到等信号和 T_2 像上高信号病变,不均匀增强。染色体 1p 和 19q 杂合性缺失的 OG 通常表现为边界不清、瘤内钙化及 T_1 和 T_2 加权像的混杂信号。约 20% 可以含有囊性成分,50% 有不规则增强,30%~40% 出现线形或结节性钙化,20% 出现不伴发水肿的出血,17% 存在颅骨侵蚀。

手术全切肿瘤是治疗首选方案。OG 中位生存期为 10~12.1 年,5 年和 10 年生存率分别为 68%~88% 和 51%~85%。术后放疗对于无进展生存或总生存时间无预后意义。伴有 1p 和 19q 杂合性缺失 OG 患者对化疗较为敏感,81% 的患者临床上表现为癫痫,与总生存期较长相关。

3. 多形性黄色星形细胞瘤(pleomorphic xanthoastrocytoma,PXA) 是一种星形细胞起源少见的颅内原发性肿瘤,为 WHO Ⅱ 级肿瘤,其发生率不到所有星形细胞肿瘤的 1%。1973 年 Kepes 首先报道,1979 年再次报道并命名。临床上无性别差异,好发于少年和青壮年,常有长期的癫痫发作史,临床表现为复杂部分性癫痫和慢性进行性颅内占位性表现。肿瘤常常位于大脑半球的表浅位置,绝大部分发生于幕上,最常见于颞叶,其次为顶叶、枕叶、额叶。

典型 PXA 多表现为边界清楚的囊性占位,CT 平扫时呈低密度。MRI 上 PXA 多位于脑的表浅部位,T_1 加权像上呈低信号,T_2 加权像上呈高信号。典型表现为位于脑膜下的囊性病变伴有附壁结节或囊实性肿块。一般囊腔大,瘤结节小。肿瘤周围伴有轻到中度水肿。增强扫描时,囊性病变可出现环形强化或不规则强化,肿瘤结节可明显强化。

PXA 病理组织学的特点为单核或多核巨怪瘤细胞和泡沫样瘤细胞,瘤细胞具有明显的多形性,部分瘤细胞内含脂滴,间质散在或灶性淋巴细胞浸润。核分裂少见,无明显的血管内皮增生和坏死。免疫组化最为特征

的表现为瘤细胞 GFAP 阳性,提示其为星形细胞起源。CD34 阳性率可达 84%,有助于鉴别 PXA,特别是间变性 PXA 与巨细胞胶质母细胞瘤,因为后者表达 CD34 者非常罕见。

PXA 主要以手术治疗为主,全切除后预后相对较好,5 年总生存率(Overall survival,OS)可达 81%,10 年生存率可达 70%。5 年无复发生存率(Recurrence Free Survival,RFS)可达 72%,10 年无复发生存率可达 61%。对于术后是否需要放疗和化疗目前仍存争议。传统观点认为 PXA 生长缓慢,预后良好。但是近年关于 PXA 的复发和转移病例的报道逐渐增加。对于复发但不伴转移者仍可再次手术治疗,但对于有广泛性转移的患者,由于无法手术及放、化疗效果并不确切,预后极差,患者常死于肿瘤进展。

4. 神经节细胞胶质瘤(Ganglioglioma,GG) 含神经节细胞和胶质细胞两种成分而得名,最早由 Ewing 于 1928 年报道,后由 Courville 于 1930 年提出并在文献中正式引用神经节细胞胶质瘤这一概念。主要见于儿童和青少年,生长缓慢,偶尔也会发生间变。占颅内肿瘤的 0.4%~0.9%,占儿童中枢神经系统肿瘤的 1%~4%,中枢神经系统的各部位均可生长,颞叶是最常见的发生部位(占 40%~80%),也可发生在额叶、顶叶、基底节区、侧脑室、小脑、延髓、脊髓、松果体、桥小脑角区等部位。约 90% 的患者表现为癫痫,多表现为难治性复杂部分性癫痫。

GG 在形态学上表现为囊性病灶伴有瘤壁结节,局部脑回明显增厚,实性伴有中心变坏死三种类型。GG 影像学无显著特异性表现,可为实性或囊性,并含有钙化灶。CT 多表现为等或低密度实性病变,以及有壁结节或有环状增强的囊性病变。实性肿瘤常位于颞叶,MRI 平扫呈长或等 T_1、长 T_2 信号,信号不均匀,边缘清或欠清,可见不规则增强或均匀增强,瘤内常可见囊腔。囊性肿瘤常

见于额叶、顶叶、小脑等,部分呈多囊样,增强后可见部分囊壁增强,有的可伴有瘤周脑皮质萎缩样改变,肿瘤体积常较大。一般认为 GG 的典型表现为颞叶的囊性病变伴有强化瘤结节,瘤周无水肿或仅有轻度水肿。临床上对具有长期癫痫病史,CT 扫描有钙化的颞叶肿瘤或脑内皮质的大的囊性肿瘤,且伴有周围脑沟脑回发育异常的应考虑本病。

2007 年新版的 WHO 中枢神经系统肿瘤分类将 GG 归为神经上皮肿瘤 I～Ⅱ级,大多数 GG 属于 WHO I 级肿瘤。组织学上包含增生的胶质细胞成分和接近成熟的神经节细胞成分。以接近成熟的神经节为主者称为神经节细胞瘤,属于 WHO I 级;而以胶质细胞占多数者可称为神经节细胞胶质瘤,属于 WHO Ⅱ级;临床上大部分患者的肿瘤介于两者之间,不典型的神经节细胞成分是病理诊断的关键。组织学上表现为发育异常的神经节细胞伴有巨大、扭曲和多极细胞体,明显核仁的空泡状细胞核和 Nissl 颗粒,有时双核或多核。免疫组化染色显示突触素(synaptophysin)、神经元核抗原(neuronal nuclear antigen,NeuN),神经丝(neurofilaments,NF)、嗜 铬 粒 蛋 白(Chromogranin)、微管相关蛋白(Microtubule-associated protein 2,MAP-2)呈不同程度阳性反应。80% 的患者 CD34 阳性,钙结合蛋白标记的异形神经节细胞常见。增生的胶质成分以星形细胞常见,但 23% 肿瘤中含有少突胶质细胞。退行性变化如钙化也常见,钙化发生率50%～69%。

对于 GG 首选手术治疗,其目的是切除肿瘤并同时控制癫痫及其他症状。大多数研究报道早期手术切除能够明显改善癫痫控制,并且术后 Engle I 级与全切肿瘤显著相关。目前多数学者主张手术全切 GG,同时行肿瘤周围脑皮质癫痫灶切除术。对于颞叶 GG,可以结合术前及术中评估定位,采用术式包括扩大切除,或行肿瘤切除＋杏仁核海马切除术,或肿瘤切除＋前颞叶切除术等。

对于位于功能区的肿瘤,手术切除不能以牺牲神经功能为代价。手术时患者较年轻、肿瘤全切、癫痫发作时间较短、无全身性发作及术后脑电图无痫样放电,均是术后癫痫控制良好的预测因素。

GG 患者全切后可长期生存而无需辅助治疗。复发和恶性进展罕见。对于术后放疗与否存有争议。最近一篇报道在总结了 402 例病例后建议对于部分切除患者推荐放疗。但多数学者认为 GG 在全切后不易复发,对放疗不敏感,并且术后放疗对生存时间没有影响,不建议放疗,只是在肿瘤残留或复发时考虑再次手术之后进行放疗。

5. 胚胎发育不良性神经上皮瘤(Dysembryoplastic neuroepithelial tumors,DNETs) WHO I 级,1988 年首先由法国病理学家 Daumas-Duport 提出,2007 年版的 WHO 中枢神经系统肿瘤将其归类于神经元和混合神经元与神经胶质起源肿瘤。DNETs 占颅内肿瘤的 0.125%～0.15%,发病年龄从 8d 至 67 岁,平均年龄 29 岁。DNETs 多见于年轻患者,绝大多数于 20 岁以前发病,男性多于女性。好发部位为颞叶,其次为额叶,其他部位比较少见。

临床表现主要为难治性癫痫发作,少数为复杂部分性癫痫发作,一般不伴有颅内压增高的症状,患者在癫痫发作的间期一般无神经系统的阳性征。DNETs 的诊断主要依据患者的临床表现、影像学特点和神经电生理检查,同时结合神经病理特征。CT 检查可表现为低密度的“假性囊肿”,也可为等密度,常显示浅表肿瘤侵蚀邻近颅骨,钙化常见。MRI 对于 DNETs 的诊断极其重要,典型的 DNETs 在 T_1 像表现为低信号,T_2 像表现为高信号,边界清楚,病变周围无水肿,无明显的占位效应,主要位于皮质内,若病变较大可累及白质甚至深部结构如内囊、丘脑、海马旁回等,20%～30% 的病变出现局灶性轻度强化,部分病例可见病变周围有皮质发育不良。

DNETs 病理诊断主要包括以下 3 个方面：特殊胶质神经元成分（special glioneuronal element，SGE）、神经胶质结节（glial nodules）和局灶性皮质发育不良。SGE 由与少突细胞和散在分布的星形细胞相伴、排列成与皮质表面垂直的柱状形态的神经元构成，并因嗜伊红细胞间质液数量的不同而呈现出从空泡状至致密结构的变化。神经胶质结节由星形细胞和少突神经胶质构成，可伴或不伴有神经元。常可见到发育不良的大脑皮质，表现为皮质结构紊乱，正常的分层消失。免疫组化染色神经元 Syn 和 NSE 阳性，星形细胞成分胶质纤维酸性蛋白（GFAP）阳性，少突胶质细胞样细胞 S-100 蛋白阳性；DNETs 增殖能力很低，MIB-1（Ki-67）标记指数较低，一般为 0～8%。

DNETs 所致癫痫药物难以控制，手术切除肿瘤是唯一治疗方法。癫痫灶主要位于 DNETs 周围的皮质，亦应在皮质脑电监测下处理 DNETs 周围的癫痫灶，这样能很好地控制癫痫发作。肿瘤全切后癫痫的治愈率可达 81%～90%，非完全性切除术者为 71%。最近有报道随访长达十年，仍有 42% 的患者无癫痫发作。如果 DNETs 切除彻底，患者预后良好，则术后不需放疗和化疗。肿瘤部分切除后可以出现复发，但临床上观察到一些病例在肿瘤全切后也出现复发，常见于非颞叶肿瘤。DNETs 恶性转化的概率可能不到 1%，Ki-67 指数升高的易于恶变。

GG 和 DNET 是神经胶质-神经元起源的低级别脑瘤，常常以癫痫起病。抗癫痫药物即使在高剂量下也不能完全控制癫痫，大多数神经外科或神经肿瘤医师关注肿瘤复发和总的生存期，没有特别关注癫痫控制。由于这些患者能够生存多年，癫痫完全消失是优化患者生活质量的关键因素。Englot DJ 总结了 39 项研究总共 910 例 GG 和 DNETs 患者。所有患者术前均表现为癫痫，术后随

访至少 6 个月。其中 724 例（80%）患者术后癫痫完全消失（Engel 标准 Ⅰ级），186 例患者仍有癫痫发作（Engel 标准 Ⅱ～Ⅳ级）。作者从发病年龄、病变部位、术前药物控制情况、癫痫症状学、术前癫痫持续时间、切除程度及术中是否使用 ECoG 等 8 个方面研究了影响术后癫痫控制的相关因素。结果发现年龄、病变部位及病理类型对于术后癫痫控制没有统计学意义。术前癫痫症状学和癫痫持续时间有显著的预后指标。有 87% 的部分发作和 73% 继发性全身发作患者术后无癫痫发作（$P<0.001$）。癫痫病史 <1 年的患者 97% 的术后无癫痫发作，癫痫病史 >1 年的患者中只有 77% 的术后无癫痫发作（$P<0.001$）。87% 的全切患者术后无癫痫发作，部分切除患者中仅有 55% 病变无癫痫发作（$P<0.001$）。而术中应用 ECoG 对于术后癫痫控制无预测价值。颞叶肿瘤单纯的全切病变后 79% 的患者无癫痫发作，而全切病变＋海马切除/皮质切除或全切病变＋海马切除＋皮质切除术后 90%～95% 的患者术后无癫痫发作。

6. 血管中心型胶质瘤（Angiocentric glioma，AG）　在 2007 年新版的 WHO 中枢神经系统肿瘤病理学和遗传学中将其命名为 AG，临床生物学表现为良性行为，被定为 WHO Ⅰ级肿瘤，并被列为一种独立的肿瘤，它和星形母细胞瘤、第三脑室脊索样胶质瘤一起归到其他神经上皮肿瘤中。主要发生在儿童和青年，发病年龄 2.3－70 岁（平均 17 岁），主要临床表现为顽固性癫痫。好发于脑浅表部位，最常见于额顶叶皮质、颞叶及海马区。MRI 显示肿瘤为实性，T_1 平扫像部分或全部肿瘤实体部分呈高信号，无明显强化、坏死及钙化，与脑室无关系。FLAIR 图像上呈边界清楚的皮质高信号病变。组织学菊形团是其特征，构成菊形团的肿瘤细胞呈梭形、单层或多层排列，菊形团中央可见到血管，形成室管膜样结构，变性的神经元易见，几乎见

不到核分裂、坏死、血管增生等。对胶质纤维酸性蛋白(GFAP)、上皮膜抗原(EMA)、S-100 蛋白和弹性蛋白(vimentin)的免疫组化可呈阳性,但对 NeuN,Syn,CgA,P53 呈阴性反应。AG 生长缓慢,呈良性临床经过,外科手术可以治愈,但临床报道病例较少,长期效果有待进一步扩大大样本量随访观察。

(二)恶性胶质瘤

根据 2007 年 WHO 中枢神经系统肿瘤分类,恶性胶质瘤(malignant gliomas,MG)定义为高于或等于 WHO Ⅲ级的胶质细胞瘤,具体包括间变性星形细胞瘤(anaplastic astrocytomas,AA)、间变性少突星形细胞瘤(anaplastic oligoastrocytomas,AOA)、间变性少突胶质细胞瘤(anaplastic oligodendrogliomas,AO)及胶质母细胞瘤(glioblastomas,GBM),前 3 者可统称为间变性胶质瘤,而胶质母细胞瘤替代了先前版本中使用的多形胶质母细胞瘤。MG 发病率为 5/10 万～8/10 万,约占所有胶质细胞瘤的 50%。MG 目前尽管采取最大限度的手术切除及术后放化疗等综合治疗,但是临床预后仍不乐观,其中 GBM 的中位生存期为 13.3 个月(11.3～14.6 个月),5 年相对生存率(relative survival rate)仅为 4.75%,AA 为 27.36%,AO 相对好些为 49.40%。

1. 间变性星形细胞瘤(anaplastic astrocytoma,AA)　恶性程度介于低级别星形细胞瘤和胶质母细胞瘤之间,属于 WHO Ⅲ级肿瘤,占星形细胞性肿瘤的 25%～30%,占所有胶质瘤的 5%。好发于中老年人,发病高峰在 40-50 岁。AA 病史较短,癫痫发生率为 42%～69%,AA 在 CT 上表现为低密度或均一低密度与高密度混杂占位病变。在MRI 上肿瘤表现为 T_1 低信号,T_2 高信号,80%～90% 有强化。一般来说,增强明显和肿瘤周围水肿明显的星形细胞瘤恶性程度高,这点对于鉴别 AA 和低级别星形细胞瘤具有重要意义。尽可能全切肿瘤,术后行放、化疗。AA 预后差,5 年生存率仅为 27%。

2. 间变性少突胶质细胞瘤(anaplastic oligodendrogliomas,AO)　相对少见,属于WHO Ⅲ级肿瘤。以颅内压升高和疾病早期出现认知障碍及情感异常为主要临床表现。其病理特点为肿瘤细胞极丰富,核多型,常见核分裂、内皮增生及坏死。组织学形态与GBM 相似。影像学上 AO 边界较 OG 清楚,常伴钙化、囊变坏死、出血,多呈明显不均匀强化。免疫组化显示 GFAP(±),表示有轻微星形细胞表达或不表达,Ki-67 增殖指数常超过 30%。染色体 1p 和 19q 杂合性缺失类型的 AO 由于对化疗敏感,预后较好。5年生存率为 43%。

3. 间变性少突星形细胞瘤(anaplastic oligoastrocytomas,AOA)　是具有侵袭性生物学特性的少突胶质瘤,占新近诊断恶性胶质瘤的 5%。推荐 AOA 的治疗策略是尽最大限度切除肿瘤,术后需要给予放疗。放疗后根据 MGMT 结果选择化疗方案,对于MGMT 阴性患者选择替莫唑胺作为一线化疗药物。但在术后辅助治疗(放疗/化疗)选择时机上有争议。

4. 胶质母细胞瘤(glioblastomas,GBM)　GBM 由分化差的星形细胞构成,是星形细胞肿瘤中恶性程度最高的胶质瘤,属于WHO Ⅳ级,生长快、病程短,预后很差,也是成人幕上最常见的原发性肿瘤,占所有颅内肿瘤的 15%～20%、颅内胶质瘤的 50%。高峰年龄为 45-60 岁,小于 30 岁少见。男性多见,发病快,平均生存期为 6～9 个月,50%在 3 个月内。以额叶最为常见,颞、顶叶次之,枕叶者少见。癫痫发生率约为 33%,可表现为复杂部分性癫痫,也可为全身性癫痫发作。绝大多数患者有颅高压表现,局灶症状不明显。

GBM 病理学诊断要点包括肿瘤性星形细胞具有多形性表现,明显的核异型、核分裂象多见、血管内血栓形成、血管周围淋巴细胞套、微血管增生和坏死。1940 年 Scherer 首次提出将胶质母细胞瘤分为原发性和继发性。大多数原发性胶质母细胞瘤发生于老年人（平均 62 岁），临床病史短，通常＜3 个月。而继发性胶质母细胞瘤可以从 DA 或 AA 发展而来，常发生在年轻人（平均年龄 45 岁），从 DA 到 GBM 平均 4～5 年。原发 GBM 与继发 GBM 分子遗传学机制不同，前者以 EGFR 的扩增与过度表达为主，后者则以 p53 的突变为主。免疫组化标记显示 GFAP 呈强弱不等的阳性，提示其星形细胞来源。vimentin 亦呈强弱不等的阳性，同时 Ki-67 的表达相对较高，提示肿瘤细胞分裂增殖能力强，恶性程度高。

在 CT 上表现为混杂密度占位病变，其中高密度区代表肿瘤内出血或钙化。肿瘤边缘不清，形态不规则，有中度到显著的占位效应。病灶周围水肿脑组织呈低密度影，以大脑白质区较为明显。MR T_1WI 不规则低信号，T_2WI 较高不均匀混杂高信号，水肿及占位效应明显。增强扫描显示病灶实质部分强化，囊性变区、坏死区无强化，呈厚薄不一的不规则环状或斑片状强化。

GBM 患者预后不良，中位生存期估计在 12 到 18 个月，诊断后没有任何治疗的患者将很快死亡。目前的治疗方法主要采用手术切除加放、化疗。肿瘤切除程度（EOR）影响患者生存期。Sanai N 等报道了 500 例连续新诊断的幕上 GBMs 患者，所有患者手术之后放、化疗。总的中位生存期为 12.2 个月。EOR≥70%、80%、90%、95% 及 100% 中位生存时间分别为 12.5、12.8、13.8、14.5 和 16 个月。患者年龄在 45 岁以下，术前症状超过 6 个月，症状以癫痫为主，肿瘤位于额叶及术前状况较好者生存期稍长。

（三）大脑胶质瘤病

大脑胶质瘤病（Gliomatosis cerebral，GC）是一种罕见的弥漫性中枢神经系统原发性肿瘤性疾病，1938 年 Nevin 首先提出。

2000 年 WHO 中枢神经系统肿瘤分类采纳大脑胶质瘤病为正式统一命名，归于起源未定的神经上皮组织肿瘤，属 WHO Ⅲ 级。2007 年，最新的 WHO 中枢神经系统肿瘤分类将其归类于神经上皮组织肿瘤中的星形细胞瘤，定义为星形细胞来源的弥漫性浸润性胶质肿瘤，多累及 3 个或 3 个以上脑叶，常累及两侧半球，并可向幕下结构甚至脊髓发展。

GC 一般亚急性起病，呈进行性发展趋势。病程长短不一，平均生存期 6～9 个月。任何年龄都可以发病，在 6－62 岁发病较多。本病累及范围较广泛，临床表现缺乏特异性，常以性格改变、精神异常、癫痫发作、颅内压增高、偏瘫为主要表现。Jennings 等 160 例患者，38%～50% 的患者有癫痫发作。Taillibert 等综述文献报道了 296 例 GC 病例资料，症状包括癫痫（92 例）、颅内压增高（58 例）、精神和性格改变（55 例）或局灶性神经功能缺损（50 例）。

在影像学表现上，CT 仅表现为颅内弥漫性等密度或稍低密度病灶，不能准确反映病灶性质及范围。目前 MRI 是术前诊断大脑胶质瘤病的最佳影像学手段，表现为长 T_1 长 T_2 为主的弥散性大片状信号改变，边界不清。T_2WI 和 FLAIR 成像能清晰地显示出病变浸润的范围形态。病变常累及多叶组织，以白质受累为著，常累及联合结构如胼胝体，并伴有脑水肿或脑肿胀的征象。通常无明显强化或仅轻微强化。MRS 常表现为 NAA 峰降低及 Cho 峰升高。MRS 不仅反映肿瘤的增殖情况，而且可以在立体定向活检术前准确定位和指导术后局部放疗。

GC 肿瘤组织中大多数为星形细胞瘤，也可见少突胶质细胞瘤或少突星形细胞瘤等病理类型依据影像学及病理学特征可将 GC 分为原发型和继发型两种类型。原发型包括两种亚型：其中 Ⅰ 型为经典型，表现为肿瘤细胞弥漫性浸润性生长，受累脑组织体积增大，但没有形成局灶性肿块。Ⅱ 型为肿块型，初次就诊时表现为弥漫性病变的基础上形成局灶性肿块,可由Ⅰ型发展而来。Ⅱ型除了弥漫性生长外还可见明显的肿块,预后更差。分子遗传学研究发现,Ⅰ型 GC 患者几乎无 IDH1 基因和 P53 基因突变,Ⅱ型病例中约 50% 发生 IDH1 基因突变而 TP53 基因几乎全部突变。继发性 GC 指的是初次就诊时表现为局灶性肿块,后随访发现向多个脑叶浸润扩展的胶质瘤。

因其早期影像显示出病灶与脑炎有许多相似之处,常被误诊为脑炎,应用了大量抗生素和激素类药物之后,病情仍进行性加重,复查 MRI 示病灶扩大,出现占位效应,才考虑肿瘤。偏在一侧脑组织的病灶,往往易与脑梗死混淆。在疾病发展的过程中,肿瘤增大,占位效应逐渐突出,可区别于脑炎和脑梗死。GC 也要和多中心胶质瘤和多灶性胶质瘤、脱髓鞘性疾病等鉴别,最终的确诊还需依赖组织病理学结果。

目前 GC 的治疗尚无成熟和规范的治疗策略,通过手术或立体定向活检方法,明确诊断后再行放疗或化疗,是治疗 GC 的主要方法。对于存在颅内高压症状的 GC 患者实施开颅肿瘤大部切除术或内减压术有利于缓解高颅压危险,从而延长患者生存期。Ⅱ型 GC 肿块状病灶有恶变趋势,行局部手术直接切除恶性肿块,有利于控制疾病进展。在保护脑功能的前提下应最大限度地切除病灶,为之后的其他综合治疗创造时机。常规放射治疗是多数患者的主要治疗方式,明显延长了生存时间。最近 Landi A 等提出对于 10 岁以下儿童 GC 患者来说,替莫唑胺化疗是最好选择。尽管 GC 可进行多种治疗手段干预,但预后依然很差。Taillibert 等回顾性研究 296 例患者显示,中位生存期仅为 14.5 个月。

六、岛叶胶质瘤与癫痫

岛叶胶质瘤是原发于岛叶、并可能累及邻近额颞叶及深部基底节区的一类胶质瘤。

岛叶胶质瘤以低级别胶质瘤为主,优势半球发病占优势,常发生于中青年,平均年龄 40 岁左右。癫痫是该部位胶质瘤患者首发和最主要的临床表现。由于其部位隐匿,临床表现轻微,瘤体较大时易包绕侧裂区血管、并侵及邻近重要神经结构,故手术难度较大,并发症较多。岛叶低级别胶质瘤症状轻微,发展缓慢,但随着患者生存时间延长可出现恶变。目前认为及早手术切除是治疗岛叶胶质瘤并防止其恶变的有效手段。近年来,随着神经影像学、神经生理学和神经外科手术器械的发展与改进,神经外科医生进行了大量开创性工作,允许以更安全的方式切除岛叶胶质瘤。

岛叶胶质瘤多以癫痫为首发或唯一症状,近 10 年来,随着影像学和手术技术的迅速发展,经外侧裂入路切除岛叶病变已逐渐被广泛开展,岛叶胶质瘤患者预后情况得到极大改善,但有关岛叶区域病变伴发癫痫患者的手术治疗策略,癫痫长期预后情况,尚需要进一步认识。

(一)外科解剖

岛叶可理解为一近似 3cm×4cm×5cm 的倒三角形岛状结构。左侧岛叶略大于右侧。岛叶周围以未封闭的三角形的环岛沟与额、顶、颞叶分界;环岛沟的开口位于岛叶的尖端,即岛阈。岛叶表面借岛中央沟分为前后两部。前部包括 3～5 个岛短回,后部包括 2 个岛长回。额叶、颞叶、顶叶覆盖在岛叶上的部分称为岛盖。

岛叶的血液供应均来自大脑中动脉(Middle cerebral artery,MCA)。供应岛叶皮质的岛叶动脉,平均约有 96 条,平均直径 0.23mm。其中绝大部分起自大脑中动脉的 M2 段,在岛中央沟处血供最为丰富。岛叶动脉中来自 M1 段的只有 1～6 条,且主要供应岛阈处。大脑中动脉 M3 段主要供应岛盖的内侧面。岛叶的深面由浅及深依次为,最外囊、屏状核、外囊、壳核、苍白球、内囊、尾状核及背侧丘脑。

(二)癫痫发生机制

发生于岛叶的占位性病变主要以低级别胶质瘤为主。包括低级别的星形细胞瘤、少突胶质细胞瘤、少突星形细胞瘤、神经节细胞瘤;少部分为高级别胶质瘤,如间变性星形细胞瘤、胶质母细胞瘤等。岛叶胶质瘤诱发癫痫发作可能的机制主要包括以下几个方面:

1. 与岛叶肿瘤的种系发生有关 研究显示,起源于边缘系统的肿瘤在种系发生上与原始皮质区有一定的亲和力。肿瘤开始可能只限于异生皮质的某个区域,增大后的扩展范围仍局限在异生皮质,而不侵及附近的新皮质和内侧深部结构。Yasargil 指出,岛叶肿瘤的这种生长方式不但是产生和保持癫痫的主要原因,而且也是能够对肿瘤进行广泛切除而不损伤重要结构的基础。

2. 与岛叶胶质瘤的病理类型有关 岛叶胶质瘤的特点是以低级别胶质瘤多见,这些低度恶性胶质瘤的早期标志常常为PDGFRα(血小板衍化生长因子受体α)过表达和 p53 突变。Zulch 早在 1951 年即指出,肿瘤的缓慢生长和对邻近皮质的压迫是产生致痫灶非常重要的因素。他认为如果肿瘤快速向脑白质浸润,破坏了投射纤维的联系,干扰了致痫灶的放电传播,就不会发生癫痫。因此,缓慢生长的低级别胶质瘤比生长快的高级别胶质瘤更易引起癫痫发作。

3. 与岛叶肿瘤的特定毗邻结构有关 研究认为,岛叶肿瘤的膨胀性生长使之不断对其深部的海马回及杏仁核等结构造成压迫和刺激,这可能是岛叶肿瘤易导致癫痫发作的又一重要原因。众所周知海马及杏仁核等结构不但可成为致痫灶而且也是癫痫放电传导的中继站,其发动癫痫有两种机制:第一种机制,肿瘤的压迫或侵袭导致海马细胞缺失,海马细胞的缺失又导致海马硬化。海马缺失、硬化的范围越大,越易引起癫痫发作;第

二种机制,海马外病变引起的异常放电传播到海马,而海马对异常癫痫样放电有放大和使之扩散的作用。岛叶胶质瘤、特别是侵及颞叶内侧面的颞-岛胶质瘤,其癫痫的发作很可能与以上机制密切相关。

4. 岛叶本身可能为癫痫的起源灶 岛叶可能是部分难治性癫痫的致痫灶,即可能存在独立起源的岛叶癫痫。早在 1949 年,Guillaume 等就提出了"岛叶癫痫"这一概念。实验研究证实岛叶是一些癫痫发作的独立致痫源,即岛叶本身就具备致痫潜能,而不仅仅是颞叶癫痫传播通路中的一个组成部分。岛叶属于旁边缘系统,与环绕岛叶的额、顶和颞部岛盖,颞叶内侧结构和颞极,岛叶内侧、眶额等边缘系统有着复杂的纤维联系,癫痫朝着与致痫区有着解剖生理联系的其他脑区传播,形成一个癫痫性神经网络。

(三)临床表现

岛叶胶质瘤位置隐匿、早期无明显症状,不易被发现。随着肿瘤的生长,多以癫痫或颅内高压为首发症状,只有少数高级别岛叶胶质瘤会引起肢体运动或感觉障碍等内囊损害症状,而低级别胶质瘤很少出现内囊损害症状。

岛叶胶质瘤临床表现与病变的病理性质有一定的关系,以语言、运动异常为主要症状的约 66% 为高级别胶质瘤。此外,还常出现占位效应和头痛;而低级别胶质瘤通常引起药物难治性癫痫,且大多没有,或仅有轻微的神经功能损害。

岛叶病变的临床表现多样,可以类似颞叶癫痫或额叶起源夜间发作癫痫的症状表现,也可以表现为某种特定的症状,如表现为呼吸,内脏感觉为特征的局灶性癫痫发作症状。异常放电蔓延到覆盖岛叶的皮质可能会产生面部感觉异常或喉部肌肉收缩的压榨感,味觉幻觉与发作后的面部麻痹,唾液分泌过多。岛叶被盖侵犯可能产生幻听或感觉性失语。异常放电活动的进一步蔓延超过中枢

凸起会引起对侧偏身感觉或偏身运动的临床表现。

（四）辅助检查

1. CT　岛叶胶质瘤在 CT 上多表现为低密度，周边水肿不明显，肿瘤与周边组织结构有分界。

2. MRI　MRI 检查可显示肿瘤位置及周围结构变形，有助对于岛叶胶质瘤的确诊，增强对比可表现一些新生血管和坏死，T_2WI 和 FLAIR 图像都可以表现肿瘤成分浸润程度。功能性磁共振可帮助确定语言、听觉、感觉和运动功能区域。白质纤维束成像技术可进一步了解肿瘤与功能区及传导束的关系（是单纯推挤还是破坏），这对有效保留功能非常重要。

3. 语言定位图　左侧岛叶胶质瘤术前即表现语言功能障碍。语言定位图可以帮助了解肿瘤与语言中枢的关系，同时也可指导对于语言中枢的保护。

4. 脑电图　岛叶胶质瘤患者大多以癫痫起病，因此术前行常规脑电图检查十分重要。癫痫灶往往位于肿瘤侧，以棘波、棘慢波为主。对于岛叶胶质瘤引起的顽固性癫痫，脑电图检查更有意义，可为临床实施治疗方案提供必要的依据。

（五）治疗

对于癫痫手术而言，手术目的不仅仅是切除病灶，而且还须尽量切除病变周围 8～10mm 的痫性皮质区，从而达到对癫痫最理想的控制。故术前应用各种技术确定患者痫灶位置，以及痫灶与周围结构之间的关系，将控制癫痫发作与可能出现的各种神经学缺陷相平衡，才能得到最好的手术疗效。但是对于岛叶而言，这完全不同于其他脑区的癫痫手术，难以达到这种"扩展性"病灶＋痫灶切除，特别是对于那些病变较大的胶质瘤患者，单纯的肿瘤全切已经很困难了，许多患者仅仅能够进行肿瘤的大部切除。

目前所有资料显示，对岛叶低级别胶质瘤做手术全切除是提高患者生存质量和长期存活的最佳治疗选择，也是化疗或放疗所不能代替的。在间变型胶质瘤和胶质母细胞瘤中，肿瘤的全切除也可以提高辅助治疗的效果。

对于纯岛叶胶质瘤，手术入路通常采用翼点开颅——经侧裂入路切除岛叶病变。此手术入路的优点是充分考虑岛叶所在的解剖部位及其毗邻结构特征，利用侧裂池的自然间隙，经过分开侧裂池的蛛网膜，不必要依赖切除浅表的皮质或颞叶组织即可达到显露并切除病变，又不损伤或者少损伤正常脑结构和功能的目的（图 2-2）。

除翼点开颅——经侧裂入路切除岛叶病变这一"标准"手术方式外，在皮质和皮质下实时电刺激监测下的侧裂旁皮质开窗——岛叶病变切除术也是一种选择。此"开窗术技术"能在各种术中监测技术指导下，避免对侧裂血管及内囊的损伤，从而在最小损伤前提下，最大程度切除岛叶病变。

如肿瘤浸润邻近额或颞叶岛盖区域，先行切除岛盖区的肿瘤，非常有利于进一步的分离并显露侧裂，允许完整和有效的切除胶质瘤的岛叶部分。

目前涉及岛叶胶质瘤术后放化疗的文献很少，国内的随访资料显示对于岛叶的胶质瘤术后配合放疗可达到良好的无肿瘤生存期，并有助于延缓肿瘤的复发。此外，有研究发现，岛叶是旁边缘系统胶质瘤最易侵袭的重要部位。在治疗旁边缘系统胶质瘤时要有整体观念，放疗时，即使影像学检查未见明显岛叶受累征象，也要适当扩大照射范围，把岛叶纳入放射视野。

（六）癫痫预后

目前，大量临床研究证实，在切除岛叶区域病变后，绝大多数患者的癫痫都能得到控制。虽然术前有癫痫症状的患者在术中皮质电刺激下可以在额叶和颞盖处见到癫痫波，但此种情况被认为属于异常放电的"泛化"，

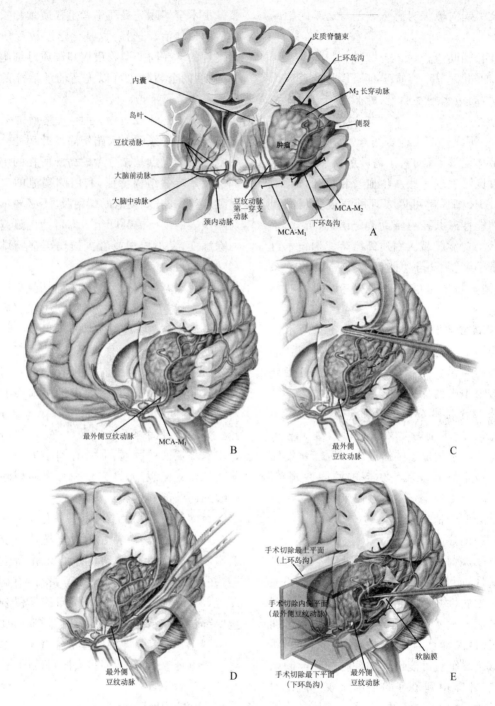

图 2-2　岛叶胶质瘤手术切除

A. 岛叶胶质瘤及其周围解剖学结构;B. 分离侧裂,识别岛顶和肿瘤后界,通常可见 MCA,但也可能包埋于肿瘤内;C. 分离上和下环岛沟至其基底部,以确定肿瘤上下界;D. 分离 MCA 至最外侧豆纹动脉,这样可确定肿瘤深面,并保护 LSAs,避免其受损伤;E. 确定肿瘤边界后,软膜下分块切除肿瘤,保护 M₂,电凝小的 M₂ 分支

引自:Lang FF,et al. Surgical resection of intrinsic insular tumors:complication avoidance. J Neurosurg, 2001,95(4):638-650

不必要进行处理,只要切除岛叶区域的病变即可以达到控制癫痫的目的。Nguyen 等复习 1998－2009 年发表的涉及岛叶手术的文献,共有病例 299 例,其中 78％伴有癫痫发作,术后癫痫控制 Engel Ⅰ 级达 81％。术后患者一般要继续服用一段时间的抗癫痫药物。

（张　忠　王　峰　刘仲涛）

第三节　脑膜瘤与癫痫

一、概　述

脑膜瘤(meningiomas)是临床上常见的颅内肿瘤,其发病率在所有原发性颅内肿瘤中排第二位,仅次于胶质瘤,为 19.2％～30.0％,成人较多见,因其起源于蛛网膜细胞,理论上可出现在任何蛛网膜存在的位置,最常见的部位为矢状窦旁、大脑凸面、鞍结节及蝶骨嵴等。良性脑膜瘤发病高峰年龄在 45 岁。儿童脑膜瘤比较少见,占儿童颅内肿瘤的 0.4％～4.6％,占全年龄组颅内脑膜瘤的 0.9％～3.1％,占全年龄组颅内肿瘤的 0.85％～7.7％,其临床表现与病理特点有别于成人。60 岁以上者脑膜瘤少见,占 2％～3％。成人颅内脑膜瘤中女性发病率较高,男女比例约为 1∶2,而在儿童脑膜瘤中男性发病率高于女性,根据以往统计资料显示,男女比例为 2.3∶1。某些部位(如脑室、颅后窝、眼眶)的脑膜瘤在成人较少见,但却是儿童脑膜瘤的好发部位。儿童恶性变或原发恶性脑膜瘤(脑膜肉瘤)较成人多见。

脑膜瘤为脑外颅内肿瘤,呈膨胀性生长,中毒症状不明显,临床症状早期多不明显,患者一般情况良好,早期难于发现。由于肿瘤发展缓慢,使颅内有足够的代偿时间,当出现头痛、呕吐、视盘水肿等颅内压增高症状时,往往提示肿瘤体积较大或生长迅速。除颅高压症状以外,因肿瘤压迫的位置不同会出现不同的局灶症状且对于肿瘤的定位具有鉴别诊断意义。如位于感觉、运动区的脑膜瘤会引起所支配肢体的感觉运动障碍,位于鞍区的脑膜瘤会压迫视神经、视交叉造成进行性加重的视功能障碍,位于嗅沟的脑膜瘤则较早出现嗅觉障碍,海绵窦脑膜瘤因可累及动眼神经、三叉神经导致眼球运动障碍等。

二、癫痫发病情况

癫痫是脑膜瘤常见的首发症状,在成人脑膜瘤患者中可高达 29％～40％,尤其是位于中央区的窦旁脑膜瘤,癫痫发生率可高达 73％。儿童脑膜瘤的癫痫发生率较成人低,约为 25％,且成人多以局灶性发作为主,儿童则多为全身性发作。Kawugachi 等的研究显示脑膜瘤的瘤周水肿是导致癫痫发作的一个重要因素。发作类型为全身强直阵挛发作或部分性发作。

脑膜瘤位置在癫痫发作中发挥决定性作用,主要体现在发作类型和发作频率两个方面。

1. 发作类型　不同位置其刺激大脑皮质病理放电强度依次为,额颞部＞中央区＞枕部。影响额叶的以大发作为多,而影响顶叶的则以部分性发作多见。额叶脑膜瘤大发作多见可能是由于该部位与间脑和脑干的联系比较广泛,因此额部异常神经元放电容易扩散至额深部结构而引起全身大发作。顶叶脑膜瘤多引起局限性感觉性发作,这与顶叶的感觉支配区有关。

2. 发作频率　对于个体发生史上出现较晚的部位,受刺激后更容易产生兴奋,兴奋也最易扩散,癫痫发生率高。而个体发生史上较为古老的部位,因其阈值较高,不易产生兴奋。因此,癫痫的发生率随脑膜瘤部位不同而有所不同。

目前各国统计资料都显示大脑凸面和矢状窦旁脑膜瘤患者癫痫发生率高，大脑凸面和矢状窦旁脑膜瘤的癫痫发作类型差异不大，大脑凸面脑膜瘤癫痫大发作并非常见，有的患者仅表现为眼前闪光，需仔细询问病史方可发现。大脑凸面脑膜瘤部分患者可表现为 Jacksonian 癫痫、面及手抽搐，其肿瘤多位于皮层运动区，很少在感觉区。凸面脑膜瘤手术切除效果好，术中如能将受肿瘤侵蚀的颅骨和硬脑膜一起切除，术后复发率不高。否则，术后复发和术后癫痫是本病的两个大问题。

矢状窦旁脑膜瘤占颅内脑膜瘤的17％～20％，生长缓慢，早期虽压迫脑组织和矢状窦可不产生症状，患者出现症状时瘤体多已很大。前 1/3 的脑膜瘤，早期症状多不明显，肿瘤达一定程度，可引起癫痫发作，多为全身大发作。中 1/3 因病灶累及功能区，早期可出现局限性症状，癫痫发作往往是局限性发作，表现为病灶对侧肢体抽动，重时可全身性大发作，患者常有对侧感觉和运动障碍包括感觉异常，如麻木、蚁走感。后 1/3 可有视觉先兆，以后发展成全身性发作。

大脑镰旁脑膜瘤大多埋藏在大脑半球纵裂中，其位置较深，皮质中央区受累轻，故脑的局限性损伤症状较矢状窦旁脑膜瘤少见。癫痫发作为38％，多以对侧肢体或面部局限性发作开始，渐形成大发作及意识丧失。约50％患者有对侧肢体力弱，先由下肢开始。当两侧镰旁皆有肿瘤时，可出现两侧力弱或三肢力弱。

蝶骨嵴脑膜瘤的临床表现取决于肿瘤的部位。如为外侧型蝶骨嵴脑膜瘤症状出现较晚，早期仅有头痛而缺乏定位体征，约24.3％的患者早期可有癫痫发作，主要表现为颞叶癫痫发作。外侧型蝶骨嵴脑膜瘤手术多难度不大，术后复发和神经功能损伤均较少见。

侧脑室脑膜瘤也可以出现癫痫，但发生率仅为5.9％。嗅沟脑膜瘤占脑膜瘤的5％左右，少数可有癫痫发作，多为全身性大发作。

小脑的抑制能力和抽搐阈值很高，原因在于篮状细胞组成特殊的抑制系统。同时小脑对癫痫发作有控制作用，刺激小脑皮质可以诱导小脑浦肯野细胞抑制放电，通过脑干网状结构经丘脑到达大脑皮质，从而抑制大脑皮质癫痫样放电，电刺激难以引起癫痫，故幕下肿瘤癫痫发生率低。

另外，恶性脑膜瘤及脑膜肉瘤少见，临床表现与良性脑膜瘤基本相同，但较良性者更易造成患者偏瘫等神经系统损伤症状。癫痫也是其常见症状，发生率约为21％，病程较短，可表现为全身性发作或局限性发作。

三、影像学检查

CT 和 MRI 是诊断脑膜瘤的重要方法，并且可相互补充。虽然增强 MRI 提供了诊断脑膜瘤最好的方法，但它在显示小的肿瘤钙化和邻近的细小骨改变方面不如 CT。脑膜瘤的增强 CT 表现为边界清楚的肿块，有邻近于骨或游离硬膜边缘的宽大基底，与邻近的脑组织相比呈等密度（25％）或稍高密度（75％）。15％～20％可见肿瘤钙化，从细小的点状钙化到整个病变致密的钙化不等。20％～25％脑膜瘤有颅骨改变，最常见的是骨肥厚，可从轻度的起泡到明显的破坏性改变。静脉注入对比增强剂可有密集的均一强化。大约15％的良性脑膜瘤 CT 上有不同于寻常的高密度区、低密度区和非均一性强化。

在非增强 MRI T_1 加权像，60％～90％的脑膜瘤呈等信号，而 10％～30％呈低于灰质的信号。在 T_2 加权像，50％的脑膜瘤呈等同于灰质的信号，而 30％～45％呈高信号。另外，有国内研究指出，对于 WHO Ⅱ～Ⅲ级的脑膜瘤，T_1 信号与Ⅰ级肿瘤差异无统计学意义，但 T_2 信号较Ⅰ级肿瘤差异有统计学意义,更容易表现为高信号。多数脑膜瘤在静脉注入对比增强剂后明显均一性强化,大约可发现 10％的此前未发现的小的脑膜瘤。

MRI 对脑膜瘤定位有很大的帮助。由于有邻近血管移位、在病变和大脑间有脑脊液裂出现或灰-白质交界内向性移位,所以在肿瘤和脑组织间有清楚的边界线。从肿瘤包块伸展出去的硬膜强化被命名为"硬膜尾",它是脑膜瘤的特点但不是特异性的。此外,MRI 比 CT 更好地显示血管扭曲或包绕,血管的流空效应可确定局部的血管系统。在多数病例,可通过常规 MRI 评价动脉和硬膜窦是否开放。高分辨率 MR 静脉成像(MRV)是评价主要的静脉窦和大的皮质静脉(如 Labbe 静脉)的位置、开放、相互联系的非常有用的方法。

四、治疗及预后

脑膜瘤多数为良性肿瘤,手术仍是其首选的主要治疗手段,全切可获得治愈。儿童脑膜瘤复发率较高,肿瘤的切除程度是影响其术后复发的最重要因素。

De Sands 等的研究表明,围术期预防性癫痫用药,可防止癫痫由局限发作演变成持续状态,能明显减少或防止因癫痫所产生的脑损害。国内相关统计,术前常规应用预防癫痫药物可明显降低术后癫痫的发生率,而单纯术后应用预防癫痫药物则不能起到明显降低术后癫痫发生率的作用,因为术后短时间内用药,并不能达到预防癫痫的药物浓度。因此,对于幕上脑膜瘤患者,术前应常规给予抗癫痫治疗,术后当日由于禁食,可用苯巴比妥肌内注射,直到患者能口服为止,以预防术后早期出现癫痫发作,而增加血肿机会和脑水肿程度。因术后早期癫痫的发生可能是因

皮质刺激导致的自限性过程,因此不必长期服药,术后 1 周左右时,根据患者情况可逐渐撤停抗癫痫药物。

Chow 等学者通过分析 323 例年龄 10—79 岁的脑膜瘤患者,发现术前并发癫痫的发生率为 30％,其中 32.7％术后也有癫痫发作。而在 225 例手术前无癫痫发作的患者,仅 17.3％术后发生癫痫。可见术前有癫痫发作的脑膜瘤患者术后癫痫发生率高。因此,手术前是否有癫痫发作是预先评估术后是否会发生癫痫的一个很重要因素。Chozick 等采用大规模多变量分析研究显示,数个变量与术后癫痫发生有显著的统计学意义。如术前癫痫的发作史、术前语言障碍、肿瘤切除程度、顶叶癫痫、术后抗癫痫的治疗情况以及术后脑积水。脑膜瘤术后发生癫痫的原因除与肿瘤部位有关外,术中的原因包括脑组织过分牵拉、动脉损伤、结扎或损伤引流静脉、皮质静脉中断以及手术区域的出血和水肿。在多变量分析中,肿瘤的切除程度与术后癫痫发作显著相关。肿瘤次全切除后剩余肿瘤可不断刺激皮质或侵犯脑组织,而急性脑积水也可引起皮质刺激导致癫痫发作。

切除程度是影响复发率最重要的因素,目前已有定论。有多种脑膜瘤切除程度的分类系统,在 1957 年提出的 Simpson 颅内脑膜瘤切除程度分类系统(表 2-4)同复发率相关性很好,而 Kobayashi 等的改良分类系统(表 2-5)更适用于显微外科时代。近年来,又有学者提出了 Simpson 0 级切除的概念,即在 Simpson Ⅰ级切除的基础上,进一步切除 MRI 上出现"脑膜尾征"的硬脑膜及肿瘤边缘 2cm 的正常硬脑膜。但这仅适用于大脑凸面脑膜瘤,当肿瘤侵犯重要神经、血管、静脉窦或筛窦等组织内时,很难达到 Simpson 0 级切除且保证不出现严重并发症。

表 2-4　Simpson 颅内脑膜瘤切除程度分类

分级	定　义
I	肉眼下完全切除肿瘤、相连的硬膜和异常的颅骨
II	肉眼下完全切除肿瘤，电凝相连的硬膜
III	肉眼下完全切除肿瘤，没有切除或电凝相连的硬膜或硬膜外受侵犯的结构（如受侵犯的硬膜窦或增生的颅骨）
IV	肿瘤部分切除
V	单纯减压（活检）

表 2-5　Kobayashi 肿瘤切除程度改良分级系统

分级	定　义
I	显微镜下完全切除肿瘤、相连的硬膜和任何异常的颅骨
II	显微镜下完全切除肿瘤，电凝相连的硬膜
IIIA	显微镜下完全切除硬膜内和硬膜外肿瘤，没有切除或电凝相连的硬膜
IIIB	显微镜下完全切除硬膜内肿瘤，没有切除或电凝相连的硬膜或任何硬膜外受侵犯的结构
IVA	为保存脑神经或血管而行肿瘤次全切除，显微镜下完全切除相连成分
IVB	肿瘤部分切除，残留肿瘤体积＜10％
V	肿瘤部分切除，残留肿瘤体积＞10％或单纯减压伴和（或）不伴活检

（沈　冰）

第四节　下丘脑错构瘤与痴笑发作

一、概　述

下丘脑错构瘤（Hypothalamic hamartoma）是一种罕见的脑组织先天性发育异常，又称为灰结节错构瘤，最早由 Le Marquand 于 1934 年首次报告，1990 年 WHO 对中枢神经系统肿瘤分类修订再版中，将其归入第Ⅵ类，囊肿和类肿瘤病变，称"下丘脑神经元错构瘤"（Hypothalamic neuronal hamartoma），属于一种特殊类型的鞍上、脚间池肿瘤，因它不是真正的脑肿瘤，故在 2000 年及 2007 年的 WHO 神经系统肿瘤病理分类中已被删除。下丘脑错构瘤常起源于灰结节和乳头体，亦可起源于垂体柄，有蒂或无蒂与之相连，伸向后下方，进入脚间池，有时突入三脑室，个别情况可位于视交叉前。

下丘脑错构瘤并非是真正的肿瘤，不具有生长性，生后多年，体积不变。

随着影像学的发展及对本病认识的普及，下丘脑错构瘤的病例明显增多：国外文献报道逐渐增多，Nguyen 等（2003 年）复习文献显示至 2002 年共报道下丘脑错构瘤 277 例。在 1998 年我们发表下丘脑错构瘤的文章以前，北京天坛医院开院 40 年（1958－1998）仅遇到 5 例，而其后的 10 年（1998－2008）病例激增，至 2008 年 5 月，北京天坛医院共诊治下丘脑错构瘤资料完整的 214 例，至 2013 年 4 月已经诊治 520 余例。

Rosenfeld 等（2006）估计下丘脑错构瘤在澳大利亚的发病率为百万分之一。本组 214 例患者中北京籍 12 例，按北京市户籍人口为 1200 万计算推测大约北京市下丘脑错构瘤发病率也为百万分之一。本组 214 例中有痴笑样癫痫（gelastic seizure）的 96 例，其中男 64 例，女 32 例，男女之比为 2∶1。

二、发病机制

早期认为癫痫起源于皮质下结构，但一直未证实：Cascino 等（1993）报道了 12 例表现为癫痫的下丘脑错构瘤，7 例患者依据痴笑发作间期及发作期的 EEG，定位癫痫病灶于颞叶或额叶，6 例行单侧颞叶前部切除（因无效，其中 2 例二次手术行单侧额叶切除），1 例行额叶切除；所有患者术后癫痫发作均无改善；2 例患者行胼胝体前部切开，除跌倒发作改善外，痴笑及大发作均无改善。

目前认为下丘脑错构瘤是真正的致痫灶，理由如下。

1. 根据 EEG 定位癫痫灶于额颞叶而手术切除，术后癫痫无任何改善，且切除的额颞叶亦无萎缩、硬化等在颞叶癫痫等癫痫患者中常见的病理改变，证明癫痫灶不在皮质。

2. 痴笑性癫痫最常见于下丘脑错构瘤，虽然痴笑性癫痫亦可见于其他疾病，但非错构瘤性的痴笑性癫痫十分罕见。

3. 电生理检查证实痴笑发作起源于下丘脑错构瘤：Kuzniecky 等（1997）报道了 MRI 导航下错构瘤深部电极植入，记录到错构瘤有棘波，并且给予电刺激后，患者出现可笑的感觉，随后出现了典型的痴笑发作。

4. SPECT 在痴笑发作期可见下丘脑错构瘤区域有异常的高灌注。

5. 手术切除下丘脑错构瘤或射频热灼治疗错构瘤可治愈癫痫。

癫痫病灶定位于下丘脑错构瘤，亦解释了下丘脑错构瘤患者位于皮质的假癫痫灶：起源于下丘脑错构瘤的癫痫，通过下丘脑-杏仁核连接通路扩散，导致颞叶局灶性放电。

笔者认为下丘脑错构瘤具有内在的致痫性，笔者有 2 例患者术中深部电极检测到下丘脑错构瘤有棘波放电，错构瘤大部分或全部切除后，皮质棘波明显减少，均提示下丘脑错构瘤具有内在的致痫性。错构瘤可能与边缘系统存在异常的病理连接，同时错构瘤对边缘系统的压迫也起重要作用。

三、临床表现

下丘脑错构瘤有较独特的临床表现，多数在儿童早期发病，可表现为性早熟（precocious puberty）、痴笑性癫痫（gelastic seizure），有些可伴有其他类型癫痫或行为异常，个别病例可以无症状。

1. 性早熟 中枢性性早熟中，下丘脑错构瘤所占的比率为 9% ～ 22%，平均为 14.2%。Nguyen 等（2003）复习文献显示 277 例下丘脑错构瘤中表现有性早熟者占 63%，本组 214 例下丘脑错构瘤中表现有性早熟者占 53.7%。

本病特征性表现之一为中枢性性早熟，表现为婴幼儿生长发育增快，身高和体重明显高于同龄儿，并出现第二性征发育，女孩出现乳房增大、乳晕着色、阴道黏膜和小阴唇增厚、色素加深、出现分泌物、月经初潮等；男孩表现为睾丸增大，阴囊变松、色素增深、阴茎增长、增粗，易勃起，甚至出现遗精；同时肌肉发达，骨骼增大，声音低沉，出现阴毛、胡须及喉结，颜面及胸背部出现痤疮等。

2. 痴笑性癫痫 癫痫样发笑（laughter seizures）最早由 Trousseau 描述，而 Daly 和 Mulder 于 1957 年首次提出痴笑性癫痫的概念，此后被广泛引用，其特点是以发笑为主要发作形式的一种单纯性部分发作，最常见于下丘脑错构瘤，但亦可见于额叶或颞叶的复杂部分性癫痫。

这种以痴笑为主要表现的部分性癫痫，为自主神经症状的发作，表现为发作性傻笑，持续数秒或数十秒而突然停止，发作时无神志丧失，每日可发作数十次，无任何诱因，随病情的发展，可逐渐出现其他类型的癫痫。痴笑性癫痫常是短暂的发作（<30s），特征为

与患者平时正常发笑不成比例的、重复性、爆发样笑(而平时的发笑,笑后有微笑,且无语言障碍)。Cascino 等(1993)报道了 12 例表现为癫痫的下丘脑错构瘤(均有痴笑发作),痴笑发作频率为每天 3～20 次。事实上,患者常常因面部表情与情感的不一致而感困惑;如果痴笑性癫痫是单独发作的,常常缺乏癫痫发作后的特征。

诊断痴笑性癫痫应符合下述指标:①反复发作性及刻板性;②无外界诱因;③可探查到伴发的其他类型的癫痫;④发作期或间期 EEG 有癫痫表现;⑤无其他原因的病理性发笑。痴笑性癫痫的发作,强烈提示有下丘脑错构瘤的可能。

痴笑性癫痫常在儿童早期发病,多为新生儿期,Berkovic 等(1988)报道了 4 例表现为痴笑及其他类型癫痫的下丘脑错构瘤,3 例在 1 岁前出现痴笑性癫痫,其中 1 例在出生后即经常发笑,赢得了"快乐婴儿"的称号;1 例患者在 19 岁时才诊断为痴笑性癫痫,追问病史,可能在 4 岁左右即出现痴笑。因此在儿童早期,痴笑发作常常被家长误认为是孩子"比较容易发笑而已",经常被忽略。本组中表现为痴笑性癫痫的患者有 30 例,其发病年龄为出生 1d 至 7.8 年,平均发病年龄为 24 个月,小于 3 岁发病者有 23 例,占 76.7%;出生后当天即出现痴笑者有 5 例,占 16.7,发作频率为数次至数十次。

本组有症状的 200 例中仅表现为痴笑者 15 例,占 7.5%,病程中出现痴笑样癫痫发作者(同时伴有性早熟或其他类型癫痫发作)96 例,占 48%。

3. 其他类型癫痫 尽管痴笑性癫痫是下丘脑错构瘤的较为特征性的表现,但下丘脑错构瘤患者亦可表现为其他类型的癫痫,如复杂部分性发作、强直阵挛发作、跌倒发作、失神发作等。跌倒发作的可能病理机制,异常放电从错构瘤传导至脑干网状结构,导致维持肌张力的网状结构功能障碍,进而导致

跌倒发作。Cascino 等(1993)报道了 12 例表现为癫痫的下丘脑错构瘤,均有痴笑性癫痫发作,痴笑发作时伴有精神失常者占 83.3%;强直-阵挛发作 7 例(58.3%);跌倒发作 3 例(25%)。

本组 200 例有症状患者中有其他类型癫痫发作而无痴笑样癫痫发作者 27 例,占 13.5%,所有癫痫者[痴笑样癫痫和(或)癫痫大、小发作]:本组共有 123 例(61.5%)。

4. 行为异常、智力障碍等 下丘脑错构瘤的患者亦可表现为智力障碍,或伴有行为异常,脾气暴躁,攻击性行为,伤人毁物等。进行性智力下降是许多癫痫的一个特征,包括下丘脑错构瘤;其可能机制为,癫痫起源于下丘脑及其附近的乳头体,因兴奋过度而损伤下丘脑、乳头体及附近的内侧丘脑,进而产生智力减退。

5. 无症状 Arita 等(1999)报道了 11 例下丘脑错构瘤,其中有 1 例 76 岁的无症状患者。本组 214 例患者中无症状者 14 例,占 6.5%,均为意外发现下丘脑错构瘤。

6. 合并畸形或其他疾病 下丘脑错构瘤是一种脑发育畸形,部分患者可以合并有脑或其他系统的发育异常,①灰质异位;②小脑回;③大脑发育不全;④胼胝体缺如;⑤合并蛛网膜囊肿;⑥合并 Dandy-Walker 综合征;⑦合并有骨骼发育畸形;⑧Chiari 畸形;⑨多指(趾)畸形。

7. Pallister-Hall 综合征 1980 年 Hall 和 Pallister 等最先报道了 6 例散发的、多发性先天畸形的婴儿,其中 5 例证实有下丘脑错构母细胞瘤,因此 Hall 和 Pallister 等推测这是一种新的综合征,其特征为:先天性下丘脑的"错构母细胞瘤"、垂体功能低下、远端肢体多指(趾)畸形及内脏畸形等。此后陆续有类似的病例报告,故称此类疾病为 Pallister-Hall 综合征。

本组的 4 例 Pallister-Hall 综合征病例均为散发病例,因合并的畸形不严重,无垂体

功能低下,其中 3 例以多指、并指畸形为主,另一例同时合并有轻度尿道下裂、会厌裂开畸形而无严重内脏畸形,故可长期存活。

四、辅助检查

对于明确下丘脑错构瘤的诊断十分重要,常用的辅助检查有,神经影像学检查(主要为 CT 和 MRI)、内分泌检查及电生理检查等。

1. CT　对下丘脑错构瘤诊断有一定价值,但因其自身特点,有时可漏诊。下丘脑错构瘤的 CT 表现主要为鞍背、垂体柄后方、脚间池、中脑前池及鞍上池的等密度占位性病变,可伴有三室前部变型(图 2-3)。因下丘脑错构瘤本身是正常的脑组织,其血脑屏障正常,故注药无强化。

2. MRI　被认为是本病确诊的首选检查。较小的错构瘤 CT 较难发现,而 MRI 却可明显显示病变。T_1 加权像的矢状位及冠状

扫描可准确提供肿物形态和与垂体柄及周围结构的关系,其特征为稳定的等信号;在 T_2 加权像为等信号或稍高信号,注药无强化(图 2-4,图 2-5,图 2-6,图 2-7,图 2-8,图 2-9)。

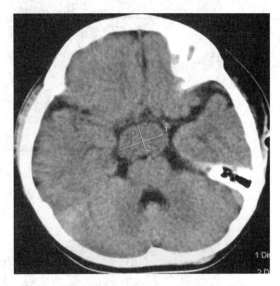

图 2-3　CT 显示脚间池的等密度占位性病变

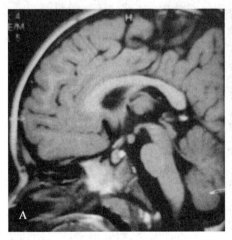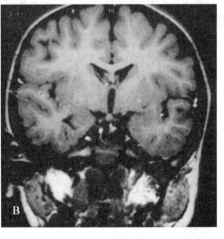

图 2-4　小错构瘤 MRI 影像
A. MRI 矢状位显示小错构瘤;B. MRI 冠状位显示小错构瘤

对于初步诊断为下丘脑错构瘤的患者,应该在首诊后半年再次复查 MRI,此后每年复查 MRI,只有病变体积无变化方可确诊。下丘脑错构瘤是异位的脑组织,其 MRI 信号

不随时间而改变,这一点在诊断下丘脑错构瘤中极为重要。

3. SPECT　Kuzniecky(1997)等首次报道了用 SPECT 检测了 3 例表现为痴笑发作

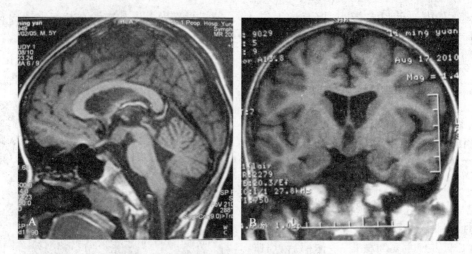

图 2-5　小错构瘤 MRI 影像
A. MRI 矢状位显示小错构瘤；B. MRI 冠状位显示小错构瘤

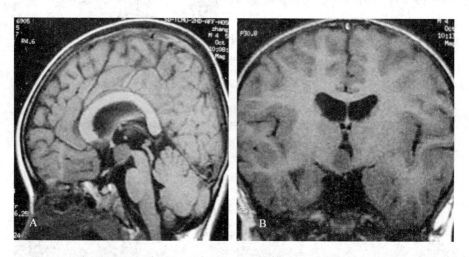

图 2-6　错构瘤 MRI 影像
A. MRI 矢状位显示错构瘤；B. MRI 冠状位显示错构瘤

的下丘脑错构瘤，发现在痴笑发作期，3 例错构瘤及下丘脑区域有明显的高灌注。

4. 内分泌激素检查　对于同时伴有性早熟的患者，在诊断时均应进行常规的内分泌检查，如黄体生成素（luteinizing hormone，LH）、促卵泡激素（follicle-stmulating hormone，FSH）、雌二醇（estradiol，E2）、睾酮（testosterone，T）等，在条件许可下，每例性早熟患者均应进行 LH-RH 刺激试验，以明

确中枢性性早熟的诊断；在药物治疗期间，亦应复查性激素，以及时调整药物剂量；对于手术患者，术后均应进行性激素的复查，有助于判定疗效。

5. 电生理检查

（1）EEG：下丘脑错构瘤表现为痴笑性癫痫、其他类型癫痫者，EEG 在发作间期可以为正常、轻度、中度及重度异常；而在发作期，则可表现为一侧颞叶或额叶的癫痫灶。本组

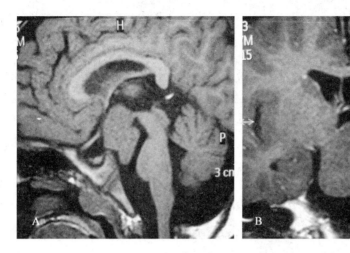

图 2-7 巨大错构瘤 MRI 影像
A. MRI 矢状位显示巨大错构瘤；B. MRI 冠状位显示巨大错构瘤

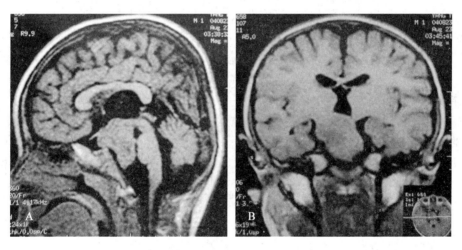

图 2-8 巨大错构瘤 MRI 影像
A. MRI 矢状位显示巨大错构瘤；B. MRI 冠状位显示巨大错构瘤

中有部分患者行 EEG 检查，有 14 例 EEG 显示单侧或双侧额、颞或全导棘波，部分患者 EEG 未见明显异常。

(2) 深部电极：深部电极的应用，对于明确下丘脑错构瘤在癫痫发作中的作用起到关键作用。目前临床应用的主要有：立体定向脑深部电极置入术及术中脑深部电极置入术：Kuzniecky 等 (1997) 首次报道了 MRI 导航下错构瘤深部电极置入，记录到错构瘤有棘波，并且给予电刺激后，患者可笑的感觉，随后出现了典型的痴笑发作，持续 15s，重复 3 次电刺激，均引起痴笑发作；Fukuda (1999) 报道了采用立体定向技术将有四个电极的脑深部电极置入下丘脑错构瘤内，同时双侧额颞顶枕硬膜下置入条形电极；视频 EEG 监测，发现在痴笑发作期，先是错构瘤深部电极的 1、2 电极记录到棘波，随后在所有硬膜下的电极出现快速棘波放电；对深部

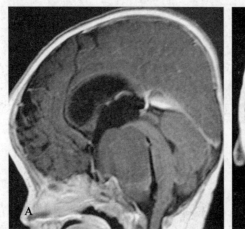 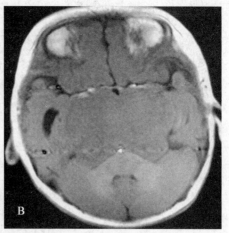

图 2-9　巨大构瘤 MRI 影像

A. MRI 矢状位显示巨大错构瘤；B. MRI 横轴位显示巨大错构瘤

电极进行电刺激则可产生痴笑发作，随后出现痉挛性发作。

本组有 11 例进行了术中下丘脑错构瘤深部电极检测，有 2 例检测到了棘波，9 例无棘波。本组术中行深部电极检查属于麻醉状态下，为癫痫发作间期，因此检测到错构瘤内部棘波的概率较低；在此状态下，仍有 2 例可明显检测到错构瘤内部有棘波，推测一部分错构瘤可持续放电，而大部分错构瘤仅在发作期放电；在大部切除错构瘤后皮质棘波明显减少，支持皮质的癫痫病灶是继发病灶，而错构瘤是此类癫痫之原发病灶的理论。

结合 214 例下丘脑错构瘤的丰富资料，根据临床、影像、手术所见，并参考上述分类，提出下述下丘脑错构瘤比较合乎实际的新分型（图 2-10）。

Ⅰ型：窄基型，下丘脑错构瘤呈圆形或椭圆形，顶部与灰结节或乳头体以很小面积相接触，其特点为下丘脑错构瘤与下丘脑附着面小，本组共有 77 例（35.9%）。绝大多数表现为性早熟。

Ⅱ型：宽基型，其特点为下丘脑错构瘤与下丘脑的附着面宽大，但第三脑室底部变形不明显，本组有 26 例，占 12.1%；性早熟、痴

笑样癫痫或癫痫大发作各占 50%。

Ⅲ型：骑跨型，错构瘤部分突入第三脑室和脚间池，其特点为骑跨于第三脑室底上下，肿物体积多数较大，本组有 87 例，占 40.7%；痴笑样癫痫和（或）癫痫大发作占 90%，性早熟占 40%

Ⅳ型：三脑室内型，错构瘤完全位于第三脑室内，一般体积小，最大径多在 1cm 左右，本组遇到 24 例，占 11.2%；绝大多数为痴笑样癫痫或其他类型癫痫，性早熟少见。

我们提出的Ⅰ～Ⅳ型分类，Ⅰ型主要与无症状有关，极少有癫痫发作，由于下丘脑错构瘤位于脚间池，与下丘脑接触面小，且下丘脑错构瘤多不大（平均最大径为 13.57mm），翼点入路手术较为安全，但因多表现为性早熟，目前已被药物治疗所取代，只有很少患者因难以承受巨额药费而手术；Ⅱ型则痴笑样癫痫、癫痫发作的比率有所升高，性早熟下降，下丘脑错构瘤体积增大，平均最大径为 18.73mm，若手术则以翼点入路为佳；Ⅲ型则不同程度突入第三脑室，临床表现以痴笑样癫痫、癫痫发作为主，手术则可根据下丘脑错构瘤主体与第三脑室的关系而采用经胼胝体穹窿间入路或翼点入路，而我们则更多地

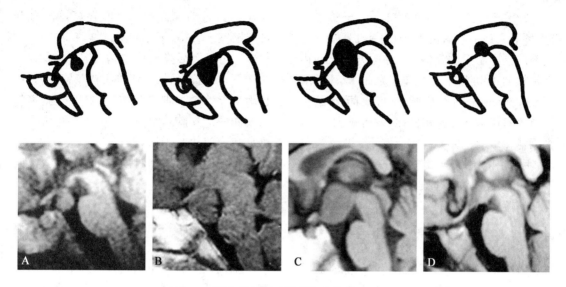

图 2-10　下丘脑错构瘤分型
A. 窄基型；B. 宽基型；C. 骑跨型；D. 三室内型

采用经胼胝体入路；Ⅳ型则下丘脑错构瘤完全位于第三脑室内，临床以痴笑样癫痫或癫痫发作为主，几乎没有性早熟，手术只能采用经胼胝体穹窿间入路切除，且效果极佳。

本组 214 例下丘脑错构瘤病例经统计学分析显示性早熟的发病年龄明显小于有癫痫发作者；下丘脑错构瘤的大小在各型中存在明显差异即Ⅲ型、Ⅱ型＞Ⅰ型＞Ⅳ型，而Ⅱ型与Ⅲ型之间则差异无显著性；下丘脑错构瘤的大小与性早熟不相关，而与痴笑样癫痫及癫痫发作呈正相关；性早熟、痴笑样癫痫、癫痫发作及无症状在各型中的比率差异均有显著性，性早熟最常见于Ⅰ型，罕见于Ⅳ型，而痴笑样癫痫和癫痫发作最常见于Ⅲ型，而罕见于Ⅰ型；无症状者多见于Ⅰ型和Ⅱ型，而Ⅲ型及Ⅳ型罕见。

五、鉴别诊断

根据下丘脑错构瘤特有的临床表现及神经影像学特征可做出诊断（不需手术病理证实）。当小儿出现性早熟，痴笑性癫痫，MRI或 CT 显示脚间池占位性病变，基底位于垂体柄或三室底部，注药无强化，首先考虑为下

丘脑错构瘤。时至今日，不少医生对本病尚无足够的认识，不少典型的下丘脑错构瘤仍被误诊为下列疾病，下丘脑胶质瘤或视路胶质瘤、颅咽管瘤、鞍上生殖细胞瘤等。

六、治疗及效果

下丘脑错构瘤的诊断和治疗已有近 90 年的历史，其中经历了大量的摸索，有成功的经验，也有失败的教训；自 CT 及 MRI 应用以来，诊断已一目了然，目前的治疗方法有以下几种。

（一）手术治疗

下丘脑错构瘤为引发性早熟及痴笑性癫痫的事实已被大家所公认，故针对额叶或颞叶癫痫病灶的皮质切除手术早已被废弃，故不少学者采用针对原发病灶——错构瘤的切除手术取得较好效果，这已得到大家的公认。

1. 额颞开颅（翼点入路）　这种入路对切除脚间池内的下丘脑旁型错构瘤比较合理。我们采用翼点入路 41 例，全切除者 18 例，大部切除者 8 例，部分切除者 15 例。手术并发症主要有，动眼神经麻痹、颈内动脉痉挛、尿崩症、电解质紊乱等，但发生率较低。

2. 经胼胝体-穹窿间入路　由于翼点入路、颞下入路手术入路对于已突入第三脑室底部的错构瘤无法显露，故对这类下丘脑内型错构瘤的切除十分困难，为此 Rosenfeld 等在 2001 年采用经胼胝体-穹窿间-经脑室导航手术切除下丘脑错构瘤，取得满意疗效，根据他 2004 年的报道（45 例）效果令人鼓舞，手术切除下丘脑错构瘤过程中他用长柄 CUSA，多数能做到全切除或近全切除，随诊自己医院的 29 例（8~66 个月），癫痫治愈率 52%，减少发作 90% 以上者 24%，发作减少 70%~90% 者占 24%。美国凤凰城圣约瑟夫医院 Ng（2006）报道经胼胝体切除下丘脑错构瘤 26 例（平均年龄 10 岁），治疗顽固性癫痫，54% 治愈，35% 发作减少大于 90%，行为改善 88%，他指出年龄小、癫痫病史短，下丘脑错构瘤体积小和 100% 全切除者效果好。

北京天坛医院于 2001 年 11 月开始在国内率先采用此入路对已突入三室内的错构瘤进行手术治疗，至 2008 年 5 月我们采用此入路对下丘脑错构瘤造成的顽固性癫痫手术 37 例，全切或近全切除 9 例，大部切除 9 例，部分切除 19 例，术后随诊到 32 例，从 6 个月至 7 年，平均随访 24 个月，症状完全消失者 22 例（68.7%），其中 1 年以上者 17 例（53.1%）；癫痫发作减少 >90% 者 4 例（12.5%）；癫痫减少 50%~90% 者 3 例（9.4%），术后症状如故（无效）者 3 例（9.4%），故手术有效率为 90.6%。

手术要点如下。

①右额后小马蹄形切口（后缘在冠状缝后）。

②沿中线做梯形小骨瓣，后缘在冠状缝前 0.5cm，基底位于中线，显露矢状窦的边缘。

③弧形剪开硬膜翻向中线，自纵裂向外牵开额叶内侧面，显露胼周动脉后固定脑板。

④严格在中线前后纵行切开胼胝体 1~2cm，进入透明隔间腔，分开，在穹窿间打开第三脑室顶，进入第三脑室。

⑤可见圆形隆起的错构瘤，肿物多数自一侧下丘脑长出，另一侧游离在三脑室内，可自附着点处向下剥离肿物（切勿向外剥离伤及该侧的下丘脑），可分块切除，前极切除后可见视隐窝和漏斗隐窝。

⑥到达肿物下部脚间池的蛛网膜，说明已到达肿物底部。

⑦肿物切除达到 50%~90% 可达到手术治疗癫痫的目的，当然全切除更佳，但术后反应程度相应增大。

采用此入路切除错构瘤，不仅可使术后癫痫发作消失或明显减少，而且对治疗行为异常，尤其对有攻击行为的儿童效果尤佳。一般术后认知功能也多有改善。通过切开部分胼胝体可能对控制癫痫有一定帮助，但更重要的是使错构瘤这一致痫源大部切除后改变了其与乳头体和周围边缘系统的联系，从而使癫痫得以缓解。

手术并发症主要有一过性低钠血症或血钠先高后低，可诱发癫痫，经调整后 1 周左右恢复；少数术后曾出现轻度多饮多尿，经治疗后 2 周内恢复正常。这可能为术中对下丘脑的水盐代谢中枢的干扰有关；术后约 2/3 的病例有近事遗忘，多在 2~3 个月逐渐恢复。

我们认为手术治疗对下丘脑错构瘤引起的性早熟和痴笑性癫痫起了巨大的作用，手术指征和手术入路上的考虑为以下几点。

①小的下丘脑旁型或窄基型错构瘤，表现为性早熟者，适用于翼点入路，全切除可治愈（但近 10 年国外文献已很少用手术切除下丘脑错构瘤治疗性早熟）。

②虽然错构瘤体积较大（直径超过 1.5cm），但是属于脑室旁型或脑室内型但 2/3 位于脚间池者，也可用翼点入路，对癫痫和性早熟皆有效。

③明显突入第三脑室底部使之向上隆

起,表现为顽固性癫痫者,可采用经胼胝体－穹窿间入路,即使没有全切除,也可有显著疗效。

对性早熟患儿手术宜尽早进行(本组手术时年龄最小者为 13 个月),如患儿已接近青春期(本组 2 例),手术切除错构瘤后,激素水平虽然有一短时期下降,但接近青春期者会很快再次升高,故年龄在 7－9 岁者,做这种手术的必要性不大。

3. 其他手术入路还有 额下入路、经终板入路及颞下入路,额眶颧入路及脑室镜切除或离断下丘脑错构瘤等,目前文献报道采用神经内镜治疗下丘脑错构瘤的较多,其疗效类似于开颅手术效果,但风险相对较小。

Drees 等(2012)报道了 40 例成人下丘脑错构瘤,70% 下丘脑错构瘤位于三脑室内。26 例行内镜切除,10 例经胼胝体或其他入路(翼点或额眶颧)切除,4 例伽马刀治疗;29 例治愈,55% 癫痫发作减少 90% 以上,4 例(10%)死亡,2 例术后死亡,2 例后期死亡,均为伽马刀后手术切除患者。永久神经功能障碍 1 例,34% 患者有轻度内分泌障碍,59% 患者体重增加至少 6.8kg,平均 12.7kg。

(二)γ 刀

普通放疗对下丘脑错构瘤无效,下丘脑错构瘤采用 γ 刀治疗的病例很少,Abla 等报道了 10 例 γ 刀治疗下丘脑错构瘤,40% 癫痫治愈,4 例分别在 γ 刀后 3,6,12,14 个月治愈,但其中 1 例以前做过颞叶切除手术。

γ 刀治疗治疗的优点:无死亡率;致残率低,目前文献报道的 3 组 γ 刀治疗的下丘脑错构瘤导致的癫痫,均无明显致残率;中心剂量在 36Gy 左右,可以治愈癫痫,少于此剂量亦可有效控制癫痫。

目前资料显示,γ 刀治疗对于有痴笑或癫痫大发作的患者效果较好,对性早熟者用 γ 刀治疗理论上有效,但尚缺乏相应的临床资料。γ 刀治疗起效时间较长,平均为 8～15

个月,本组中有 1 例家长在患儿行 γ 刀治疗后,在产生疗效前失去耐心而坚决要求手术,有 7 例 γ 刀治疗后几个月,效果不明显而改用手术切除错构瘤,取得较好效果;极个别病例在 γ 刀后数年出现错构瘤的放射性坏死,有 1 例因性早熟在外院行 γ 刀治疗(中心剂量为 36Gy,周边为 17.5Gy),在 γ 刀治疗 5 年后,错构瘤明显增大数倍,有颅压高症状,被迫行翼点入路肿物部分切除,病理报告为"放射性脑坏死",这种情况国内外尚未遇到过。

(三)药物治疗

1. 癫痫 目前认为下丘脑错构瘤导致的各种类型癫痫均为耐药性顽固癫痫,单纯依靠抗癫痫药物难以治愈下丘脑错构瘤引起的痴笑性癫痫及其他类型的癫痫,单纯抗癫痫治疗并不合适,但在下丘脑错构瘤术后的辅助治疗中有意义。

2. 性早熟 目前常用的 GnRH 类似物为缓释剂型,如达必佳(Triptorelin),达菲林(注射用醋酸曲普瑞林,Diphereline)及抑那通(注射用醋酸亮丙瑞林微球,Enantone,Leuprorelin)治疗,疗效肯定。

(四)治疗方法的选择

1. 手术治疗的指征

(1)单纯性早熟者:严格限于年龄小于 5 岁,窄基型且直径小于 1cm 的下丘脑错构瘤。

(2)表现为癫痫者(宽基型及骑跨型):药物治疗无效,癫痫发作频繁者。

2. 药物治疗指征

(1)单纯性早熟者首选,尤其经济条件较好,对手术有顾虑者。

(2)表现为癫痫者:仅限于行 γ 刀或手术部分切除或大部切除错构瘤后,癫痫未能消失者。

(李春德)

第五节　其他颅内肿瘤与癫痫

一、脂肪瘤

颅内脂肪瘤（Lipoma）是中枢神经组织胚胎发育异常所致的脂肪组织肿瘤，很少引起临床症状，多在尸检中发现，是临床上很少见的一种肿瘤，占颅内肿瘤 0.1％ 以下。其发病机制不明确，一般认为系胚胎形成过程中，原始脑膜的残留和异常分化及神经管闭合的发育障碍，神经嵴向间质演化所致。绝大多数病灶位于脑中线附近，其中最常见的部位是胼胝体区，40％ 颅内的脂肪瘤是在脑胼胝体的前 1/3 处发展的；小部分位于三脑室下部、脑干、小脑、基底节、四叠体区、侧脑室或桥小脑角区。无性别差异，各年龄组均可发病，常合并有其他中枢神经系统先天性畸形，以胼胝体缺失最常见。

颅内脂肪瘤依其所在部位有不同的临床表现：胼胝体区脂肪瘤的患者常为多种类型的癫痫发作及精神症状；四叠体板和四叠体池的脂肪瘤癫痫发生率为 21.4％；靠近脑脊液循环通路的病灶可引起脑积水，出现颅高压表现；少数患者尚可出现轻偏瘫、智力障碍、性格改变和代谢紊乱或脑神经障碍。CT扫描检查，病灶表现为均匀的低密度影，无增强效应。MRI 扫描病灶呈短 T_1 及长 T_2 改变。

由于肿瘤的位置深在，与周围脑的密切关系且富含血管，手术难度较大，很难做到肿瘤完整切除，术后有较多的并发症。因不能完全控制症状，目前多倾向于非手术治疗，予以抗癫痫药物控制癫痫，有梗阻性脑积水者可行脑脊液分流术。如病灶大，症状明显或为明确病理诊断时，则可考虑行肿瘤部分或大部切除，尽量减少并发症。随着显微外科技术应用，部分患者可获完整切除。

目前较统一的观点认为脑内点燃癫痫的同步化和泛化的主要通道即为胼胝体，放电是通过胼胝体的突触联合传导的，所以对于胼胝体区脂肪瘤手术应采取病灶切除＋胼胝体前部切开，可使两半球的阵发性放电即为孤立，制止了癫痫全身性泛化，从而将全身性泛化性癫痫转变为局灶性，术后小剂量抗癫痫药物维持，症状可明显缓解。

二、表皮样囊肿

表皮样囊肿（Epidermoid cyst）亦称胆脂瘤或珍珠瘤，由 Critchey 于 1928 年正式命名。发病率占全脑肿瘤的 0.5％～1.8％，起源于异位胚胎残余组织的外胚层组织，是胚胎晚期在继发性脑细胞形成时，将表皮带入的结果。可发生于任何年龄，按起源部位好发于脑桥小脑角、鞍区、大脑半球、脑室内、四叠体区、小脑等处。表皮样囊肿病程多在数年到数十年，因生长缓慢，虽然肿瘤很大，甚至累及一个以上脑叶，其临床症状仍然可以很轻微，但对周围组织破坏较强。常有精神症状，位于大脑半球者大约 41％ 患者出现癫痫发作症状，如肿瘤位于颞叶，癫痫发生率更高。其最好的诊断是高分辨率 CT 行轴状面、冠状面、矢状面扫描，典型影像特征为均匀低密度区，CT 值在 −2～12Hu，低于脑脊液值，形态不规则，多为孤立，有占位效应，强化扫描一般无明显增强。MRI 检查多数病例在 T_1 加权像上呈低信号，T_2 加权像上为高信号，瘤质不均匀而致信号强度变化不定是其 MRI 特征。该病属良性肿瘤，以手术切除为原则，要争取全切除，术后一般恢复良好。

三、垂体瘤

垂体瘤（Pituitary adenoma）是一种常见的良性肿瘤，以垂体前叶的腺瘤占大多数，来自后叶者少见。人群发生率一般为 1/10 万，约占颅内肿瘤的 10%，近年来有增多的趋势，其临床表现主要为内分泌紊乱、视力视野障碍及其他颅神经和脑损害表现。其并发癫痫少见，但如肿瘤向前伸展至额叶，可引起精神症状、癫痫、嗅觉障碍；突入颅中窝可引起颞叶癫痫。Hashizume 等认为垂体瘤内出血，含铁血黄素沉淀于双侧颞叶及海马回，可能也是垂体瘤引起癫痫的一种机制，尤其在 MRI 上显示海马回有含铁血黄素沉积者。

四、脑转移瘤

脑转移瘤（Brain metastases）是恶性肿瘤患者的一种常见并发症，其发生率为 15%～20%，自然生存时间为 1～3 个月。随着 CT、MRI 等检查设备的普及、人口老年化的提高以及恶性肿瘤患者生存期的延长，脑转移瘤的发病率较过去有所提高。目前发现脑转移瘤是成年人群中最常见的颅内肿瘤，估计有 20%～40% 的恶性肿瘤患者可发生脑转移。男性多见，在 40－60 岁为高发期，40 岁以下少见。

癫痫发作是颅内转移瘤常见的急性发作症状，作为首发症状见于 10% 的患者，有 40% 患者在整个病程中将发生癫痫。常为局灶性癫痫发作或在局灶性发作后的全身发作。多因转移瘤位于大脑半球近皮质所致，其机制一般认为与以下因素有关，①由于脑转移瘤一般位于皮质，而且转移灶周围的脑组织常由于局部机械性压迫或血供不足，产生缺血水肿、坏死，甚至出血，肿瘤较大者中心常有坏死、囊性变，引起皮质丘脑性超同步从而导致网状结构的超同步放电，通过弥散性丘脑皮质投射系统传到皮质而引起癫痫发作；②由于脑转移瘤可能影响神经细胞膜的特性，降低静息膜电位的稳定性，降低 γ-氨基丁酸介导的抑制，兴奋过程增强，特别是增强了各种谷氨酸受体数量或谷氨酸浓度；③发作性除极漂移产生巨大兴奋性突触后电位，受 N-甲基-D-天门冬氨酸激动的突触参与，同时可能与 Ca^{2+}、Mg^{2+} 在细胞内浓度的改变，削弱由 γ-氨基丁酸引起的 Cl^- 电流从而致痫。

转移瘤在病理上主要是来自肺癌的乳头状腺癌、未分化癌和鳞状上皮细胞癌，其次是鼻咽癌、消化道肿瘤、前列腺癌和卵巢癌。大都发生在天幕上额、颞、顶三叶（包括同时累及三叶以上）。黑色素瘤脑转移常伴有癫痫的发生。凡中老年人，过去有癌症病史，一旦出现癫痫发作，尤其用抗癫痫药物治疗无效时，应积极考虑到出现脑转移瘤的可能性。

脑转移瘤病灶直径多在 2cm 左右及多发病灶，瘤周水肿明显，因此，在 CT 或 MRI 片中显示出较明显的特殊表现。值得注意的是，由于扫描的局限性，致使脑内病灶数目的发现不准，尤其是近颅底（包括颅后窝）及颅顶的小病灶（直径＜1cm）；对脑转移瘤患者，应尽可能地进一步行 MRI 检查。如患者有其他部位肿瘤病史并有多发性脑部病灶，诊断一般没有问题，对疑为颅内转移瘤的患者，最好的诊断手段是增强 MRI，如显示为多发性病灶有助于诊断，凭此可将其与胶质瘤等相区别。

目前，对于脑转移瘤合并癫痫的治疗，其原则是尽可能地延长患者生命周期及改善生存质量。毫无疑问，对于出现癫痫发作的患者都需要抗癫痫治疗，在治疗过程中需注意监测血药浓度。由于苯妥英钠、卡马西平和苯巴比妥都能降低皮质甾类的效用，此外这些抗惊厥治疗刺激细胞色素 P_{450} 系统，加快了许多化疗药物的新陈代谢，而影响化疗效果，且抗惊厥药物对免疫系统有抑制作用，故一般不提倡给予预防性抗癫痫治疗。开颅手术仍能较传统的非手术治疗延长生存期。亦有报道认为外科手术较传统的非手术治疗无明显优势。处理应根据全身情况采取慎重态度，新发脑转移，外科手术是必要的，对探测原发肿瘤有有限的价值。对于相对年轻的患者如为单发脑转移有好的身体状况、无进行性系统性疾病,可通过外科手术,或结合全脑放射治疗的放射外科学治疗。相反,对于恶性多发性脑转移,脑实质深部或邻近脑干等重要结构及全身情况极差者,一般不考虑手术,而放射治疗将是主要的治疗。脑转移预后不良,约50%以上术后半年内死亡。

五、黑素瘤

原发颅内黑素瘤十分罕见,占颅内肿瘤的 0.07%～0.17%,而转移性黑素瘤占 0.11%～0.39%。男性好发,男女之比约为 2:1,可能与黑素瘤上存在的雌激素受体能抑制肿瘤有关,多见于青壮年。颅内黑素瘤恶性程度高,病程短,发展快,临床诊断与治疗十分困难。

原发性颅内黑素瘤的临床表现不具有特征性,癫痫发生率为 21%～37%。其临床常出现颅内压增高、脑神经受累症状;如肿瘤侵蚀脑表面小血管,则造成蛛网膜下腔出血的临床表现;肿瘤侵入脑干或脑叶而出现偏瘫、失语、精神障碍等症状。而转移性黑素瘤多伴有皮肤黑素痣恶变,一些病例伴有肝、肾、脾、肺等多脏器转移。

CT平扫多表现为圆形、类圆形高密度灶,也可为低或等密度灶,有明显强化,均匀或不均匀,有占位效应。由于 CT 表现无特征性,多误诊为脑膜瘤或脑出血。MRI 表现比较复杂,其特点取决于肿瘤中黑色素的含量及是否发生瘤内出血。典型的黑素性黑色素瘤和瘤内出血的黑素瘤 MRI 表现为 T_1 加权呈高信号影,T_2 加权呈低信号影,周边有长 T_1、T_2 血管源性水肿信号;增强后可出现效果不等的强化。非黑色素性黑素瘤和瘤内无出血的黑素瘤 MRI 表现为 T_1 加权呈等或低信号,T_2 加权呈中等高信号。

本病恶性程度高,生长速度快,浸润性生长范围广泛,术后易复发,预后极差,生存期多不超过 1 年。肿瘤对放疗、化疗均不敏感。对于块状生长的肿瘤,应采取手术切除或减压术,以缓解症状。

(孙　涛　刘　诤)

第六节　脑肿瘤放疗后癫痫

颅脑肿瘤有其特殊性,多数需手术治疗。但即使术中全切,仍不能根除复发可能。尤其是诸如胶质瘤等恶性肿瘤。手术加术后放化疗的综合治疗模式已成为共识。同时,放疗也适用于一些位于功能区的良性肿瘤或无法手术治疗的转移瘤。一些体积较小的肿瘤也可选择放疗延缓肿瘤生长。很多患者因此受益。

放疗的类型主要有两类 3 种:外放射(全脑放射、立体定向放射)及内放射(核素植入内放射)治疗。3 种方式治疗原理大同小异,均为利用高能射线损毁靶区肿瘤细胞,导致其坏死变性达到抑制肿瘤生长或减瘤目的。

然而,放疗的不良反应也显而易见,如恶心呕吐、消化不良、骨髓抑制,以及疲乏无力、头痛头晕、免疫功能低下、儿童生长发育迟滞、内分泌紊乱等全身表现。而颅脑肿瘤放疗有其特殊性。

脑组织能耐受中等剂量放射线,而大剂量放射线则会引起脑萎缩、脑水肿、脑坏死、癫痫发作。脊髓对放射线有一定的耐受性。超越耐受剂量会发生放射性脊髓炎,轻者可出现感觉与运动障碍,重者可偏瘫、截瘫。脑肿瘤术后围术期的癫痫发生率为 4%～19%,术后晚发性癫痫发生率 17%～70%。后者常归结于脑部存在进行性病变,如肿瘤残留、手术区域胶质增生瘢痕形成或肿瘤复发。

一、癫痫的类型

癫痫是许多颅内肿瘤的首发症状。但癫

痫与放疗的关系尚待明确。在此,将其分为两类:术后放疗后癫痫和单纯放疗后癫痫。临床中以前者多见,后者较少。

癫痫的发作类型与肿瘤部位有关,与组织学类型并无显著联系。复杂部分性发作常见于颞叶肿瘤,多有特定的先兆症状。单纯部分性发作多由感觉或运动区的肿瘤引起。额叶近中线部位肿瘤的发作称为"互补性运动发作"。顶枕部的肿瘤可引起单纯或复杂部分性发作。

脑电图检查有轻度不同,多为高波幅阵发式或单发棘波,也可出现尖波或棘慢综合波。但许多低度恶性脑肿瘤的背景节律没有异常,约只有 33% 出现慢波;Spencer 等报道为 44%;Mayo 临床中心的 50 例中,32% 出现这种波形。

二、放疗后癫痫的病理生理基础

癫痫网络是癫痫产生的基础,肿瘤的出现明显破坏了正常的神经网络结构,加强细胞间的联系,同时肿瘤的代谢产物可能直接影响了神经网络,从而促成了癫痫网络的形成;其次,恶性胶质细胞的大量产生造成组织慢性缺氧、瘤周水肿及兴奋性氨基酸浓度改变等,增强了局部的致痫性,加速了癫痫症状的出现。而放疗因周围剂量等因素可能加重脑水肿或瘤周纤维联系异常而诱发或加重癫痫。但也有报道放疗后原有癫痫症状得到缓解或控制。

三、放疗后癫痫的影响因素

术前癫痫发作病史、手术入路、术后水肿、病理性质、病变复发、抗癫痫药(AEDs)血清水平等 5 个因素对术后癫痫的影响有统计学意义。

性别、年龄、主要症状、阳性体征、癫痫时间、病变部位、皮质牵拉伤、动静脉损伤、肿瘤切除程度、手术次数、放射治疗 11 个因素与胶质瘤术后放疗后癫痫发生无明显相关。

(一)术前癫痫

术前癫痫发作、术前存在运动障碍为危险因素,提示放疗前既存在癫痫网络或肿瘤致痫性能比较高,使患者成为了癫痫易发者。术后周围脑组织萎缩、胶质增生及继而出现的粘连及瘢痕形成并不能消除,因此部分患者术后仍有癫痫发作;放疗后可因水肿或瘤周脑组织微环境 pH 降低、局部脑组织缺氧导致癫痫网络被激活而癫痫发作,只是发作频率及形式较术前有所变化。

Tandon 等报道有术前癫痫史的脑肿瘤患者 32.7%～50.8% 术后有癫痫发作,无术前癫痫史的患者仅有 17.3%～30.6% 发生术后癫痫;Roger J 等在对 60 例具有癫痫表现的儿童患者进行临床观察中发现,癫痫史超过 1 年的患者,术后癫痫的发生率比较高。

术前、术后癫痫与肿瘤部位有一定联系。有研究发现,术前颞叶病灶发生率最高(36.4%),其次是顶叶(23.5%)和额叶(18.4%)。术后新发癫痫以额叶最常见(65.8%),其次为颞叶(54.5%)、丘脑(56.3%)、中线肿瘤(55.6%)。

(二)病理类型

胶质瘤、转移瘤、脑膜瘤、胚胎发育不良的神经上皮肿瘤及错构瘤常见癫痫发作,术后早期癫痫率有所差异,脑膜瘤为 21%,转移瘤 38%,胶质瘤 12.5%。

低级别胶质瘤癫痫发生率高已得到共识。此类肿瘤浸润性生长,影响灰白质之间的纤维联系触发癫痫网络导致癫痫。统计学分析表明,胶质瘤级别与癫痫发生率无显著相关,但以Ⅱ级为界,Ⅱ级以下胶质瘤的癫痫发生率明显高于Ⅱ级以上者。将能够分级的胶质瘤综合,其低级别(高分化)和高级别(低分化)的癫痫发生率有显著差异。其原因在于癫痫网络的完整性。肿瘤的缓慢生长和肿瘤位置靠近皮质是产生致痫灶的重要因素,但是当肿瘤快速生长向白质浸润,破坏了投射纤维的联系,干扰了致痫灶异常放电的传播,癫痫网络的通畅性异常,就不会发生癫痫。上述观点,也就可以解释导致癫痫的胶质瘤中,短时间内快速生长且迅速侵及皮质下白质、破坏投射纤维的高级别胶质瘤所占比例少的原因了。

混合型胶质瘤的癫痫发生率是所有胶质瘤中癫痫发生率最高的,达56.5%,其中Ⅱ级以下的发生率高达91%,而Ⅱ级以上(不包括Ⅱ级)的癫痫发生率仅为22.2%,两者有显著的差异性。

镰旁、矢状窦旁脑膜瘤癫痫发生率最高,涉及功能区者次之。镰旁、矢状窦旁脑膜瘤术前已存在较高的癫痫发生率。矢状窦旁脑膜瘤大多起源于与矢状窦相连的硬膜,手术时因脑膜瘤血供丰富可能会损伤回流静脉或矢状窦,引起术后水肿等;起源于大脑镰的脑膜瘤多埋藏在纵裂中,手术时存在脑组织牵拉、动静脉损伤及术后肿瘤复发等,均可能导致神经元异常放电触发癫痫网络引起癫痫。

(三)肿瘤残留及复发

脑膜瘤全切后癫痫完全控制率为30%～85.2%,部分切除或单纯活检癫痫完全控制率为12.5%～50.0%。因此,术中应尽量全切肿瘤。但有研究表明,胶质瘤切除程度与胶质瘤术后癫痫发生无明显相关性。

肿瘤复发时,肿瘤组织刺激局部脑组织,引起瘤周脑组织微环境pH降低和局部脑组织缺氧,导致神经元异常放电而引发癫痫。

(四)术后水肿

术区水肿常引起局部脑组织缺氧、神经元代谢障碍,加上局部微循环及微环境改变,导致神经元异常放电诱发癫痫发作。因而,术中轻柔操作、避免损伤大的回流静脉、减少对正常及水肿脑组织的牵拉可避免重度脑水肿,进而降低癫痫发生风险。

(五)手术入路

不同手术入路所涉及的皮质及周围引流静脉状况不同,手术所带来的损伤或对皮质功能的干扰在所难免。尤其是涉及额颞顶叶及功能区的手术入路,术后粘连、瘢痕形成都可能形成新的致痫灶或癫痫网络。

同时,手术入路相关皮质部位显露时间也与术后癫痫发生有关。有报道显示,手术持续时间<2h、2～4h和>4h三组在癫痫发生率上有显著差别。手术时间大于4h者术后癫痫发生率明显增高。

(六)放疗时机的选择及剂量控制

脑肿瘤虽然被切除,如水肿未缩小或消失,立即局部钴60放射治疗,可因放疗反应加重脑水肿,促使病灶周围脑神经元异常兴奋放电而导致癫痫发作。所以,脑瘤术后放疗应待脑水肿缩小或消退后,在预防性抗癫痫药治疗下进行,能明显减少放疗中癫痫发作。

肿瘤的局部控制率与剂量有关,周边剂量过小,达不到控制肿瘤的目的。但也并非周边剂量越大,肿瘤的控制率越高。周边剂量过大,可造成周围脑组织的放射损伤,可能诱发癫痫发作。

剂量选择问题,迄今国内外尚无统一标准。近年来多数作者主张周边剂量应为20～24 Gy,但也有报道,大于18Gy即可有效。Feuvret发现给予14Gy的周边剂量,20Gy中心剂量,局部控制率可达72%,平均生存时间为12个月,认为周边剂量14Gy可以控制绝大多数脑转移瘤,不良反应最小。

对于非功能区单发或体积较小的多发病灶,位于幕上的肿瘤,周边剂量可稍偏大,争取达到22～24Gy。对于脑干部位或接近脑干部位的病灶,周边剂量应较小,可减至12Gy以下,以免产生不良后果。

如果仅仅部分切除肿瘤,或肿瘤活检术后,放疗对控制癫痫有无作用?Rossi等分析了15例此类病例,其中14例是低度恶性肿瘤,在肿瘤活检和间质内放疗后,8例患者癫痫得到了控制,3例癫痫发作超过1年,其余的有显著改善。同时发现癫痫发作频率在放疗后迅速减少,有的甚至是放疗1d后发作就减少。Goldring 对 4 例癫痫患者进行活检术和放疗,3 例癫痫得到了控制。还有报道放疗可使 90% 患者发作减少甚至消失。有研究发现 28% 的病例能通过药物控制癫痫,加上放疗后,控制的水平提高到 79%,并发现苯二氮䓬类受体在放疗后增高,上调的幅度和癫痫控制程度相关。因此,放疗可能导致癫痫发作,同时也能起到治疗或缓解的作用。具体机制还有待研究。

四、放疗后癫痫的治疗

(一)抗癫痫治疗

术后早期癫痫的发生可能主要是皮质受到刺激引起的自限性过程,短期的抗癫痫药物控制即可,没有必要长期服用抗癫痫药物;远期癫痫则可能是由于瘢痕或其他已形成的器质性原因引起,一旦发生则需要长期服药进行治疗。

(二)改善脑水肿

癫痫发作可能由脑水肿引起,同时也可以导致脑组织缺血缺氧加重脑水肿。因此,及时行颅脑 CT 检查明确脑水肿情况并给予改善脑水肿药物有利于控制癫痫。

(田继辉 何 鹏)

参 考 文 献

[1] de Groot M,Reijneveld J C,Aronica E,et al. Epilepsy in patients with a brain tumour:focal epilepsy requires focused treatment. Brain,2012,135(Pt 4):1002-1016

[2] van Breemen MS,Wilms EB,Vecht CJ.Epilepsy in patients with brain tumours:epidemiology,mechanisms,and management.Lancet Neurol,2007,6(5):421-430

[3] Taphoorn MJ,Klein M.Cognitive deficits in adult patients with brain tumours.Lancet Neurol,2004,3(3):159-168

[4] Chang EF,Potts MB,Keles GE,et al.Seizure characteristics and control following resection in 332 patients with low-grade gliomas.J Neurosurg,2008,108(2):227-235

[5] Lynam LM,Lyons MK,Drazkowski JF,et al. Frequency of seizures in patients with newly diagnosed brain tumors:a retrospective review.Clin Neurol Neurosurg,2007,109(7):634-638

[6] You G,Sha ZY,Yan W,et al.Seizure characteristics and outcomes in 508 Chinese adult patients undergoing primary resection of low-grade gliomas:a clinicopathological study.Neuro Onco,2012,14(2):230-241

[7] Chaichana KL,Parker SL,Olivi A,et al.Long-term seizure outcomes in adult patients undergoing primary resection of malignant brain astrocytomas.J Neurosurg,2009,111(2):282-292

[8] Lee JW,Wen PY,Hurwitz S,et al.Morphological char acteristics of brain tumors causing seizures.Arch Neurol,2010,67(3):336-342

[9] Xiao MY,Gustafsson B,Niu YP.Metabotropic glutamate receptors in the trafficking of ionotropic glutamate and GABAA receptors at central synapses.Curr Neuropharmacol,2006,4(1):77-86

[10] Buckingham SC,Campbell SL,Haas BR,et al. Glutamate release by primary brain tumors induces epileptic activity.Nat Med,2011,17(10):1269-1274

[11] You G,Huang L,Yang P,et al.Clinical and molecular genetic factors affecting postoperative seizure control of 183 Chinese adult patients with low-grade gliomas.Eur J Neurol,2012,19(2):298-306

[12] You G,Yan W,Zhang W,et al.Significance of miR-196b in tumor-related epilepsy of patients with lowgrade gliomas.Plos One,2012,7(9):e46218

[13] Hildebrand J,Lecaille C,Perennes J,et al.Epileptic seizures during follow-up of patients treated for primary brain tumors.Neurology,2005,65(2):212-215

[14] Giulioni M,Galassi E,Zucchelli M,et al.Sei-

zure outcome of lesionectomy in glioneuronal tumors associated with epilepsy in children. J Neurosurg,2005,102（3 Suppl）：288-293

［15］Sperling MR,Ko J.Seizures and brain tumors. Semin Oncol,2006(3)：333-341

［16］van Breemen MS, Vecht CJ.Optimal seizure management in brain tumor patients. Curr Neurol Neurosci Rep,2005,5(3)：207-213

［17］Vecht CJ,van Breemen M.Optimizing therapy of seizures in patients with brain tumors.Neurology,2006,67（12 Suppl 4）：S10-S13

［18］Fu J,Shao CJ,Chen FR,et al. Autophagy induced by valproic acid is associated with oxidative stress in glioma cell lines.Neuro-oncol, 2010,12(4)：328-340

［19］Weller M,Gorlia T,Cairncross JG,et al.Prolonged survival with valproic acid use in the EORCT/NCIC temozolomide trial for glioblastoma.Neurology, 2011, 77（12）：1156-1164

［20］Maschio M,Dinapoli L,Sperati F,et al.Levetiracetam monotherapy in patients with brain tumor-related epilepsy：seizure control, safety,and quality of life.J Neurooncol,2011,104（1）：205-214

［21］Dinapoli L,Maschio M,Jandolo B,et al.Quality of life and seizure control in patients with brain tumor-related epilepsy treated with levetiracetam monotherapy：preliminary data of an open-label study.Neurol Sci,2009,30(4)：353-359

［22］Shorvon SD.Drug treatment of epilepsy in the century of the ILAE：the second 50 years, 1959-2009.Epilepsia,2009,50(Suppl 3)：93-130

［23］王峰,徐永龙,孙涛,等.岛叶病变伴癫痫发作的手术治疗与癫痫预后.中华神经外科杂志, 2012,28(4)：392-395

［24］Lang FF,Olansen NE,DeMonte F,et al.Surgical resection of intrinsic insular tumors：complication avoidance.J Neurosurg,2001,95(4)：638-650

［25］Isnard J,Guenot M,Sindou M,et al.Clinical manifestations of insular lobe seizures：a stereo-electroencephalographic study. Epilepsia, 2004,45(9)：1079-1090

［26］Kalani M Y,Kalani M A,Gwinn R,et al.Embryological development of the human insula and its implications for the spread and resection of insular gliomas.Neurosurg Focus, 2009,27(2)：E2

［27］Sanai N,Polley M Y,Berger M S.Insular glioma resection：assessment of patient morbidity,survival,and tumor progression.J Neurosurg,2010,112(1)：1-9

［28］Signorelli F,Guyotat J,Elisevich K,et al.Review of current microsurgical management of insular gliomas.Acta Neurochir（Wien）,2010, 152(1)：19-26

［29］Simon M,Neuloh G,von Lehe M,et al.Insular gliomas：the case for surgical management.J Neurosurg,2009,110(4)：685-695

［30］von Lehe M,Wellmer J,Urbach H,et al.Insular lesionectomy for refractory epilepsy：management and outcome.Brain,2009,132(Pt 4)：1048-1056

［31］游赣,江涛.肿瘤相关癫痫的转化医学研究进展.转化医学研究,2012,2(4)：33-40

［32］江涛,刘福生.脑胶质瘤.北京：人民卫生出版社,2007

［33］王忠诚.王忠诚神经外科学.武汉：湖北科学技术出版社,2005：541-549

［34］张忠.胶质瘤与癫痫.中国神经肿瘤杂志,2012, 10：200-204

［35］孙涛主编.岛叶癫痫.北京：人民卫生出版社, 2013

［36］Louis DN,Ohgaki H,Wiestler OD,et al.The 2007 WHO classification of tumour of the central nervous system. Acta Neuropathol, 2007,114：97-109

［37］van Breemen MS,Wilms EB,Vecht CJ.Epilepsy in patients with brain tumours：epidemiology, mechanisms, and management. Lancet Neurol,2007,6：421-430

［38］Shamji M F,Fric-Shamji E C,Benoit B G. Brain tumors and epilepsy：pathophysiology of peritumoral changes.Neurosurg Rev,2009,32：275-285

[39] Brogna C,Robles SG,Duffau H.Brain tumors and epileps. Expert Rev. Neurother, 2008, 8：941-955

[40] Wu AS,Trinh VT,Suki D,et al. A prospective randomized trial of perioperative seizure prophylaxis in patients with intraparenchymal brain tumors.J Neurosurg,2013,118：873-883

[41] Merrell RT, Anderson SK, Meyer FB, et al. Seizures in patients with glioma treated with phenytoin and levetiracetam. J Neurosurg, 2010,113：1176-1181

[42] Chang EF,Potts MB,Keles GE,et al：Seizure characteristics and control following resection in 332 patients with low-grade gliomas.J Neurosurg,2008,108：227-235

[43] Chaichana K L, Parker S L, Olivi A, et al. Long-term seizure outcomes in adult patients undergoing primary resection of malignant brain astrocytomas. J Neurosurg, 2009, 111：282-292

[44] Thom M,Blümcke L,Aronica E.Long-Term Epilepsy-Associated Tumors.Brain Pathology, 2012,22：350-379

[45] Englot DJ,Berger M S,Barbaro NM,et al.Predictors of seizure freedom after resection of supratentorial low-grade gliomas. J Neurosurg,2011,115：240-244

[46] Englot DJ,Han SJ Berger M S,et al.Extent of surgical resection predicts seizure freedom in low-grade temporal lobe brain tumors.Neurosurgery,2012,70：921-928

[47] El-Hateer H, Souhami L, Roberge D, et al. Low-grade oligodendroglioma：an indolent but incurable disease? Clinical article.J Neurosurg. 2009,111：265-271

[48] Englot DJ,Berger M S,Barbaro NM,et al.Factors associated with seizure freedomin the surgical resection of glioneuronal tumors.Epilepsia,2012,53：51-57

[49] Sanai N,Polley MY,McDermott MW,et al.An extent of resection threshold for newly diagnosed glioblastomas.J Neurosurg.2011,115：3-8

[50] Chamberlain MC.lantz MJ,Fadul CE.Recurrent meningioma：salvage therapy with long-acting somatostatin analogue.Neurology.2007,69(10)：969-973

[51] 刘忆,漆松涛,张喜安,等.不同病理类型脑膜瘤的 MRI 特点及其临床意义.中华神经外科杂志,2011,27(8)：824-827

[52] 谢天,张博,徐宁,等.老年脑膜瘤术后早期癫痫发生的多因素分析.中国老年医学杂志,2012,32(4)：819-820

[53] 李春德,罗世祺,马振宇,等.儿童下丘脑错构瘤导致癫痫的手术治疗.中华神经外科杂志,2002,18：360-363

[54] 罗世祺,李春德,马振宇,等.下丘脑错构瘤显微外科手术治疗(附 43 例报告).中国临床神经外科杂志,2003,8：425-428

[55] 罗世祺,马振宇,李春德,等.经胼胝体穹隆间入路切除下丘脑内型错构瘤.中华神经外科杂志,2004,20：141-143

[56] 李春德,罗世祺,马振宇,等.Pallister-Hall 综合征一例报告并文献复习中华神经外科杂志,2004,20：232-234

[57] 罗世祺,李春德.下丘脑错构瘤.北京：北京大学医学出版社,2004

[58] 李春德,罗世祺,马振宇,等.下丘脑错构瘤 214 例临床特征分析.中华神经外科杂志,2009,25：497-499

[59] 罗世祺,李春德,马振宇,等.214 例下丘脑错构瘤分型与临床症状.中华神经外科杂志,2009,25：788-792

[60] 李春德,罗世祺,马振宇,等.成人下丘脑错构瘤.中国现代神经疾病杂志,2010,10：376-380

[61] Abla AA,Shetter AG,Chang SW,et al：Gamma Knife surgery for hypothalamic hamartomas and epilepsy：patient selection and outcomes.J Neurosurg.2010,113：207-214

[62] Drees C,Chapman K,Prenger E,et al：Seizure outcome and complications foolwing hypothalamic hamartoma treatmentin adults：endoscopic,open,and Gamma Knife procedures. J Neurosurg,2012,117：255-261

[63] Nguyen D,Singh S,Zaatreh M,et al.Hypotha-
lamic hamartomas：seven cases and review of
the literature.Epilepsy Behav,2003,4：246-258

[64] Rosenfeld JV, Harvey AS：Hypothalamic
hamartoma,in Tonn JC, Westphal M, Rutka
JT,et al（eds）：Neuro-Oncology of CNS
Tumors.New York,Springer-Shenoy SN,Raja
A：Hypothalamic hamartoma with precocious
puberty.Pediatr Neurosurg.2004,40：249-252

[65] Wei Zhen-yu, XU Peng, SUN You-shu, et al.
Two-case retrospetive analysis of corpus-lipo-
ma with epilepsy.Medical Information Section
of Operative Surgery,2008,21(7)：600-603

[66] Morana G,Mancardi MM,Baglietto MG,et al.
Focal leptomeningeal enhancement and corti-
copial calcifications underlying a parietal con-
vexity lipoma：a rare association of findings in
2 pediatric epileptic patients.J Child Neurol,
2011,26(5)：634-637

[67] Martínez-Lapiscina EH, García MP, Alegría
MB.Epileptic seizure and lipoma of corpus cal-
losum：cause or incidental finding.Neurologia,
2010,25(5)：331-332

[68] Loddenkemper T,Morris HH 3rd,Diehl B,et
al.Intracranial lipomas and epilepsy.J Neurol,
2006,253(5)：590-593

[69] Lian K, Schwartz ML, Bilbao J, et al. Rare
frontal lobe intraparenchymal epidermoid cyst
with atypical imaging.J Clin Neurosci,2012,
19(8)：1185-1187

[70] Hanft SJ,Komotar RJ,Raper DM,et al.Epi-
dermoid tumors of the temporal lobe as epi-
leptogenic foci.J Clin Neurosci,2011,18(10)：
1396-1399

[71] Hiraishi T,Oishi M,Kitaura H,et al.Epider-
moid cyst involving the medial temporal lobe：
surgical pathologic features of the epileptogen-
ic lesion. Neuropathology, 2012, 32（2）：196-
201

[72] Hu Ying-chun, Sun Zuo-bin.Brain metastases of
lung cancer with epilepsy as the initial symptom.
Oncology Progress,2009,9(7)：574-576

[73] Wang YC,Lee ST.Brain metastases of malig-
nant melanoma in Chinese：report of 23 cases.
Chin Med J （Engl）, 2007, 120 （12）：1058-
1062

[74] Kim YZ,Lee EH, Lee KS.Clinical Analysis for
Brain Tumor-Related Epilepsy during Chemo-
therapy for Systemic Cancer with Single Brain
Metastasis.Cancer Res Treat, 2011, 43（3）：
160-169

[75] Pekmezci M,Perry A.Neuropathology of brain
metastases.Surg Neurol Int,2013,2(4)：245-
255

[76] 王旋,姚东晓,雷德强,等.颅内黑色素瘤1例
报告及文献复习.中国临床神经外科杂志,
2012,6(17)：360-362

[77] Berg AT, Berkovic SF, Brodie MJ, et al. Re-
vised terninology and concepts for organization
of seizures and epilepsies：report of the ILAE
commission on Classification and terminology,
2005-2009.Epilesia,2010,51(4)：676-685

[78] Van Breemen MS,Wilms EB, Vecht CJ. Epi-
lepsy in patients with brain tumors：EPIDE-
MIOLOGY, mechanisms and management.
Lancet Neurol,2007,6(5)：421-430

[79] Prakash O,Lukiw WJ,Peruzzi F,et al.Gliomas
and seizures. Med Hypotheses, 2012, 79（5）：
622-626

[80] Schwartzbaum J,Jonsson F,Ahlbom A,et al.
Prior hospitalization for epilepsy,diabetes,and
stroke and subsequent glioma and meningioma
risk.Cancer Epidemiol Biomarkers Prev,2005,
14(3)： 643-650

[81] 杨治权,袁贤瑞,周艳红,等.不同级别胶质瘤
的癫痫发生率及其临床特征比较.医学临床研
究,2008, 12(25)：2186-2188

[82] 梁树立,李安民,张志文,等.顽固性癫痫外科
手术治疗.中华神经外科疾病研究杂志,2006,
5(6)： 524-526

[83] Rosati A,Marconi S,Pollo B et al.Epilepsy in
glioblastoma multiforme： correlation with
glutamine syntretase level. J Neurooncol,
2009,93(3) ：319-324

第3章　脑血管疾病与癫痫

第一节　脑卒中与癫痫

脑卒中是临床中常见疾病,脑卒中的发病人数在我国每年在 150 万～200 万,而以脑梗死继发癫痫在临床上较为常见,其发作类型主要是局灶癫痫和癫痫大发作。脑卒中是引起癫痫发作常见的危险因素之一,卒中后癫痫则是增加致残和致死的重要原因之一,老年人始发癫痫中约 1/3 由脑卒中所致。近年来国内外对脑卒中后癫痫的临床及预后越来越重视。脑卒中后癫痫发作的概率国外为 4.4%～42.8%,国内为 5%～20%。之所以出现如此大的差异,与样本的大小、患者的选择、卒中的类型、随访时间的长短和影像学的检查有关,但仍说明脑卒中后癫痫发生率是不低的。目前一般把脑梗死后癫痫按首发时间分为梗死后早期癫痫发作和晚期癫痫发作。前者指梗死发生 2 周内,后者是梗死 2 周以后出现的癫痫发作。脑梗死继发癫痫发作亦可发生在脑梗死之前脑缺血发作时。各类型脑卒中均可引起癫痫发作,但发病机制、临床表现和癫痫类型及处理原则有所不同。本节着重对脑卒中癫痫发作的时间和常见的类型,脑梗死及脑出血继发癫痫予以重点阐述。

一、脑卒中癫痫发作的时间

癫痫发作可出现在脑卒中以前、当时或以后。脑卒中发生前的癫痫发生率为 4.5%;少数脑卒中患者癫痫可以是首发症状,有时,癫痫发作有可能为老年人"无症状"

脑梗死的唯一临床表现;更多的是发生在脑卒中后数天、数周到数月;早期发作多在脑卒中发生后 48h 以内;晚期发作多在脑卒中发作后第 2～4 周;个别患者可早至脑卒中发生后 1h 内及脑卒中后 5～10 年。确认脑卒中癫痫发作的时间,特别是早期发作和晚期发作是很重要的,这有利于对脑卒中癫痫发病机制、病情变化、疗效的判断和预后估价。

(一)早期发作

发生率依次为脑叶、大脑半球深部出血(15.4%)、蛛网膜下腔出血(8.5%)、颈内动脉系统皮质梗死(6.5%)和颈内动脉 TIA(3.7%)。常见部位为累及多个脑叶的出血病灶和大脑中动脉供血区、皮质下、底节及脑干的梗死;促发因素有高血糖、低血糖、高血钠、低血钠、低血镁、肾衰竭、感染和心房纤颤等。发病机制多认为伴发脑卒中病灶(无论是出血灶或是梗死灶)位于或波及大脑皮质组织。即刻发作其病灶往往位于或邻近大脑皮质;早期发作提示病灶位于大脑皮质区或皮质下邻近部位,或病灶随着病情进展扩及大脑皮质。脑出血性癫痫以即刻发作与早期发作为多见;脑梗死性癫痫以早期发作及晚期发作多见;脑出血的早期发作以全身强直-阵挛性发作及癫痫持续状态多见;脑梗死的早期发作以全身强直-阵挛性发作及部分性发作为主;脑梗死的早期发作以单纯部分性发作者复发率低,预后较好,而脑出血早期伴全身强直-阵挛性发作特别是癫痫持续状态其预后较差,死亡率高;关于早期发作的治疗,一般认为应用单一抗癫痫药即可控制,特别是经 CT 和(或)MRI 证实脑出血和脑梗死病灶位于邻近大脑皮质应及时应用抗癫痫药物予以治疗或预防,但应注意改善脑供血,积极处理脑水肿。

(二)晚期发作

脑卒中晚期发作发生率为 15%,约 24% 发生在 3 周以内,93% 在 2 年内。与早期发作机制不同,晚期发作,无论是出血性卒中恢复期,由血红蛋白、铁、铁蛋白、含铁血黄素等物构成的致痫灶,或是缺血性卒中恢复期,缺血坏死组织逐渐被反应性星形胶质细胞替代及胶质瘢痕、中风囊形成的致痫灶,均很易发展成癫痫。这是由于大脑受到慢性严重的形态学损伤,继而出现了生理功能及分子生物学基础的改变,形成了痫性放电。因而晚期发作可以认为其本质就是癫痫。有报道 83% 的晚期发作发展成为癫痫。晚期发作以复杂部分性及全身强直-阵挛性发作为主,且易复发。其相关因素有:出血性病变,大面积脑损害及枕颞叶病变等。由于致病因素是持续存在的,故对晚期发作应视为"癫痫"行长期抗癫痫治疗,甚至终身用药。

脑卒中后继发癫痫的发生机制可能有以下原因:①患者脑水肿、急性颅内高压对神经元的正常生理活动造成影响,继而诱发痫样放电。②脑血管疾病后,患者电解质及酸碱平衡遭到破坏,又由于患者存在应激反应,从而使体内的激素水平发生明显改变,诱发患者出现异常放电。③脑出血或者颅内动脉瘤破裂可导致患者出现局限性或者弥漫性脑血管痉挛,神经元缺血及缺氧导致患者出现痫性放电。有学者对恢复期继发癫痫发作的研究认为,其主要是由于中风囊的机械刺激及脑卒中后患者神经元细胞出现变性、病灶周围大量胶质细胞增生。

二、脑 梗 死

(一)发生率

不同类型的缺血性脑卒中的癫痫发生率有所不同。其中 TIA 是 4.5%;脑血栓形成为 3.9%~15.6%,平均为 7.5%;脑梗死是 9%~18.2%,有时高达 50%。特别是近年来 MR 的普及及应用,使腔隙病灶或小梗死灶得以发现,故其发生率还有增高趋势,说明缺血性脑卒中后癫痫发作临床并不少见。脑梗死后癫痫的发生率,国外报道 2%~17%,国内为 5.16%~13.5%,一般为 3.7%~8%,并认为这种差别可能与调查样本的数量及随访的时间有关。

(二)癫痫发作时间和类型

少数脑梗死患者以癫痫为首发症状,甚至一开始即为癫痫持续状态,致使病情顿时陷入重危;有时癫痫发作有可能为 60 岁以上老人"无症状"脑梗死的唯一临床表现;但多数患者脑梗死后的癫痫呈现两个高峰:50% 发生于急性期,大多在发病后 1 周内发生;50% 在数月或一年后发作。发作类型在 2 周以内者以全身性大发作为主,在脑血栓形成中占 50%;2 周以上以局限性发作为多。癫痫发作者 50% 有明显的神经障碍,50% 仅有轻微的神经障碍;癫痫发作与梗死病灶大小无明显相关,但以皮质梗死病变多见;左右侧大脑半球梗死的癫痫发生率及临床表现无差异。

脑卒中后癫痫主要在发病当时或 48h 内出现。发病后 2 周内亦有继发癫痫发生。目前,一般认为,发病后 2 周内出现的癫痫发作称为脑卒中后早期癫痫发作,发病 2 周以后出现的癫痫称为脑卒中后迟发性癫痫发作。至于脑卒中后早期癫痫发作患者是否更易出现迟发性癫痫发作,尚不能确定。

(三)发生机制

一般认为早期发作可能由于:①TIA 或脑梗死早期,脑组织缺血缺氧,导致钠泵、钙泵衰竭,钙、钠离子大量内流,使神经元细胞稳定性发生改变,出现过度除极化而引起癫痫发作;②脑梗死后脑水肿和脑代谢改变显著,锥体细胞轴突侧支破坏,造成抑制过程减弱,血流阻断,血脑屏障破坏及电解质平衡缓冲作用减弱等均可造成神经细胞过度放电而致癫痫发作;③梗死早期脑水肿影响神经细胞的正常生理活动。对脑梗死患者尸检发现脑疝者癫痫发作占 41.76%,无癫痫发作者占 28.5%,由此提示早期的癫痫发作主要由脑水肿引起,可能成为早期发作的病理生理基础。在缺血性脑卒中恢复期,组织缺血改善,脑水肿消退,代谢障碍减轻而仍有癫痫发作,提示导致晚期癫痫发作的组织变化和生物化学过程与早期的癫痫发作不同。

晚期发作的机制考虑为:①脑梗死后期则主要由于胶质增生、瘢痕形成、萎缩、粘连、移位和囊腔(中风囊)的形成等病理性机械刺激及小血管增生和功能改变,神经递质代谢紊乱,血供减少等而引起癫痫发作;②缺血坏死组织逐渐被反应性星形胶质细胞替代,是形成癫痫灶的主要特征。因为癫痫灶内这种反应性星形胶质细胞,在形态和功能上均不同于正常的反应性星形细胞,它不能及时清除 K^+,致使神经元易发生去极化而产生发作性放电;亦不能合成 GABA,而使神经细胞兴奋性增高和细胞酸碱平衡障碍,从而使神经元易于放电。这些生物化学的改变可能是其形成致痫灶的主要原因。

对不同梗死部位的观察发现,大脑中动脉供血区梗死后癫痫的发生率高于大脑前动脉供血区梗死。关于脑梗死继发癫痫的机制较为复杂,不少学者认为脑梗死早期由于急性脑血液循环障碍,缺血缺氧引起脑水肿和代谢紊乱,可能是癫痫发作的病理基础。脑梗死晚期迟发性癫痫的发生主要是因中风囊的机械刺激,逐步发生的神经细胞变性,病灶周围胶质细胞增生,胶质瘢痕形成癫痫灶所致。

(四)诊断及鉴别诊断

脑梗死后继发癫痫的诊断主要依据:①既往无癫痫发作;②癫痫与脑梗死并存;③脑电图显示局限性异常,以局限性慢波多见,常伴有阵发性尖波、棘波和棘慢、尖慢综合波周期性出现;④CT、MR 可显示脑梗死的部位和范围,脑叶皮质受累多见;⑤排除其他原因所致癫痫发作,如脑肿瘤、脑寄生虫病及中枢神经系统感染等(图 3-1)。

(五)治疗

除 TIA 和脑梗死本身的治疗外,主要是积极控制癫痫发作。脑梗死早期发生的癫痫,往往仅发作数次,一般随着脑供血改善、脑水肿消除而自然终止发作,预后良好。癫痫控制发作后,脑梗死稳定好转即可停药观察。对脑梗死晚期发生的癫痫,由于慢性胶质瘢痕病灶刺激,这些因素很难于短期内消除,故多需长期规则抗癫痫药物治疗。治疗原则分为早期发作和晚期发作两种。早期发作的癫痫,发作次数不多者,临床根据发作者类型选用抗癫痫药,对全身性大发作者宜用丙戊酸镁、苯妥英钠;局限性发作易用卡马西平、托吡酯(妥泰)等,疗效满意,不必长期服用抗癫痫药物。晚期发作的癫痫,大多为脑梗死后遗瘢痕致痫灶,临床上往往注意治疗脑梗死及其危险因素而忽视了常规抗癫痫措施,以致使发作长期控制不良,有时甚至发生癫痫持续状态,有的常使原有的证候一过性加重或产生意外伤害,直接影响脑梗死的康复。因此对大多数明确的晚发性癫痫,必须坚持长期规则不间断应用抗癫痫药物并给予足够剂量,对全身性大发作宜选用托吡酯、丙戊酸镁;对局限性发作可选用卡马西平、托吡酯等。如已演变成难治性癫痫,经药物治疗无效者可考虑外科手术行致痫灶切除。

(六)预后

脑梗死继发癫痫的预后较无癫痫者为差,尤其是急性期并发癫痫者预后差。局限性发作预后较好,伴癫痫持续状态者预后最

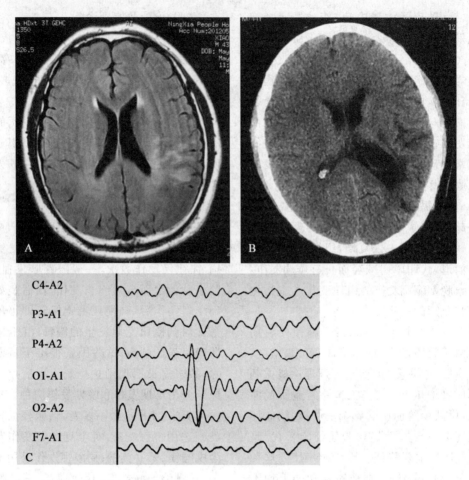

图 3-1 脑梗死后继发癫痫

A. 显示左侧颞叶脑梗死;B. 9 个月后软化灶形成;C. 患者出现继发性癫痫,脑电图提示存在异常放电

差,病死率达 2/3。死亡的主要原因:①癫痫发作增加耗氧量及呼吸暂停而使脑缺血、缺氧、脑水肿加重,使病情恶化;②增加并发症,特别是呼吸道、心血管并发症使脑梗死恶化,甚至导致多脏器功能衰竭;③大面积脑梗死者,原发病重,又继发癫痫发作,故病死率高。

三、脑内出血

(一)发生率

脑出血后继发癫痫的发生率各家报道不一。国外报道为 10.04%,国内为 4.7～9.3%。比国外稍低。推测这与 CT 的应用和普及有关,使小量脑出血难以被发现,这些小量出血的部位大多在脑叶,而脑叶出血继发癫痫最多。

(二)癫痫发作出现时间和类型

脑出血后继发癫痫主要为卒中后 2 周内即早期发作,大多在 1 周内发作。多为全身性大发作,其次为单纯部分性发作,常自动缓解,但癫痫发作后病情常加重;晚期发作亦不少见,多在卒中发作后 1～12 个月;个别患者仅以癫痫发作为唯一表现,在行头颅 CT 或 MR 检查出皮质的软化灶或中风囊。晚期发作者多为单纯部分性发作,与脑组织直接受损部位有关,全身性发作次之,复杂部分性发作少见。部分患者在癫痫发作后原有神经功能缺损加重,持续数天至数周,直接影响疾病的康复。

(三)癫痫发作与出血部位和病灶大小

研究发现壳核和丘脑出血很少引起癫痫发作,脑叶出血则常并发癫痫,其中颞叶,顶叶的出血比额叶出血更常见。各脑叶出血继发癫痫的百分率为,颞叶 41%,顶叶 41%,枕叶 2%,额叶 12%,岛叶 10%,尾状核出血可继发癫痫,未见小脑及脑干出血继发癫痫的报道。癫痫发作以皮质病变多见,其中以颞叶、顶叶出血更常见(占 31.5%),而皮质下出血如壳核出血很少引起(占 9.81%),这与影像学结果显示癫痫发作多存在皮质出血相一致。皮质下出血,也可因血肿、水肿和低灌注累及皮质区而致癫痫发作,但较少见。表明癫痫的发生与脑出血部位有明显关系,脑叶出血患者有高度发生癫痫的危险性。癫痫发作与出血量多少及病灶大小无肯定关系。有报道大量脑出血(出血>40ml),中等量脑出血(出血 10~40 ml)和少量脑出血(出血<10 ml)分别占 37.5%、37.5% 和25.0%,提示脑出血后癫痫发作与出血量关系不大,临床上可见到引起癫痫发作可以是很小的血肿,也可见于大量脑出血脑疝形成者。

(四)癫痫发作的机制

目前尚不十分清楚,可能与以下几点有关。

1. **早期癫痫发作** ①多发生于脑出血的急性期 1 周内,与脑出血后的脑水肿期相吻合,提示出血刺激可能引起癫痫发作;②由于脑出血后引起脑血管局限性或弥漫性痉挛或引起血肿周围组织水肿,并逐渐向周围扩散,使脑细胞缺血和缺氧,导致神经细胞发生代谢障碍,细胞膜内外的离子浓度失调,维持膜电位稳定的离子浓度失调,导致膜电位的紊乱而致癫痫发作;③脑出血进入脑蛛网膜

下腔的血液直接刺激大脑皮质神经元引起痫性放电;④脑出血后直接或间接引起视丘下部损害,产生机体应激反应,体内有关激素水平发生改变及电解质紊乱和酸碱失调导致癫痫发作;⑤脑出血急性期抢救治疗过程中过度脱水、水电解质失衡及继发感染等因素均可使抽搐阈降低而出现癫痫发作。

2. **晚期癫痫发作** 在脑出血恢复期,组织缺血改善,脑水肿消退,代谢障碍减轻但仍有癫痫发作,提示导致晚期癫痫发作的生物化学过程和组织改变与早期癫痫发作不同,其机制考虑为,①脑出血恢复期,由血红蛋白、铁、铁蛋白、含铁血黄素等物构成致痫灶;②脑出血后坏死组织逐步被反应性异常星形胶质细胞替代形成的中风囊的长期机械刺激大脑皮质神经元以及瘢痕形成、萎缩粘连、神经元变性等形成的慢性病灶,引起痫性放电,这些组织病理学的改变可能是其形成致痫灶的原因;③治疗过程中过度脱水、电解质紊乱及感染等因素均可使抽搐阈降低而出现癫痫发作。

脑出血或动脉瘤破裂引起局限性或弥漫性脑血管痉挛,神经元缺血缺氧而致痫性放电。较大的畸形血管盗血而使邻近脑组织缺血缺氧,或病变直接刺激局部神经元引起癫痫发作。对引起脑出血的病因观察发现,脑动静脉畸形破裂引起的皮质型脑出血最易继发早期癫痫。

(五)诊断及鉴别诊断

脑出血后继发癫痫的诊断主要依据:①既往无癫痫发作。②癫痫发作脑出血并存。③脑电图表现为局限性 δ 波或 Q 波明显增多,伴有阵发性尖波、棘波、尖慢和棘慢综合波周期性出现;CT 扫描显示脑部出血及血肿,累及脑叶皮质者最多见。④排除其他原因所致癫痫发作如脑肿瘤、脑寄生虫病及颅内感染等。

(六)治疗

由于脑出血后继发癫痫的发作时间,发

作类型和发生机制不同,治疗上有所差异。但一般认为抗癫痫药物对脑出血后癫痫治疗大多有效,有效率为61.5%。早期发作除治疗原发病外,应根据癫痫发作的类型,施予一定的抗癫痫药以控制发作。注意改善脑供血和积极防治脑水肿,其预后较好,在2~4周后可逐渐停药。长期服药对抗癫痫无帮助,且会带来一些不良反应。因脑出血急性期过后,导致癫痫发作的因素如脑血管痉挛、颅高压等逐渐消除,故无需长期抗癫痫治疗。晚期发作在脑内已存在致痫灶,其生物化学的变化和组织结构的改变难以在短期内消除,需按继发性癫痫的正规抗癫痫方案治疗,可选用卡马西平或丙戊酸镁长期服用,甚至终身服用。如已发展为难治性癫痫经药物控制无效且能确定致痫灶者可给予外科手术切除。

同时需注意脑卒中患者多为中老年人,与抗痫药物一同应用治疗患者行为学问题、心血管疾病、高血压和感染的药物,将改变抗痫药物的分布和新陈代谢;与年龄相关的药动学对药物剂量有影响;与年龄相联系的肝脏和肾脏生理学变化改变了抗痫药物的新陈代谢和排泄。这些因素对治疗效果和不良反应的产生都有影响。抗癫痫药物的选择主要取决于药物的不良反应,为最大限度减少中老年人脑卒中后癫痫患者的抗痫药物治疗问题,需注意,①谨慎选择抗痫药物的剂量,小剂量用药将使药物不良反应减少到最小;②在治疗过程中要确保患者能及时得到用药指导及护理;③监测抗痫药物的血药浓度;④在应用抗痫药物之前,患者应进行肝及肾功能筛选;⑤可考虑应用左乙拉西坦、拉莫三嗪等抗痫新药。

(七)预后

脑出血继发癫痫的预后主要视原发脑出血而定,但癫痫发作可进一步加重脑出血、脑缺血、脑缺氧及脑水肿,最终导致脑衰竭和脑死亡。死亡的主要原因是:①癫痫发作增加耗氧量及呼吸暂停,从而加重脑缺血缺氧使病情恶化;②增加并发症,特别是肺部感染,致使脑出血加重;③脑出血继发癫痫发作者原发脑出血重,故病死率高。

一般认为,早期发作者预后较好,以单纯部分性发作者复发率较低;晚期发作者预后较差,易复发。

四、脑卒中后癫痫持续状态

在脑卒中患者中出现表现为癫痫持续状态的早期癫痫发作的发生率为0.7%~1.1%。在有早期癫痫发作的患者中癫痫持续状态的发生率为15.8%~27%。脑叶出血和蛛网膜下腔出血的患者比皮质梗死的患者更常出现。癫痫类型包括部分性发作,非惊厥性发作,大发作和继发大发作的部分性发作。癫痫持续状态可以作为首发症状或在脑卒中后最初的14d内出现。虽然有癫痫持续状态的患者其直接预后差,但其作为一个表现征象并不能预测以后必然发展为癫痫。

Velioglu等的研究显示,在脑卒中后3.7年内,脑卒中后出现癫痫发作的患者的癫痫持续状态发生率为9%。癫痫持续状态的出现与脑卒中危险系数、脑卒中类型、脑卒中地形图、病因、累及皮质、病损大小及癫痫发作类型或脑电图发现之间没有发现有显著性联系。而在有更高残疾率的患者中癫痫持续状态更常出现。早期发作的癫痫持续状态是癫痫持续状态再次出现的一个高危因素。其处理与其他的癫痫持续状态处理相似。

脑卒中后癫痫持续状态,如不及时控制,就会发生一系列并发症,如乳酸中毒、低血糖、高血糖、体温自动调节损害、肌球蛋白尿、肾衰竭,使脑水肿加重,颅内压升高,原发病恶化。癫痫持续状态持续60min以上,在海马、杏仁核、小脑、丘脑及中脑等部位将会发生永久性的细胞损害,使原发脑部损害进一步加重。抽搐发作或癫痫持续状态时首先应将患者头偏向一侧,防止口腔内分泌物和呕吐物吸入气道,应将裹纱布的压舌板垫在上下齿之间,以防止舌咬伤,并及时清理口腔内分泌物,保持呼吸道通畅。癫痫发作时应按压人中穴,针刺百会、合谷、劳宫穴使之缓解症状,如癫痫大发作持续不缓解时给予地西泮静脉注射或静脉滴注直至癫痫症状缓解。

五、颈动脉内膜切除术后的癫痫发作

自 1951 年以来,用颈动脉内膜切除术预防和治疗颈动脉闭塞性疾病引起的脑缺血性卒中,有逐年增加的趋势。其理论根据是除去动脉粥样硬化斑块、溃疡和附壁血栓,可消除脑梗死的来源;疏通和扩大颈动脉管腔,增加脑供血量,可改善缺血引起的神经障碍。

颈动脉内膜切除术(CEA)后的癫痫发作是很罕见的,发生率为 0.4%～1%,癫痫发作可能是手术侧的脑梗死或由于颈动脉内膜切除术后大脑血管自动调节功能紊乱导致的高灌注综合征或两者都有。癫痫发作出现在颈动脉内膜切除术后的 1～2 周,可是小发作或是大发作。劳拉西泮和苯妥英钠能很好地控制癫痫发作。

六、短暂性脑缺血发作与癫痫

短暂性脑缺血发作(transient ischemic attack,TIA)是指由于供血障碍突然发生的局部性脑功能障碍,持续时间不超过 24h。可引起短暂性、发作性,甚至是刻板的神经功能异常,常见症状中的语言困难,构音障碍,感觉丧失、异常、麻木、刺痛,肢体乏力,动作笨拙,瘫痪,头痛,眩晕,视幻觉,视力丧失或视野缺损,以及许多少见症状如肢体抖动、跌倒发作、视觉颠倒、遗忘等在癫痫中也很常见。同时酷似阵挛性发作的节律性不随意运动在非痫性缺血发作中也可出现,且部分癫痫发作有时可能也是 TIA 的一个临床征象。所以临床医生要注意对其进行鉴别。

TIA 其患病率由于定义不一致,结果差异很大。不典型的 TIA 与癫痫鉴别确有一定的困难。TIA 至少有 10 种类型需要与癫痫鉴别。

TIA 多见于老年人,有 50% 是累及 70 岁以上的老年人。常有动脉硬化、高血压、冠心病、糖尿病等脑血管疾病的危险因素,症状持续的时间从数分钟到数小时不等。而癫痫可见于各种年龄,但以青少年为多,前述的危险因素在癫痫患者中并不突出,癫痫发作持续的时间多为数分钟,极少超过 30min;TIA 导致的癫痫,由于脑组织缺血缺氧,导致钠泵衰竭,钠离子大量内流而使神经细胞膜的稳定性发生改变,出现过度除极化,引发痫性放电。

TIA 的临床症状一般为缺失而非刺激症状,因而其感觉丧失及减退比感觉异常多,肢体的瘫痪比抽搐多。但这种区别也不是绝对的,丘脑性 TIA 就可引起与癫痫躯体感觉先兆相似的麻刺感。注意其年龄较大,有明显血管危险因素,特别是有高血压的患者,症状可超过数分钟或数小时,通常损伤躯干和其他结构,偶有不规则但非阵挛的运动,而体感性发作通常发生在年轻人或有中央顶损伤的患者,典型者症状仅持续 1～2min,最常伴有的症状是身体同一部位的局灶性运动性强直或阵挛,这可与上述 TIA 鉴别。如症状发展到有意识丧失或出现全身强直-阵挛性发作,诊断就更容易了。

TIA 患者的肢体抽动从表面上看与癫痫的单纯部分性运动性发作相似,但患者没有癫痫病史,在发作期既无规律性的阵挛性抽搐,也无头或颈的转动,发作期和发作间期脑电图也没有痫性放电,抗癫痫药物治疗无效,许多患者在做颈动脉内膜切除术后症状可以消失。结合患者年龄较大,50% 以前有 TIA 或脑卒中病史,多在站立、行走或过度伸颈时发生,平卧可减轻,发作期肢体双侧抽动而意识清楚可资与癫痫鉴别。

短暂性全面遗忘需与癫痫性健忘区别。短暂性全面遗忘是无先兆而突然发生的记忆障碍,多见于 60 岁以上的老人,症状持续 15min 到数小时,部分患者发作后有至少 1

周以上新学习能力的损伤,其自然病程良好,反复发作的患者不到 15%,仅 1% 的患者发作在 3 次以上。此与持续时间较短,常反复多次发作,脑电图上有痫性放电,抗痫治疗有效的癫痫性健忘明显不同。

（张　华）

第二节　蛛网膜下腔出血与癫痫

一、概　述

蛛网膜下腔出血是指脑底或脑浅表部位的血管破裂,血液直接进入蛛网膜下腔,即形成蛛网膜下腔出血(SAH)。分为外伤性 SAH 和自发性 SAH。自发性 SAH 占卒中的 10%～15%。在美国,每年约有 3 万人发生 SAH,其中 25% 的患者死亡,50% 的患者出现严重的残疾。近 10 年来,由于早期手术和关键性诊疗措施的采用,已经使首次发作的 SAH 的患者预后有了改善。但其所带来的其他并发症如癫痫发作等问题也变得更加突出。其常见的病因如下。

1. 动脉瘤　据报道,75%～85% 的非外伤性 SAH 患者为颅内动脉瘤破裂出血。这些动脉瘤多数是囊状或浆果形的,少数是感染性动脉瘤、外伤性动脉瘤、夹层动脉瘤、梭形动脉瘤或肿瘤相关性动脉瘤。

2. 颅内动静脉畸形　动静脉畸形占自发性 SAH 患者的 5%～9%。动静脉畸形出血通常位于皮质内,约 1/3 的动静脉畸形出血可引起 SAH。动静脉畸形出血通常是动脉化的静脉通道破裂出血。

3. 出血性病变　与硬膜下或颅内出血相比,散发性 SAH 的少见原因是自身凝血障碍。

4. 血管病变　如椎动脉病变延伸到硬膜下腔,椎动脉夹层动脉瘤可以引起 SAH。在 SAH 症状出现以前曾有不寻常的颈部运动或推拿史和(或)后组颅神经瘫痪者,都应考虑到有椎动脉夹层动脉瘤的可能。

5. 感染　感染性心内膜炎患者在真菌性动脉瘤破裂后可以出现 SAH。

6. 肿瘤　脑肿瘤所致动脉瘤较为少见。较常见的肿瘤性出血位于瘤内或皮质内。出血主要发生于恶性肿瘤,如多形性胶质母细胞瘤和转移瘤。

7. 药物　可卡因的应用与出血性及缺血性脑血管病变均相关。一篇文献综述了 54 例可卡因滥用者的脑血管并发症治疗情况,其中 29 例为出血,8 例为 SAH。与苯丙胺有关的 SAH 也有报道。

8. 外伤　25% 的严重闭合性颅脑损伤患者可出现外伤性 SAH。在这些患者中,SAH 很少是孤立的,通常与脑挫伤和(或)弥漫性脑损伤有关。

二、临床表现

SAH 发作通常先表现为剧烈的头痛。这种头痛通常不能缓解,典型的头痛伴有恶心、假性脑膜炎体征及畏光。在更严重的病例中,患者意识状态受到影响。SAH 通常发生于精神高度紧张或用力状态。

患者也可出现局限性神经功能缺失,最常见的是偏瘫,脑神经麻痹或视野缺损。局限性神经功能缺失有助于判断病变的部位。

许多患者在 SAH 典型症状出现之前有先兆症状,通常是不典型头痛或颈部僵硬,先兆症状是由少量的出血造成的。这些症状被称为警报性头痛。70% 的患者承受上述先兆症状数天或数周出现严重出血。这些患者中约 50% 因先兆症状而就诊,但其中有许多人被误诊。

三、辅助检查

1. 腰穿脑脊液压力增高,呈均匀血性。

2. 颅脑 CT 及颅脑 CTA（CT 血管造影成像）示脑表面蛛网膜下腔、脑池可明显含血，对有无脑内血肿、血管痉挛继发脑梗死和阻塞性脑积水可做出评价；经静脉注射增强剂后可显示出颅内动脉瘤、畸形血管等异常血管病变，并对动脉瘤形态、大小及解剖位置可进行初步评估，为早期制定明确治疗方案提供客观依据。CTA 对血管畸形的诊断也有帮助，但不如全脑血管造影（DSA）明确。

3. 全脑脑血管造影（DSA）检查：DSA 对诊断颅内动脉瘤、脑动静脉畸形、烟雾病等脑血管疾病是金标准，为制定明确的治疗方案提供可靠依据。

四、癫痫发生情况

癫痫是蛛网膜下腔出血后常见的并发症之一，其发生率高于脑出血。严重影响着患者的康复和生活质量，对患者的心理造成很大的压力，也是神经外科医生关注解决的难题。癫痫可发生在 SAH 的急性期或康复期，其发作形式多种多样。以大发作多见，少数为局限性或精神运动性发作，可作为 SAH 的首发症状。不同年龄段的 SAH 患者均可出现癫痫发作，以老年患者组发生率为高。危险因素包括再出血及蛛网膜下腔大量积血。但也要注意蛛网膜下腔出血所导致的运动系统紊乱和姿势性异常与蛛网膜下腔出血后癫痫的鉴别。其发生的根本原因是蛛网膜下腔出血后的继发性脑损害，SAH 后引起脑血管痉挛、脑水肿、脑皮质的损伤、脑积水是增加癫痫发作的高危因素。

SAH 后早发性癫痫的发生率为 26%～35%，以全身性强直-阵挛发作和局灶性癫痫较多见。其危险因素仍为脑池大量积血，再发出血及伴随疾病如高血压、低血钠等。其可能的机制为：①蛛网膜下腔出血可引起局限性或弥漫性血管痉挛，或较大的畸形血管盗血而使邻近脑组织缺氧，导致神经元缺血、缺氧，钠泵衰竭，钠离子大量内流，使神经元细胞膜稳定性发生改变，出现过度除极而引起痫性放电；②进入蛛网膜下腔的血液直接刺激大脑皮质神经元引起痫性放电；③脑水肿、急性颅内高压影响神经元的正常生理活动，引起痫性放电；④蛛网膜下腔出血后由于应激反应，使体内激素水平发生改变，引起异常放电；⑤蛛网膜下腔出血后血液电解质及酸碱平衡破坏，诱发痫性放电。

晚期癫痫发生率为 10%～20%，主要与下列因素有关：①病灶的机械刺激；②蛛网膜下腔出血后逐渐发生的神经细胞变性；③癫痫灶内的反应性异常星形胶质细胞增生。

五、治　疗

在治疗上，以治疗原发病为主。抗癫痫药多数可控制发作。脑血管病急性期不再发作者，不必继续使用抗癫痫药物。对晚发性癫痫，多须常规抗癫痫治疗。

蛛网膜下腔出血患者癫痫发作和惊厥状态是急症。它们不仅增加了脑代谢率并且增加了脑血流量和颅内压和在未夹闭动脉瘤再出血的发生，治疗的目的是停止癫痫发作，降低继发性脑损伤的危险性。有几种抗癫痫药物可供使用。分清病因是重要的，迅速注射，监测患者并选择不良反应最小的一种。

（李宗正　黄德俊）

第三节　颅内动脉瘤与癫痫

一、概　述

颅内动脉瘤（intracranial aneurysm）是

颅内动脉壁上某一部分因病变而向外突出，形成永久性的局限性扩张，可由于管壁的先天性缺陷所致，也可以是获得性的。动脉瘤的外形不一，可呈囊状、梭形、柱状和蜿蜒状等，是引起蛛网膜下腔出血最常见的原因，占自发性蛛网膜下腔出血的 51%～80%。颅内动脉瘤的发病率为 5%，尸检发病率为 0.2%～7.9%。在脑血管意外中，仅次于脑血栓和高血压脑出血。本病好发于 40－60 岁，2% 动脉瘤幼时发病。

此病多因脑动脉管壁局部的先天性缺陷和颅内压力增高的基础上引起。高血压、脑动脉硬化、血管炎与动脉瘤的发生与发展有关。根据不同的病因可把动脉瘤分为先天性、动脉硬化性、感染性及创伤性 4 种。前两种占 98% 以上，后两种不到 2%。脑动脉瘤多见于脑底动脉分叉之处。4/5 位于脑底动脉环前半部，脑底动脉环后半部者约占 1/5。囊状动脉瘤多见，大小不一，直径 5mm 以下为小型，等于或大于 5mm 及小于 15mm 为一般动脉瘤，15～24mm 者为大型，25mm 以上者为巨型。15.5% 的颅内动脉瘤小于 5mm，巨型者仅占 7.8%。

临床主要表现为压迫症状和瘤体破裂所致蛛网膜下腔出血。动脉瘤破裂时，常有前驱症状如头痛，继之发生出血症状，表现为剧烈头痛、烦躁、恶心呕吐等脑膜刺激征，随之出现颅内压增高。可伴有意识障碍和相应部位的神经定位症状。动脉瘤出血形成较大血肿者，病情多急剧恶化，出现脑疝危象。据统计动脉瘤第一次破裂后，死亡率高达 30%～40%，其中 50% 在发病后 48h 内死亡，存活的病例，1/3 可发生再次出血。头部 CT 或腰椎穿刺证实为 SAH，应立即转送到神经外科，使患者以能得到确定性处理，以防止动脉瘤再度破裂，而再度破裂的病死率和致残率比初次出血更高。

诊断颅内动脉瘤主要依靠全脑血管造影，可显示出动脉瘤的部位、形状、大小及数目，但操作相对费时、费力。目前依靠多排 CT 及 CTA 可快速做出诊断，可显示颅内 SAH 及有无颅内血肿等情况外，还可显示动脉瘤的部位、大小、形态、数量等情况，对危重患者可快速做出相应的治疗方案，比如为急诊行开颅动脉瘤夹闭手术提供宝贵时间等。CTA 对颅内动脉瘤的早期诊断阳性率很高，多数医院首选 CTA 检查，因其快速、简便、诊断准确率高。MRI 检查可显示出动脉瘤，有时尚可见到附壁血栓。

一旦诊断为脑动脉瘤，应采取手术治疗，以求根治，避免大出血危险。颅内动脉瘤手术处理的方法很多，包括动脉瘤颈夹闭术、瘤壁加固术、孤立术和血管内栓塞术等。其目的是防止动脉瘤破裂，并保持载瘤动脉通畅。当前最常用的方法是动脉瘤颈夹闭术和血管内栓塞术。

二、癫痫发病情况

由于颅内动脉瘤一般很小，在破裂前很少产生症状，只有少数体积较大的动脉瘤因压迫邻近神经结构而呈现症状，故未破裂的动脉瘤其癫痫发作是不常见的。动脉瘤的病理改变和临床症状实际上是在发生蛛网膜下腔出血后才出现的。

(一)动脉瘤破裂后癫痫

动脉瘤出现破裂的患者可以出现惊厥或癫痫发作活动，即所谓的"以癫痫发作为起始"(seizure at onset)或"再出血性癫痫发作"(seizure at rebleed)。它可出现于 14.5%～26% 的破裂性动脉瘤患者。癫痫发作与蛛网膜下腔出血后的蛛网膜下腔大量积血及动脉瘤的再出血有显著性联系。蛛网膜下腔出血后最初的几天，基底池内大量的积血可能对大脑皮质有刺激性作用，从而导致癫痫发作。经非手术治疗的动脉瘤性蛛网膜下腔出血患者的晚期癫痫发生率也与蛛网膜下腔积血量以及再出血有显著性联系，其发生率为 10%～20%。其中大脑中动脉动脉瘤破裂后易于形成颞叶血肿，所以晚期癫痫发生率最高。颅内积血量可通过 CT 扫描确定。1980 年 Fisher 将动脉瘤破裂后 CT 所见的颅内积血分为4级。

Ⅰ级:蛛网膜下腔未见积血。

Ⅱ级:蛛网膜下腔弥散性薄层(厚度<1mm)积血。

Ⅲ级:蛛网膜下腔弥散性或局限性厚层(厚度>1mm)积血。

Ⅳ级:蛛网膜下腔弥散性厚层积血,或虽无积血但有脑内和(或)脑室内血肿。

(二)手术后癫痫

患者被确诊为动脉瘤后,一般均需进行手术治疗,目前关于动脉瘤性癫痫的研究主要集中于动脉瘤手术后癫痫。其发生率在早期文献中报道可达35%,随着有效预防措施的应用,手术操作的进步,显微神经外科技术的应用,术中对脑皮质的损伤明显减轻,麻醉,血管内栓塞,以及急诊和危机情况的处理,手术后癫痫的发生率有所下降,近十年文献报道为3%～25%。2003年Byrne等报道243名已破裂的颅内动脉瘤经血管内栓塞治疗患者术后癫痫发病情况,其早期癫痫发生率为11%,而晚期癫痫发生率仅为3%。较开颅动脉瘤颈夹闭术显著降低。2011年Hart等报道蛛网膜下腔出血继发癫痫的多中心随机研究结果显示,2143例(栓塞组1073例,开颅夹闭组1070例)中的235例(10.9%)有癫痫发作;其中栓塞组89例(8.3%),开颅夹闭组146例(13.6%)($P=0.014$);介入组出院后癫痫发生率为3.3%(1年)和6.4%(5年);夹闭组为5.2%(1年)和9.6%(5年)。在随访2年和14年的时间分组中,夹闭术后癫痫发作的风险明显大于栓塞组($P=0.005$;$P=0.013$);大脑中动脉(MCA)动脉瘤使这两个群体发生癫痫的风险增加显著;总之,经栓塞治疗比夹闭手术能显著降低癫痫发作的风险。但同时我们也要注意,随着现代诊疗技术的提高,动脉瘤患者死亡率也得到了显著的降低,从而引起动脉瘤手术后癫痫患者实际数量的增加。Olafsson等的研究显示甚至神经学完全康复

的患者发展为癫痫的危险性也显著地增加,且这些患者的癫痫发生往往有最长的潜伏期。另外,Chen等对中国台湾5年随访研究脑卒中后癫痫的发生率结果显示:出血性脑卒中比缺血性脑卒中患者高。

破裂的动脉瘤手术后癫痫发作可于手术后即刻发生,也可潜伏数年后才出现。按其出现时间可将其分为早期癫痫发作(开颅术后2周内)和迟发性癫痫(超过2周的晚期癫痫发作)。在近期的文献中所报道的动脉瘤患者术后癫痫发生率基本是相似的,早期手术后癫痫发作的发生率为1%～5%,迟发性癫痫为10%左右,其中以大脑中动脉动脉瘤手术癫痫的发生率最高。术后癫痫发作主要是由于蛛网膜下腔出血的原发性刺激引起围术期结构性损害以及手术干预所引起的脑皮质损伤的结果,但对其具体危险因素还存在争议。破裂动脉瘤手术后迟发性癫痫其发作类型酷似外伤性癫痫,大多数表现为全身强直阵挛发作或部分发作继发全身发作。

动脉瘤手术后早期癫痫发作可以因为多种原因而出现,主要是由于弥漫性脑血管痉挛、脑血流降低、脑缺氧、脑水肿及病变血管的直接刺激导致癫痫发作。其可能存在的致痫因素主要为:①术前抗癫痫药物未能达到有效治疗浓度;②手术操作对大脑皮质组织所造成的损伤;③术后所并发的各种颅内进行性损伤。

术后早期癫痫发作可能提示手术后出现了颅内出血、脑水肿、脑积水或与血管痉挛或手术损伤相关的梗死。大多数并发癫痫患者复查颅CT显示大脑皮质有低密度区,其原因为脑血管痉挛、缺血造成脑梗死,或因手术中牵拉损伤大脑皮质组织所造成的。在Baker所报道的一组包含有398名动脉瘤患者的研究中,出现手术后早期癫痫发作的患者中有2/3是由于出现了严重的进行性颅内病变。

对于出现早期术后癫痫的患者如除外颅

内进行性病变,另一个可能存在的原因是围术期抗癫痫药物治疗水平不充分。在 Kvam 等的一组病例研究中显示 18 名无术前癫痫发作,于开颅术后 24h 内出现癫痫发作的患者中,有 17 名患者抗癫痫药物没有达到有效治疗水平。Baker 也发现手术后早期癫痫发作的大多数患者没有达到足够的抗癫痫药物血清水平。这主要是因为临床上往往没有根据个体化原则,不论患者是否出现癫痫发作及患者体重情况,大多数患者接受了维持量而没有考虑负荷量情况。这些资料显示通过给予合适的体重基础上的抗癫痫药物而完成早期治疗药物浓度的重要性,也证明在手术后早期阶段患者可能从抗癫痫药物治疗中获益。对于这样的癫痫发作可能仅代表手术后短暂性皮质刺激而没有长期的后遗症。

早期出现的全身性强直-阵挛性癫痫发作将引起高血压、呼吸困难、CBF 增加和颅内压的显著性增高,从而增加了患者再出血及死亡的危险性。如患者出现癫痫反复发作,则提示可能会发生或已发生再出血。所以对于所有在动脉瘤手术后出现早期癫痫发作的患者应对其相关的颅内问题进行谨慎的评价。及时复查 CT、MRI 以了解是否出现各种术后并发症,监测抗癫痫药物的血药浓度,并做出及时处理。

动脉瘤术后迟发性癫痫的发生时间一般为 6 个月至 1 年,80%的患者在 2 年内发生,但也有长至 5 年才出现的。其发生主要与术中对脑皮质的损伤有明显的关系,任何增加大脑皮质损伤的因素(如动脉瘤术中破裂、术中临时阻断动脉,动脉瘤包裹术,多发动脉瘤,再出血,以及各种围术期并发症等)都可能增加术后癫痫的发生率。文献中术中动脉瘤破裂的发生率为 7%～51%,一般为 15%～20%,因动脉瘤多发生于大脑动脉环的大动脉上,破裂后出血凶猛。动脉瘤的破裂因其出血积于脑内,脑血管痉挛,脑组织迅速膨胀,加之破裂的动脉瘤外形多不规则,极

大地增加了动脉瘤显露难度,极易损伤脑皮质而引起术后迟发性癫痫。术后癫痫的发生与动脉瘤的位置也有显著性关系,多数报道认为大脑中动脉动脉瘤术后较其他部位动脉瘤术后易发癫痫,大脑中动脉动脉瘤的癫痫发生率为 18.2%,而前交通动脉动脉瘤的癫痫发生率为 6.6%。这主要也是由于在处理大脑中动脉的动脉瘤破裂时,极易损伤大脑皮质组织而形成癫痫灶。

术前神经学分级是否为手术后癫痫的预测因素一直存在争议。有文献报道动脉瘤手术前动脉瘤分级与术后癫痫的发生有显著性联系,Ⅰ级动脉瘤术后癫痫发生率仅为 2.5%,而Ⅲ～Ⅳ级动脉瘤术后癫痫发生率却高达 33%。手术操作及术后早期并发症,如再出血、低钠血症、延迟性脑缺血或脑积水等单独或联合作用,对于患者手术后癫痫的产生都有影响。其他可能的但有争议的危险因素还有发作时的意识丧失时间、动脉瘤破裂时及手术后的早期癫痫发作、脑室内出血、心血管疾病史、液体摄入、脑室引流等。

在动脉瘤术后还要注意出现昏迷或神经状况进行性恶化的患者,Dennis 等的研究显示动脉瘤术后非惊厥性癫痫持续状态的发病率为 8%,这种癫痫较难被注意,且非常难治,患者预后非常差。所以对那些 Hunt-Hess 分级为Ⅳ或Ⅴ级,高龄患者、给予脑室引流和 CT 显示脑水肿的患者,应常规进行术后脑动态脑电监测,以利于早期诊断并给予抗癫痫治疗,以便有机会提高这些患者的预后。

三、预防性抗癫痫治疗

近年来,由于破裂的颅内动脉瘤的手术后癫痫的发生率为 10%～27%。且这些癫痫常常延续 1 年或更长的时间,所以长期使用抗癫痫药物以预防术后癫痫发作曾被广泛的应用,医生依靠动脉瘤的位置对患者进行 6 个月至 3 年持续抗癫痫治疗。但随着先进的

动脉瘤手术治疗技术的发展，特别是血管内栓塞术在临床中的应用，显著减少了手术干预对脑实质的损伤，动脉瘤术后癫痫的发生率显著地减少了。这使我们需要重新评估预防性应用抗癫痫药物的作用、指征和治疗时间，特别是当患者术后癫痫发生危险性低的情况时。

过去的一些研究认为抗癫痫药物治疗在癫痫的发展中可以阻止早期癫痫发作的点燃作用。近期研究显示抗癫痫治疗仅仅可能是掩饰了癫痫发作的活动，而没有阻止癫痫的发展，在癫痫发作开始以前就开始应用抗癫痫药物可能是没有好处的。对头外伤患者的双盲随机化临床试验研究未能证实预防性应用苯妥英钠能阻止癫痫。North 等、Young 等以及 Sbeih 等认为术后预防性应用苯妥英钠对癫痫发作的发生间隔时间及早期癫痫发作的频率分布是没有影响的。进一步，North 等发现在撤停苯妥英钠药后，癫痫发作发生率增加，并认为抗癫痫治疗仅仅是延缓了癫痫灶的活性。Shaw 也通过前瞻性研究显示在混合性开颅术人群中对术后癫痫高危险性患者的手术后抗癫痫治疗的功效，得出结论是对手术后患者的预防性抗癫痫治疗是没有效果的，并且与不良反应的高发生率相联系。

最近有许多关于没有应用预防性抗癫痫药物治疗的手术后癫痫发作的发生率。Ohman 发现在平均随访 1.4 年后手术后癫痫发作性疾病的发生率为 9.4％。癫痫发作的平均出现时间是 6.7 个月。Sbeih 等公布了一组前瞻性研究随访了 4 年在使用和未使用预防性抗癫痫药物的组癫痫发生率为 3％。其中全部癫痫都出现在手术后的 2 个月内。Bidzinski 报道了 128 例在围术期未应用抗痫药的动脉瘤患者的前瞻性研究，术后癫痫发生率仅为 7％。这些研究结果对术后抗痫药的预防应用提出了怀疑。

另一个所关心的问题是预防性抗癫痫治疗所带来的不良反应，其危险-利益比率必然被考虑。最近的文献普遍认为药物相关性不良反应的危险性超过或等于癫痫的危险性。特别是癫痫本身所引起的死亡率是很低的。每一种抗癫痫药物都有明确的作用机制、生理学作用谱和不良反应。苯妥英钠是应用最广的抗癫痫药物。对于与苯妥英钠相关的不能耐受的不良反应被报道为 8％～18％。苯妥英钠窄的治疗范围和非线形药动学带来了急性剂量依赖性不良反应。长期的使用苯妥英钠可产生肝损害、巨幼细胞贫血和骨质软化症及其他的疾病。苯妥英钠的使用也导致认知损害、小脑萎缩、软组织增生肥大和子宫畸形。

在有早期开颅术后癫痫发作患者的迟发性癫痫发作发生率被给予了更多的注意，因为这可能提示将需要长期的抗癫痫治疗。但 Foy 等和其他学者未能发现在围术期癫痫发作与慢性癫痫发展之间的因果关系。Baker 等的研究组中出现手术后早期癫痫发作的患者没有发展为慢性开颅术后癫痫。这支持 Shaw 的发现早期手术后癫痫发作不能预示开颅术后癫痫的晚期发作。即使患者在手术后早期阶段出现一次癫痫发作，撤停抗癫痫治疗也是可能的。Chih 等研究认为 1/5 的动脉瘤性 SAH 患者出现癫痫发作，有 50％以上的癫痫发作在围术期；围术期癫痫发作患者中有 7.8％发展为迟发性癫痫，手术前没有癫痫发作患者有 6.8％发展为癫痫，两者间无显著区别；围术期癫痫发作频率不高，也不是后期转为迟发性癫痫的显著影响因素。

现在大多数作者认为对于癫痫发作危险性低的动脉瘤患者，在围术期应常规给予 7d 左右的抗癫痫药物治疗，在手术前开始给予负荷剂量。其主要机制是，①癫痫发作有可能引起血压增高而促使动脉瘤再次破裂；②在动脉瘤破裂后所引起的脑肿胀或血管痉挛导致的脑血流减少期间，癫痫发作引起过度的脑代谢应急反应导致颅内压或脑代谢需求的病理性增加,从而增高了神经学发病率和死亡率。预防性抗癫痫治疗的目的是避免这些潜在恶化事件的发生。术后医生识别癫痫发作危险性高的患者,对于存在手术后癫痫发作危险因素(术前癫痫发作、出血、梗死和围术期并发症)的及临床情况很差而为了脑保护的患者,继续给予抗癫痫药物治疗。对

低危险性的患者逐渐撤停抗癫痫药物,然后对患者随访12~18个月,如出现迟发性癫痫则根据其发作类型给予抗癫痫药物治疗。绝大多数发展为手术后迟发性癫痫发作的患者,在接受抗癫痫药物治疗后,癫痫发作都能得到很好的控制。

（黄德俊　李宗正）

第四节　脑动静脉畸形与癫痫

一、概　述

脑动静脉畸形(Arteriovenous malformation,AVM)是一种因胚胎早期脑血管原始胚芽发育分化异常所致的先天性脑血管畸形,由供血动脉、异常结构的"动静脉"血管团及引流静脉3部分组成,一般由一支或几支动脉供血,不经毛细血管床,直接向静脉引流。畸形血管团小的直径不及1cm,大的可达10cm,内有脑组织,体积可随人体发育而增长,其周围脑组织可因缺血而萎缩,呈胶质增生带,有时伴陈旧性出血。供血动脉由于高血容量状态而被动扩张,引流静脉则由于高血容量和动脉血的直接流入等原因常伴有引流静脉的扩张扭曲和增加。这种畸形常能导致局部脑血流动力学的异常,引起一系列临床症状。本病是引起自发性蛛网膜下腔出血的另一种常见原因,仅次于颅内动脉瘤。

AVM可见于中枢神经系统的任何部位,但多见于大脑半球,70%～90%发生于幕上结构。AVM在脑各部位的发生率实际上与该部位的体积相一致,故大脑中动脉灌注区发生率最高,其次为大脑前动脉、大脑后动脉。

在美国人口中的发病率为0.14%,目前有约28万例AVM患者,每年约有2400例新患者出现症状,并被第一次确定诊断。随着影像技术的发展,偶然发现的脑AVM的数量不断增加,实际发病率比前面估计的发

病率还高。国内缺乏本病的流行病学调查和大宗尸检材料,难以确定正确的发病率。Jellinger(1986)回顾一般尸检材料及两组神经病理尸检材料,发现动静脉畸形的发生率为0.35%～1.1%。AVM的临床发生率也可通过与颅内肿瘤相比较来估计。Yasargil(1976)报道AVM占同期颅内肿瘤的4.4%;Mingrini等(1978)统计占同期颅内肿瘤的4.3%;上海华山医院(1985)报道占3.9%。

本病男性稍多于女性,年龄高峰为20－39岁,平均发病年龄为25岁。最常见的症状为颅内出血、癫痫发作和头痛。近年来随着CT、MRI和DSA的推广应用,AVM的诊断已不困难。

AVM引起的癫痫的发生率仅次于出血,手术治疗AVM确实可防止再出血,但能否控制癫痫文献中意见不一。血管内栓塞、显微手术和放疗的综合应用是治疗脑AVM的趋势。

二、临床表现

患者的临床表现因AVM的部位、大小、有无出血或缺血而定。并在不同的年龄出现不同的临床症状。脑动静脉畸形的病损在胎儿期内形成,然而大部分患者出现症状却在10－30岁,50岁以后发病者罕见。儿童期发病者也罕见。

在婴儿期最先出现的症状常常是高排出

量性心力衰竭。其次常见的症状为脑积水，也可有神经功能障碍、自发性脑出血、癫痫和头痛。在所有的动静脉畸形中，最常见的症状是自发性颅内出血，其次为癫痫发作、头痛、神经功能障碍和心力衰竭。可以单独存在，亦可合并发生。

1. 颅内出血　是颅内动静脉畸形最常见的症状，占 52%～77%，50% 以上在 16-35 岁发病，通常发生在正常活动时。很大的动静脉畸形反而较小的 AVM 出血概率少，中心型较边缘型易出血。一般出血不多。出血前数周至数年内可出现头痛、癫痫和某些局灶体征等。与动脉瘤比，其出血概率相对较小。初次出血的死亡率较动脉瘤低得多，破裂出血后发生再出血的间隔时间较长，预后较好。

2. 癫痫　癫痫发作是位于颅内出血之后的第二位最常出现的临床表现。可在颅内出血时发生，也可单独出现。癫痫发作类型一般由病变和出血的位置和范围而定。

3. 头痛　在脑 AVM 破裂前可见于 10%～45% 的患者。头痛形式多样，可为局限性头痛，也可为波动性头痛，有的患者表现为偏头痛，但均有反复发作。突然发生的较以往剧烈的头痛多与 AVM 破裂出血有关。

4. 进行性神经功能障碍　由于 AVM 的大小、位置不同，造成不同程度的大脑半球长期供血不足及局部血流冲击和挤压，导致进行性瘫痪，视力、视野障碍等症状。约见于 40% 的患者，其中大约 10% 的患者为其首发症状。大脑后动脉供血 AVM 可表现为失语及失写症。

三、AVM 的癫痫发生情况

癫痫是 AVM 仅次于颅内出血的主要临床表现，其发生率与 AVM 的大小、位置及类型有关，为 28%～64%。其中以癫痫为首发症状的 AVM 占 20%～47%，癫痫可发生于出血之前或之后，亦可发生于出血时，32%～40% 有出血的 AVM 患者发生癫痫。此外，患者在治疗前可以没有癫痫发作而在治疗后出现新的癫痫发作。另外，与其他原因造成的局部脑损害引起的癫痫不同，由于 AVM 引起的癫痫发作的频率差异很大，两次发作的时间间隔可以较长。临床上由 AVM 引起的癫痫频繁发作不常见。AVM 的部位与癫痫发作的频率关系也不大。

Galletti 等（2013）对一组 10 年间（2002.1.1～2012.6.1）住院治疗的连贯性 AVMs 患者进行前瞻性研究，根据癫痫是否为首发症状将 AVM 患者分为两组。共 101 名患者，其中男性 55 人，女性 46 人，31 人（30.7%）以癫痫为首发症状。多元逻辑斯蒂回归分析显示以癫痫为首发症状与病变位置、侧别、静脉引流及是否累及皮质存在密切联系。AVMs 位于颞叶和额叶，位置表浅，累及皮质者更倾向于以癫痫为首发临床表现，其中 AVMs 位于颞叶关系最密切。研究认为 AVMs 所引起的血管重构和血流动力学改变可能是引起癫痫发生的结构学基础。

(一)AVM 的癫痫发作类型

其癫痫发作类型一般由病变和出血的位置和范围而定，可表现为各种类型的癫痫。主要表现为局限性和全身性运动发作。Hofmeister C 等在一项包括 1289 名 AVM 患者的国际多中心研究中发现 30% 的患者表现为癫痫大发作，10% 的患者表现为局限性癫痫发作。Hoh BL 等对 424 名 AVM 患者进行研究显示有 141 名(33%)患者在治疗前出现了癫痫发作，其中 75% 为癫痫大发作，7% 为失神发作(癫痫小发作)，9% 为简单部分性发作，9% 为复杂部分性发作。在另一项合作研究发现，在 102 例有癫痫发作的患者中，局灶性占 45%，全身性占 42%，精神运动性占 8%，不能分类者占 5%。也有报道认为癫痫大发作与局灶性癫痫的发生率几乎相等，精神运动性发作和小发作较少出现。

(二)痫发作与部位之间的关系

在癫痫发生率中 AVM 的位置是一个重要的因素,有些学者认为位于前颞叶,后颞叶,后额叶和侧裂区的 AVM 癫痫发生率最高;有学者认为是顶叶和颞叶,也有学者认为额叶与癫痫发作联系密切。一般认为位于顶叶 AVM 患者的癫痫发生率最高,其次为额叶和颞叶,再次为枕叶和脑深部的 AVM,而位于基底节和颅后窝 AVM 很少引起癫痫。一般来说,颞叶 AVM 多表现为精神运动性癫痫发作,额顶区 AVM 多表现为局灶性癫痫发作,前额叶 AVM 最常发生全身性发作,中央和顶枕的 AVM 主要表现为部分性发作或继发性全身性大发作。伴有视觉先兆的局灶性发作常与枕叶 AVM 有关。

(三)癫痫发生与大小的关系

在几组研究中报告愈大的动静脉畸形将有愈高的癫痫发生率,因有大量脑盗血或易发生自发性血栓形成造成脑缺血,有研究发现较大的病灶(如直径大于 7cm)表现为癫痫发作的概率是出血的 2 倍。其中位于大脑半球浅表部皮质的大型 AVM 及呈广泛毛细血管扩张型的 AVM,癫痫发生率最高。

(四)癫痫发作与年龄之间的关系

AVM 确诊时的年龄与癫痫发生有关,确诊年龄越小,以后癫痫发生的可能性就越大。如果确诊 AVM 时的年龄在 $10-19$ 岁,那么在 20 年内有 44% 患者会发生癫痫。

(五)AVM 的血管构筑特征与癫痫发生率之间的关系

Turjman 等通过对 AVM 的大小、位置、病灶类型、供血类型、静脉引流特征和动脉瘤位置和数量进行多变量分析,了解 AVM 的血管构筑特征与癫痫发生率之间的联系。他们观察到当 AVM 位于皮质,由大脑中动脉供血,结构本身无动脉瘤,供血动脉位于皮质,存在静脉曲张,与癫痫有关系明显。引流静脉出现静脉曲张被发现是癫痫出现的一个前兆,但这个因素仅当考虑了其他因素后才

有前兆意义。当单独考虑时,静脉曲张的存在未发现与癫痫有统计学联系。临床表现为癫痫发作的典型的 AVM 是位于浅表、幕上和位于大脑中动脉区的 AVM。

四、癫痫发生机制

脑 AVM 发生癫痫的原因一直不很清楚,目前认为其诱发癫痫的主要原因为以下几点。

1. 由于脑 AVM 的动静脉短路,畸形血管团周围严重盗血,引起邻近脑组织缺血缺氧而诱发癫痫。同时由于血流对大脑皮质的冲击造成皮质异常放电,也可发生癫痫。

2. 由于出血或含铁血黄素沉着,引起 AVM 病灶周围的神经胶质增生形成致痫灶;先前亚临床出血或含铁血黄素沉积引起的 AVM 周围脑组织的神经胶质增生,可能是由于扩张的毛细血管渗出性出血的结果。在动静脉畸形周围的癫痫源性含铁血黄素沉积带,在没有出血的患者中也被观察到这种沉积带被认为代表亚临床出血或红细胞可能逃逸,通过反常性从动静脉血管壁渗透而进入周围组织。这提示手术切除动静脉畸形的皮质带是必要的,因这些部位可能出现含铁血黄素沉积,神经胶质增生和神经元蜕变或脱髓鞘,而有效地提高癫痫发作的预后。

3. 软膜下出血引起皮质血管痉挛诱发癫痫。

4. Yeh 曾证实在 AVM 中继发性癫痫源的角色。它是远离原发于 AVM 的癫痫灶,通常位于同侧近正中线的颞区。由于远处部位的点燃现象所引起的继发性癫痫灶,癫痫放电通过与动静脉畸形相联系的兴奋性突触而引起兴奋的增高。这种现象可能在大约 20% 的患者中发生。

五、AVM 的影像学表现

1. 头颅 X 线片 一般无异常,在极少数巨大 AVM 的部位可有钙化灶。

2. CT 扫描及 CTA（CT 血管成像） 颅内 AVM 在未破裂出血前，CT 扫描表现为一局灶性高、等或低密度混杂区，病灶形态不规则，多呈边缘不清的团块，也可呈弥散分布的蜿蜒状及点状的密度增高影。病灶中高密度常为局灶性胶质增生、新近的出血、血管内血栓形成或钙化所致。AVM 的钙化常为点状或小结节状。病灶中的低密度表示小的血肿吸收或脑梗死后所遗留的空腔、含铁血黄素沉积等。病灶周围可出现扩大的脑沟等局限性脑萎缩，偶有轻度占位效应，但不出现周围脑水肿现象，有的可出现脑积水。增强 CT 扫描中，AVM 表现为不规则的团块状强化区，有时可见纡曲的血管影，其周围可见到供血动脉和引流静脉。有时 AVM 在 CT 平扫中无异常发现，只有在注射造影剂后方能显示出病灶。

当 AVM 发生出血时，CT 扫描有很高的诊断价值。血肿可表现为高密度、高低混杂密度或低密度，与出血的时间有关。急性出血者高密度，随着血肿的吸收可呈现为高低混杂密度，甚至低密度。在注射造影剂后，部分血肿边缘可见畸形纡曲的血管强化影，高低混杂密度的血肿常常显示环状强化，部分血肿亦可不出现异常强化。有人提出血肿边缘呈弧形凹入或尖角形为动静脉畸形血管的特征。血肿周围常有不同程度的脑水肿。AVM 所致的蛛网膜下腔出血，血液常聚积于病灶附近的脑池。

CTA 在 AVM 发生急性出血时行常规检查很重要。目前在国内、国外大型综合或专科医院均常规给自发颅内出血患者做 CTA 检查，其快速、简便、诊断准确率高等优点，可迅速诊断 AVM 及颅内动脉瘤等血管疾病，为急诊开颅手术提供可靠影像依据。CTA 可显示脑 AVM 的病灶大小、部位、供血动脉及引流静脉等情况。

3. MRI MRI 诊断 AVM 的正确率几乎达到 100%，可显示畸形的供血动脉、畸形血管团、引流静脉、出血、占位效应等。而且有其特有的优越性，即可显示病灶本身及其周围脑组织情况。反映畸形血管内血流情况，区别出血与钙化，显示血肿和水肿，确定病灶与功能区的关系等。即使所谓隐匿性脑血管畸形，MRI 亦常常能清楚显示。对于颅后窝病灶，由于 MRI 无颅骨伪影的影响，其诊断价值明显优于 CT。MRI 具有特殊的"流空效应"，AVM 中的快速血流在 MRI 影像中均显示为无信号阴影，病变的血管团、供应动脉及引流静脉均呈黑色而被清楚地显示。绝大多数的 AVM 中血管成分在 MRI 的 T_1 加权和 T_2 加权像上均表现低或无信号暗区。回流静脉由于血流缓慢，在 T_1 加权图像上可表现为低信号，而在 T_2 加权图像上则表现为高信号。供血动脉和蔓状钙化在 T_1 和 T_2 加权上都表现为低或无信号暗区。但 MRI 不能区别这些暗区是血管还是钙化，往往要结合 CT 扫描来鉴别其性质。当 AVM 内有血栓形成时，T_1 加权图像上表现为低信号病灶内夹杂等或高信号区，T_2 加权图像上亦表现为低信号区内夹杂高信号区。AVM 伴有颅内出血时，在 T_1、T_2 加权图像上均为高信号，其中 T_2 加权图像更明显。随血肿时间的延长，T_1 加权图像上信号逐渐变成等或低信号，其中 T_2 加权图像上仍为高信号，在血肿边缘或中心有时可见信号不均匀的 AVM 信号，有时仅见血肿。

Trussart V 等对 AVM 所致癫痫的影像学研究显示，AVM 的癫痫源性灶趋向于更表浅，并更常与病灶周围，脑实质，T_2 加权像扫描高信号相联系。

4. 脑血管造影（DSA） 脑血管造影是诊断 AVM 最重要的方法。可显示畸形血管团的部位、大小、供血动脉，有无合并动脉瘤，引流静脉数量、方向及有无静脉瘤样扩张，畸形团内有无伴有动静脉瘘及瘘口的大小，对 AVM 的诊断和治疗有决定性作用。虽然如此，仍有小部分（11%）患者不能为脑血管造影所发现,这些病变多属小型或隐匿型AVM,或者已被血肿所破坏或为血栓所栓塞的AVM。

脑AVM血管造影的特征性表现为:动脉期可见到不规则、纡曲的血管团,有一根或多根粗大的供血动脉,和早期显影的扩张的引流静脉导入颅内静脉窦。病变远侧的脑动脉充盈不良或不充盈。除非伴有较大的血肿,一般AVM本身不引起脑血管移位。

六、诊断和鉴别诊断

由于AVM是青少年和成人颅内出血的常见原因,因此,当发生上述症状时应想到AVM的可能,尤其当出血症状不太严重时或伴有局灶性癫痫时。青少年发生长期的头痛或进行性神经功能障碍也应想到AVM的可能。其诊断需要依靠CT扫描、脑血管造影或磁共振扫描。目前血管构筑学三维CT及MRA重建对小型AVM诊治提供了更确实信息,有时脑血管造影供血动脉不明确,采用三维成像技术,可清楚地看到供血动脉及畸形团情况,进一步确保了治疗方案的准确度。需要鉴别的疾病主要有原发性癫痫、颞叶癫痫、颅内动脉瘤、颅内肿瘤以及其他类型的颅内血管畸形等。因颞叶癫痫而行颞叶切除者有11.4%的患者可发现AVM。南京军区南京总医院21例用手术方法治疗的颞叶癫痫患者,术后颞叶切除标本的病理检查发现4例AVM。

七、合并癫痫的AVM的治疗

由于动静脉畸形的出血危险性可以通过显微外科手术治疗、血管内微创栓塞治疗及精确的立体定向放射外科治疗来减少,所以癫痫预后成为动静脉畸形患者主要关心的一个问题。对于由AVM所致的癫痫,早期可服药控制发作,但最终药物治疗无效。由于长期癫痫发作,脑组织缺氧不断加重,致使病人神经功能废损逐渐加重,可出现智力减退。

对于癫痫发作频繁,用药物难以控制的AVM,需进行手术治疗。近年来由于介入和显微手术技术的发展,AVM的治疗虽然取得了长足的进步,虽多数报道显示AVM的外科治疗对癫痫发作有良好的控制,但在治疗伴有癫痫的未破裂AVM问题上,仍是有争议的。

脑AVM的治疗主要包括手术切除、血管内栓塞及放射治疗,这3种治疗方法各有其特定的适应证,可单独使用,也可联合应用,3种治疗方法相互结合可以弥补对方的不足,为彻底治愈AVM并降低术后并发症提供了最大程度的保证。目前手术切除脑AVM仍然是首选的根治方法。自从Dandy开始采用手术治疗本病以来,倾向积极手术治疗的人日益增多。由于手术和麻醉技术的进步,已可以做到完全切除病变,甚至在功能区附近的AVM,而只有很低的死亡率和致残率。术中脑皮质电图定位和切除致痫灶可更有效控制癫痫发作。血管内介入及立体定向放射治疗可扩大AVM手术适应范围和增加手术的安全性。

1. 手术切除 手术切除不仅能杜绝病变出血,阻止畸形血管盗血,改善脑血供,还能控制癫痫发作。应用显微手术技术,颅内AVM手术切除效果令人满意。但对于伴有癫痫发作的AVM,单纯AVM的切除,虽减轻了AVM引起的盗血,但是畸形周围皮质致痫灶可能仍然存在,影响手术对癫痫的控制。

David等报道,76%的AVM切除后癫痫发作停止;但Parkinson报道,80%的患者AVM切除后癫痫发作反而加重。分析各家存在分歧的原因,多系切除AVM病灶后,仅减轻了AVM所引起的盗血现象,但对病变周围的浸润性出血区,含铁血黄素沉着区和因缺血而产生的胶质增生带,甚至原已存在的致痫灶并未消除,它可能是术后癫痫继续发作的重要原因。此外病变周围因缺血、缺氧而退变萎缩的皮质,也可能是形成痫灶的根源。

近年来,有学者对脑 AVM 合并顽固性癫痫患者在畸形切除的同时行癫痫病灶切除,取得较好效果。术前均应进行脑电图扫描,以确定致痫灶的位置。蝶骨电极、长程脑电图记录以及诱发试验等也有助于确定致痫灶。颈内动脉小剂量的异戊巴比妥钠试验有助于确定 AVM 侧是否为优势半球。手术应以 AVM 病灶为中心作大范围开颅,术中用皮质脑电图或脑深部电极进一步确定致痫灶部位和范围,其致痫灶常在血管畸形附近或远隔部位。但是对靠近语言或运动区的致痫灶也不能切除广泛,否则会引起严重的神经功能障碍。术中最好行语言、感觉和运动功能电刺激定位,然后再描记 ECoG。描记分别在水平和垂直两个方面进行。当发现尖波、棘波和棘-慢波时,应该标记并判断病变和痫灶的切除范围。在 AVM 和痫灶切除以后再描记 ECoG,若有痫性放电存在,在保存重要功能的前提下尽量将痫灶切除,如颞叶深部有痫灶放电应选择性切除杏仁核和海马,或用二氧化碳激光或小吸引器作软膜下致痫灶切除。

与术后癫痫发作控制良好相关的因素包括在动静脉畸形治疗前较短的癫痫发作历史,无出血史,和老年患者。Kurita 的研究显示治疗后癫痫严重程度似乎与治疗前癫痫发作病程及严重程度相关。Josephson 等研究认为 AVM 引起颅内出血后合并癫痫发作的较无出血史的明显多。

刘承基治疗了 25 例伴癫痫的脑 AVM 患者,其中 16 例切除 AVM 同时切除了致痫灶,结果 23 例效果良好,2 例虽有癫痫再发,但次数减少,程度减轻。Yet 对 20 例脑 AVM 伴有癫痫的患者行畸形血管和致痫灶切除,结果术后 19 例(95％)癫痫消失,2 例发生轻偏瘫。

2. 放射治疗　指 γ 刀、X 刀、直线加速器或其他放射治疗方法,是近年来开展的疗法。一般认为,对于功能区、部位深在、低血流量、无明显出血因素及血管内栓塞困难者,可考虑放射治疗。应用 γ 刀或 X 刀治疗 AVM 报道主要集中于治疗小型 AVM,对大、中型 AVM 单纯使用放射治疗效果不及小型 AVM 明显,且并发症较多。放疗相对手术、血管内治疗来讲有其优势,即无创性,无须手术,住院时间短,患者易于接受;但从治疗到起效的时间比较长,并发症出现的时间也比较晚,一般需要 1～5 年方能判断其疗效。Yeh 等和 Eisenschenk 等研究表明放射治疗对癫痫的控制效果显著。对 AVM 患者在切除术后行伽马刀治疗癫痫发生率及严重程度明显下降,考虑可能是破坏了 AVM 周围残余的癫痫灶。因此,对于术后仍频发癫痫的患者,在痫灶定位的条件下可行放射治疗。一些学者认为放射外科对治疗动静脉畸形的有利作用是导致了动静脉畸形的血管闭塞,在出现完全闭塞的患者中可观察到更高的癫痫消失率,一个可能的解释是放射可能影响了在动静脉畸形周围组织的致痫灶,放射诱导了动静脉畸形的血栓形成。其他学者认为放射外科减少了在周围脑组织缺血区域因盗血导致的癫痫源活动。

然而,新发生的癫痫确也是放射外科治疗的一个并发症,在一个多中心分析研究 AVM 放射外科治疗的并发症中,1255 名患者中的 22 名(1.8％)出现新的癫痫或癫痫恶化。放射外科治疗癫痫预后良好的相关因素包括:在治疗前较短的癫痫发作时期,小的动静脉畸形,老年患者,动静脉畸形位于中央结构或在顶区,无出血史。术后服用适当的抗癫痫药、良好的生活方式、避免激动和重体力劳动可以明显减少癫痫发生。

3. 血管内栓塞　随着介入神经放射学的不断发展,栓塞材料的不断完善,血管内栓塞治疗日益成为主要的治疗手段。目前有许多学者已将其作为手术全切 AVM 的极重要的术前步骤或术中向畸形团内注入栓塞剂。关于在动静脉畸形栓塞术后的癫痫发作结果有相对少的报道,部分是因为栓塞术主要是外科和放射外科治疗的辅助治疗。如果动静脉畸形的癫痫源是由于盗血现象所引起的,那么栓塞术将应该有利于癫痫的控制。Garcin 等研究 155 例 AVM 患者后发现癫痫发作多发生在有皮质浅表静脉引流的患者,其他的诱发因素包括男性、AVM 体积的增大、位于额叶和动脉交界区;是否介入治疗 AVM 对癫痫的长期风险的影响仍有待确定。而 Lv 等研究 30 例有癫痫病史的 AVM 患者进行血管内栓塞治疗后其癫痫明显控制,疗效显著。

4. 多学科综合疗法 这是治疗 AVM 的趋势随着对 AVM 多形性认识的不断加深和治疗方法的多样化,以及多年来对各种治疗手段的优劣认识的不断总结和提高,AVM 的治疗从单一方案逐步进入了联合治疗阶段。从 1972 年起,曾为主导的外科手术已转变为以栓塞、手术、最后放疗的综合治疗。综合治疗显示出相对某一种单一治疗的明显优势,特别是对大中型 AVM 和居功能区或复杂的 AVM,明显地提高了其治愈率,降低了致残率和死亡率。综合治疗可分为栓塞＋手术、栓塞＋放疗和栓塞＋手术＋放疗。Hoh

BL 等对 141 名以癫痫为表现的 AVM 患者,通过多学科综合治疗,Engel 癫痫预后得分显示,Ⅰ级有 73 人(66％),Ⅱ级 11 人(10％),Ⅲ级 1 人(0.9％),Ⅳ级 22 人(20％),16 名患者(5.7％)在治疗前无癫痫发作,而在治疗后出现新的癫痫发作。显示多学科综合疗法将更有利于 AVM 患者癫痫的控制。目前多数学者认为,对脑内 AVM 的治疗可采取先栓塞和(或)手术,然后对残留的病灶进行放疗。

在 AVM 引起癫痫手术以后都必须进行正规的抗痫治疗,如术后 1～2 年仍无癫痫发作,在经脑电图监测下逐渐减药后再停药,否则容易造成癫痫复发。若抗痫药减量过程中发现癫痫发作,则应维持发作前抗痫药量,至 1 年后无发作时,再试行减量。此外手术疗效的评定至少应该在术后随访 2 年以上,否则会把短期疗效误认为最终效果。

与动静脉畸形所引起的癫痫治疗预后相联系的因素包括:短的癫痫发作史,与癫痫发作相联系的颅内出血,癫痫大发作,畸形位于深部和颅后窝,手术切除和动静脉畸形完全闭塞。在外科治疗、放射外科治疗和栓塞治疗之间的各自癫痫控制情况没有统计学意义。

(黄德俊　李宗正)

第五节　脑海绵状血管瘤与癫痫

海绵状血管瘤为血管畸形的一种,血管畸形又分为低流速血管畸形和高流速血管畸形。海绵状血管瘤即属于低流速血管畸形中的静脉畸形。脑海绵状血管瘤(cerebral cavernous angioma,CA)为一种脑血管先天性发育异常非真性血管畸形,因 DSA 较难发现,故又称隐匿性血管畸形,曾被认为是一种罕见的疾病,但随着 CT 与 MR 的应用,发现的 CA 明显增多。现统计占颅内病变的 0.39％～0.47％。占脑血管畸形的 8％～

15％,尸检阳性率为 0.02％～0.05％。可发生于任何年龄组,包括新生儿期。两性的发病率差异不大。发病多在 30－50 岁。海绵状血管瘤幕上多于幕下,最常见于幕上皮质的深部白质,占 64％～86％。

一、起　源

海绵状血管瘤的起源是多因素的,尚无定论,一般认为属于先天性血管畸形。胚胎早期血管是由单纯内皮细胞构成,不能区分动脉和静脉,由单层内皮细胞构成的原始血管丛与 CA 在结构上极为相似,因此可以假设原始血管丛失去了分化能力,形成了 CA。从遗传学角度可分为散发性和家族遗传性两种类型。目前脑海绵状血管瘤分子遗传学研究取得了突破性进展,已有 3 个致病基因被克隆,包括 CCM1/KRIT1、CCM2/MGC4607和 CCM3/PDCD10。由于病灶组织内体细胞基因突变的发现认为"二次打击"机制学说参与了脑海绵状血管瘤的发病机制,其导致表达于病灶毛细血管腔内皮细胞的致病基因所编码的蛋白完全失去功能。20%～30%的 CA 患者中已证实有遗传因素的参与。Aufs于 1920 年首次报道 CA 具有家族性,随后许多作者证实这一点,家族性 CA 常见于西班牙裔家族,也可发生于其他家族中。有的基因分析表明 CA 为不完全外显性常染色体显性遗传病,其基因位于第 7 条染色体长臂上。但 Gunel 等发现一种海绵状血管瘤基因CCM2,与第 7 条染色体无连接。除先天因素外,Detwiler 等提出 CA 的发生可能与颅脑放疗、病毒感染等有关。最近 Rigamonti等认为 CA 是起自毛细血管水平的血管畸形。

二、病 理

典型的病变肉眼下是一团层层堆集在一起的海绵状薄壁血管腔隙,呈红色或紫红色血性团块,与周围分界清,可见含铁血黄素沉积。病灶大小不等,0.1～8cm。显微镜下则由异常扩张的血窦构成,窦壁由菲薄的内皮细胞和成纤维细胞组成,血管窦样腔可以从数毫米到数厘米不等,但组成的血管口径很细,缺乏弹性纤维和肌层,窦壁扩张变薄,窦腔之间无间隔正常脑组织,它使血管床显著扩大,血管瘤内血流显著变慢。病灶周围常有含铁血黄素沉积及呈胶质增生的脑组织。血管腔内常见正在机化或已机化的血栓和血管再通。还常见纤维瘢痕形成,新近或陈旧

性出血,相邻脑组织可见胶质增生,窦腔内血栓形成、机化及钙化、窦壁玻璃样变性以及囊变等。一般无明显的供血动脉和引流静脉。CA 可同时伴发静脉畸形、毛细血管曲张和胶质瘤。许多病理学家认为 CA 和毛细血管扩张症均来自毛细血管,属同一范畴的血管畸形,后者是前者发展过程中的一部分,两者的根本区别是扩张的血管窦间有无正常的脑组织。

三、临床表现及发病机制

本病临床症状隐袭,终身不发作死后尸检证实的海绵状血管瘤的病例并不罕见,临床上表现差异极大,可无症状,亦可出现严重临床症状。大多表现癫痫、颅内出血、神经功能障碍等。在 30 岁期间是症状发生的高峰期。60%以上的患者在 30－40 岁时出现首发症状,27%的患者在 10－20 岁出现首发症状。其临床表现以癫痫最为多见,癫痫占主诉的 40%～60%,其次神经功能障碍及出血、头痛等。癫痫是最常见的初发症状,其次为出血,出血表现为多次少量出血或颅内血肿形成,颅内血肿形成占 9%～37%。皮质病灶更能引起癫痫发作,脑干病灶多引起进行性神经功能障碍,而脑室内病灶则易引起梗阻性脑积水或脑室内反复出血。较少见的症状有脑积水、三叉神经痛、视盘水肿、丘脑功能障碍及进行性或短暂性神经功能损害。

(一)无症状

无症状的海绵状血管瘤占总数的11%～44%,轻微头痛可能是唯一主诉,常因此或体检做影像学检查而发现本病。头痛是否与病灶出血有关还需要进一步研究,但其中 40%在 6 个月至 2 年内出现症状。

(二)癫痫

脑 CA 最常见的临床表现是癫痫,50%～60%表现为难治性癫痫,34%～70%的患者以此为首发症状,有报道约 4%的发作性局部癫痫的患者系海绵状血管瘤所致,

可为全身大发作和局限性发作。局限性发作，一般表现为 Jachson 发作，旋转位发作，一侧痉挛发作，为肌肉强直性或间歇性抽搐并伴有感觉异常，患者并不跌倒，肌肉抽搐多在上肢或下肢，扩散方向从远端向近端，亦可从面、口角开始，不扩散全身，不伴有意识障碍。

目前，对海绵状血管瘤引起癫痫发作的机制尚不甚明了，缺乏明确的临床电生理学资料及形态学方向联系的证据，但一般认为，不断发展的血管畸形是抽搐发生的必要条件。一般认为 CA 本身并不会放电引起癫痫发作，它是通过对周围脑组织的作用，使后者形成癫痫灶。既往的研究中很少发现明确的产痫灶。Rigamont 等通过大鼠脑皮质的实验证实，含铁血黄素能够引起癫痫发生，因此得出结论其是引起癫痫发作的一个重要条件。MRI 检查常显示环绕血管畸形的低密度区，系海绵状血管瘤壁血液外渗后的含铁血黄素沉积物。一方面引起胶质组织增生，另一方面引起自由基连锁反应而致痫灶形成，沉积于脑内的含铁血黄素中的铁离子可引发和催化反应，最终"点燃"脑组织使之形成不可逆性癫痫灶。这一癫痫灶的反复慢性放电便可造成长达数年甚至数十年的难治性癫痫。少量无症状性出血可能是引起癫痫发作的原因，因为少量出血可导致 CA 周围脑实质内的进行性含铁血黄素沉着。另外一些学者认为传入神经阻滞以及星形胶质增生改变系病因之一。而 PET 在临床工作中的应用使研究人员把目光关注在 CA 患者的脑代谢水平的变化。Engel 等报道了 20%～90% 的局部癫痫发作的患者通过 PET 观察到局部代谢的变化。海绵状血管瘤致癫痫产生的原因概括如下。

1. 电生理改变 海绵状血管瘤在颅内形成一个畸形的血管瘤灶，其周围有含铁血黄素沉积，异常的癫痫活动在该部位产生，并且沿周围皮质扩散，最后至对侧的同部位皮质。这种对侧皮质独立产生的癫痫活动又被称为"镜面中心"，其主要通过胼胝体传播。

2. 神经递质改变 兴奋性氨基酸是癫痫发病机制中的一个重要环节，测量海马回兴奋性氨基酸如天冬氨酸和谷氨酸可以预测患者癫痫发作。过量的谷氨酸可抑制半胱氨酸的细胞内转移，减少谷胱甘肽的合成，使胞质内的自由基增加。

3. 神经细胞死亡及胶质增生 癫痫时出现的海马细胞死亡现象亦可在 CA 中观察到。胶质增生通常被认为是一种脑的防御性反应，近年来不断有学者报道切除大脑皮质的胶质增生部位可使癫痫发作得到良好控制，同时显示在癫痫患者的产痫灶及非产痫灶皮质中存在不同的胶质膜标记，因此认为胶质增生在癫痫发生中有重要的意义。

4. 神经胶质生理变化 神经胶质的生理变化与某些癫痫的致病机制有关。产痫灶的钙和谷氨酸含量与正常组织不同，正常神经胶质细胞可表现为内在的波动，由谷氨酸的间歇节律变化所致。钙波动通过细胞间的缝隙连接传播至很远的距离。神经胶质细胞一直被认为在保护和营养神经细胞方面起重要作用，它在调节神经递质和细胞外铁方面也起着重要作用。

5. 铁盐和自由基形成 含铁血黄素内的铁是癫痫试验模型中诱发癫痫发作的众所周知的癫痫源性物质。在海绵状血管瘤周围可见大量的含铁血黄素沉积，其引起的化学反应对癫痫的产生起主要作用，同时，在体内氧化还原反应中，铁是一种理想的电子供体或受体，通过一系列反应产生自由基，自由基形成在体内产生无数的病理生理过程，这与癫痫的产生有关。

(三)出血

海绵状血管瘤好发于大脑中央回的皮质及皮质下区域周围基底核，脑室系统或颅中窝底，脑干区域，幕下的常见部位是小脑。有症状的显性出血占 8%～37%。根据计算，患者年出血率为 0.25％～3.1％；病灶年出血率为 0.7％～2％。大脑半球深部海绵状血管瘤更易出血。出血的部位与病变位置有密切的联系，CA 最常见的出血类型是病灶内反复少量出血及病灶内或周围慢性渗血，出血的特点为不涉及蛛网膜下腔，不引起蛛网膜下腔出血，脑脊液检查正常，其出血常见位置为脑皮质及皮质下，丘脑底节、小脑脑干等。合并出血后临床病情加重，但致死者少见。首次出血后再次出血的可能性增加。女性患者，尤其是妊娠的女性海绵状血管瘤患者的出血率较高。反复出血可引起病灶增大并加重局部神经功能缺失。

（四）头痛及占位症状

通常为血管性头痛，多表现为偏头痛发作，持续时间长短不一。程度不重，但头痛时间、程度与病情的急重程度不成正比。因病灶侵犯颅前窝，向后侵及相应颅骨，向内侵犯海绵窦，可有展神经麻痹、三叉神经麻痹、视力减退及眼球突出等颅神经损害表现。患者可有肥胖、闭经、泌乳或多饮多尿等下丘脑和垂体损伤表现。

（五）局部神经功能缺失

局部神经功能缺失占 15.4％～46.6％。急性及进行性局部神经功能缺失常继发于病灶出血，症状取决于病灶部位与体积。可表现为静止性、进行性或混合性。大量出血引起严重急性神经功能症状加重较少见。

四、影像学特点

1. 颅骨 X 线片　主要表现占位附近骨质破坏，无骨质增生现象。可有颅中窝底骨质吸收、蝶鞍扩大、岩骨尖骨质吸收和内听道扩大等。也可有高颅压征象。8％～10％的病灶有钙化点，常见于脑内病灶。

2. 血管造影　脑血管造影时，经动脉注入的造影剂大部分沿着正常的血流通道流出，少部分进入血管瘤的造影剂又被腔内的血液稀释，或者供血动脉太细或已有栓塞，故

在造影片上难以发现血管瘤染色，而呈隐匿性改变的血管畸形，若病灶不大，则无脑血管移位，若病灶大，则表现为血管缺乏性肿物。在血管造影片上，晚期静脉有密集的静脉池和局部病灶染色是此病的两个特征。

3. CT 扫描　诊断海绵状血管瘤的敏感性为 70％～100％，但特异性小于 50％。影像表现为富含血管的占位征象。脑外病灶平扫时呈边界清晰的圆形或椭圆形等密度或高密度影，注射对比剂后病灶有轻度增强，周围无水肿。如病灶有出血，可看到高密度影像。脑内病变多显示边界清楚的不均匀高密度区，常有钙化斑，注射对比剂后轻度增强或不增强。CT 骨窗像可以显示病灶周围骨质破坏的情况。此外，这种血管畸形常伴有出血，随着出血的多少及时间的长短，CT 影像密度有不同的改变。急性出血可表现为较均匀的高密度影，灶周有轻度水肿。病灶无或轻度强化，强化程度与病灶内血栓形成和钙化有关。

4. 磁共振影像扫描　MRI 检查是诊断海绵状血管瘤的特异性方法，与病理符合率达 80％～100％。海绵状血管瘤 MRI 病灶部分有反复出血，所残留的含铁血红蛋白在 T_1 及 T_2 加权像上均为高信号，出血灶外形成的含铁血黄素沉积为低信号，呈黑环征，以 T_2 加权像最清晰（图 3-2），反复出血可致钙质沉积与胶质增生，钙化灶在 MRI 上无信号，胶质增生在 T_1 加权像上为低信号，在 T_2 加权像上为高信号，由于血管细小，仅可见流空的引流血管呈黑色低信号。注射造影剂后不强化或有轻度强化。新近出血者，病灶周围脑组织可有水肿。近年来，磁敏感加权成像较常规 MRI 序列可检出更多微小病灶，在脑海绵状血管瘤的定性及定量诊断方面很有价值。

5. 正电子放射扫描（PET）　PET 是利用脑组织吸收放射性核素来做脑扫描成像。头颅 CT 或 MRI 可提供颅内解剖结构影像，而 PET 更提供代谢性信息，以此来鉴别脑肿

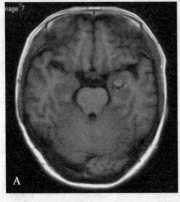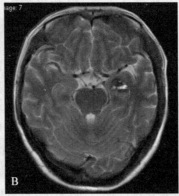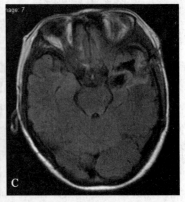

图 3-2　海绵状血管瘤 MRI 检查

患者,女性,45 岁,以记忆力减退 4 个月余,强直阵挛性发作一次就诊。行病灶痫灶切除术后,患者癫痫消失。A. 术前 T_1FLAIR;B. 术前 T_2WI,可清楚显示黑环征;C. 术后 T_1WI

瘤和海绵状血管瘤。脑肿瘤对放射性同位素的吸收程度很高,而海绵状血管瘤的吸收度很低。

其影像学诊断标准可归纳为以下几点。

(1)脑血管造影往往阴性。

(2)CT 可显示团块状钙化或脑实质内血肿。

(3)MR 最常见慢性血肿内含铁血红蛋白高信号影及含铁血黄素黑环征,还可显示钙化与胶质增生,偶见引流血管流空效应。注射造影剂后不强化或轻度强化。

五、诊　断

对于初次癫痫发作、颅内自发出血或局灶性神经功能障碍的中青年患者均须考虑CA,应常规行 CT 检查。CT 影像为一边界清楚的高密度影,无占位效应的病灶高度怀疑海绵状血管瘤。确诊需要 MRI 检查。

海绵状血管瘤主要与脑膜瘤和动静脉畸形(AVM)相鉴别。在影像学上:脑内圆形病灶、有混杂密度(代表有不同程度的出血)、MRI 的 T_2 像有含铁血红蛋白沉积是海绵状血管瘤的特点。

六、治　疗

海绵状血管瘤的治疗方法包括非手术治

疗、外科治疗和放射治疗。CA 无明显血供,所以不适合于血管内介入治疗。

(一)非手术治疗

目前对仅有癫痫症状的患者是否行手术治疗,尚有一定争议,部分人认为,单纯以癫痫症状出现的患者,潜在出血的风险很少,在药物对癫痫控制很好的情况下,不须手术治疗,而另一部分人认为单一的药物治疗不能很好地控制癫痫,同时癫痫合并出血的发病率在 38%～66.7%,单纯的药物亦不能取得较好的疗效,故还应手术治疗。

(二)外科治疗

手术治疗是 CA 的最首选的治疗方法,但是否所有的 CA 均须手术还有争议。因为无症状性 CA 出血引起的死亡率及致残率均比 AVM 或动脉瘤出血引起的出血率及致残率相对低,故对 MRI 显示病变小而深在、症状稳定、无颅内压增高者可考虑随访。对于有出血或再出血,MRI 上渐进性增长,药物治疗下仍有癫痫发作的患者手术治疗是适宜的。目的在于切除病灶,防止大出血及致痫灶扩散。

借助显微外科技术,手术技巧大大提高,治疗效果令人满意,Luigi Ferrante 等报道癫痫术后的有效率为 80%,另一部分在结合药物治疗时亦有效。要满意地控制癫痫,手术除切除血管瘤核本身外,还必须切除其周围与癫痫发作有关的脑组织,术中通过脑皮质电图(ECoG)确定切除范围并切除产癫灶。手术切除范围应遵循不导致神经功能障碍的原则。对仅出现癫痫,手术疗效是明显的,应力争切除病灶及致痫灶。儿童海绵状血管瘤患者,手术疗效通常较成人更好。

(三)立体定向放射治疗

放射治疗具有定位准确、损伤少、多靶点同时治疗、痛苦小、易于接受的优点,适于位置深在、邻近重要功能区、多发或无状症型海绵状血管瘤,可使 CA 内膜增生从而导致血管阻塞或使瘤壁组织发生炎性反应、胶质增生,导致瘤体固缩,以达到加固瘤壁,防止 CA 体积增大和再出血的危险。然而,其效果仍有争议。许多文献中都不支持立体定向外科的有效性。同时放疗过程出现迟发放射性损伤的病例并不少见。有学者指出,首先活检,再经过放疗后进行外科手术是治疗颅中窝等部位海绵状血管瘤最佳治疗手段。

目前认为,神经外科显微手术切除是首选根治方法。对病灶位于难以手术部位,多发灶难以一次切除,患者难以承受手术或不接受手术症状显著者,立体定向放射治疗是一种安全可选择的治疗方法,能有效降低出血率、控制癫痫、改善症状,但对病灶缩小或消失、降低出血率的机制等问题,尚需进一步研究。

(李宗正 王 伟)

第六节 脑静脉性血管畸形与癫痫

脑静脉性血管畸形(cerebral venous malformation)是一种组织学上完全由静脉成分构成的脑血管畸形,为先天性正常局部脑引流静脉的异常扩张。由许多细小扩张的髓静脉和 1 条或多条引流静脉所组成。70% 位于幕上,小脑占 27%,多见于 30—40 岁的成人,男性略多于女性。其发病率各种报道不一,常规脑血管造影显示,脑静脉瘤占脑血管畸形的 9%,MRI 发现其占脑血管畸形的 50%,常规尸检发现其占脑血管畸形的 60%。但由于它很少出现临床症状而不为临床医师所注意,近年来随着神经影像学诊断技术的提高,报道的病例呈上升趋势。

大多数患者临床上很少有症状或出血表现。症状的发生依其部位而定,幕上病灶多有慢性头痛、癫痫、运动障碍或感觉障碍。幕下病灶多表现为步态不稳或其他颅后窝占位症状。出血很少见,主要为脑内和脑室内出血。

癫痫是静脉血管畸形最常见的临床表现,主要为癫痫大发作。Valavains 复习文献中的 74 例,其中癫痫占 29.3%。Topper 等认为静脉脉管系的发育异常是与神经元迁移异常相联系的,DVA 本身很少是引起癫痫发作的痫灶。癫痫的发生实际上可能是来源于静脉血管畸形周围区域经常被发现的皮质发育不良。

1. 脑血管造影 动脉期无异常发现,典型表现是在静脉期或毛细血管晚期中见到许多细小扩张的髓静脉扇形汇集成一条或多条粗大的引流静脉,后者经皮质静脉进入静脉窦,或向深部进入室管膜下深静脉系统。典型的形状为"水母头"(Medusa head)状。

2. CT 平扫多正常。在增强扫描上可见脑实质内一条粗线状的增强影指向皮质和脑深部,其周围无水肿,没有占位效应团块占位。有时也可表现为圆点状病灶。这种粗线状或圆点状影是中央静脉的影像。

3. MRI 表现与 CT 所见相似。较大的静脉畸形 T_1 像和 T_2 像均表现为流空低信号,增强后呈高信号。如发现"水母头"状形态可确诊。小的静脉畸形仅显示引流静脉，T_1像呈低信号或等信号，T_2像呈高信号增强后可以强化。

静脉血管畸形的处理原则取决于其自然发展史。大多数脑静脉瘤患者无临床症状，其自然预后良好，故主张内科治疗。对有癫痫发作的患者，根据发作类型选用相应的抗癫痫药物治疗，效果良好。如术前证实癫痫与病变有关，手术切除病变后患者的癫痫可能得以缓解。术前反复的脑电监测是必要的手段。术中也可以采用脑电监测确定病变范围，使手术切除准确无误。

（王　伟　李宗正）

第七节　烟雾病与癫痫

烟雾病（moyamoya disease）又称大脑基底异常血管网症，为颈内动脉颅内起始段闭塞，脑底出现纤细血管网，因脑血管造影形似烟雾得名。该病是一种多病因的颅内动脉疾病，主要累及儿童和青少年。有学者认为是颅底动脉环发育异常；多教学者认为是后天性多病因形成的综合征。其基本的病理改变为多病因引起颅底动脉环的慢性进行性狭窄和闭塞。而豆纹动脉，Hellbnev氏动脉，前脉络膜动脉及大脑后动脉致视丘分叉等处的毛细血管扩张，逐渐形成侧支循环进行代偿。若病程进行缓慢，侧支循环丰富，代偿完全可无症状。若血管闭塞较快，未能形成较完全的侧支循环，则会出现相应的颈动脉缺血的临床症状；如病变区域压力大，血管壁薄，可破裂而形成蛛网膜下腔出血。在蛛网膜下腔出血的原因中，烟雾病约占 6.2%。

日本"中枢神经系统血管病研究委员会"将烟雾病最初临床表现分为 4 型，即短暂性脑缺血发作型、梗死型、癫痫型和出血型。Nishimoto 等将 649 例烟雾患者按上述分型进行分析，TIA 型占 30%，梗死型占 28%，出血型占 33%，癫痫型占 7%，其余 2% 无症状或为其他临床表现。

临床上年龄越小缺血性卒中越多，年龄越大出血性卒中越多。文献报道，烟雾病引起癫痫的发生率为 6%～14%，缺血性卒中的癫痫发生率较高。一项有关 334 名韩国烟雾病患者的合作研究显示，患者发病年龄存在两个高峰期，6—15 岁和 31—40 岁，其总的癫痫发生率为 10.8%，其中 >16 岁的患者癫痫发生率为 3.8%，而 <16 岁的患者癫痫发生率为 23.1%。儿童反复出血缺血发作是其特征性表现，表现为发作性偏瘫或单瘫，也可出现感觉、语言或视觉障碍。相应供血区的血流动力学障碍和灌注不足是缺血发作的基础，应注意与癫痫发作相鉴别。

烟雾病发生癫痫的病理基础是因长期局部脑血管狭窄和不完全闭塞造成该血管分布区缺血、缺氧，由此产生的有害代谢产物损害了神经元的膜状结构，影响其相对稳定的极化状态。同时由于能量供应不足，妨碍该部分脑组织正常排钠、蓄钾功能，产生兴奋性冲动引起除极不能迅速恢复，造成该神经元过度放电，导致癫痫发作。抽搐反复发作又加重了脑血管损伤，造成血管舒缩功能失调，使本已狭窄的血管更加闭塞，使病情加重，两者相互影响，互成恶性循环。

烟雾病的实验室检查一般无特殊变化，脑电图改变也无特异性。脑血管造影为主要诊断依据。其典型改变为，①双侧（或单侧）颈内虹吸端呈严重狭窄或完全闭塞，而闭塞段的远端血管形态正常；②基底节部位有一毛细血管网呈烟雾状；③有广泛而丰富的侧支循环。此外，颅底 MR 扫描除能显示继发性脑梗死脑软化灶外，还能直接显示烟雾状的脑底异常血管网征象。

在治疗上，对脑缺血表现的患者，大部分对抗生素、激素、血管扩张药和低分子右旋糖酣有良好的反映。肢体瘫痪难以恢复者可做脑血管搭桥术,若有颅内血肿形成,可手术清除血肿治疗。

（王　伟　李宗正）

参 考 文 献

［1］　Galletti F,Costa C,Cupini L M,et al.Brain arteriovenous malformations and seizures：an Italian study.J Neurol Neurosurg Psychiatry,2013

［2］　Rowan AJ,Ramsay RE,Collins JF,et al.New onset geriatric epilepsy：a randomized study of gabapentin,lamotrigine,and carbama zepine.Neurology,2005,64(11)：1868-1873

［3］　杨环玲,李哲,杨春清.拉莫三嗪、左乙拉西坦、奥卡西平对部分性癫痫患者脑电图的影响.实用预防医学,2011,18(6):1078-1079

［4］　汪作为,方贻儒,Gao KM,等.拉莫三嗪治疗精神分裂症和双相抑郁及重性抑郁症耐受性与敏感性的文献分析.中华精神科杂志,2011,44(3)：155-158

［5］　Tchalla AE,Marin B,Mignard C,et al.Newly diagnosed epileptic seizures：focus on an elderly population on the French island of Reunion in the Southern Indian Ocean.Epilepsia,2011,52(12)：2203-2208

［6］　沈洪波,田莉.脑出血后继发癫痫的临床特点与病机分析.西部医学,2011,23(6)：1098-1099

［7］　Hart Y,Sneade M,Birks J,et al.Epilepsy after subarachnoid hemorrhage：the frequency of seizures after clip occlusion or coil embolization of a ruptured cerebral aneurysm：results from the International Subarachnoid Aneurysm Trial.J Neurosurg.2011 Dec,115(6)：1159-1168

［8］　Chen TC,Chen YY,Cheng PY,et al.The incidence rate of post-stroke epilepsy：a 5-year follow-up study in Taiwan.Epilepsy Res.2012 Dec,102(3)：188-194

［9］　冷崇健,江燮书,谢刚,等.蛛网膜下腔出血伴癫痫样发作 43 例临床分析.重庆医学,2005,4(34)：588-589

［10］　Chih-Lung L,Aarons D,Ann-shung L,et al.Characterization of perioperative seizures and epilepsy following aneurysmal subarachnoid hemorrhage.J Neurosurg 2003 Dec,99：978-985

［11］　Christian S,Beatrice G.Radiotherapy for AVM-related epilepsy：Beaming the seizure away Neurology,2012,78：1286-1287

［12］　Garcin B,Houdart R,Porcher R,et al.Epileptic seizures at initial presentation in patients with brain arteriovenous malformation.Neurology,2012 Feb,78(28)：626-631

［13］　X.LV,Y.LI,C.JIANG,et al.Brain Arteriovenous Malformations and Endovascular Treatment：Effect on Seizures.Interventional Neuroradiology,2010,16：39-45

［14］　Josephson,C.B,Leach J,.Duncan R,et al.Seizure risk from cavernous or arteriovenous malformations：Prospective population-based study.Neurology 2011,76：1548-1554

［15］　Sturiale C,Rigante A.,Puca G.et al.Angioarchitectural features of brain arteriovenous malformations associated with seizures：a single Center retrospective series.European Journal of Neurology 2013,20：849-855

［16］　Ralph Rahme & Alexander G,Weil & Michel W,Bojanowski.Outcome of severe arteriovenous malformation-related intracranial hemorrhage：the importance of cisternal subarachnoid hemorrhage and early seizures.Acta Neurochir,2011,153：897-903

［17］　Seung-Jae Hyun,Doo-Sik Kong,Jung-Il Lee,et al.Cerebral arteriovenous malformations and seizures：differential impact on the time to seizure-free state according to the treatment modalities.Acta Neurochir,2012,154：1003-1010

第4章 颅内感染性疾病与癫痫

第一节 概 述

颅内感染性疾病(intracranial infectious diseases)是一个广泛的范畴,包括细菌性、病毒性、真菌性和寄生虫性,这些感染常常威胁到神经系统的至关重要的功能,甚至危及生命,且都能导致癫痫发作。本章重点讨论与神经外科关系较为密切的细菌性感染和寄生虫感染。

颅内感染后癫痫一般发生于感染后5年之内,但在感染后的15年中癫痫发生危险性仍较一般人群高。感染后早期癫痫发作是发展为晚期癫痫的主要危险因素。其中脑脓肿并发癫痫的危险性最高,大约有30%的患者将会出现癫痫。而脑囊虫是发展中国家癫痫发作最常见的病因。幸运的是,由于诊断技术与治疗手段的进步,这类疾病的预后已经有了本质的改善。

在感染的急性期,皮质静脉或动脉的血栓形成、脑水肿、病原菌的毒素和代谢产物的积聚刺激,均能通过相关机制影响神经细胞膜的稳定性,而成为致痫因素。在感染痊愈后,脑膜和皮质间的瘢痕形成及组织粘连则是产生癫痫的重要因素。颅内感染癫痫发生率在18%～62%,最常见的发作类型是大发作,其次是局限性发作。在脑寄生虫病中脑囊虫病是导致癫痫的常见原因;在幼儿中,则任何感染的高热均可引起惊厥。

一、病 因

1. **脑炎** 脑炎是指脑实质受病毒、细菌、真菌、立克次体、螺旋体及寄生虫等病原体侵犯而引起的炎性反应。在脑炎的急性期,双侧大脑半球受到不同程度的侵犯。急性单纯疱疹病毒性脑炎,颞叶、边缘中及额叶受累为最多,形成坏死软化灶,灶内有出血,周围水肿明显。而散发性脑炎,病变多在白质,大脑各叶白质有片状坏死、软化及髓鞘脱失。这些广泛性或局限性脑损伤,都可刺激邻近神经组织产生异常反应,导致电活动紊乱,出现癫痫发作。有些脑炎则常以癫痫为首发症状。部分病例在急性期可不发生癫痫,进入恢复期后,坏死病灶成为软化灶,瘢痕挛缩,牵拉周围神经组织,从而引起局部神经组织的过度兴奋,导致癫痫发作。

2. **脑膜炎** 化脓菌、结核杆菌等侵及脑膜引起炎性反应,早期脑膜广泛增厚、脑水肿、颅内压增高,慢性病例常出现蛛网膜粘连,脑室系统阻塞而出现脑水肿,这些病理改变都可成为致痫因素,引起癫痫发作。

3. **脑寄生虫病** 脑囊虫病、脑型血吸虫病、脑型肺吸虫病、脑包虫病、脑弓形体病及脑型疟疾等是常见的脑寄生虫病。脑囊虫病系猪绦虫的幼虫囊尾蚴寄生于脑内所致,癫痫的发生率可高达75%,是当前寄生虫病中导致癫痫的主要疾病。脑型血吸虫病癫痫的发生率也不低,有人认为并不低于脑囊虫病。以往认为脑囊虫病主要发生在北方,脑型血吸虫病发生在南方。因血防工作的开展,脑型血吸虫病已很少见到,而相反由于交通的发达及自由贸易的发展,脑囊虫病在我国南方也不少见。脑型肺吸虫病主要见于我国浙江、东北及台湾,常见于儿童及青少年,脑型可有癫痫发作发生率可达 5% 或更多。

癫痫发作类型可由于感染和损害脑组织的部位不同而不同,通常可表现为单纯部分性发作,也可呈全身强直-阵挛发作。若颞叶受累则常引起复杂部分性发作。部分病例则以癫痫为首发症状。

二、发病机制

1. 急性期痫性活动的发生　病毒、细菌、脑寄生虫等病原体,侵犯脑膜及脑实质引起局部性或广泛性充血、渗出、淋巴细胞及浆细胞浸润,神经细胞变性、坏死、脱失,脑组织缺血、缺氧、酸中毒、三羧酸循环障碍、ATP 生成减少,致钾离子外流,细胞内钠离子蓄积,同时钙离子大量内流,导致膜电位紊乱,兴奋性增高。由于缺氧,氧代谢障碍,产生大量的自由基,主要是氧自由基,后者对细胞膜的不饱和脂肪酸有极强的亲和力,直接破坏膜相结构,使细胞的通透性增加,离子泵失灵,代谢紊乱,出现异常电活动。

2. 慢性期痫性活动的发生　感染的急性期过后,常可留下永久性癫痫灶。在癫痫灶的中央部位可见神经元坏死、缺失,而邻近部位显示神经元的结构紊乱、胶质增生和血供障碍。受损神经元的树突显示棘突减少。电镜下见细胞体树突上的对称型突触小结也减少。病灶生化代谢也发生了一系列变化。首先,谷氨酸脱羧酶的减少,从而阻碍 GA-BA 的合成,减少了对细胞电活动的抑制过程。另一方面,细胞膜上的离子泵失调,钾离子外流,钙离子内流,延长了除极过程,在每次动作电位发生以后,不是恢复平静而是持续除极状态,历时数十以至数百毫秒后才转入超极化状态。这种缓慢的转化活动符合钙离子进入细胞后的作用过程。接近发生时,超极化不再发生,代之以高频率的动作电位,

并通过突触联系造成更多神经元的同步性密集放电。

病灶细胞群的重复放电,使其轴突所直接联系的神经元产生较大的兴奋性突触后电位,从而连续传播,引发癫痫发作。

三、临床表现

颅内感染性疾病所致的癫痫发作,其临床表现十分复杂,主要为在原发病临床特征性表现的同时,由于病变所累及的部位、大小、数量等而出现相应的部分性或全身性发作。各种癫痫发作的特点参见相关章节。

四、辅助检查

主要包括脑脊液、免疫学、脑电图检查和 CT 及 MRI 检查。以确定病变性质和部位,为进一步的治疗提供一个明确的指导方案。

五、诊断和鉴别诊断

颅内感染性疾病所致的癫痫都有一个中枢神经系统感染的原发病病史,一部分患者在中枢系统感染的急性期即出现癫痫发作。当中枢感染疾病治愈后,在大脑遗留下的瘢痕灶、钙化灶、软化灶、脑萎缩及脑积水等可成为永久性致痫灶,癫痫发作仍然持续;一部分患者在中枢感染的急性期发生癫痫,而随着原发病的治愈,癫痫发作也随之消失;还有相当数量患者在感染的急性期并未发生癫痫,而是在原发病治愈后的数月,甚至数年才出现癫痫。后者需详细询问既往病史。

中枢感染疾病的急性期的癫痫发作,以全身强直-阵挛发作为多。在原发病的基础上出现突然的意识丧失,双眼上窜、凝视,口吐白沫,四肢和全身抽搐等诊断并不困难。但以癫痫为首发症状的中枢性感染则不应忽视原发病的诊断。慢性期癫痫的发作形式多样,需根据详细病史,发作时表现,脑电图及 CT 等辅助检查综合分析,做出正确诊断,并注意应与癔症、晕厥、过度换气综合征、偏头

痛及一些全身性代谢性疾病等相鉴别。

六、治 疗

(一)病因治疗

在感染的急性期，首先要针对感染的病原体合理使用抗生素及有效的抗病毒、抗寄生虫药物。颅内压高者要给予降低颅内压的药物。高热者给予药物降温或物理降温、给氧等。癫痫发作应从速控制。

(二)药物治疗

根据癫痫的发作类型，同时也要考虑药物的毒性来选择用药。全身强直-阵挛发作和单纯部分性发作的首选药物是苯妥英钠。失神发作首选药物是乙琥胺，其次为丙戊酸钠。复杂部分性发作者选卡马西平，其次为扑痫酮。混合性发作的患者则要根据发作情况选择一种或两种抗癫痫药物。口服药物剂量均自低量开始，如不能控制，再逐渐增量。增量无效应撤换或加用第二种药物。不可突然停药，否则易引起癫痫持续状态。在治疗过程中，最好通过检查血药浓度来控制用药剂量。用药期间要注意药物的不良反应，许多药物在服用前要做血、尿常规及肝、肾功能检查，并定期复查血象和生化检查。当癫痫完全控制后，应在参考脑电图变化的条件下，根据癫痫发作类型及用药剂量的大小，在完全控制后 6 个月至 5 年间，缓慢减量直至停

药。若有复发则需重复给药如前。对于病程中出现癫痫发作及持续状态时的处理见相关章节。

(三)手术治疗

对检查和脑电图证实存在一产生局灶性癫痫的致痫灶，其部位表浅，为非重要功能区，及病程长，对各种抗癫痫药物正规治疗不能控制的顽固性癫痫，可考虑手术治疗。根据病变特点可选用：大脑皮质切除术、颞叶前部切除术、大脑半球全切或次全切除术、立体定向术和大脑联合切开术。

七、预 后

感染的急性期在原发病所致高热、脑缺氧、脑水肿等基础上，再出现癫痫发作，往往使原发病恶化，脑缺氧、脑水肿加重，电解质紊乱，甚至呼吸循环衰竭危及生命。慢性过程的发作，一般无生命危险。对于较频繁症状较重，伴有精神症状，以及脑电图长期有异常的患者，预后较差。

八、预 防

预防脑炎、脑膜炎及脑寄生虫感染是预防本病的关键。一旦发生中枢系统感染，要积极有效的治疗，减少后遗症，减少癫痫的发生机会。

（孙 涛 王 峰）

第二节 病毒性脑炎与癫痫

病毒性脑炎是一组由各种病毒直接侵犯脑实质而引起的神经系统炎性病变。最常见的为单纯疱疹病毒性脑炎。病毒侵入中枢神经系统主要通过以下途径，①神经干逆行感染，单纯疱疹病毒、狂犬病毒等首先感染皮肤、呼吸道或胃肠道黏膜，经神经末梢进入神经干，然后逆行进入颅内，引起颅内感染。②血行播散，不少病毒如柯萨奇病毒、艾柯病毒、腺病毒先在呼吸道或消化道上皮细胞及

血管内皮细胞内繁殖，然后经淋巴管进入血液，最后经血脑屏障引起中枢神经系统的感染。有时中枢神经系统的病变属变态反应，如麻疹及腮腺炎后。

一、临床表现

病毒性脑炎多呈急性或亚急性起病。任何年龄均可患病，部分患者在发病前有前驱症状，表现为发热、全身不适、头痛、肌痛、嗜

睡、腹痛和腹泻等症状。部分患者有口唇疱疹史。临床常见症状包括头痛、呕吐、轻微的意识和人格改变、记忆力下降、意识障碍、脑膜刺激征等，部分病例由于脑实质受累可出现偏瘫、失语等神经系统定位体征。部分患者可因精神行为异常为首发或唯一症状而就诊于精神科，表现为注意力涣散、反应迟钝、言语减少、情感淡漠、表情呆滞、呆坐或卧床、行动懒散，甚至不能自理生活；或表现木僵、缄默；或有动作增多、行为奇特及冲动行为等。部分患者出现全身性或部分性癫痫发作。病情常在数日内快速进展，多数患者有意识障碍，表现意识模糊或谵妄，随病情加重可出现嗜睡、昏睡、昏迷或去皮质状态，部分患者在疾病早期即出现昏迷。重症患者可因广泛脑实质坏死和脑水肿引起颅内压增高，甚至脑疝形成而死亡。癫痫可以表现为多种发作形式，部分性发作或部分性发作继发全面性发作是脑炎后癫痫的主要发作形式。

二、癫痫发病情况

病毒性脑炎约 1/3 的患者出现癫痫发作。癫痫的发作类型在 46 例儿童脑炎的研究中发现，入院时急性症状性癫痫的发作类型有部分性发作（23.9％）、全面性发作（34.8％）、部分性继发全面性发作（41.3％），MAID 抗病毒研究协作组经活检证实的病毒性脑炎患者中，病毒性脑炎中的癫痫根据其出现的时间在临床上可分为两大类，一类出现在疾病急性期，称为急性症状性癫痫；另一类出现在疾病的恢复期，称为迟发性癫痫。急性期癫痫发作增加了出现迟发性癫痫的风险，在刘晓蓉等对脑炎后遗症期继发性癫痫患者 40 例的研究中，其中难治性癫痫 29 例，非难治性癫痫 11 例。在所有 40 例患者中 32 例在急性期便出现癫痫发作，且有 24 例在急性期出现癫痫持续状态，其中 83.33％（20/24）在后遗症期表现为难治性癫痫。有 8 例患者在急性期无癫痫发作，而在后遗症期出现

现癫痫发作。脑炎患者出现迟发性癫痫的危险因素包括：脑炎急性期反复癫痫发作、癫痫持续状态、严重意识障碍、局灶神经系统体征、住院期间病情恶化、异常脑电图、神经影像的局灶异常。另一项研究中，迟发性癫痫出现的潜伏期平均为 0.8 年，72％表现为复杂部分性发作继发或不继发全面性发作。在可追溯到病因的难治性癫痫中，脑炎后的迟发性癫痫占相当的比例。癫痫的发生还与病因和年龄有关。Misra 等的 148 例多类型脑炎病例研究提示 42.6％的患者出现急性症状性癫痫；其中，在 HSE 癫痫发生率为 75％，其次为乙型病毒性脑炎占 54％；儿童中 61％的患者出现急性症状性癫痫，成人中 36.6％的患者出现癫痫发作。

三、癫痫发病机制

脑炎引起的癫痫既可以在急性期发作，也可以在脑炎治愈后发作。病毒侵入脑组织常选择性地破坏额叶、颞叶、顶叶，主要病理变化是脑组织水肿、软化及出血性坏死。病毒感染可以通过直接和间接因素，引起神经元功能障碍和死亡，破坏脑部的完整性，从而促发局灶性或全身性癫痫发作。在急性期因脑实质的充血、炎性细胞浸润、神经细胞变性、坏死、脑组织缺血、缺氧、酸中毒可致膜电位兴奋性增高导致癫痫发作，因此脑炎急性期的癫痫发作主要与皮质静脉或动脉的血栓形成、脑水肿、病原菌的毒素和代谢产物的积聚而影响神经细胞膜的稳定性有关。而在感染急性期过后留下永久癫痫灶，癫痫灶中可见神经元坏死、缺失、结构紊乱、畸状增生、血供障碍、生化代谢障碍 GABA 合成减少，细胞膜质子泵失调，钾外流，钙内流，持续除极，导致异常放电，引起癫痫发作。

四、神经影像学检查

1. 头颅 CT 检查　主要表现为脑实质低密度影、占位效应及不均匀的造影剂增强，

对脑炎继发癫痫的诊断价值较小。

2. 头颅 MRI 检查 头颅 MRI 对早期诊断和显示病变区域帮助较大,头颅 MRI 能够较早的显示病变部位、范围及程度,典型表现为在颞叶内侧、额叶眶面、岛叶皮质和扣带回出现局灶性水肿,T_2 加权像上为高信号,在 FLAIR 相上更为明显,DWI(弥散加权成像)比常规 MRI 更敏感,可以早期发现病变。尽管 90% 的患者在 1 周内可以出现上述表现,但 1 周内 MRI 正常不能排除诊断。

五、诊　断

1. 起病急,病情重,有发热、咳嗽等上呼吸道感染的前驱症状。

2. 明显精神行为异常、抽搐、意识障碍及早期出现的局灶性神经系统损害体征。

3. 脑脊液细胞学检查白细胞数增多,早期以中性粒细胞为主,后期以淋巴细胞为主,蛋白轻度增高,糖和氯化物正常。

4. 脑电图示不同程度弥漫性或局限性慢波。

5. 头颅 MRI 表现为在颞叶内侧、额叶眶面、岛叶皮质和扣带回出现局灶性水肿,T_2 加权像上为高信号,在 FLAIR 相上更为明显。

6. 特异性抗病毒药物治疗有效可间接支持诊断。

7. 脑组织或脑脊液标本病毒分离、培养和鉴定。

8. 双份血清和检查发现特异性抗体有显著变化趋势。

六、治　疗

早期诊断和治疗是降低本病死亡率的关键,主要包括抗病毒治疗,辅以免疫治疗和对症支持治疗。目前临床上最常用的抗病毒药物为阿昔洛韦及其衍生物更昔洛韦。肾上腺皮质激素能控制炎症反应和减轻水肿,对病情危重者可酌情使用。颅内压高者可脱水降颅内压。高热者使用物理降温或使用解热药。合并癫痫发作者应在积极抗病毒治疗的基础上进行抗癫痫治疗。癫痫的治疗包括药物治疗、手术治疗、物理治疗、心理治疗和基因治疗等多种方法,现临床上以药物治疗为主。常用的抗癫痫药物有卡马西平、苯巴比妥、苯妥英钠、丙戊酸等传统的抗癫痫药物及加巴喷丁、拉莫三嗪、托吡酯、奥卡西平、左乙拉西坦等新型抗癫痫药物。病毒性脑炎继发的癫痫大多数为难治性癫痫,部分患者单用抗癫痫药物治疗可能无效,有时需要联合用药,必要时需静脉麻醉治疗。

(王振海)

第三节　化脓性脑膜炎与癫痫

化脓性脑膜炎(Purulent meningitis)是由化脓性细菌感染所致的脑脊膜炎症,是中枢神经系统常见的化脓性感染。通常急性起病,在各个年龄阶段均可以发病,好发于婴幼儿和儿童。常见的致病菌主要有肺炎球菌、脑膜炎双球菌及流感嗜血杆菌 B 型,其次为金黄色葡萄球菌、链球菌、大肠埃希菌、变型杆菌、厌氧杆菌、沙门菌及铜绿假单胞菌等。

感染的来源可因心、肺及其他脏器感染引起菌血症,随后病原菌通过血行播散进入中枢神经系统,波及脑室和蛛网膜下腔,或由颅骨、椎骨或脑实质感染病灶直接蔓延引起,部分也可以通过颅骨、鼻窦或乳突骨折或神经外科手术侵入蛛网膜下腔引起感染。

一、临床表现

各种细菌感染引起的化脓性脑膜炎多呈急性起病。病前多有上呼吸道感染史。成人与儿童急性期常表现为发热、寒战、剧烈头痛、呕吐、全身抽搐、意识障碍或颈项强直等。新生儿与婴儿常有高热、易激惹、嗜睡、呼吸困难、黄疸等，进而可有抽搐、角弓反张、呼吸暂停等。部分患者可出现局灶性神经功能损害的症状，如偏瘫、失语、难以控制的痫性发作等。病程稍晚可有脑神经障碍，以眼球运动障碍多见。体格检查可见脑膜刺激征阳性，但新生儿、老年人或昏迷患者脑膜刺激征常常不明显。婴幼儿常表现为前囟饱满。眼底检查可有眼底水肿。腰穿检测可有颅内压升高，颅内压增高有时可致脑疝形成。

二、癫痫发病情况

细菌性脑膜炎癫痫的发生率为 20％～30％，大多数发生于感染后 5 年之内。可发生于疾病的急性期或慢性期，以急性期癫痫发病率较高。在早期有癫痫发作者，慢性期癫痫发生率为 10％，早期无发作者，慢性期癫痫发病率为 3％。

三、癫痫发病机制

在脑膜炎的急性期，致病菌随血行播散到脑膜及脑实质，引起皮质静脉或动脉的血栓形成，脑水肿，病原菌的毒素和代谢产物的积聚，以及局灶性的脑损害、发热、低血糖（发生于婴儿）或药物神经毒性均能通过有关机制影响神经细胞膜的稳定性，而成为致痫因素。上述情况常导致局部神经元坏死、缺失，而邻近部位呈神经元群结构紊乱、胶质增生，并可有血供障碍。棘突为正常时接受抑制性突触的部位，受损神经元的树突缩短，其分支和棘突减少，出现部分性发作。而起源于颞叶内侧或额叶的痫样活动在边缘系统中播散时，则表现为复杂部分性发作。在感染痊愈后，脑膜和皮质间的瘢痕形成是产生癫痫的主要原因。

四、神经影像学检查

MRI 诊断价值高于 CT，早期可正常，随病情进展 MRI 的 T_1 像上显示蛛网膜下腔高信号，可不规则强化，T_2 呈脑膜高信号。后期可显示弥散性脑膜强化、脑水肿等。有神经系统并发症时可见脑室扩大、脑沟变窄、脑肿胀或脑移位等异常表现。并可发现室管膜炎、硬膜下积液及局限性脑脓肿。感染进一步发展，CT 增强扫描时可见脑膜呈线状强化，MRI 增强扫描时能显示脑膜渗出和皮质反应。

五、诊　断

根据急性起病的发热、头痛、呕吐，查体有脑膜刺激征，腰穿检查提示脑脊液压力升高，脑脊液细胞学检查示白细胞明显升高，以中性粒细胞增高为主，即应考虑本病。对于新生儿和婴幼儿有发热伴有原因不明的呕吐、精神萎靡、惊厥、囟门饱满及头痛等症状时，即使无神经系统客观指征也应及早腰穿。确诊须有病原学证据，包括脑脊液细菌涂片、脑脊液细菌培养等。

六、治　疗

化脓性脑膜炎一旦确诊应及早使用抗生素，通常在确定病原菌之前使用广谱抗生素，若明确病原菌则应选用敏感的抗生素。激素可以抑制炎性细胞因子的释放，稳定血脑屏障。对病情较重且没有明显激素禁忌证的患者可考虑应用。颅内压高者可脱水降颅内压。高热者使用物理降温或使用解热药。急性期及恢复期发生癫痫均应及时终止癫痫发作，可经静脉注射、肌内注射或口服抗癫痫药物，部分患者单用抗癫痫药物治疗可能无效，有时需要联合用药。

（王振海）

第四节　颅内脓肿与癫痫

颅内脓肿（Intracranial abscesses）系包括细菌、真菌、寄生虫等病原从颅外侵入颅内结构，引起化脓性炎症和局限性脓肿。可发生于任何年龄，以青中年占多数。就部位而言，包括硬膜外脓肿、硬膜下脓肿和脑脓肿，三者可单独存在，也可以混合存在。脑脓肿和硬膜下脓肿常出现癫痫发作，而隐源性脑脓肿相对较为特殊，故分述如下。

一、脑脓肿

一般所谓脑脓肿（brain abscesses），多指细菌感染而言。依其感染来源可以分为耳源性脑脓肿、血源性脑脓肿、外伤性脑脓肿、鼻源性脑脓肿和隐源性脑脓肿。依其病理变化过程可分为急性炎症期，化脓及肉芽增生期，脓肿壁形成期。脑脓肿多单发，也有多发，可发生在脑内任何部位。脑脓肿的发病率高低受地理位置及生活水平等因素的影响，占颅内占位性疾病的1%～2%。

在病原学方面，多为需氧链球菌、肺炎球菌、金黄色葡萄球菌引起。在抗生素未应用前金黄色葡萄球菌多见。随着抗生素的应用厌氧菌的感染已经成为常见的脑脓肿病原菌。早期认为，革兰阴性杆菌几乎不存在，但近来认为其感染率达22%左右。脓肿的病原菌感染谱与感染因素密切联系，对与各种感染相关的常见菌的认识有助于抗生素的选择。厌氧菌的感染在耳源性、牙源性脑脓肿占优势，源于鼻窦的脓肿与鼻窦中正常菌相一致，新生儿及婴儿脑脓肿的致病菌多为变形杆菌和柠檬酸杆菌，其他如白色念珠菌及真菌在血源性脑脓肿中多见。同样，也存在不同病原的混合感染。

（一）临床表现

脑脓肿临床特点与病灶大小、位置、数量、微生物的致病力、宿主的反应性和脑水肿的严重程度有关，常常没有特异性的症状。一般表现急性全身感染、颅内压增高和局灶定位三类征象。常见的症状有活动后头痛加剧（50%）、精神状态变化（40%）、发热（40%）和癫痫发作（33%）。也可表现为隐匿性。

（二）癫痫发病情况

癫痫是脑脓肿的常见的后遗症，许多文献报道发生率达30%～50%，大脑表浅脓肿、颞叶缺血性坏死导致胶质增生易引起癫痫发作。癫痫发作类型主要与脓肿位置有关，顶叶脓肿可出现杰克逊发作，颞叶常出现沟回发作。Legg等对70例脑脓肿患者在脑脓肿成功治疗后随访至少3年，发现仍有72%的患者出现了晚期癫痫，术前患有癫痫的患者，均发展为晚期癫痫。从脓肿确诊到出现癫痫的平均时间为3.5年。并发现年龄较大的患者的潜伏期比年轻的患者的潜伏期更短。这些学者分析了癫痫的发生率后，发现其最容易发生在诊断后的4～5年。Morgan等报道，31例患者中17例出现晚期癫痫发作。

有些学者认为，晚期癫痫的发生与脓肿的位置有关。Nielsen报道，前叶脑脓肿癫痫的发生率更高，但Legg发现病灶的位置并不影响发生率，而且，许多文献报道，抽吸术代替切除术能减少癫痫的发生率。

（三）癫痫发病机制

脑脓肿所致癫痫的发病机制，一般认为早期主要与脓肿的占位效应，脑组织水肿、炎症反应、病原菌的毒素和代谢产物的积聚，坏死产物对脑组织的刺激有关。晚期癫痫主要与脓肿消散后所遗留下的纤维瘢痕灶、脑膜粘连及局部脑皮质萎缩有关。

（四）神经影像学检查

1. CT　在急性脑炎阶段，非增强扫描可显示一边缘模糊的低密度病灶并有占位效应,增强后低密度区不强化。化脓阶段,非增强扫描仍表现为低密度病灶,增强后在低密度区周围可轻度强化,表现为完整但不规则的浅淡的环状强化。脓肿完全形成阶段增强扫描可见完整、厚度均一的明显环状强化,中心部的低密度改变。

2. MRI 在脓肿包膜未形成时,仅表现脑内不规则,边界不清的长 T_1 长 T_2 信号影,占位征象明显。当包膜形成完好时,T_1 显示边界清楚,信号均匀的类圆形低或等信号影。T_2 显示高信号,有时可见圆形点状的血管流空影。增强呈环壁强化明显、薄而完整、光滑均匀,脓液不强化。

(五)诊断

依据患者原发感染病史,随后出现急性脑膜炎、脑炎症状及定位症状,伴头痛、呕吐或视盘水肿,应考虑脑脓肿的存在。诊断需结合脑脊液化验及神经影像学检查。

(六)治疗

对于可能发展成癫痫的幕上脓肿,可以常规给予抗癫痫药物治疗,持续1～2年,然后逐渐减量,直到 EEG 不显示癫痫波为止。多数继发于脑脓肿的癫痫很容易被抗癫痫药物控制,但在较大剂量药物控制困难时可以通过颞叶切除或病灶切除术。但即使在脓肿彻底切除后仍有癫痫发生的可能,对于出现手术后癫痫的患者须长期给予抗癫痫治疗。

脑脓肿的治疗:脑脓肿的治疗有非手术治疗、钻孔穿刺抽脓并置管引流术、切除脓肿术3种方法。脑脓肿非手术治疗的指征为,①直径＜2cm;②多发性脓肿;③脑炎期脓肿;④不宜手术部位的脓肿。抗生素是治疗脑脓肿的重要药物之一,除根据药敏试验选用敏感抗生素外,还应遵循以下原则,易于透过血脑屏障;抗菌谱广;杀菌药物为主,兼用抗厌氧菌药物;足量足疗程,联合用药。抗菌药物治疗的疗程至少持续4～8周,单一抗菌药物总疗程为2～4个月,平均3个月。对病灶在脑深部、脑功能区者,对老年体弱、儿童

及病情危重患者宜采用穿刺置管引流方法。深部脑脓肿大多数体积小,多囊,邻近或位于重要功能区域,可采用立体定向技术穿刺治疗。脓肿切除术是最有效的手术方法,术中要尽可能避免脓肿破溃,减少脓液污染。

二、隐源性脑脓肿

隐源性脑脓肿是指原发感染灶不明显或隐蔽,加之机体抵抗力强和抗生素的应用,没有典型临床症状的一类脑脓肿,属于血源性脑脓肿。以额、顶、颞叶为好发部位,多见于10岁以下儿童。近20年来,随着医疗卫生条件的改善及诊治水平提高,特别是自 CT 应用于临床以来,以癫痫发作为主要表现的隐源性小脓肿检出率明显增高。杨树源等报道140例脑脓肿,其中隐源性脑脓肿占40.71%,居首位。因其病程长而隐匿,感染征象不明显,大多无明显全身症状及局灶定位体征,也常无高颅压症状,临床症状不典型,CT 也不具特征性,所以诊断具有一定难度。

隐源性脑脓肿大约有70%的患者出现癫痫发作,发作形式可为大发作、复合部分性发作及单纯部分性发作。全身性发作较局限性发作更常见,并且癫痫的发生率额叶脓肿较颞叶脓肿更常见。癫痫发作往往在脓肿的皮质血栓性静脉炎期。脑电图多为局限性异常。脑脊液压力和细胞学检查多数在正常范围,确诊主要靠增强 CT 检查,除典型者外,要注意出现不规则环状厚壁增强时与胶质瘤和脑囊虫的鉴别。因此对于青少年不明原因的癫痫发作,一侧肢体无力、麻木、而颅高压症不显著者,应想到脑脓肿的可能性,及时行头颅 CT 检查,最好配合增强扫描以明确诊断。CT 平扫表现,脓肿在形成前仅有水肿灶和占位效应,脓肿在形成后在低密度水肿区内有完整或不完整的等密度或略高密度环。CT 增强扫描:脓肿在形成前可见点片状强化,脓肿在形成后可见典型的环状强化。

MRI 表现,脓肿中心与水肿带 T_1WI 呈低信号、T_2WI 呈高信号,而脓肿壁呈等信号或 T_1WI 稍高、T_2WI 呈稍低信号。增强扫描后亦可见典型的环状强化。

在明确诊断后可先行药物治疗,采用抗生素联合使用,必要时可加用地塞米松等,多数可取得良好的预后,且治愈后继发性癫痫的发生率(13.64%)较低。抗生素的选择应遵循以下几个原则:①广谱抗生素;②易透过血脑屏障;③剂量要充足;④必要时联合用药。⑤疗程宜长。若经非手术治疗 1 个月以上仍未见好转,应手术治疗。对于反复癫痫发作、病灶已形成脓肿且壁厚药物治疗疗效差、位置表浅及非功能区病灶的患者可首选手术。关于继发性癫痫的治疗,多数学者认为以切除病灶为好。手术根除病灶,去除病因,才能控制癫痫发作。

三、硬膜下脓肿

硬膜下脓肿(Subdural abscess)是脓液积于硬膜与蛛网膜之间的腔隙,是一种威胁生命的临床病症。尽管比脑脓肿少见,但仍占颅内感染发病率的 12%～25%。70%～80%的病例感染位于脑弧形凸面上,10%～20%的病例位于大脑镰旁区域并向深面延伸至大脑裂。近年来随着诊断方法的进步,抗生素使用和急诊监护,病死率下降为 10%～20%。根据病因和临床表现可分为急性硬膜下脓肿、亚急性硬膜下脓肿和婴儿期硬膜下脓肿。

临床表现除原发性感染灶的症状外,还常有头痛、畏寒、发热、恶心、呕吐、嗜睡,甚至昏迷以及明显的脑膜刺激征。由于脓肿压迫脑皮质的功能区或由于感染引起大脑表面静脉的血栓性静脉炎等可造成失语、偏瘫等。无论急性或亚急性患者,均可能出现癫痫或癫痫持续状态,其中急性硬膜下脓肿患者有 66%出现癫痫发作,可为局灶性或全身性发作。对于部分患者将可能遗留永久性癫痫。

诊断硬膜下脓肿必须进行 CT 和 MRI 检查。CT 常表现为低密度的新月形或凸透镜状的液体聚集,常伴有邻近脑组织水肿或白质内梗死所引起的大片低密度区。增强后 CT 扫描可出现边界清楚、厚度均匀的细强化带,位于硬脑膜下积脓处和脑表面之间。MRI:T_1 像上为信号低于脑实质而高于脑脊液,T_2 像则相反,覆盖于大脑表面,呈新月形,并向脑裂延伸。

由于大部分患者有癫痫发作,许多学者主张所有被疑诊为硬膜下脓肿的患者均需预防性应用抗惊厥药物,并且快速积极治疗各种类型的癫痫发作。对于急性硬膜下脓肿,可根据原发感染灶所在部位选择钻孔部位进行手术治疗;对于慢性积脓多已形成脓肿包膜和肉芽组织,必须施行开颅术清除脓肿外壁和肉芽组织,再安置引流管。

(王振海)

第五节　中枢神经系统结核与癫痫

一、结核性脑膜炎

结核病是我国的常见病。在发展中国家,由于贫困、人口流动、居住和营养条件差,结核病的发病率居高不下。近年由于人口流动频繁,免疫抑制剂的广泛应用,耐药性结核菌种的出现及 HIV 感染,结核病的发病率有逐渐增高趋势。结核性脑膜炎(tuberculous meningitis)是结核杆菌在脑膜引起的感染,一般多在原发结核感染后 3 个月到 1 年内发病。

(一)临床表现

结核性脑膜炎起病常较缓慢,但也有骤起者。典型的临床表现可分为 3 期。

1. 前驱期　一般起病缓慢,在原有结核

病基础上,出现性情改变,两眼凝视,食欲缺乏、消瘦,并有低热,便秘或不明原因的反复呕吐。

2. 脑膜刺激期　主要为脑膜及颅内压增高表现。低热,头痛加剧可呈持续性。呕吐频繁,常呈喷射状;逐渐出现嗜睡、意识障碍。若病情继续发展,则进入昏迷状态,可有惊厥发作。此期常出现脑神经受累病状。

3. 昏迷期　意识障碍加重反复惊厥,神志进入半昏迷、昏迷状态,最后体温可升至40℃以上,终因呼吸循环衰竭而死亡。

(二)癫痫发病情况

成人继发性癫痫原因中颅内感染占第二位(23.0%),小儿继发性癫痫病因中颅内感染占首位。结核性脑膜炎占颅内感染的第二位,而结核性脑膜炎患者大约 10% 发生继发性癫痫发作。李富康报道一组病例癫痫发生率为 18%,其中 14 岁以下儿童占 68%,成人占 32%,发生率及发作次数儿童均明显高于成人,表明继发性癫痫是结核性脑膜炎的不可忽视的问题,尤其是儿童。癫痫的类型与脑组织直接受损部位的程度及颅内高压有关,可表现为多种形式。李富康报道病例中以大发作为主,占 74%,成人与儿童差异无显著性,单纯部分发作占 21%,成人较儿童多见。值得注意的是儿童继发性癫痫与高热惊厥发作的鉴别为后者常发生于体温 39℃以上,脑部无器质性损害,体温正常后不再发作。若儿童以惊厥起病,按一般疾病治疗无效者,应考虑结核性脑膜炎并继发性癫痫发作。

(三)癫痫发病机制

一般认为癫痫发作的原因是脑水肿,由于缺血缺氧和代谢改变影响脑组织正常电生理活动,皮质神经元在缺血缺氧状态下的大量异常放电。儿童明显多于成人是因其大脑功能发育未完善,对缺血缺氧更为敏感。因此,儿童结核性脑膜炎者更要注意防治继发性癫痫发作。另一部分原因是炎症造成的脑实质内癫痫灶。

(四)神经影像学检查

脑池狭窄、闭塞及脑膜强化是结核性脑膜炎较为特征性的影像表现,是 CT、MRI 诊断结核性脑膜炎的最重要的直接依据。增强扫描还可以反映出结脑较为特征性的病理改变——脑膜水肿、渗出。CT 可见侧裂池、鞍上池、视交叉池、环池和脚间池密度增高,形态不对称。增强扫描可见到脑池内出现明显强化,尤以鞍上池为著。MRI 显示脑膜增厚明显,有强化效应。

(五)诊断

1. 有结核病史或接触史,身体其他部位有结核病灶。

2. 出现发热、头痛、恶心、呕吐和脑膜刺激征。

3. 颅内压增高、CSF 淋巴细胞为主的白细胞增多、蛋白含量中度增高、糖和氯化物的降低、"薄膜试验"阳性和乳酸盐的增高有诊断价值。

4. CT 或 MRI 示基底部增强或结核瘤。

5. 对难以确诊的高度怀疑者,抗结核治疗有效可帮助诊断。

在此基础上出现癫痫发作就可诊断为结核性脑膜炎继发癫痫发作。

(六)治疗

关于结核性脑膜炎并发继发性癫痫的处理,一般常规使用脱水、抗结核、激素治疗,同时应用地西泮、卡马西平对症处理,随着脑水肿、颅内高压等引起癫痫发作的诱发因素的消除,无需长期应用抗癫痫药物,以免带来不必要的不良反应。对于恢复期仍有癫痫发作(炎症后致痫灶所致)者应坚持长期正规抗癫痫药物治疗。对于结核性脑膜炎已痊愈后的难治性癫痫则可考虑相应的手术治疗。

二、脑结核瘤

脑结核瘤(cerebral tuberculoma)发病仅次于结核性脑膜炎。发病年龄大多在 30 岁以下,男女无显著性差异。国内京、津、沪等地区统计,脑结核瘤占同期颅内肿瘤的1%~2.5%。近来由于结核感染率的回升及检查手段的进步,临床上发现的病例较以往明显增多。一般将直径>0.5cm以上的结核结节称为结核瘤,多由身体其他部位的结核菌经血行播散引起,可发生在颅内任何部位。病灶可单发或多发,多发者占10%~34%,主要分布于大脑皮质、皮质下和小脑。成人以幕上病变较为多见,多位于额、顶叶。幕下以小儿患者多见,多位于小脑半球。结核中毒症状轻微,且缺乏特征性表现,致使临床诊断颇为困难。

(一)临床表现

临床上可因结核瘤的单发、多发、大小及所在部位的不同而不同,多表现为颅内压增高和局灶性症状。幕上半球病变以癫痫发作最为常见,发生率达85%;尚可有偏瘫、失语、视力改变等。幕下病变有颅内压增高和小脑功能失调等症状。脑干病变可先出现脑神经功能障碍,以后出现交叉性瘫痪等。少有结核中毒症状。

(二)癫痫发病情况

幕上结核瘤的癫痫发生率约为85%,主要为大发作,也可见小发作。

(三)诊断

①该病多见于30岁以下的患者;②病程较长,平均9个月;③多为单发病灶;④症状为颅内占位效应致颅内压增高的症状、局部压迫及刺激症状;颅内结核瘤CSF改变多不典型,红细胞沉降率变化不明显,胸部X线片可作为常规检查。

(四)神经影像学检查

1. CT 大致可分为以下几个阶段。

(1)渗出期:多无改变,少数可看到局限性低密度区,没有强化效应。

(2)肉芽肿期和干酪化期:病变呈圆形、椭圆形或分叶状,等密度或稍高密度病灶,周围有脑水肿带,强化可呈均质增强或周边环形增强或混合性增强,环形有时呈串珠状,是本病的特征。环状增强病变如合并中央钙化即"靶征"常被认为是结核瘤典型表现。

(3)脓肿期:很少见,中心为典型的低密度区,可有环行强化和周边水肿。

2. MRI 一般表现为,T_1加权像为低或略低信号。T_2加权像多数信号不均,典型表现是中央干酪样物质呈高信号,包膜为低信号,周围有高信号水肿带围绕。钙化广泛时T_1和T_2加权像均为斑驳的低强度信号。注射Gd-DTPA增强时可有环形或不规则的强化。

(五)治疗

脑结核瘤有效治疗的关键是必须做出正确的诊断和早期、适量、联合、规律和全程的使用抗结核药物。同时要考虑药物对血脑屏障的通透性。异烟肼(INH)是其首选药物。目前多主张抗结核治疗过程中应通过CT或MRI动态观察病灶的演变情况,可了解病变对治疗的反应,进一步明确诊断和指导调整用药方案。

在重要功能区周围,药物治疗未见缩小甚至增大者,宜提早手术,以免对重要结构造成损害。手术要争取完整摘除结核瘤,避免直接穿刺或分块切除,防止其破溃及瘤内容物溢出造成结核播散并发结核性脑膜炎。对于多发性脑结核瘤,手术主要针对占位效应明显或引起癫痫等神经体征的病变。对位于重要功能区的病变,不强求全切,尽量少损伤周围脑组织。术后仍需正规抗结核治疗1~1.5年;脑皮质表面炎性刺激易诱发癫痫,故术后应予抗癫痫治疗。通过早期诊断和及时正规抗结核药物治疗,85%以上的患者预后良好。

(王振海)

第六节　脑猪囊尾蚴病与癫痫

脑猪囊尾蚴（cerebral cysticerosis）是中枢神经系统最常见的寄生虫病，占囊虫病的 50%～80%，系猪囊尾蚴寄生于脑内引起的一种疾病。世界卫生组织估计有 2.5 百万人是猪肉绦虫的健康携带者，有更多的人被猪囊尾蚴病所感染。在我国以东北、华北地区多见，西北地区及云南省次之。根据国内京、津两地统计，脑猪囊尾蚴病在神经外科患者中占 1.4%，脑室型占颅内肿瘤的 2%，门诊癫痫患者由脑猪囊尾蚴所致者占 10% 左右。脑猪囊尾蚴病可通过 3 种方式（自体内重复感染、自体外重复感染和异体感染）使人感染，由于猪带绦虫卵经口食入进入人体到达肠腔后，肠绦虫患者由于肠的逆蠕动（恶心或呕吐），将脱落之妊娠节片或虫卵逆流入胃。虫卵入胃后卵壳被胃液溶解，脱出六钩蚴钻入肠壁经血液循环播散至全身组织，经 2～3 个月即发育成熟，也可钻入肠壁后通过肠系膜小静脉进入体循环再至脑实质内引起脑部病损——脑猪囊尾蚴病。脑猪囊尾蚴病潜伏期长，数月至数十年不等，但大多数感染后 5 年以内发病。

一、临床表现

极少数猪囊尾蚴在患者脑内寄生可以不产生症状，如果患者大脑和全身肌肉，甚至眼部均有囊虫寄生，可以出现癫痫发作、精神失常、间歇性昏迷、视物模糊，甚至失明、颅内压增高等。脑猪囊尾蚴病的临床表现复杂多样，轻重不一，甚有猝死者。主要取决于虫体寄生的位置、范围、数量、猪囊尾蚴生活状态、周围组织反应的改变及血液循环至脑脊液循环障碍的程度。有的表现像颅内占位病变，有的酷似多发性硬化，但以刺激症状多见，癫痫发作、颅内压增高、精神症状是其 3 个主要症状，其中癫痫发作是最突出的症状。

二、癫痫发病情况

脑猪囊尾蚴病患者癫痫的发生率为 60%～80%，43%～76% 的患者癫痫发作为首发或早期症状，大约 30% 的患者癫痫发作是其唯一症状，在许多患者中这种发作可能是原发的或唯一的临床表现。某些地区脑猪囊尾蚴病是导致成人癫痫发作的主要原因，约占 50%。

三、癫痫发作类型

脑猪囊尾蚴病患者的癫痫发作形式多种多样，多为大发作，小发作，局限性发作，精神运动性发作等也较为常见，常在同一患者身上有两种以上的不同形式的发作，而且刺激症状较麻痹症状占优势，发作的程度和频率与囊虫的多少，感染时期，机体对囊虫的敏感度及抗囊进程有关。特殊类型的癫痫发作在脑猪囊尾蚴病中也可见到，如头痛性癫痫，腹痛性癫痫，睡眠性癫痫。

颅内感染囊虫多，病情严重，机体对虫体反应强烈者，往往癫痫发作较频繁，甚至出现癫痫持续状态，如抢救不及时可危及生命。感染程度不同，其癫痫发作的频度差别很大，有时数月发作一次，有时间隔一年或数年发作一次。过度劳累、情绪波动、大量饮酒，常为癫痫发作的诱因。

由于囊虫可以寄生在脑内的任何部位，并且可同时多部位存在，故同一患者可有多种癫痫发作类型。有的以部分性发作开始，很快转变为全身痉挛-强直性发作，也有的全身痉挛-强直性发作之后持续一段部分性发作，还有的在全身小发作之后接着出现复杂部分或简单部分发作，或这次为某种发作，下次为另一种发作形式。这种癫痫发作形式的多样性和易变性是脑猪囊尾蚴病患者癫痫发作的特异性表现,不同于原发性癫痫、脑肿瘤引起的癫痫发作。

(一)囊虫寄生部位与癫痫的关系

癫痫发作的频率与脑组织病损程度不完全平行,癫痫发作说明患者有皮质区及邻近区域的囊虫寄生。囊虫最常见的寄生部位是大脑皮质及其灰白质交界处,以顶叶、颞叶及额叶多见。寄生在顶叶者多以全身性发作及单纯部分性发作为主,寄生在颞叶者以复杂部分性发作为主,全身性发作也可见到。

(二)囊虫生活状态与癫痫的关系

在囊尾蚴寄生于脑内初期,囊虫作为异体蛋白,使脑组织产生免疫反应,形成一层包膜将虫体包裹在内,此时癫痫发作次数较多;随着病情的发展,脑组织与虫体之间相互适应,癫痫发作减少或暂时停止;如各种原因致使囊尾蚴开始退变死亡(自然死亡或使用杀虫药物),释放出大量的抗原和毒素,机体产生强烈的抗原抗体反应,周围脑组织的免疫反应明显,此时进入退变死亡期,癫痫发作出现或次数增多,甚至出现持续状态,其他临床表现也较严重;如虫体完全死亡后被吸收或钙化,免疫反应消失,水肿吸收,患者的症状才减轻,癫痫发作也停止或次数明显减少。

(三)囊虫数量与癫痫的关系

单发病灶引起的癫痫以部分性癫痫为主,而多发病灶引起的癫痫绝大多数以全身发作为主。多处寄生者,发作形式多样,即同一患者有 2 种以上发作形式,可在 1 次发作中先后出现 2 种形式,也可在不同时期有多种形式发作;发作形式极易转换。发作的频度与持续时间随时可变,癫痫常反复发作很少自行缓解。

(四)抗囊治疗与癫痫的关系

在抗囊治疗的早期,由于囊虫崩解死亡较多,其毒素刺激及炎性反应较重,可能诱发癫痫发作,甚至较抗囊治疗前发作更为频繁,

程度更重,随着治疗进展及对症治疗,则癫痫发作逐渐减少,减轻至停止发作。

四、癫痫发病机制

囊虫在脑部急性期引起脑实质炎症导致脑组织充血、水肿、肿胀,对周围正常脑组织产生压迫,从而破坏神经细胞的正常结构,加上一些毒素和渗出所产生的生化改变,破坏或刺激脑组织,从而影响脑的生物电活动,导致神经细胞兴奋过程的增强或抑制过程的衰减,出现痫波放电而导致临床癫痫发作。频繁的癫痫发作加重了脑缺氧和脑水肿,而脑缺氧和水肿又可以进一步诱发癫痫,加重脑损伤。而慢性期,囊虫被机化形成纤维组织并钙化,成为引起癫痫发作的致痫灶。早期的炎性反应和晚期的纤维组织增生,都是癫痫发作的病理基础。

五、脑电图表现

脑电图检查对伴有癫痫发作的脑猪囊尾蚴病患者虽不具有很高的特异性,但对脑功能异常敏感性较高,特别对伴有癫痫发作的脑猪囊尾蚴病患者的筛选和诊断具有重要的应用价值。对评价脑功能受损伤程度及影响部位也有较好的辅助诊断作用,并能够弥补影像学反映的形态学异常的局限性。

脑电图的异常率与发病年龄、病程、频度及影像学显示的脑猪囊尾蚴灶数目、病灶性质、癫痫发作类型有关。年龄较小的患者,由于神经系统尚未发育完善,对病变反应比较敏感,容易产生慢波或痫样放电,脑电图检查在早期诊断小儿脑猪囊尾蚴病中明显优于CT;病程长、发作频繁及猪囊尾蚴病灶较多的患者,脑电图异常率相对较高。有 55% ～ 78% 的患者脑电图有异常改变,主要在额、中央、顶、颞区出现较多的 θ 及 δ 波,中央区异常为著,以不规则之混杂慢波为主,是脑猪囊尾蚴病的独特表现,且有参考价值。

六、神经影像学检查

头颅 X 线平片可以显示颅内压增高和（或）囊虫钙化影。

1. CT　可见脑实质及脑室内多发小圆形低密度病灶囊虫影或高密度的囊虫钙化影，增强后可见周围环形增强带。CT 对钙化的检出优于 MRI，是诊断脑猪囊尾蚴较好的检查方法。颅内多发钙化点合并骨骼肌中梭形钙化是猪囊尾蚴病的典型征象。

2. MRI　T_1 加权成像时呈边界清楚的低信号区，T_2 加权成像时则为高信号区，并可以发现头节和周围水肿带。依据脑猪囊尾蚴的病理演变过程，将其分为囊泡期、胶样囊泡期、结节期及钙化期，各期由于所含成分的变化，而具有特征性的 MRI 表现。绝大多数脑猪囊尾蚴病经过 MRI 检查，可准确诊断脑猪囊尾蚴的数目、大小及发病部位。因此 MRI 对脑猪囊尾蚴病的诊断具有很高的临床应用价值，宜作为首选检查手段。

同时，须注意虽然本病的影像学表现具有特征性，结合病史比较容易诊断，但在 CT 及 MRI 像上可因病期不同而表现有差异。影像表现为多发性病灶和不同病理时期的改变时，需与脑血吸虫病、脑结核瘤等疾病相鉴别。

七、诊　断

癫痫发作和（或）多灶、多样的中枢神经系统症状，伴有便绦虫节片史，或皮下结节并经活检证实为囊虫，以及脑脊液的囊虫补体结合试验、间接血凝试验、囊虫抗体的 ELISA 等检测，均为本病的重要诊断依据。囊虫结节的病理学诊断与头颅 CT、磁共振的典型囊虫影像，为确诊依据。因为 MRI 对脑组织有很高的分辨率，能清晰地显示病灶的部位、大小、数目和累及的范围，特别是对于直径<5mm 左右的病灶，不但能显示病灶周围脑水肿情况，还能显示囊肿内的头节。

如 MRI 发现头节存在，就可以做定性诊断。检测血及脑脊液 IgG4 对脑猪囊尾蚴病的诊断及判断近期与远期疗效均有一定的临床意义，可作为远期疗效考核的指标之一。脑猪囊尾蚴病诊断中临床症状仅对提示脑部疾病提供线索，囊虫特异性抗体检查有一定价值，但影像学检查才是诊断脑猪囊尾蚴病最具价值的依据。对于青壮年发病，特别是在囊虫和绦虫流行地区有癫痫发作，无感染征象及神经系统局灶体征者，首先考虑到脑猪囊尾蚴病。须常规行头颅 CT 及腰穿检查，以确诊并及早治疗。

八、治　疗

不同阶段应采取不同的治疗措施。有学者按囊虫寄生部位将脑猪囊尾蚴病分为脑实质型、脑室型、脑膜型及混合型（两个以上部位有囊虫寄生的为混合型）4 型；依据囊虫寄生数量进一步将脑实质型分为轻度、中度、重度感染等 3 个亚型；在分型基础上，根据脑猪囊尾蚴病的病理特点将其分为亚临床期、活动期、蜕变死亡期、钙化期、混合期 5 期。在分型基础上依据猪囊尾蚴病理特点进行分期，使临床医生根据分型即可判断患者的病情轻重、可能会出现的临床症状和预后；根据分期特点选择合理的治疗方法和药物，使患者得到有效、安全的治疗。

因脑猪囊尾蚴所致的癫痫是继发性癫痫，故在抗囊虫治疗的基础上，应根据癫痫的发作类型而选用不同的抗癫痫药物，而且，要结合虫体的生活状态而定（可参考头颅 CT，特别是 MRI 的影像学表现）。对于癫痫频繁发作或颅压增高者，必须首先降低颅压，然后再行抗病原治疗。临床证明阿苯达唑及吡喹酮对治疗脑猪囊尾蚴都是非常有效的，特别是吡喹酮，患者对其耐受性很好，它的毒性作用很小。主要的不良反应在于寄生虫死亡后引起的很大的炎性反应。因此，对于严重的脑猪囊尾蚴患者使用吡喹酮治疗的同时应加用皮质类固醇。阿苯达唑、吡喹酮联合递增治疗脑猪囊尾蚴的方案临床证明疗效值得推广。

如脑内虫体不多，经抗囊虫治疗后虫体退变裂解死亡吸收后，癫痫多不再发作，可逐渐减量至停用抗痫药物。如脑内钙化灶持续存在、癫痫发作不止，则需长期应用抗癫痫药物。对于癫痫持续状态的患者应及时抢救，迅速控制抽搐，防止脑水肿，保持呼吸道通畅，防止肺部感染。常用的药物有卡马西平、苯妥英钠、丙戊酸等。

对于脑猪囊尾蚴病外科手术有 4 个主要指征。

①对其诊断有怀疑时，必须做活检。在这种情况下，立体定向活检很有效，特别是对于位置很深的病变。

②脑积水患者，特别是继发蔓状基底脑膜病变是脑室-腹腔分流术的指征。

③对于出现颅内压持续增高、神经体征的大型占位性囊胞，以及 CT 证实病灶是局限的患者也可考虑手术治疗。如并发难以控制的颅高压时一定要行双侧颞肌下去骨瓣减压术，手术时须注意切不可行单侧去骨瓣减压，以免术后发生脑疝，同时骨瓣要够大，一般骨瓣成人直径应在 6mm 左右（儿童酌情处理），否则达不到减压效果。

④确诊为脑室型者应手术治疗，因为药物治疗对其很难起作用。

（马　辉）

第七节　脑棘球蚴病与癫痫

脑棘球蚴（cerebral echinococcosis）系由细粒棘球绦虫（狗绦虫）的幼虫（包虫）寄生在颅内所致，分布广泛，遍及全球，国内主要流行于西北、西南和内蒙古等牧区。人是细粒棘球绦虫的中间宿主，当人误食污染有细棘球蚴绦虫卵的食物后感染，可引起包虫病。包虫病常见的 2 种类型是细粒棘球蚴和泡状棘球蚴。两者在虫体形态、病理变化、临床表现等方面均不同，前者主要是患者感染棘球蚴虫卵而引起囊肿，后者在发病部位常形成局部肿块，酷似恶性肿瘤，多发时又似恶性肿瘤转移。发病部位以肝为多，其次为肺，而发生于脑内者很罕见，脑棘球蚴病仅占全身包虫病的 1%～2%。

脑内感染途径有原发性和继发性两种。原发性感染多见于儿童，是棘球蚴经肝门静脉、右心、肺、左心、颈内动脉到脑内，多为单发。继发性感染多见于成人，是由体内其他脏器的包虫囊肿破裂，其中的子囊和头节经血行播散至脑内，多为多发囊肿。

一、临床表现

颅脑棘球蚴大多见于大脑中动脉分布区，如额顶部，并限于白质内。其起病较缓慢，儿童的发病高峰是 5－10 岁。儿童表现为局灶性的神经病变症状，如偏瘫和偏盲，但也可仅出现为颅内压增高而没有局灶性神经病变的表现。成人的临床表现不典型，与脑肿物很难区分。

二、癫痫发病情况

50% 的脑棘球蚴患者出现频繁的癫痫发作。可表现为大发作，也可出现局灶性发作。主要是由于包虫对脑组织的机械性损害、占位和毒素作用。

三、神经影像学检查

1. CT　原发性棘球蚴表现为脑内边界清楚的类圆形巨大囊性病灶，密度相当或略高于脑脊液。以顶叶、额叶最常见，增强检查时囊肿与囊壁一般均无强化。若囊壁有钙化则呈现完整或不完整的环状高密度影,若囊壁周围有炎症反应时,也可出现环状强化。继发性脑棘球蚴为多发类圆形囊状灶,较小,但周围有低密度水肿区,有相互融合的倾向。包虫阻塞脑脊液循环通路时,可见脑室扩大、脑积水。

2. MRI　表现为一大的脑内囊肿,囊内容物在 T_1、T_2 加权像上和脑脊液一样,也可显示子囊和头节。加权像上呈高信号表现,但显示囊壁钙化不如 CT 敏感。

四、诊　　断

一般血常规 WBC 多属正常,但嗜酸性粒细胞略见增多,一般不超过 10%。X 线检查、CT 检查可确定位置。以棘球蚴囊液抗原做皮内实验阳性率较高,但注意易出现假阳性(可达 40%),补体结合试验 80% 为阳性,间接血凝抑制试验 >1:128 即有诊断意义。

五、治　　疗

脑棘球蚴病必须进行外科手术治疗,这主要是因为目前尚无杀灭棘球蚴的特效药物。主要方法为手术摘除。棘球蚴的囊壁分为两层,内层为生发囊,即棘球蚴囊;外层为宿主组织形成的一层纤维包膜,呈半透明粉皮状,手术时力争完整无破裂摘除。常用的手术方法有水力漂浮分离法、穿刺抽液和囊壁摘除。切除时,囊胞应当保持完整,以免内容物溢出,一旦术野污染,不仅会引起过敏性休克,还会造成不可避免的复发。有人证明 1ml 棘球蚴囊液内含头节多达 40 万个。故任何使棘球蚴囊肿破裂的操作,如盲目穿刺、过重挤压等均要防止。少许溢液应立即用 3% 高渗盐水冲洗,损毁溢出的头节。手术时,先切开皮质,暴露包囊,然后轻轻冲洗,用水力分开囊壁和周围脑组织的微细连接。对于囊肿体积较大的囊肿,也可先用细针将囊液抽干,以防囊液外溢而导致过敏性休克,然后注入 10% 甲醛溶液或碘溶液,静待 5～10min 以杀死包囊内的原头蚴、包囊,再切开囊腔,尽量将子囊取净,再摘除棘球蚴,并将囊壁切除。棘球蚴获得治愈的关键在于完整的摘除而没有囊液溢漏,最近的报道提倡先钻孔抽取囊液,随后用甲苯达唑或阿苯达唑治疗。术后主要并发症有,①巨大棘球蚴囊肿摘除后,因颅腔压力急剧改变,可引起脑血管调节障碍,甚至死亡。②术中囊壁一旦破裂,头节播散,必将复发。术后处理,手术后颅内压骤降,须注意颅内继发出血。合并身体其他部位棘球蚴者,术后可口服吡喹酮和甲苯达唑。术前有癫痫者,应继续服用抗癫痫药,直到 EEG 正常再减量或停药。

(马　辉)

第八节　脑型肺吸虫病与癫痫

脑型肺吸虫病(cerebral paragonimiasis)是由人体肺吸虫,即卫氏肺吸虫的成虫或幼虫异位寄生于脑所致。在我国东北地区、四川、云南等地有发病。生食或半生食带有囊蚴的河蟹、蝲蛄或含童虫的野猪肉易感染本病。一次性或连续多次吞入大量囊蚴后易造成脑部病变,脑肺吸虫病占肺吸虫病的 20%～30%。儿童及青少年发病率明显高于中老年人,尤其是学龄儿童,分析原因可能与饮生水、生吃或半生吃淡水蟹、蝲蛄及儿童、青少年的免疫功能不健全,容易诱发感染有关。囊蚴在小肠内出囊,虫体由腹腔或胸腔直接穿入纵隔,沿着颈动脉、颈动脉管、破裂孔或椎动脉侵入颅中窝或颅后窝,于颅内爬行而侵犯颞叶、顶叶、枕叶及小脑。脑型肺吸虫病的病变发展过程可分为 3 个阶段,组织破坏期,肉芽肿或囊肿期,纤维瘢痕期。依据临床表现,脑型肺吸虫病分为 4 种类型,脑膜炎型、蛛网膜下腔出血型、扩张型和萎缩型。儿童患者的脑部病变较成人多。

一、临床表现

脑型肺吸虫病患者的常见症状是咳嗽，咳"铁锈色痰"，且肺部症状多发生于脑症状前。当虫体侵及脑膜或在脑内移行，造成病灶扩散时，可有发热、头痛等脑膜刺激症状，类似脑膜炎。接着，出现各种脑的局灶性症状。因为病变多位于大脑半球颞、顶叶，故常见同侧偏瘫、失语、偏盲、偏身感觉障碍，早期由于颅内压增高可出现眼底视盘水肿，癫痫发作常见，多为全身大发作。到晚期脑组织产生广泛性萎缩，则患者有明显的精神症状。

二、癫痫发病情况

80％的脑型肺吸虫患者有癫痫发作，主要为全身性发作，也有部分性发作。扩张型和萎缩型常有癫痫发作，可为局限性或全身性，萎缩型者癫痫可反复发作。

三、癫痫发病机制

肺吸虫的成虫或幼虫入脑最早侵犯颞叶，并可移行至顶叶、枕叶等，多居上述部位的白质深处。产生癫痫的原因主要是虫体在脑组织中移行和产卵，一方面造成脑组织机械破坏及出血，另一方面虫体或虫卵的代谢产物或虫体分解产生的有毒物质引起脑组织坏死、出血等炎症反应，表现为脑膜炎、脑炎及非囊性坏死性肉芽肿。随着病情的进展，在肉芽肿周围形成包膜，中央组织坏死及炎性白细胞分解，形成均质的坏死物质。虫体死亡或游走他处，囊腔内容物逐渐吸收，囊壁逐渐增厚、纤维化并有钙盐沉积。受累皮质出现萎缩从而导致癫痫或其他神经系统功能缺失。

四、神经影像学检查

颅骨 X 线片有时可见到钙化斑。CT 平扫在急性期主要为脑水肿，于脑实质内见大

小不一、程度不等的低密度水肿区，边界模糊、不强化。慢性期表现为局限性肉芽肿，等密度或略高密度，边界不清，病灶边有水肿，增强扫描可见病灶有强化。肺吸虫脑病病理改变决定了 MRI 表现，但也因病程不同而异，MRI 表现具有多样性。肺吸虫以形成窦道和多房性小囊肿为其主要病理特点。"隧道"征是肺吸虫脑病的特征性表现，表现为 1～3mm 管径的孔洞状改变（图 4-1）。

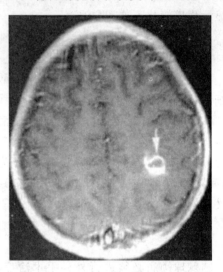

图 4-1　脑型肺吸虫病 MRI 表现
MRI 增强扫描，囊壁强化明显，壁薄厚不一，出现"隧道征"（箭头所示）

五、诊　断

脑型肺吸虫病的诊断应结合流行病史、临床表现、影像学特点、实验室检查，或活检明确诊断。凡生长在本病流行区或到过流行区，有进食生的或半生的淡水蟹、蚶或饮生水者，有游走性皮下包块或肺部（肺吸虫）感染史者出现颅内压增高时应高度警惕本病的发生。检验血常规中 WBC 稍有增加，嗜酸性粒细胞增加。脑脊液蛋白轻、中度增高。部分患者脑脊液可发现虫卵和虫体。常根据痰和粪便中查到虫卵而确诊肺吸虫病。免疫学检查，肺吸虫抗原皮内试验、补体结合试验、酶联免疫吸附

试验均有特异性诊断价值。皮下结节活检见到嗜酸性肉芽肿也有重要参考价值。

六、治 疗

脑型肺吸虫病治疗上一般首先采取内科非手术治疗，必要时手术。

（一）药物治疗

药物主要为吡喹酮和硫氯酚和阿苯达唑，尤其是吡喹酮疗效甚佳，不良反应轻微。反复癫痫发作的患者应给予适当的抗癫痫治疗。颅高压者应予高渗脱水剂，对咳嗽、咯血者可给予镇咳、止血剂，胸痛者给予镇痛药，瘫痪者可予以针刺理疗。

（二）手术治疗

1. 手术适应证 ①病变属扩张型有明显的颅压增高表现，尤其多发性脑肺吸虫脓肿、脑水肿严重。②癫痫发作频繁，病变比较局限，以癫痫为突出症状者术前评估提示病灶定位明确。③病情不断恶化，提示病灶内有活的成虫在活动。为防止神经组织进一步被虫体破坏，应行开颅手术，切除肉芽肿。切除肉芽肿的目的是去除占位效应。手术方式的选择要根据具体情况而定，宜将脓肿腔和周围病变组织整块切除，在开颅时如穿入囊腔则可抽得灰黄褐色稠厚"脓样液"，"脓样液"大多无细菌感染，但有大量虫卵散布开来会发生异物反应，导致脑膜炎，万一破裂要用生理盐水清洗干净，手术应将囊肿和周围的病理组织整块切除；若纤维化形成的肉芽肿或钙化，应将肉芽肿或钙化组织切除；如病变位于重要功能区，应切开囊壁，吸出囊内容物，并取出所有成虫或虫卵，防止复发；病变广泛者不宜直接手术，对多发小病灶，当颅内压增高而威胁生命时，则行一侧或双侧颞肌下去骨瓣减压术，以解除颅内高压，为药物治疗提供必要的条件。

2. 手术禁忌证 ①脑症状虽较严重，但颅内压不高，CT等证实占位效应不显著。②广泛萎缩性脑病变。③脑膜脑炎期。

3. 术后处理 ①脑水肿严重者，术后继续脱水治疗及应用激素。②术前症状以癫痫发作为主，病变累及功能区不能全切者，术后继续抗癫痫治疗，依临床和脑电图检查结果，减量或停药。③脑内残留病变，或疑有生活的成虫时，术后口服硫硫酚（Bitin）30mg/（kg·d），分3次服，连服1个月，必要时可重复使用。

（马　辉）

第九节　脑型血吸虫病与癫痫

脑型血吸虫病（cerebral schistosomiasis）系血吸虫卵经血液循环沉积于脑组织引起病变的一种脑寄生虫病，占血吸虫病患者总数的1.74%～4.29%。在我国流行的血吸虫病主要为日本血吸虫病，主要流行于我国长江流域以南地区。不论性别、年龄和种族，人类对日本血吸虫皆有易感性。好发年龄为20—50岁，青壮年初次进入流行区，多次接触疫水，可出现脑型血吸虫病，多在血吸虫感染后数周至数年内发病。在传播途径的各个环节中，含有血吸虫虫卵的粪便污染水源、钉螺的存在及群众接触疫水，是3个重要的环节。

一、临床表现

脑部造成的异位损害主要表现为急性感染时幼虫移行到脑血管中，致使成虫产卵沉积在脑部，急性期可发生类似脑炎、脑膜炎的症状。未经治疗于3～6个月的时间可发生癫痫或颅内压增高的症状。脑型血吸虫病分为急性型与慢性型。

（一）急性型

在感染数周后发病。主要为中毒反应与变态反应引起的脑水肿、急性脑炎或脑脊髓炎。突发高热、头痛、精神异常、痉挛发作、瘫痪、大小便失禁及意识障碍等，还可伴有咳嗽、咯血、腹泻、荨麻疹、肝大、脾大等表现。

（二）慢性型

多在感染后数年发病。主要由于血吸虫虫卵沉积于脑组织内引起的症状，临床常见的类型有以下3种。

1. 癫痫型 占50%～67%，多数慢性型患者属此型。血吸虫虫卵沉积于大脑皮质所致。本型部分患者可伴有颅内压增高症状。

2. 脑血管病型 急性起病，偏瘫、失语、意识障碍甚至昏迷，还可伴有部分性运动型癫痫发作。可能系血吸虫虫卵栓塞脑血管所致。

3. 颅内占位病变型 系血吸虫虫卵肉芽肿及弥漫性脑水肿所致。缓慢起病，头痛、呕吐、视物模糊、视盘水肿、偏瘫、失语、共济失调，常伴有部分性运动型癫痫发作。

二、癫痫发病情况

脑型血吸虫病临床上癫痫发作较多见，占80%以上。有的患者癫痫发作为唯一的症状。癫痫发作形式与病变部位密切相关，额叶、顶叶、额顶交界处病变以全面性（强直-阵挛性）发作或单纯部分发作多见，额叶病变以部分发作多见。总的来说最常见者为部分性运动性发作（局限性癫痫）及杰克逊型发作，常自身体的局部如口唇、拇指等处开始，继则扩展至同侧上下肢，甚至累及对侧，伴或不伴有失语。多数患者一次发作之后，常可伴有功能性肢体瘫痪，经数小时至数天恢复。其次为全身性强直-阵挛发作（大发作）及部分性复合发作（精神运动性发作）。

三、癫痫发病机制

血吸虫异位寄生多见于大量尾蚴感染后的急性患者，成虫及虫卵所分泌的毒素代谢产物、异常蛋白可引起脑组织的中毒反应与变态反应，引起中枢神经系统的紊乱，病变多在脑膜及大脑皮质，导致脑神经细胞异常放电和出现相应的临床表现。

血吸虫传播至脑部的可能途径包括，虫卵的栓子经动脉系统，尤以存在肺动脉瘘时，经Baton's静脉丛传播以及蠕虫的异行进入脑组织，病变部位以大脑顶叶多见。急性期由于虫卵分泌毒素和代谢产物引起急性炎症反应，虫卵周围有大量嗜酸性粒细胞。浸润脑组织形成边界不清的团块和结节状，呈灰白色和黄色，分布于大脑皮质和皮髓质中，称嗜酸性脓肿，周围有脑水肿及脑肿胀；慢性期大量虫卵沉积或异物反应，形成虫卵性肉芽肿，虫卵栓塞血管或脉管炎，可引起脑栓死。当虫卵死亡后，脑组织内形成纤维化结节，可出现脑萎缩或瘢痕。

四、神经影像学检查

CT平扫在急性型脑血吸虫主要表现为脑水肿，于脑实质内见大小不一、程度不等的低密度水肿区，脑室狭小，边界模糊，不强化。慢性型表现为局灶性肉芽肿，等密度或略高密度，呈占位表现，边界不清，病灶边缘有水肿，增强扫描可见病灶有强化。MRI在脑血吸虫病的诊断上有重要的价值，其特征性的表现，病灶多位于皮质或皮质下，以枕叶、颞叶、额顶叶多见，增强扫描可见小斑点状，大小不等结节样强化（直径<3 mm），数目不定，大部分有集结倾向（中心浓、边缘淡）之特点，周围可见大片水肿区。

五、诊 断

对于在血吸虫病流行区有疫水接触史者、有急性血吸虫病症状和急性脑炎症状、有癫痫发作、颅内压增高症状和颅内定位症状者，均应考虑有脑血吸虫病的可能。结合典型的影像学表现及血清免疫学阳性即可确诊。实验室检查主要是用加藤厚涂片法检查粪便，或直肠黏膜活体组织检查法；免疫检查可用成虫抗原皮内试验、间接血凝试验、酶联免疫吸附试验,以及血清中循环抗原的检测。脑脊液轻到中度淋巴细胞增多和蛋白增高,有时在脑脊液中发现虫卵。临床上需结合病史,血和脑脊液免疫学检查,头部 CT 和 MRI 给予明确诊断。

六、治 疗

(一)药物治疗

脑血吸虫病的治疗以内科治疗为主,吡喹酮为首选。而脑型血吸虫病只要明确诊断,予以吡喹酮抗虫治疗,有效率接近100%。用该药治疗前应做常规检查,尤其是肝功能和心电图,如有异常应先行对症治疗。对于有脑水肿患者应予脱水治疗等,必要时加用地塞米松,癫痫频繁发作者给予抗癫痫治疗。

(二)手术治疗

手术治疗适应证为:①血吸虫虫卵肉芽肿经药物治疗无效或不能耐受药物治疗的患者;②伴有严重颅内增高并可能出现脑疝的巨大肉芽肿病灶;③与脑瘤鉴别诊断困难需活检者。手术治疗后仍应根据病情进行必要的药物治疗。

本病一般预后良好,经正规治疗后,85%患者的癫痫发作减少或停止,80%的患者可恢复原来的劳动能力。

（马　辉）

第十节　脑弓形虫病与癫痫

弓形虫病(toxoplasmosis)是一种人畜共患传染性疾病,弓形虫主要寄生于全身有核细胞内。猫是其终末宿主,中间宿主为人、哺乳类、鸟类、爬行类,接触其排泄物、分泌物,饮用被污染的水,食用其未熟的肉,均可获得感染。孕妇经过生殖道通过胎盘感染胎儿。全世界有 5 亿～10 亿人受到感染,我国人群感染率低于欧美,为 0.1%～47.3%。大多数感染者无症状,但当人体免疫功能下降时,弓形虫会侵犯和破坏细胞,造成坏死区,在坏死区周围有很强的单核细胞反应。弓形虫病的易感条件有 AIDS、恶性肿瘤和器官移植。

脑弓形虫感染是造成神经系统损害的重要原因。弓形虫病的中枢神经系统受累方式有 3 种。①弥散性脑病,有或没有癫痫发作;②脑膜脑炎;③实质内脑脓肿。当弓形虫侵入机体后产生迟发变态反应,可长期存在,引起血管内膜炎、血管周围炎、血管栓塞,造成脑缺血缺氧,导致脑出血、脑积水、脑萎缩。虫体侵入宿主的有核细胞后,在脑细胞内以滋养体和包囊的形式存在,90%为隐性感染,

当机体免疫功能低下时,弓形虫形成包囊,包囊活化导致弓形虫病。在脑组织中产生灶性损害,临床上出现脑性瘫痪,继发性癫痫,抽动-秽语综合征,多动症,痉挛性斜颈,血管神经性头痛等。

临床上少数癫痫患者的病因是弓形虫感染,癫痫发作实际上是弓形虫脑病的一种表现,应引起临床重视。对可疑患者,尤其是儿童癫痫伴血清弓形虫抗原或抗体检测阳性的,可抽取脑脊液,通过寻找弓形虫虫体,或直接测定弓形虫抗原或抗体等方法,以明确诊断,排除弓形虫感染脑部而并发的癫痫。

一、临床表现

后天性弓形虫病的脑病变则以小灶性坏死及病灶周围炎症反应为特征,先天性弓形虫病例尸解时可发现脑钙化,呈对称性或弥散性分布,也可沿脑回纵行分布。

后天获得性脑弓形虫病:弓形虫引起的颅内感染在艾滋病患者中较常见,急性表现有脑膜炎、脑炎等。轻者仅有轻微头痛,重

者可表现为脑炎与脑膜炎。临床表现与其他病原体引起的脑膜脑炎相似，表现为高热、头痛、嗜睡、脑膜刺激征、颅内压增高、癫痫发作、脑神经损害及各种中枢神经局限性体征，也可有精神障碍。成年人或老年人的慢性弓形虫病，也可出现脑炎症状，如脑水肿、脑压过高、基底节损害、间脑病变和下丘脑损害，如眼球震颤、视力障碍、锥体束征、蛛网膜炎、癫痫发作或神经衰弱及精神症状。疾病常呈进行性或复发性，可被误诊为脑肿瘤。

先天性脑弓形虫病，中枢神经系统是最常受累的器官。主要表现，①脑积水，由于中脑导水管阻塞导致脑积水，Desmont 在 261 例脑积水中发现 61％为弓形虫病。②小头畸形，占先天性弓形虫病的 12％。③抽搐，全身性或局限性抽搐，约 50％病例出现此症状，首次发生抽搐与高热有关，婴儿屈颈性痉挛亦可发生。④智能迟钝，往往有严重大脑损害，故儿童智能迟钝应考虑是否存在弓形虫病。⑤颅内钙化，这是先天性弓形虫病的主要特征。

二、诊　断

脑弓形虫病诊断标准：①流行病学资料；②神经系统异常的临床表现，异常脑电图或异常头部 CT；③特异血清抗体阳性，具有活动性滴度；④病原体分离或抗原证实；⑤特异治疗有效。确诊需借助于免疫学及病原学检查，颅脑 CT 或 MRI 检查对诊断有帮助。免疫学检查方法很多，目前公认敏感性及特异性最好的是间接血凝实验。脑脊液中细胞数稍高，以淋巴细胞为主，病原体分离是最直接的确诊方法。淋巴结、血液、脑脊液、眼房水、痰、羊水等或活检取得的脑、肝、肺等组织都可用显微镜直接找病原体或动物接种分离病原体。脑电图呈局灶性损害，常需数年才能完全恢复。CT 和 MRI 是检出病灶的主要手段，CT 见脑实质内多发实质性病灶，好发

于灰白质交界处，灶周有水肿与肿块效应。CT 典型表现为皮质或髓质内多发低密度或等密度灶，有出血或钙化时则为高密度，病变通常绕以水肿带，有明显的占位效应。对比增强后表现为环状增强与结节样增强，少有脑水肿。MRI 具有更高敏感性，MRI 能发现 CT 未发现的病灶。MRI 能够更好显示多发分布、环形偏心性强化或结节强化的特点，较 CT 具有一定的优势。在长 TR 图像上病灶为高信号，中心偶可呈等或低信号，在短 TR 图像上为低信号，并且显示出与 CT 一样的强化特征；MRI 更易发现上述病灶内偶然发生的出血。

三、治　疗

弓形虫脑病的治疗主要采用以特异治疗为主的综合性治疗，需大剂量，长时间的联合、交替用药。特异性治疗是指采用以作用于病原体的药物为主的一种治疗方法，现弓形虫病的经典治疗仍以乙胺嘧啶联合磺胺类药物为主，一般是以磺胺嘧啶或磺胺二甲基嘧啶与乙胺嘧啶联合服用 5～10d 为 1 个疗程，成人每日口服磺胺嘧啶 4g，分 4 次服，每次 1g，首剂加倍，同时服等量碳酸氢钠，每日服乙胺嘧啶 25～50mg，连服 5～7d，根据病情决定服药疗程。乙胺嘧啶易致中毒，可致叶酸缺乏及抑制骨髓造血，且只对弓形虫滋养体有效，不能杀灭包囊，所以有一定的复发率，一般可给叶酸 5mg，每日 3 次。糖皮质激素仅在脑内有块状病变需要减轻脑水肿时使用。研究证实大环内酯类抗生素有较好的疗效，目前阿奇霉素是唯一既杀灭弓形虫速殖子，又消灭包囊的药物，而且半衰期长，不良反应较少；乙酰螺旋霉素在胎盘等组织中浓度高，且无致畸作用，适用于孕妇弓形虫病的治疗。

由于目前治疗弓形虫病的药物都只能杀灭繁殖活跃的滋养体，对潜隐的包囊均无消灭作用，且剂量大、疗程长、不良反应多，故近

年集中于寻求双重治疗作用药物的研究,已发现阿奇霉素、干扰素是治疗弓形虫病较理想药物。预后取决于脑部累及的范围和严重程度,更大程度上取决于基础病如 AIDS、恶性肿瘤的严重程度。

(马 辉)

第十一节 脑型疟疾与癫痫

疟疾(malaria)是由疟原虫经按蚊叮咬传播的寄生虫病,与艾滋病、结核病一起被认为是全球最重要的三大公共卫生问题。分布世界各地,撒哈拉以南非洲国家疟疾常年高度流行,尤其以恶性疟疾危害甚重。近几年来,随着中非贸易增加,特别是大量出国劳务人员赴非,来自疟疾疫区的回国人员逐渐增多。主要表现以周期性发热、贫血和脾大为其临床特征。病原体分为 4 种,即间日疟原虫、恶性疟原虫、三日疟原虫和卵形疟原虫,各种疟原虫的形态、裂殖时间及临床表现各有不同。疟疾患者和无症状的带虫者血液中的疟原虫为传染源,雌性按蚊通过叮咬而传播。

此病因疟原虫虫株、感染程度、机体免疫状况和反应性等差异,临床症状和发作规律表现不一。临床表现典型疟疾可分 3 期,①寒战期,骤然发作,全身寒战、发抖,儿童常有抽搐,盖上几床被子依然发冷,此期持续 10～60min。②高热期,体温迅速生至 39～41℃,面红耳赤,结膜出血,头痛,烦躁不安,呕吐,儿童甚至谵妄、昏迷、抽搐,此期持续 1～8h。③出汗退热期,此期大汗淋漓,皮肤变冷,1～2h 温度降至 37℃以下,全身轻松,但倍觉倦怠,清醒时如常人。

脑型疟疾(cerebral malaria)为凶险型疟疾,发病率 0.01%～6.00%,病死率为 10%～20%,发病 2d 以上入院者的病死率高达 66.7%,常由恶性疟原虫引起,少数由间日疟原虫引起,其发生与全身中毒现象有关。何超明报道 76 例脑型疟疾患者,其中 5 例出现癫痫发作(6.6%)。

脑型疟疾的病理改变可有软脑膜充血,脑组织水肿,切面见脑白质内有弥漫性小出血点。含疟原虫的红细胞黏性增加,常凝集成栓子,阻塞毛细血管引起局灶性坏死,环状出血和疟疾芽肿。

脑型疟疾临床表现无规律,神经症状可以发生在疟疾的寒战发热期,两次发作的间歇期,或者发作停止后的 1～2 个月。症状凶险,可出现高热、谵妄、昏迷、抽搐、惊厥,脑膜刺激症状,头痛、呕吐、颈项强直等表现。

脑型疟疾的脑脊液变化不明显。血涂片是诊断疟疾的主要依据,发作过程中可以多次血涂片检验。PCR 法比显微镜法的敏感性高,特异性强。

治疗临床上应用各种抗疟药,可针对疟原虫的不同发育时期而应用不同的抗疟药。如氯喹、奎宁、青蒿素可杀灭滋养体及裂殖体,可用于控制症状。伯氨喹、帕马喹可杀灭肝内裂殖子及血中配子体,故可控制复发和传播。乙胺嘧啶是孢子增殖杀灭剂,可抑制红细胞内期裂殖体,主要用于预防疟原虫的感染。

(马 辉)

参 考 文 献

[1] 刘晓蓉,廖卫平.病毒性脑炎后继发性癫痫的临床特点及药物疗效分析.中风与神经疾病杂志,2009,26(4):432-435

[2] 张文洛,曹悦鞍,彭朝胜.病毒性脑炎继发癫痫的临床分析.海军总医院学报,2011,24(3):184-185

[3] 周智慧,肖争,王学峰,晏勇.卡马西平、托吡酯与丙戊酸钠治疗 102 例脑炎继发癫痫疗效分析.重庆医学,2010,39(21):2878-2880

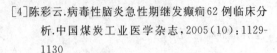
［4］陈彩云.病毒性脑炎急性期继发癫痫62例临床分析.中国煤炭工业医学杂志,2005(10):1129-1130

［5］陈春富,郎森阳,夏程,等.病毒性脑炎急性期继发癫痫的临床特点.脑与神经疾病杂志,2004,12(5):361

［6］李彩霞,等.急性病毒性脑炎继发性癫痫57例临床分析.中国误诊学杂志,2005,5(18):3492-3493

［7］贾建平,崔丽英,王伟.神经病学.第6版.北京:人民卫生出版社,2010:233-257

［8］邓发斌,郭川,徐荣华,等.42例脑脓肿临床分析.四川医学,2010,31(7):935-936

［9］Lin JJ, Lin KL, Wang HS, et al. Analysis of status epilepticus related presumed encephalitis in children. Eur J Paediatr Neurol, 2008, Jan 12(1):32-37

［10］Hsieh WB, Chiu NC, Hu KC, et al. Outcome of herpes simplex encephalitis in children. J Microbiol Immunol Infect, 2007, Feb 40(1):34-38

［11］Trinka E, Walser G, Unterberger I, et al. Asymmetric termination of secondarily generalized tonic-clonic seizures in temporal lobe epilepsy. Neurology, 2002, Oct 22 59(8):1254-1256

［12］Misra UK, Kalita J. Seizures in encephalitis: predictors and outcome. Seizure, 2009, Oct 18(8):583-587

［13］Kalita J, Misra UK, Ranjan P. Predictors of long-term neurological sequelae of tuberculous meningitis: a multivariate analysis. Eur J Neurol, 2007, Jan; 14(1):33-37

［14］史玉泉,周孝达,吕传真,等.实用神经病学.第3版.上海:上海科学技术出版社,2004:549-552

［15］刘建国,戒晓昆,姜树军,等.脑囊虫病37例临床及影像学特点分析.脑与神经疾病杂志,2005,13(6):419-421

［16］杨艳君,吴晓燕,杨树芳.四种免疫学检查在脑囊虫病诊断和治疗中的应用.中国热带医学,2008,8(7):1088-1090

［17］廉辰,刘晨,郑晓春,等.脑囊虫病的分型分期研究.脑与神经疾病杂志,2004,12(4):285-286

［18］宋发亮,杨贵斌,谭湘萍.人体包虫病影像诊断学.乌鲁木齐:新疆科技卫生出版社,1999:37-42

［19］李雍友.人体寄生虫学.第6版.北京:人民卫生出版社,2004:109-113

［20］王忠诚.神经外科手术学.北京:北京科学技术出版社,2000:454-455

［21］任光辉.临床血吸虫病学.北京:人民卫生出版社,2009:553

［22］张兴翔.血吸虫病的免疫学检验方法分析.中国当代医药,2010,17(30):70-73

［23］崔淯夏,吴万贵,渠海章,等.弓形虫病治疗方法的研究进展.中国地方病学杂志,2009,28(6):701-703

［24］许小珍,苏林光.脑型疟疾13例临床分析.中国热带医学,2006,6(8):1459

［25］曾贵金,余福勋,何家荣.实用神经系统感染医学.天津:天津科技翻译出版公司,1995(1):361-367

［26］吴逊.癫痫和发作性疾病.北京:人民军医出版社,2001:113-114

［27］英文影印版/(美)克鲁兹.神经系统急症.北京:科学出版社,2001,1(5):104

［28］Renier D, Flandini C, Hirsch E, Hirsch JF. Brain abscess with indium-111-labelled leukocytes. J Neurosurg, 1988, 69:877-882

［29］陈志,冯华,王宪荣.脑结核瘤的诊断和治疗现状.脑与神经疾病杂志,2002,10(1)

［30］瞿琼香,刘纪清,刘梅珍.小儿继发性癫痫108例临床分析.中国神经精神疾病杂志,1996,22(3):176

［31］赵建华,胡亚梅,焦永琴.脑结核瘤的随访研究.河南医药信息,2001,9(10):23

［32］屈新辉.颅内结核的临床与磁共振表现.江西医学院学报,2002,42(1)

［33］李富康,戴启麟.结核性脑膜炎并继发性癫痫19例.广东医学,2001,22(5):430-431

［34］Del Brutto, V. Rajshekhar, A.C. White Jr et al. Proposed diagnostic criteria for neurocysticercosis. Neurology, 2001, 57:177-183

［35］Ravindra Kumar Garg. Single enhancing computerized tomography-detected lesion in immunocompetent patients. Neurosurg Focus，2002,12(6)：Article 4

［36］胡亚梅,索爱琴,向莉.脑囊虫病继发癫痫的临床特点及其治疗.山东医药,2002,42(16)

［37］张保朝,付国惠,薛永飞.脑弓形虫病临床及影像学观察.中国误诊学杂志,2002,2(7)

［38］陈灏珠.实用内科学.第 11 版.北京:人民卫生出版社,2001:618-626

第5章 其他癫痫相关性外科疾病

第一节 常伴癫痫发作的神经皮肤综合征

神经皮肤综合征(neurocutaneous syndrome)是一类神经和皮肤同时患病的先天发育异常,又称斑痣性错构瘤病(phakomatosis),系一类起源于外胚层组织和器官发育异常的常染色体显性遗传性疾病。由于受累的器官、系统不同,临床表现多种多样。目前已知此类疾病多达40余种,其中许多疾病都出现癫痫发作。常见的有神经纤维瘤病(neurofibromatosis,NF)、脑结节性硬化(tuberous sclerosis complex,TSC)和脑颜面血管瘤综合征(Sturge-Weber syndrome,SWS)等。现代科学还不能对神经皮肤综合征的病因做出完全的阐述,可能与胚胎发育早期的某些基因变异有关。

一、脑结节性硬化

脑结节性硬化又称为 Bourneville-Pringle 病,为脑组织内有神经胶质结节,面部有蝴蝶形的皮肤损害(皮脂腺瘤)及并发难治性癫痫和智能减退的疾病,是常见的神经皮肤综合征之一。该病为常染色体显性遗传病,约1/3为家族性。5岁以下的儿童患病率为15.4/10万人~23.5/10万人,实际患病率可能更高。患儿常以癫痫发作为首发症状,且癫痫发作形式多样,症状不易控制,传统的抗癫痫药效果较差。

(一)病理

病理变化为神经胶质增生性硬化结节,广泛发生于大脑皮质、白质、基底节和室管膜下。常伴有钙质沉积,可有异位症及血管增生等特征。若硬化结节突入脑室内,可形成影像上特有的"浊泪"征,若阻塞室间孔、第三脑室等可引起脑积水和颅内压增高。皮脂腺瘤由皮肤神经末梢、增生的结缔组织和血管组成。视网膜上可见胶质瘤、神经节细胞瘤。心、肾、肺、肝等内脏也可有肿瘤发生。

(二)临床表现

临床表现多种多样,常以皮肤损害、癫痫发作及智能异常为主,特征性表现是几乎每个患者均有以口鼻三角区为中心、呈蝶形分布的皮脂腺瘤。有些早期病例皮脂腺瘤可不明显,但癫痫发作或发育迟缓很严重。典型皮肤改变包括色素脱失斑、面部血管纤维瘤、指(趾)甲纤维瘤及鲨鱼皮样斑等,其中以皮肤色素脱失斑最常见、最早发生,发生率可达90%以上。在被诊断时容易被误诊为白癜风。家庭其他成员常无智力和神经系统损害,诊断常待家系更多成员受累时方可最后确定。视网膜的错构瘤是本病重要体征之一。

癫痫、智力低下是该病最常见的神经系统症状,有时偶可见到偏瘫或其他局限性神经异常。80%~90%患儿有癫痫,多表现为难治性,最早出现发作可在出生后1周以内,在5岁以前近100%的患儿都已出现癫痫发作。婴儿时期常表现为婴儿痉挛症,若伴有皮肤色素脱失可诊断为结节性硬化;以后转化为全身性、简单部分性、复杂部分性或其他局限性发作,也可为 Lennox-Gastaut 综合征。同一患儿可表现为一种或几种表现形式。频繁发作者多有违拗、固执和呆滞等性格改变。癫痫的发生主要是由于大脑皮质结节、室管膜下结节所致,而反复的癫痫发作导致患儿智力迟钝,认知和行为能力受损,大约60%患儿有智力低下,程度轻重不等,且多呈进行性加重,常伴有情绪不稳、行为幼稚、易冲动和思维紊乱等精神症状,智力低下者几乎都有癫痫发作存在。癫痫发作出现越早,智力低下越严重,1 岁以内出现发作者,90%达不到正常智力。

(三)辅助检查

1. 头颅 X 线片。可见脑内结节性钙化和因巨脑回而导致的巨脑回压迹。

2. 头颅 CT 及 MRI。①脑实质钙化,随年龄的增长而增加,50%的患者可见室管膜下结节和钙化及室管膜下巨细胞星形细胞瘤,其中室管膜下结节钙化可以看作结节性硬化最常见的典型的 CT 表现。②没钙化的结节或合并有星形细胞瘤的增强后病灶有强化。CT 显示瘤内含有异常巨细胞,为不成熟干细胞异常分化的结果,是癫痫的病理基础,强化多不明显,机制可能与局部胶质增生和(或)白质脱髓鞘或神经元移行障碍的结果有关联;当结节阻塞室间孔或第三脑室时,可出现脑室扩大和颅内压增高征等,MRI 可以清晰而敏感的显示脑内的病理变化,MRI 对室管膜下没钙化的结节和肿瘤及皮质结节的显示比 CT 更准确。③本病的骨骼改变,近年来逐渐得以重视,影像学可发现骨骼硬化性小结节,多位于骨松质丰富区,边界清楚,还可表现为牙质样增生或骨纤维结构不良样改变,以颅骨内外板常见;短管状骨可见局限性骨皮质增厚改变等。

3. 脑电图可见高幅失律及各种癫痫波。

4. 脑脊液检查正常。

(四)诊断

目前脑结节性硬化的诊断主要根据临床表现,美国 TSC 协会 1998 年制定了诊断标准,该标准以临床特征为依据。Roach 等于2004 年修改了该标准,具体如下:确诊脑结节性硬化需两个主要症状或一个主要症状、两个次要症状;疑诊需一个主要症状或 2 个或 2 个以上次要症状。主要症状,①面部血管纤维瘤或前额的斑块;②非外伤性甲或甲周纤维瘤;③色素减退斑(3 处及以上);④鲨鱼样斑(结缔组织痣);⑤大脑皮质结节;⑥室管膜结节;⑦室管膜下星形细胞瘤;⑧多发性视网膜结节性错构瘤;⑨心脏横纹肌瘤,单发或多发;⑩淋巴管平滑肌瘤病。次要症状,①多发性肾囊肿;②非肾性错构瘤;③错构瘤性直肠息肉;④视网膜色素缺失斑;⑤脑白质放射状迁移束;⑥骨囊肿;⑦牙龈纤维瘤;⑧皮肤咖啡斑;⑨随机分布的牙釉质多发性凹陷。

(五)治疗

针对癫痫,可根据患者年龄及发作类型选用不同的抗癫痫药物,以局灶性发作开始的癫痫,可选用卡马西平;丙戊酸钠多用于全身性发作;ACTH 只用于婴儿痉挛发作。由于脑病变为多发性,外科手术疗效不佳,但如果肿瘤位于重要部位引起惊厥发作时,可行手术切除或胼胝体离断术。

二、脑面血管瘤综合征

脑面血管瘤综合征也称 Sturge-Weber 综合征或脑三叉神经血管瘤病,是一种脑和脑膜上的血管畸形,同时伴有同侧面部血管瘤样病变的综合征。本病多为散发病例,部分为常染色体显性或隐性遗传,无种族和性别差异。主要临床表现为一侧面部三叉神经分布区内有"葡萄酒样"血管瘤,90%的患者有癫痫发作,约 50%的患者有智力减退和精神障碍,2/3 的患者合并有对侧偏瘫、偏身感觉障碍和同向偏盲等局部定位征,少数可伴发青光眼与眼球突出等。面部血管瘤可为单侧,也可为双侧,双侧者神经系统受累机会较多,颅内的病灶多位于枕叶或顶枕叶。

本病病理改变为软脑膜增厚、血管增多、血管瘤附近脑皮质萎缩、神经元少、脑胶质增多,血管瘤附近的脑皮质外缘常有钙质沉着,X线平片上,可见双轨道钙化线,与脑回外形一致。过去曾以此特点作为诊断依据,随着CT的广泛应用,早期即可发现颅内异常病变,常表现为,①脑回样钙化;②增强后软脑膜下的血管瘤呈脑回样强化;③局限性脑萎缩;④侧脑室脉络膜丛球扩大可达 7～10mm,深静脉增粗;⑤病侧颅骨代偿性肥厚。脑血管造影(或 CTA-MRA)显示脑血管畸形,静脉由表层流向深静脉。软脑膜由于血管异常增强而显得模糊。脑皮质萎缩且不对称,颅骨可有增厚。

临床可分Ⅲ型,Ⅰ型面部血管瘤,常伴癫痫发作及脑电图异常;Ⅱ型面部血管瘤,没有发现颅内异常,但有青光眼;Ⅲ型仅有软脑膜血管瘤,面部无血管痣,常见青光眼。癫痫、智力减退、偏瘫和偏盲是本病主要的神经系统表现。癫痫是最常见和最早出现的神经症状,发生率为 75%～90%,且抗癫痫药物难以控制。常在 2－3 岁发热时出现惊厥和偏瘫,少数在儿童或青春期出现,20 岁以后始出现者少见。惊厥开始时往往是局限性发作,大龄儿童常见复杂部分发作,个别患儿表现为婴儿痉挛,肌阵挛或失张力发作,也有表现为持续频繁发作。发作后可有 Todd 麻痹。偏瘫发生率约为 60%,有些只表现为发作性无力。大约 50%的患者可有不同程度的智力低下和精神症状,癫痫与智力减退有关,癫痫愈早出现,智力减退的发生率愈高。由于病灶常累及枕叶和视放射,故偏盲常见。有 20%的患者可出现头痛。

治疗时,出现癫痫发作者应用抗癫痫药物。手术治疗适于严重癫痫用药物不能控制的患者,其目的是切除脑血管瘤。也有人主张做大脑半球切除,可能对癫痫有较好的控制效果。顽固发作,药物不能控制者可行胼胝体离断术或大脑半球切除术,有时也可行

肿瘤部分切除术。对青光眼应给予治疗。

三、神经纤维瘤病

神经纤维瘤病(Neurofibromatosis,NF)是由于基因缺陷导致神经嵴细胞发育异常而引起多系统损害的常染色体显性遗传病。外显率近 100%,是累及神经系统的最常见的单基因遗传病,患病率为 4/10 万人。根据临床表现和基因定位,可将其分为神经纤维瘤病Ⅰ型(NFⅠ)和Ⅱ型(NFⅡ);NFⅠ又称 von Reckling-hausen 病,是由常染色体 17 q11.2 缺失,NFⅡ是由常染色体 22 q12.2 缺失所致。

NFⅠ型中有 30%的患者患有癫痫,癫痫发作轻重不等,发作形式不一,严重者可表现 Lennox-Gastaut 综合征。临床表现个体间差异极大,主要临床特点为牛奶咖啡色的皮肤色素斑和周围神经(脊神经和脑神经)的多发性神经纤维瘤,大小不一,多在 20 岁左右就诊。约 1/2 有神经系统异常,如颅内肿瘤,末梢神经纤维瘤,智力低下,脑梗死等。

目前无特异性治疗,出现癫痫发作的患者可用抗癫痫药物治疗。对于存在的颅内及椎管内肿瘤宜手术治疗,以解除压迫。若肿瘤生长迅速并有剧痛时,应及时切除,以防恶变。本病预后不一,大部分患者发展缓慢,有时呈静止状态,可生存多年乃至终身;手术治疗后,如果肿瘤过大,含有不成熟成分时,术后常有复发,且复发次数愈多,恶性程度亦逐渐增加。

四、其他伴癫痫的神经皮肤综合征

1. 线状皮脂腺痣　皮肤有黄色线状或斑片状皮肤痣,出生时即可见到,智力低下、癫痫发作、发育落后、中枢神经系统血管瘤。

2. 伊腾色素低下(Ito's hypomelanosis)皮肤色素脱失可见于躯干或四肢,肢体屈侧及腹部多见,界线清。75%的患者合并有其他系统或器官异常,CNS 异常包括智力低

下、癫痫、运动功能障碍等。本病无特殊药物治疗，可用抗癫痫药物控制癫痫发作。

3. 黑色素沉着症　出生时多数黑色素痣、脑膜黑色素增生，有恶变趋势，脑积水，癫痫发作。

4. 脑-视网膜动静脉瘤综合征（Wyburn-Mason 综合征）　病因不明，属于常染色体显性遗传，出生后病变已存在。表现为脑干动静脉瘤、脊髓血管瘤、视网膜葡萄状血管瘤，面部红色血管痣，毛细血管扩张等，可伴发癫痫发作，存在不同程度智力低下。

（孙　涛　刘　诤）

第二节　颅内蛛网膜囊肿

颅内蛛网膜囊肿（intracranial arachnoid cyst，IAC）是一种与癫痫相联系的良性发展的异常物，为由蛛网膜形成的袋状结构，内含液体类似于脑脊液。占颅内占位病变的 1%～3%，其中儿童比例更高。近年来随着 CT 及 MRI 在临床上的广泛应用，该病被越来越多地发现。大多数颅内蛛网膜囊肿为单发囊肿，可在沿脑脊髓的蛛网膜下腔的任何部位发生，但几乎均与蛛网膜池有关，外侧裂是最常发生的部位，大约占成人的 50%，占儿童的 30%。最常见的临床特征表现是大头畸形（31.4%）和癫痫发作（25.7%）及与囊肿容积相关的脑积水。症状性病变需外科手术治疗，囊肿-腹腔分流术最常用。

患者常伴有发作性头痛头晕、精神异常、意识障碍、四肢抽搐等各种各样的癫痫发作临床表现，长程脑电监测记录可以发现典型的棘波、尖波、棘慢综合波、尖慢综合波等典型的痫性放电波，其发病机制至今仍未完全清楚，治疗手段尚不统一，临床疗效各不相同。

一、病　因

自 1831 年 R. Bright 首次描述蛛网膜囊肿以来，其病因一直存在争议，目前人们认为它的产生分先天性和继发性两类，发病机制也不相同。

先天性多由发生学障碍引起，囊壁全部为薄层的蛛网膜构成，囊内含脑脊液，与周围蛛网膜下腔不相通，多由蛛网膜胚胎期发育异常，或者在蛛网膜形成的过程中迷走的蛛网膜小块脱落到蛛网膜下腔，最后形成囊肿，也称为"真性"或者"特发性"蛛网膜囊肿，多见于儿童和青年，好发于外侧裂、视交叉池、枕大池、大脑半球的凸面等处，局部有脑组织受压表现，囊肿表面的颅骨可变薄并向外隆起；继发性是由出生后外伤、出血、炎症及手术等引起，因蛛网膜粘连、脑脊液积聚包裹而形成，常与周围蛛网膜下腔相通，脑脊液不断进入而使囊腔逐渐扩大形成，可见于任何年龄，常位于脑池、脑裂处，多沿着脑主要动脉的轴形成，该动脉的搏动波成为脑脊液冲击的动力，使囊腔逐渐扩大。病程长短不一，多在 6 个月内，临床表现与先天性者相似。

二、临床表现

蛛网膜囊肿主要临床表现与颅内其他占位病变相似，但其病程多进展缓慢，可长期处于相对稳定状态，常于患者因其他原因进行检查时偶然被发现。起病常在 20 岁前，多见于儿童早期。临床表现取决于囊肿的位置、大小，由于蛛网膜囊肿逐渐增大压迫邻近结构或干扰脑脊液通路而产生症状，症状和体征包括头颅增大、局部膨出、颅内压增高、癫痫发作、精神发育迟缓和局灶神经功能障碍，临床表现也可由于出血或囊肿破裂而突然恶化。颅中窝蛛网膜囊肿可在头外伤后发生出血，这样的出血可以是慢性的，也可表现为突然恶化。鞍上囊肿可以有内分泌症状、点头征、视觉障碍等。位于枕大池之囊肿常阻塞第四脑室中孔而造成脑积水,表现为头痛、呕吐、视盘水肿等颅内压增高表现。

三、神经影像学表现

头颅 X 线片常发现颅骨膨大、变薄。CT 可见脑实质外边界清楚、无钙化的圆形或椭圆形与脑脊液相同的低密度病灶,无增强效应,周围脑组织有不同程度的受压萎缩,无水肿。MRI 检查 T_1 加权像表现为低信号,T_2 加权像为高信号,信号强度与脑脊液完全一致。CT 可显示 MRI 不能发现的颅骨改变。

四、癫痫发病情况

癫痫发作主要见于颅中窝蛛网膜囊肿,特别是位于颞叶。癫痫发作出现在成年人远较儿童多见。蛛网膜囊肿患者癫痫发作的类型,至今仅有少量报道。

蛛网膜囊肿和颅内其他病灶一样也可以引起继发性癫痫发作,文献报道癫痫发生率不等,Loch 等报道蛛网膜囊肿伴发癫痫的发生率为 23.3%(10/43),同时他回顾了 1972 年以来的相关文献 16 篇,统计颞部蛛网膜囊肿伴发癫痫的发生率为 33.0%(68/206),国内报道 272 例蛛网膜囊肿中继发癫痫的 39 例(14.3%),另一组 29 例颅中窝蛛网膜囊肿患者中伴发癫痫的则共有 11 例(38%),Arroyo 等调查了在其癫痫门诊就诊的癫痫患者,在进行 CT 或者 MRI 检查的 867 位癫痫患者中 17 位发现 IAC,Yakin 等则在 612 位癫痫患者中发现蛛网膜囊肿共 21 位。而国内吴建伟等报道蛛网膜囊肿癫痫发生率为 22.9%,其中 90% 为部分性发作,10% 为大发作。

囊肿位置与癫痫发作有显著相关性,由于颞叶结构,尤其是颞叶内侧结构对刺激或损害敏感性高,为此,可将蛛网膜囊肿分为颞区和颞区以外两类。颞区癫痫发生率高,为 32.6%,而颞区以外者发生率为 4%。李晓东等发现 32 例脉络裂蛛网膜囊肿均无癫痫病史。也有文献报道癫痫发作与囊肿位置、大小无关,认为颅中窝蛛网膜囊肿的占位效应不可能是癫痫发作的原因。在出现癫痫的患者,特别是那些有难治性癫痫的患者中,蛛网膜囊肿常常被认为是与癫痫灶有关的。与其他颅内占位性病变一样,癫痫灶可位于占位性病变周围,也可位于远隔部位。Arroyo S 认为癫痫的临床表现和脑电图检查显示仅有 23.5% 的癫痫灶位于囊肿周围,囊肿的位置不能反映致痫灶的部位。

五、癫痫发病机制

颅内蛛网膜囊肿引起临床症状的机制可能有四种,其一为渗透原因;其二为囊肿壁有分泌能力,使其不断增大;三是所谓的活瓣机制,由于外力作用使其薄壁破裂,脑脊液进入引起囊肿的扩大;四为囊肿与蛛网膜下腔相通时的搏动机制,特别是静脉内压力升高,引起囊肿的扩大。囊肿的增大导致囊肿内压力与颅内压产生不平衡,以及囊肿压迫脑组织、囊壁刺激引起癫痫。同时还与囊肿部位、张力、发生时间长短及个体差异等有关。Yusuke 等通过 PET 和 SPECT 检查发现,与非癫痫患者相比,癫痫患者蛛网膜囊肿更小及有着较低的灌注,从而认为癫痫发作与囊肿周围低灌注有关。Hajek M 等发现囊肿液中兴奋性氨基酸水平明显增高,因此认为兴奋性氨基酸在引起和维持癫痫源中也起到重要的作用。

颞叶由于其解剖和组织结构的特殊性,对缺血缺氧和损伤极为敏感,所以海马区特别容易受损而形成致痫灶;海马结构主要传入纤维来自内嗅区,也来自扣带回和隔核等处,而穹隆是其主要传出纤维,可见海马结构与大脑其他部位有广泛的联系,所以颞区蛛网膜囊肿患者引起癫痫发作的发生率较其他部位的囊肿高,环池囊肿长期压迫海马结构导致后者硬化也可能是引起癫痫发作的原因之一。

六、治　疗

对于蛛网膜囊肿合并癫痫发作患者的治疗亦存在很多争议,有人主张手术治疗,他们认为蛛网膜囊肿是一种具有扩大和出血可能的致死性疾病,其潜在生长情况难以预测,随时可能出血导致病情恶化,但术后确有一部分癫痫患者癫痫仍反复发作。目前一般认为,对于囊肿不引起占位效应或症状,连续影像学检查囊肿大小无改变的患者,不论囊肿的大小和部位如何,均不需治疗。对囊肿引起占位效应可阻碍脑发育和邻近的脑功能、存在急性颅内压增高、囊肿内出血或逐渐增大对周围组织产生压迫而产生症状的,以及有癫痫发作而药物难以控制者在准确定位情况下可以手术治疗。海马蛛网膜囊肿的治疗与其他部位治疗方法基本相同,但是由于部位比较特殊,出现难治性癫痫可能性大,故建议若药物控制效果不好并且明确癫痫来源于囊肿应手术治疗。

出现癫痫发作的患者须抗癫痫药物进行控制,手术方法常常采用囊肿直接手术和囊肿分流 2 种方法,前者多采用囊壁部分切除术,囊肿全切除术,囊肿大部切除＋囊肿至脑室、脑池造口术。后者是为了防止蛛网膜囊肿复发采用囊肿至脑室、腹腔、心房或硬膜下腔分流术,但患者常因脑组织的长期受压而变性形成致痫灶,上述手术方法均难以达到治疗癫痫的目的,故应用皮质电极术中监测在切除蛛网膜囊肿的同时,对癫痫灶给予手术治疗。术后癫痫疗效与术后囊肿的大小有直接的关系,对于难治性癫痫患者,外科手术仅部分减轻囊肿的大小和癫痫的发作频率。癫痫发作随着囊肿容积的减少而得到控制,反之,囊肿的容积增加癫痫将进一步加重。同时须注意,手术不能改善诸如性早熟或因长期蛛网膜囊肿压迫所引起的神经学症状。

(刘　诤　刘　阳)

第三节　脑积水与癫痫

脑积水(Hydrocephalus)是由于脑脊液的产生和吸收之间失去平衡所致的脑室系统和(或)蛛网膜下腔扩大而积聚大量脑脊液。脑积水的原因很多,在婴儿和成人其原因也有所不同。在婴儿以先天性发育障碍较多见,在成人则以继发性病变较多见。

脑积水早期并不被认为是引起癫痫的一个常见原因,但自从有了脑室-心房和(或)脑室腹腔分流术治疗脑积水,就一直存在着关于分流本身和(或)其并发症引起癫痫发作的可能性问题。在这个问题上一直有广泛的讨论,结果一直是不同的,且在许多问题上有争议。

研究显示进行脑脊液分流术治疗的儿童的癫痫发病率明显高于未行引流术的儿童,但其机制一直有争议。脑室引流管插入时对脑组织的刺激,引流管本身作为外物的存在,

钻孔位置,在分流功能不良后分流修复术的次数,与感染的关系,脑积水的病因,和与脑积水相联系的智力低下被认为与癫痫的危险性相联系。最初分流术时的年龄也是其一个重要的因素,年龄小于 2 岁出现癫痫的危险性明显高于年龄大的患者。

癫痫在各种病因引起的脑积水患者中是很普遍的,并且在他们的长期预后中引起许多严重的问题。癫痫与脑积水之间的关系,特别在进行分流的儿童,应该受到神经外科医生的更多重视。

一、脑积水病因与癫痫的关系

有中枢神经系统畸形的患者癫痫发作危险增高。大脑的产伤或围生期的损伤,包括出血,感染和缺氧,可能在脑积水儿童的癫痫发生中起到重要的作用。Piatt 认为发现脑

积水的病因与癫痫有着明显的联系。Johnson 认为脑肿瘤,神经系统感染或围生期颅内出血引起的脑积水,更有可能出现癫痫发作。

目前,因为脑积水引起癫痫的病理基础一般认为是随着脑脊液正常生理循环受阻,阻塞平面以上脑室系统逐渐扩张,脑积水形成。颅内压力升高,初期脑灌注压升高,脑供血量尚可代偿,随着积水加重,可出现间质性水肿,颅内压进一步升高,脑组织顺应性下降,脑供血供氧减少,大脑皮质缺血、缺氧,机械刺激引起异常放电。

二、分流术后癫痫发生率

分流术癫痫发生率显著高于未分流患者。分流管本身的存在促进了癫痫病灶的出现。分流组癫痫发作的发生率为 48%,显著高于未分流组的 20%,脑电图研究中也很好地证实了这一结果。Dan 和 Wade 研究显示分流术的病人有 24.2% 出现癫痫发作,而不需要分流术的病人仅为 5.9%(表 5-1)。

表 5-1　脑积水分流术后癫痫的发生率

	患者总数	术后癫痫发生率(%)
Saukkonen	168	25.6
Keene	197	17
Piatt	464	33
Hoppe-Hirsch	129	30
Noetzel	68	48.5
Hosking	200	30
Johnson	817	38
Klepper	182	20
Bourgeois	802	32

但 Keene 和 Klepper 则强调脑异常在癫痫发生中所起的作用。有智力低下或躯体残疾的脑积水儿童无论何种原因引起及进行何种治疗,其发展为癫痫的可能性都更大。这说明脑部异常是患者癫痫发作的真正原因。

三、分流术后癫痫发作的时间性

分流术后癫痫绝大多数出现于术后 24h 至 3 年,Copeland 认为发展为癫痫的患者中的 58% 第一次癫痫发作是在分流手术后的 1 个月以内。Bourgeois 的研究显示,在分流术后出现癫痫发作的患者,28.6% 在术前曾有癫痫发作,其余 71.4% 是在分流术后发生第一次癫痫发作,且在分流前的癫痫发作频率比分流后的发作频率是显著低的。在分流前癫痫以大发作常见,而分流后 50% 的患者为部分性癫痫发作。Klepper 认为癫痫发作的高峰期是在分流术后 6 个月以内。Blaauw 称分流术后 1 周以内出现的癫痫为早期癫痫,40% 的癫痫属于这一类。

Copeland 等发现如果有分流感染史则发展为癫痫发作的危险性显著增加。患者癫痫发作发生时牵涉的身体是分流术对侧,表明是由于分流操作引起了癫痫的发生。58% 的患者的第一次癫痫发作是在分流术后 1 个月内。在分流术后发展为癫痫的实际危险性,第一年为 18%,第二年为 5%,第三年为 3%。

四、分流术时的年龄与分流术后癫痫的关系

第一次分流术时的年龄影响着癫痫的发生,手术时患者越年轻,出现癫痫的概率越大,通常在手术后 2 年出现。也有学者认为在癫痫的发生率与患者的年龄之间没有关系。

五、患儿智能情况与分流术后癫痫的关系

智力低下是癫痫出现的另一个预测因素。智力低下的脑积水儿童发生癫痫的危险性增加 4 倍,儿童的 IQ 得分为 70 或低于 70 比正常智商儿童更可能发生癫痫发作,而且不管是否存在脑积水。

同样,有研究表明在有癫痫的脑积水儿童中仅 13% IQ 超过 90 分,而总的脑积水儿

童的最终 IQ 超过 90 分的为 32%。癫痫常常与严重的行为学障碍相联系。

六、分流功能不良和(或)感染与分流术后癫痫的关系

有关分流功能不良或感染是脑积水儿童癫痫发作的另一个主要问题。在有癫痫的儿童中分流术的平均次数显著高于那些没有癫痫的儿童，感染或感染合并分流功能不良增加了癫痫发作的危险性。在没有进行分流术的仅仅有 5.9% 发生癫痫，而那些有两次或更多次分流管近端修复术的癫痫发生率为 24.2%。Chadduck 和 Adametz 认为那些有分流功能不良的患者中癫痫发作的危险性增加(22%)，而无分流功能不良的患者癫痫发生率为 9%。已证明由于分流管阻塞引起的颅内压增高导致癫痫发作，第一次癫痫出现的高峰期是在分流插入前后，也显示与分流不良相联系的颅内压增高可能使脑积水儿童倾向于癫痫的发生。所以在行分流术患者术后第一次癫痫发作或新发癫痫发作，要警惕引流管阻塞。

脑脊液或分流感染对癫痫的发生起到一个特殊的促发作用，在发生脑膜炎的病例组中发生率为 46%，这个数据显著高于无脑膜炎组的 20%。分流感染与分流术后癫痫之间的关系，见表 5-2。

表 5-2　分流感染与分流术后癫痫之间的关系

	Hosking	Copeland 等	Chadduck 等	Bourgeois 等
合并感染的癫痫发生率	54%	46%	47%	50%
未合并感染的癫痫发生率	27%	20%	22%	

七、钻孔位置与分流术后癫痫的关系

这是我们关心的另一个问题。Dan 等发现脑室导管插入位置在枕角(parietal ventricular)者癫痫发生率仅为 6.6%，而在额角者为 54.5%。Buchhalter 和 Dichter 发现绝大多数局灶性发作间期脑电图异常是与分流部位同侧，分流部位为额角的患者癫痫发生率显著高于半球后部位置者。在分流组 95% 的脑电图异常，显著高于未分流组的 47%，50% 以上痫灶是在分流位置的相邻部位。而且，癫痫源灶总是位于第一次插入的引流管位置，这在转流手术前是没有出现的。此外，病灶特殊的突发性放电和慢波在分流半球上更加频繁地被记录。

相反，也有不少文献认为分流位置和癫痫的发生或脑电图异常之间没有联系。多次分流的患者未显示出癫痫发生率的增加，钻孔位置，无论是额或是枕部，在癫痫发作的流行中并没有显著性差异。在额叶和顶叶入口点的癫痫发生率没有显示有统计学差异。

八、分流术后癫痫脑电图研究

Graebner 等认为在未分流组的 62% 和分流组的 85% 脑电图存在异常表现，在分流组中 38% 有局灶性特异性突发性放电，而未分流组仅为 10%。对比分流术前后的脑电图记录，Varfis 等认为癫痫源灶在分流系统的脑室引流管周围发展。

Al-Sulaiman 等认为脑积水患者主要的异常表现是广泛性非同步化慢波放电和局灶性癫痫样活动。虽然研究显示在分流组和未分流组的各种脑电图总的异常率是相同的，但在分流组癫痫样活动的频率比未分流组要高。推论这种癫痫样活动与分流患者的手术操作是有关系的。

Veggiotti 等对 20 名脑积水儿童在其觉醒和午睡期间进行的周期性脑电图多功能记

录进行研究。全部患儿在其生命的第一年都进行了脑室-腹腔转流术。患者分成两组,存在慢睡眠期连续性棘波(continuous spikes and waves during slow sleep,CSWS)组和没有的 CSWS 组。研究显示在 CSWS 组癫痫发作的发生率是 100%,其中有 85% 发生部分运动性癫痫发作,而没有 CSWS 组癫痫的发生率仅仅是 50%,部分运动性癫痫发作的发生率为 57%,显著性低于 CSWS 组。在 95% 的病儿中,觉醒时的局灶性脑电图异常与分流部位同侧,这强烈地提示分流置入似乎可能是引起脑电图异常和最终发展为癫痫发作的一个重要因素。

九、分流术后抗癫痫药物治疗

总体上来说,抗癫痫药物治疗的应用一直存在争议,预防性应用抗癫痫药物不是常规治疗。Piatt 等的研究显示在进行脑脊液分流术前,已有 12% 的患者开始抗癫痫药物治疗,分流术后开始抗癫痫药物治疗的风险率每一年为 2%,分流术后 10 年应用抗癫痫药物治疗增加到 33%。但不幸的是癫痫控制情况一般是不好的。在有严重中枢神经系统异常的儿童,在使用抗癫痫药物治疗和没有使用药物控制的患者之间,没有发现癫痫发作有显著性差异。

儿童脑积水分流术后癫痫发生率是相当高的,20%~50%,癫痫的发生与分流术之间的关系是非常复杂的。它们之间的许多关系还不能确定,并在许多问题上有广泛争议,许多报道显示中枢神经系统异常和智力低下与脑积水癫痫发作有密切的联系。一般而言,分流修复术的次数,分流器功能障碍和感染似乎是癫痫发作发生的恶化因素。而且,在进行第一次分流术时的年龄与癫痫发生的危险性有关系,越年轻的儿童,危险性越大。在脑积水儿童,钻孔位置也影响着癫痫的发生。抗癫痫药物的治疗作用可能不如期待的那样可靠。虽然脑室颅外分流术作为治疗脑积水的标准方案已有几十年了,但其长期预后,包括分流后癫痫发作,都是很严重的问题。神经内镜的应用可能将在未来显示对这一问题的巨大改善。

(刘 诤 杨 武)

第四节　小脑占位性病变与癫痫发作

小脑占位性病变常见的临床表现为共济失调、辨距不良、头痛、恶心和脑积水,对于其是否能引起癫痫发作的问题一直存在争议。经典癫痫学认为痫样发作仅起源于大脑皮质,小脑皮质病变不能引起癫痫发作。皮质下结构,例如脑干和小脑,被认为仅对大脑的痫样放电起调节作用,它们与癫痫发作存在间接的关系。当小脑病变并发痫样发作时,"小脑性癫痫"这一术语一度被认为是一种误称。历史上,认为这样的发作是由于脑干局部痫样放电及短暂缺血性麻痹的结果。因此,幕下发作被认为是慢性延髓癫痫发作(chronic bulbar seizures),菱脑眩晕,晕厥,感觉异常,和强直姿态性癫痫发作。实验研究显示,刺激小脑从未发现出现典型的痫样发作,这些证据进一步反对小脑性癫痫这一概念。

但已有文献报道,位于小脑占位性病变(包括神经节细胞瘤,低级别星形细胞瘤,和错构瘤)可以引起癫痫发作,通过脑电图、MRI、SPECT 及术中皮质电极、小脑深部电极研究显示癫痫发作放电起源于小脑占位区域,并影响两侧大脑半球电活动。切除小脑占位性后,患者的癫痫发作完全消失,脑电图恢复正常。

在人类,小脑与大脑之间有广泛的联系,从大脑皮质到小脑之间可通过脑桥,红核橄榄束相联系,从小脑投射至大脑的中继中枢在丘脑。因此,起源于小脑的痫样活动可能通过小脑丘脑束和丘脑皮质束投射到大脑表面。这与在动物和人类中的研究相一致,当电刺激小脑时,可在大脑皮质表面产生并记录到电反应。Cooper 和 Upton 发现小脑刺激不仅能使药物难治性癫痫患者的癫痫发作恶化,且它也能对癫痫发作产生显著性抑制作用,对全身性癫痫发作活动的恶化或抑制与电刺激的强度和频率相联系。此外,刺激小脑能引起头皮 EEG 的变化。起始于内侧颞叶的癫痫发作能迅速扩散到同侧额叶,或癫痫发作仅起始于额叶,显著的低代谢不仅影响颞叶和额叶,而且也影响到对侧小脑。因为从大脑皮质到小脑的投射是多突触的,显然,起源于小脑的痫样活动能经多突触投射到大脑皮质。

同时,这些文献报道的小脑病变多为存在有神经元或神经节细胞类型的肿瘤,这些肿瘤细胞的 Na^+ 通道数量相对较多。这些中枢神经系统病变存在有固有的致痫源性神经元,如果相应的功能联结被保留,可能无论它们在中枢神经系统的任何位置都可能引起痫样发作。

(刘　诤　杨光明)

参 考 文 献

[1] Alan JW.Campbell-Walsh Urology.北京:北京大学医学出版社,2009:1663

[2] Abdelhak K,Younes A,Mbarek D,et al.Concurrent Bilateral Renal Angiomyolipoma and Renal Cell Carcinoma In A Patient With Tuberous Sclerosis Complex.Reviews In Urology,2009,11(4):216-218

[3] 徐慧文,张惠英.结节性硬化症 22 例临床分析.陕西医学杂志,2009,38(4):500-504

[4] 金讯波,许丽娜,张沂南.结节性硬化症:一种值得警惕的双肾多发错构瘤合并癫痫的遗传性疾病.泌尿外科杂志,2011,3(2):1-3

[5] Gallagher A,Tanaka N,Suzuki N,et al.Decreased language laterality in tuberous sclerosis complex:a relationship between language dominance and tuber location as well as history of epilepsy.Epilepsy Behav,2012,25(1):36-41

[6] Moifo B,Nguefack S,Neossi Guena M,et al.Clinical and CT-scan presentations in tuberous sclerosis complex:report of eight pediatric cases revealed by epilepsy.Mali Med,2012,27(1):51-56

[7] Shirley MD,Tang H,Gallione CJ,et al.Sturge-Weber syndrome and port-wine stains caused by somatic mutation in GNAQ.N Engl J Med,2013,23(21):1971-1979

[8] Borofsky S,Levy LM.Neurofibromatosis:Types 1 and 2.AJNR Am J Neuroradiol,2013,4:18

[9] 张超,滕利.神经纤维瘤病的相关因素与治疗进展.中国美容医学,2010,1(19):133-136

[10] 杨华,陈晓巍,高志强.Ⅰ型和Ⅱ型复合型神经纤维瘤病一例.中华耳鼻喉头颈外科杂志,2008,7:544-545

[11] 徐胜生,欧阳羽,罗天友,等.神经纤维瘤病颅脑和脊柱 CT、MRI 表现.重庆医科大学学报,2009,34(1):95-98

[12] 刘明,许春华,刘玉河,等.颅内蛛网膜囊肿致继发癫痫的显微外科治疗.中国临床神经科学,2010,18(3):314-321

[13] 白海平,孙绪祥,赵海康,等.蛛网膜囊肿伴癫痫的处置探讨.中国现代医药杂志,2008,8(10):74

[14] 范秉林,周东,杨旭红,等.海马蛛网膜囊肿与癫痫.现代预防医学,2008,35(2):366-368

[15] Ventura N,D'Andrea I,Cardoso MF,et al.Arachnoid cysts and absence epilepsy:an evidence or a coincidence?.Arq Neuropsiquiatr,2011,69(2):262-263

[16] Steczkowska M,Sławomir K,Gergont A,et al.Arachnoid cysts and epilepsy in children.Przegl Lek,2010,67(11):1140-1144

[17] Gan YC,Connolly MB,Steinbok P.Epilepsy associated with a cerebellar arachnoid cyst:seizure control following fenestration of the

cyst.Childs Nerv Syst,2008,24(1):125-134

[18] Greitz D. Radiological assessment of hydrocephalus: new theories and implications for therapy.Neurosurg Rev,2004,27(3):145-165

[19] Bourgeois M,Sainte-Rose C,Cinalli G,et al. Epilepsy in children with shunted hydrocephalus.J Neurosurg,1999,90(2):274-281

[20] Hoppe-Hirsch E,Laroussinie F,Brunet L,et al.Late outcome of the surgical treatment of hydrocephalus.Childs Nerv Syst,1998,14(3):97-99

[21] Al-Sulaiman AA,Ismail HM.Pattern of electroencephalographic abnormalities in children with hydrocephalus: a study of 68 patients. Childs Nerv Syst,1998,14(3):124-126

[22] Veggiotti P,Beccaria F,Papalia G,et al.Continuous spikes and waves during sleep in children with shunted hydrocephalus.Childs Nerv Syst,1998,14(4-5):188-194

[23] Hassel B.A description of early hydrocephalus with macrocephaly,cerebral palsy,epilepsy,intellectual disability,and growth retardation by Norwegian novelist Amalie Skram (1846-1905).Tidsskr Nor Laegeforen,2012,11(23-24):2632-2635

[24] Hashiguchi K,Morioka T,Samura K,et al. Medial temporal lobe epilepsy associated with misplacement of a ventricular shunting catheter.J Clin Neurosci,2008,15(8):939-942

[25] Broomfield A,Gunny R,Ali I,et al.A Clinically Severe Variant of β-Mannosidosis,Presenting with Neonatal OnsetEpilepsy with Subsequent Evolution of Hydrocephalus.JIMD Rep,2013,4:16

[26] Barton SE,Campbell JW,Piatt JH. Quality measures for the management of hydrocephalus: concepts, simulations, and preliminary field-testing.J Neurosurg Pediatr,2013,11(4):392-397

第6章 外伤性癫痫

第一节 概 述

外伤性癫痫（posttraumatic epilepsy，PTE）是指创伤性脑损伤（traumatic brain injury）后部分患者经历一段潜伏期后出现慢性反复的癫痫发作。研究显示，PTE占全部癫痫的5%，占症状性癫痫的20%。在15—34岁的人群中，因外伤导致癫痫的比例占30%；14岁及以下人群中占14%；65岁及以上人群中占8%，创伤性颅脑损伤者发生癫痫危险性是正常人群的30倍。大量头外伤患者在经历数月至数年的潜伏期后罹患PTE，并因此丧失劳动能力，给患者带来极大痛苦和危害，给家庭和社会带来了沉重的负担。

外伤后癫痫发作（posttraumatic seizure，PTS）和外伤后癫痫（PTE），PTS和PTE在起病时间和发病原因上不同。PTS在头外伤后1周内出现，PTS是大脑对物理损伤的迅速反应所致，如脑水肿、脑出血、脑挫裂伤导致血脑屏障受损、氧自由基损伤、兴奋性神经递质水平增加等，因此PTS属于诱发性癫痫（provoked seizure）。PTE在头外伤后1周以后出现，PTE往往是大脑本身受损所致，这个时期内分子水平和细胞水平的变化逐渐导致自发的"癫痫发生（the incidence of epilepsy）"，最终神经网络发生重塑，神经元兴奋性增加，出现自发性癫痫，因此PTE属于非诱发性癫痫。PTE可以只有一次发作，也可以多次发作，但是只有反复出现的发作才能代表PTE的全部特征并诊断为PTE。目前学者将PTS划分为即时癫痫发作（伤后24h内）早期癫痫发作（伤后24h至1周）和晚期癫痫发作（伤后1周以后），这其中也可将晚期癫痫发作等同于PTE。因此临床实践中，PTS和PTE的概念常被通用，但需注意PTS属于诱发性癫痫，PTE属于非诱发性癫痫。

PTE发生率的高低与多种危险因素相关。PTE的确诊依赖于明确的外伤史和癫痫病史，并除外其他原因导致的癫痫发作。多种神经影像学技术，如螺旋CT、MRI、SPECT和PET对发现癫痫灶或做出癫痫灶的定位具有重要价值，视频脑电图（V-EEG）和动态脑电图（A-EEG）可提高癫痫波和癫痫病灶的检出率。目前研究普遍认为伤后早期使用抗癫痫类药物（antiepileptic drugs，AEDs）可以预防PTS发生，目前尚无任何一种治疗措施可以预防头外伤晚期出现PTE。对于使用2～3种AEDs药物治疗后仍难以控制癫痫发作的药物难治性外伤性癫痫，应考虑外科手术治疗。

（张　沼　张　凯）

第二节　发病机制及研究模型

一、发病机制

脑外伤后癫痫的发病机制至今尚未完全阐明，可能是多种病理因素的综合作用结果。现认为主要与以下机制有关。

1. 血脑屏障变化　正常血脑屏障在选择性运输或扩散血液与脑组织之间的化学物质方面起重要作用。颅脑损伤常使血脑屏障受损，受损后皮质直接与血清蛋白相接触，长时间作用可导致胶质细胞增生，血脑屏障破坏导致皮质细胞与血液中钾离子的缓冲带消失，从而导致局部皮质兴奋性增加。

2. 血液循环变化　急性脑内出血造成血液循环紊乱，一方面刺激神经细胞，引起过度异常放电，另一方面使脑细胞的氧和葡萄糖供应减少，代谢产物蓄积，导致即刻癫痫发作。严重的局部脑损伤，可引起损伤区神经元的破坏和退行性变，血液供应不足，形成慢性癫痫病灶。脑水肿和脑疝引起的海马-杏仁核区缺血和硬化，也可形成致痫灶。

3. 突触兴奋性递质变化　谷氨酸作为脑内一种重要的兴奋性神经递质，在维持颅内突触兴奋性中起到了重要作用。谷氨酸通过神经元细胞及胶质细胞的特异性通道和转运体摄取保持一种平衡，在外伤后，大脑皮质迅速出现谷氨酸的升高，可能由于神经元及胶质细胞对谷氨酸的释放增加及摄取减少，也可能与外伤后神经元死亡有关。谷氨酸增加了皮质兴奋性，并且谷氨酸同时参与了外伤后神经元凋亡的过程，故谷氨酸的持续增高成为可能诱发癫痫的因素之一。

4. 细胞外钾离子的升高　正常神经元通过钠钾泵、钾通道等调节细胞内外钾离子的平衡。已有研究表明细胞外钾离子浓度的增加可增加神经元细胞的兴奋性，外伤后由于神经元的死亡或者神经元对钾离子调节能力下降，导致细胞外钾离子较正常增多，从而明显增加神经元的敏感性及兴奋性，足以导致神经元间歇性放电。并且钾离子的持续增高可以导致神经元从间歇性放电向持续性放电进行转变。

5. 铁离子与脂质过氧化反应　机体代谢过程中产生的自由基及其脂质过氧化作用促使颅脑损伤后致痫灶的形成，这是因为外伤引起的脑实质出血和随之出现的含铁血黄素沉积与之有关。由于血管破裂，血液流出血管外，红细胞进入脑实质并发生溶血后，血红蛋白和转铁蛋白释放出大量铁离子，形成含铁血黄素，含铁血黄素沉积于神经组织内或神经网络上，即形成铁离子的游离，脑组织内含铁血黄素沉积是颅脑损伤后癫痫患者的脑组织病理特征之一，沉积的铁离子经过一系列催化反应后可以启动和引发神经元膜的自由基脂质过氧化反应。

6. 脑部结构改变　外伤后脑局部出血、水肿和坏死都可引起脑内神经纤维断裂，或轴索损伤，小胶质细胞增生、胶质瘢痕形成、轴索回缩小球和瓦勒变性出现等结构性变化。上述变化均可导致部分脑区出现异常兴奋性增高。一项对皮质6层细胞的分层研究表明在外伤后部分脑区纤维增生活跃，突触密度增加，由于新形成的轴突有兴奋倾向，可增加连接区内局部的兴奋性，并且此区还有NMDA受体的改变，使其更易受轴突传入的激活，从而形成局部高兴奋区；同时灰质细胞数量减少，伴随正常细胞层排列分布紊乱，都增加了局部的兴奋性。虽然抑制性与兴奋性神经元密度、数量都在减少，但抑制性神经元减少的更为严重，更加造成了外伤后部分脑区兴奋性上升。并且外伤导致的胶质增生和瘢痕形成，将周围组织向瘢痕中心牵拉，对中间区神经元树突形成机械性张力，而树突对这种张力作用很敏感,促使中间区兴奋性增高,可能也是外伤性癫痫的一个重要发生因素。

7. 苔藓纤维发芽与神经纤维重塑 颅脑损伤和外伤后第一次癫痫发作有一个"潜伏期"或"静止期"。这一时期是外伤启动一个动态的致痫过程,在这一时期,无论是动物脑外伤模型还是人类颞叶癫痫都可观察到苔藓纤维发芽。苔藓纤维发芽与脑外伤后癫痫样活动的敏感性增加有关,苔藓纤维发芽通过颗粒细胞间形成反复性兴奋环路,而且会伴随皮质、齿状回和其他边缘区的兴奋性增加。另外,脑外伤后突触抑制的长时程增加也与苔藓纤维发芽有关。研究发现在重度苔藓纤维发芽的脑片可观察到自发性癫痫样活动,这提示齿状回苔藓纤维发芽具有致痫性。随着苔藓纤维的增多及神经元细胞的减少,局部脑区的兴奋性增加会导致外伤灶及海马的神经纤维的重塑,主要表现为兴奋性及抑制性纤维的数量、分布的变化,而这种变化的趋势是导致兴奋性神经纤维的逐渐增多,通过这一关键结构的重建,为远期的癫痫发生提供了网络基础。

二、外伤性癫痫研究动物模型

理想的动物模型是研究外伤性癫痫的基础,能复制出与人类外伤后癫痫相似的病理特点,目前国内外有关外伤性癫痫的研究模型如下。

(一)液压打击模型

液压打击模型(fluid percussion injury,FPI)基本原理为,液体瞬间打击已经暴露的完整硬膜面上,造成脑组织变形或移位,从而导致大脑神经元局部或弥漫性损伤,类似人类头部撞击后发生的脑变形(图6-1)。制作方法,根据开颅位置分为外侧和中心FPI(图6-1A),前者在大鼠位于中线外侧3~4mm,后者在中线正上方,目前最常选用外侧FPI模型。将一塑料管与事先安装在动物颅骨上的注射器针座相连,打击之前整个装置系统装满温生理盐水,当金属摆锤从预设高度打到尾端的树脂活塞上时就会产生一个液压,随后通过树脂玻璃管及塑料管打到暴露的硬膜上(图6-1B)。打击压力通过压力传感器间接测量和记录。

急性损伤主要与继发性分子细胞结构改变有关,包括迟发性神经性退变、神经再生、轴突损伤、轴突发芽、胶质增生、血管增生等。这些变化必须经过数周至数月的修复过程,液压打击大鼠模型液压打击后的影像学变化可显示这一过程(图6-2),由于修复过程中夹杂着苔藓纤维及神经纤维的重塑,都可导致癫痫发作。

此模型有一定的缺点:①重复性低,如打击时程、范围、部位和方位差异等;②死亡率高,增加了实验动物的数量;③癫痫发生率低(43%~50%),且发作频率低,每日平均(0.3±0.2)次;④常产生混合性局部或弥漫性损伤,难以证实每个损伤类型对癫痫形成的影响。

(二)自由落体模型

自由落体模型通过重物打击造成重度脑外伤,引起海马CA1区自发性动作电位的频率增加,即超兴奋性,进而出现癫痫样电活动。制作方法,落重装置包括树脂玻璃管(高57cm)和金属砝码(50.5g),动物除去骨膜,暴露颅骨后置于树脂玻璃管正下方,撞击位置在冠状缝和人字缝之间的左侧颅骨。

自由落体模型优点,①装置简单,操作方便,实用经济;②创伤部位及面积准确一致,打击负荷类型一致;③引起高度局限性损伤,能模拟临床上局灶性脑外伤致痫过程,而且也许能反映出与PTE更相关的方面。缺点,①颅骨完整,不能观察到骨折,且人为减压措施对急性脑水肿形成、硬膜外血肿占位效应的观察有一定影响;②仅模拟局部性脑损伤,对临床广泛性损伤难于复制;③易导致砝码的反弹伤,致使重复性低。

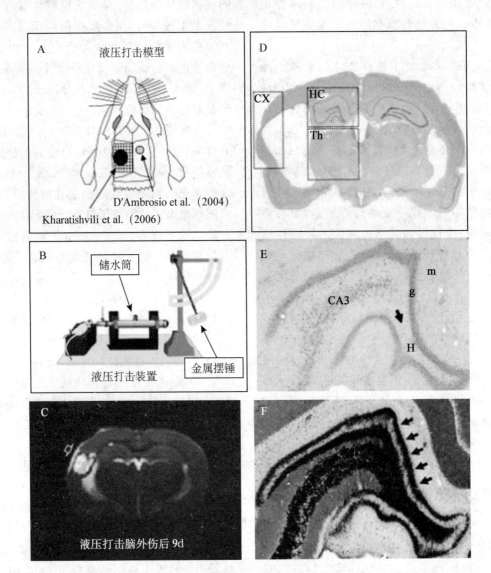

图 6-1 液压打击模型

A. 为液压打击模型中两种骨瓣的开颅位置；B. 为液压打击模型示意图；C. 为液压打击脑外伤后 9d 大鼠头颅 MRI 冠扫 T_2 像；D. 为外伤性癫痫模型成功后取脑组织染色，可见除液压打击处皮质结构变化，亦可见同侧海马萎缩、丘脑结构变化；E. 可见齿状回门区细胞缺失；F. 可见齿状回内层轴突构成苔藓纤维；CA3，海马锥体细胞层；CX，大脑皮质；g，颗粒细胞层；H，齿状回；HC，海马；m，多形分子细胞层；Th，丘脑

(三)铁模型

铁模型通过铁离子诱导自由基及过氧化氢的生成，经过一系列的生物反应，从而导致神经细胞的死亡和致痫灶的形成。制作方法，一种方法是采用微注射法将铁离子注入到实验动物的感觉运动皮质区，这种方法建立的是慢性 PTE 动物模型；另一种方法是采用离子导入法将铁离子导入到实验动物的感

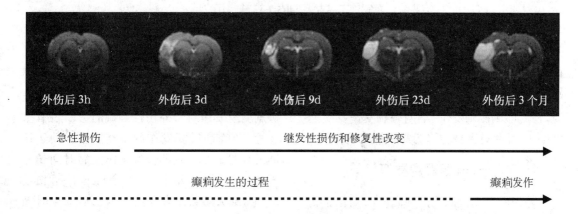

图 6-2　脑外伤后大鼠切面 MRI 信号变化

觉运动皮质区,此法建立的动物模型是急性 PTE 动物模型。常选位置为前囟前 2mm, 中线旁 3mm,硬膜下 2mm。

　　铁模型优点,①接近人类脑外伤后出血的临床与病理改变;②成功率高,稳定可靠;③潜伏期短,便于观察和干预性研究。缺点,①癫痫发生率过高及潜伏期过短,这与临床有所不同;②发作类型和病理改变特点与临床有差异,如动物模型发作多为局部性且病理变化主要限于皮质,而人类发作多为继发性全身性且病理变化累及皮质和丘脑及海马等皮质下组织。

　　(四)皮质底切模型

　　皮质底切模型用于模拟穿通性皮质损伤所致的 PTE。基本原理,皮质第五、六层神经元传入及传出性轴突的离断、皮质内神经环路的破坏及神经元变性导致过度兴奋性,进而引起癫痫样电活动。制作方法,用 28～30 号针头,于末端处折成 90°,然后连于微操纵器。在感觉运动皮质区穿刺,于皮质第六层下转针头 180°,横断下方的皮质。另一皮质切口于前囟后 0.5～1mm 进行,不转针头,以制作皮质岛。

　　皮质底切模型的缺点,①不能解释非穿通性脑外伤的病理改变,而且不能进行神经

元环路重组等特征的比较性研究;②人类白质切割伤少见,代表性不强;③操作有一定难度,相对缺乏一致性。

　　(五)控制性皮质撞击模型

　　此模型制作方法,撞击装置包括电脑控制的空气驱动撞击器和直径 3mm 的斜角不锈钢钉。实验动物采用大鼠,沿中线暴露颅骨,在矢状缝外侧开颅(颅孔直径 4mm),中心在前囟和人字缝之间,除去骨瓣暴露完整硬膜。用撞击装置以 3.5m/s 速度和 400ms 时程打击皮质,深度分为 0.5mm(轻度)和 1.0mm(重度)。

　　此模型优点,①最大优势在于适合做大鼠、老鼠甚至更大的动物,如羊;②准确性高,能提供一致且重复性损伤,而且力学参数比较容易测量,比如损伤速度、深度和组织变形等;③老鼠的皮质撞击模型能研究 PTE 发生的基因背景信息。潜在缺点在于创伤的严重性并不增加死亡率,这与临床观察相矛盾。

　　另外,近年来清醒动物 PTE 模型的研究取得很大进展,不仅与人类 PTE 具有更好的参照性,而且能制作成不同损伤分级要求的脑外伤。

(孙振兴　王　垚　张　凯)

第三节　临床表现

外伤性癫痫是颅脑损伤的严重并发症。根据其发病时间及致痫机制的不同,国内外学者大多将外伤后癫痫在临床上经常将其分为,伤后即刻癫痫发作、早期癫痫发作及晚期癫痫,前两者通常被定义为早期癫痫发作。

一、早期癫痫发作

外伤后早期癫痫发作的高峰时期位于伤后 24h 内,其中约有 1/3 患者伤后第 1 小时内出现癫痫发作,另外 1/3 患者发生于第 1 天稍后时间,Jennett 分析 400 例外伤后 1 周内发生的癫痫,60% 第 1 次发作在伤后 24h 以内,其中 50% 发生在伤后第 1 小时内。对于儿童和有凹陷性骨折的患者更容易出现伤后即刻癫痫发作。脑损伤较重及伴有急性颅内血肿的患者癫痫发作较晚,甚至延迟至 24h 以后。早期发作是晚期发作重要的风险因素,约 33% 患者脑外伤后出现早期癫痫发作,单次癫痫发作并不能提示晚期癫痫发作与否及发作程度的大小,但是反复癫痫发作,尤其儿童早期癫痫持续状态的出现,提示晚期癫痫发生率较高。5 岁以下儿童更易出现延迟早期发作,儿童外伤后早期癫痫发作具有 2 个特点,其一,即使轻微的损伤也可诱发癫痫发作;其二,即使轻微的脑外伤不重,也有可能诱发癫痫持续状态。该期出现癫痫发作的患者后期出现晚期癫痫的概率是无癫痫发作者的 4～10 倍。Jennett 等统计发现,19% 患者先后经历早期癫痫发作以及晚期癫痫发作,外伤后晚期发生癫痫发作的儿童患者中 41.3% 经历过早期癫痫发作。脑外伤早期阶段,脑外伤患者除了临床癫痫发作外,还有一部分表现为非抽搐性癫痫发作,Paul M. Vespa 对该组病例 6 个月后随访发现,非抽搐性癫痫发作者海马萎缩的程度及范围明显高于无癫痫发作患者。

二、晚期癫痫发作

即外伤 1 周后出现的癫痫发作,该阶段癫痫反复发作对于外伤性癫痫的诊断占有重要地位,晚期反复发作的癫痫发作有助于诊断外伤性癫痫。晚期癫痫发作发病时间长短不一,短者伤后几个月,长者可延长至伤后 20 年,绝大多数患者发病在外伤后 6 个月至 3 年。Caveness 研究发现绝大多数外伤性癫痫发生在外伤后 2 年以内,30% 在第 1 个月,5% 在 1～6 个月,60%～70% 在第 1 年内,80% 在 2 年内。有人认为伤后 4 年内发病,以后癫痫发生的机会就会显著减少。John 等研究发现,颅脑外伤 5 年后癫痫发病率已经接近于普通人群。通过对 2747 例颅脑损伤病例的分析发现,伤后第 1 年患者发生晚期外伤性癫痫的相对风险是正常人群癫痫发作的 12.7 倍,1～4 年间为 4.4 倍,5 年以后为 1.4 倍。

脑任何部位的损伤均可引起癫痫,但易发生癫痫的部位是在中央前、后回及其邻近区域,其癫痫发作类型无明显特异性,早期癫痫发作以全身强直阵挛性发作多见,后期主要以局灶性发作为主,如 Jackson 癫痫、复杂部分性癫痫等。患者也可有一种以上发作类型,较全身性发作来说,部分性发作易复发且较顽固。开放型颅脑损伤中,其致痫灶多位于外伤灶周围皮质,发作类型主要为部分性发作(且为晚期外伤性癫痫)占 78%,而在闭合型颅脑损伤中部分性发作仅占 15%。对于外伤后颞叶内侧癫痫,Annegers 调查发现,12% 复杂部分性发作的癫痫患者是由颅脑外伤引起的,其中儿童较多见,这可能是因为儿童海马较容易受到损伤的原因。与此不同的是,Paul M. Vespa 等对成年外伤后癫痫患者进行 6 个月随访发现,MRI 出现的海马萎缩与脑外伤引起的海马损伤没有相关性。多数患者的发作类型较固定,少数可有改变,晚期癫痫常有加重的趋势,可由局灶性发作而演变为全身性发作,严重时并有记忆减退、人格障碍、智力低下等表现。Walker 报道一组 739 例患者,60% 的患者 10 年后不再发作,但也有一部分发作越来越重,8% 的患者无法控制或最后失去生活能力。Nuutila 报道一组随访 26～31 年的病例,痊愈者仅13%,好转者 42%,无变化者 29%,恶化者8%。

外伤性癫痫发作时的临床表现与损伤部位有关,任何部位的脑组织只要受到微生物、异物的侵袭或暴力、出血的损害,均可能引起癫痫,且随着脑组织修复过程而增加。某些特殊的癫痫发作亦可以提示损伤位置。

1. 运动区损伤 可引起局限性癫痫,其症状依据损伤部位在哪一侧及受累区域,可有言语停止,发声或言语障碍,对侧面部强直阵挛运动或反复吞咽运动。若抽搐按大脑皮质运动区的排列顺序进行扩散,可扩散至全身抽搐并伴意识丧失。也可只引起局部 Jackson 癫痫发作。

2. 中央区及顶叶病灶 最常受累的部位是具有最大皮质代表区的部位(如手、臂和面区),可能出现移动身体某一部分的想法或者感到自己身体的某一部分被移动,肌力可能丧失。可出现舌蠕动、舌发硬或发凉的感觉,麻木感和触电感、身体一部分缺失感或躯体不识症等。病变侵及中央前回可出现癫痫局限性发作或全身性发作,局限性运动癫痫发作依中央前回受累部位不同,而出现病变对侧肢体相应部位的抽动,如面肌、口角、拇指等,局限性发作后该侧肢体常有短暂性瘫痪(Todd 麻痹)。中央后回受累多为局限性发作,其表现常为感觉性发作,但也可为运动性,典型感觉性癫痫发作时,患者神志清楚,病变对侧某部肢体或半身麻木、刺痛,并按一定方式扩散,然后停止或继续出现肌肉抽动,

甚至演变为癫痫大发作,发作后偶可出现该侧肢体的感觉障碍。

3. 颞叶损伤 常引起复杂部分性发作(颞叶癫痫),颞叶外侧面的后端与躯体活动有关,当血肿累及该区时,会产生复杂的听错觉、听幻觉、视幻觉、视错觉、梦样状态、错语和重复言语等症状;颞叶癫痫与精神运动性癫痫几乎是同义词,前者指癫痫发作伴有脑电图颞叶异常放电而命名,后者系根据临床症状而命名。此类癫痫具有一定特点,其发作先兆可以是多种的,如幻觉、眩晕(前庭性先兆)、胃肠不适(胃灼热、刺痛、恶心等),以及精神异常(如非现实感、似曾相识症、恐惧感、生疏症)等。

4. 海马-杏仁核 因杏仁核背内侧部分核群与钩回皮质相连接,接受感觉传入,损伤累及这部分会引起经典的"钩回发作","钩回发作"是颞叶癫痫的典型表现,发作时患者突然嗅到或尝到一种异常的恶臭或怪味,这种情况可为发作的全部,也可以是局部抽搐或全身性癫痫的先兆,患者继之陷入睡梦状态,出现抽搐,局部抽搐常见的表现有咀嚼、咂嘴等动作。

5. 额叶非运动区损伤 主要表现为情感性发作,复杂部分性发作(愣神),自主神经发作,强迫思维,发作性言语障碍等。前额叶损伤引起的癫痫主要表现为全身性发作为主,额叶内侧面旁中央小叶血肿会产生对侧下肢瘫痪,癫痫发作多从足趾开始。背外侧部损伤可表现为强直性或较少见的阵挛,伴有眼和头的转动及言语停止。岛盖损伤可出现咀嚼、流涎、吞咽、喉的症状、言语停止、上腹部先兆、恐惧及自主神经症状,味幻觉在此区特别常见。

6. 枕叶损伤 表现为视觉性发作,可产生盲点、偏盲、黑矇和更常见的火花、闪光、光幻视,枕叶皮质受累时还有视觉性错觉、幻觉,顶枕颞交界区受累时包括眼球在内的强直性和(或)阵挛性向对侧转动,偶尔向同侧

转动,或仅有眼球阵挛或眼球旋转性偏斜,眼睑抽动或强迫闭眼动作。可出现眼球颤动或全身的颤动,并可发生头痛。

（王 秀 张 凯）

第四节 诊 断

外伤性癫痫的诊断关键在于明确的外伤史和癫痫的确诊,并且确定是由颅脑损伤引起的。注意询问患者过去有关癫痫病史,仔细了解受伤的情况和发作时的具体表现。伤后有早期癫痫者有利于晚期癫痫的诊断。还应注意因癫痫发作而致头部外伤者,应考虑其他原因引起的可能性。对于首次晚期癫痫发作者,应考虑其他原因引起的可能性。

外伤性癫痫有许多种类型,可表现为部分发作,也可表现为全身强直-阵挛发作或癫痫持续状态。且发作类型依病损部位不同而异。典型的病例,尤其是外伤后早期癫痫依据其明确的头部外伤病史和临床发作的特点,一般诊断不难。但睡眠中发生的癫痫可能不被发现。额、颞叶癫痫的许多古怪、复杂的精神和行为表现常被家人误解,尤其在儿童,是造成延误诊断的原因。罕见的一过性言语困难,或感到一侧面部刺痛等都可能被患者或周围人忽略。对于这些不典型的病例或癫痫的首次发作在外伤较长时间后才出现的病例,需详细询问病史,结合其临床表现、电生理检查和影像学检查综合性判断。

应注意与头部外伤无关的原发性全身型癫痫相鉴别。同时也应与晕厥、癔症、偏头痛、发作性睡病、一过性脑缺血发作等非癫痫发作相鉴别。对外伤后只出现1次发作是否属于外伤性癫痫仍无一致意见。有人认为,癫痫在临床上的固有特点是"反复发作倾向"因此不赞成把1次发作列为外伤性癫痫,这在社会学和治疗学上都是有益的。

Walker等提出的外伤性癫痫的诊断标准可作参考,①确实为癫痫发作;②外伤前无抽搐史;③无其他脑及全身疾病;④外伤的严重程度足以引起脑损伤;⑤首次癫痫发作在外伤后不太久的时间内发病;⑥癫痫类型和脑电图改变与脑损伤部位相一致。应用Walker诊断标准时应注意综合判断。有些儿童甚至成人的脑外伤并不严重,但也可引起癫痫发作。虽然80%的外伤性癫痫发生在伤后2年内,但也有在外伤后数年甚至数十年发病的报道。外伤后癫痫脑电图有近半数为广泛性异常,难以确定癫痫灶。录像监测脑电图和动态脑电图可提高癫痫样波和癫痫灶的检出率,对确定发作类型很有帮助。现代化神经影像学技术,如螺旋CT、MRI、DSA、SPECT和PET等对发现癫痫病灶或做出病灶的定位方面很有价值。

颅脑外伤后,病灶局部神经元出现轴突断裂,继而发生Wallerian变性及胶质增生。磁化传递MRI（Magnetization Transfer MRI）可以更好地评价颅脑外伤后期病灶周围轴突损伤及胶质增生,Rajesh研究磁化传递MRI致痫灶成像与外伤后顽固性癫痫的相关性发现:在致痫灶成像面积大小方面,有些磁化传递MRI成像大于T_2像,有些则小于T_2像,而前者出现顽固性癫痫的比例明显大于后者。Rajesh认为磁化传递MRI在预测能否出现顽固性癫痫方面有一定的价值,但其临床应用价值还需要更进一步研究。

由于癫痫是大脑神经元一过性的过度同步放电而致的大脑功能障碍,癫痫患者的皮质神经元不断发放这种异常电位,因而在脑电扫描中常能记录到异常放电。PTE患者发作间歇期或发作期间,脑电图可出现特异性癫痫发作波,癫痫发作时这种异常电位更有特点,不同类型的癫痫,其大脑异常波也是不一样的,因此,脑电图的变化对于癫痫的诊断、分类及外科治疗中手术方式的选择都有重要的意义。在检查前尽可能停服抗癫痫药物 3d,对发作频繁、怕停药导致癫痫持续状态的患者可逐渐减量直至停药。

多数外伤后脑电图异常在 3 个月内消失,若 3 个月后仍残留脑电图异常,则不易恢复。早、中期癫痫以广泛的慢波为多见,正常频率受抑制并有高幅的慢波,后者被认为是外伤性癫痫的特征。晚期癫痫中有局灶性棘波。源于大脑皮质的癫痫波常为高波幅的尖波、棘波、尖慢波或棘慢波综合,位相一般为阴性;病灶深在者,其波型多为尖波或尖慢波综合,波幅较低,位相有时阴性,有时阳性。由于颅脑外伤可能会导致多灶性损伤,所以癫痫灶的定位除根据波形及位相之外,应注意痫波出现的同步性。两侧非同步的发作波表示为相互独立的两个以上的病灶。同步的 2 个以上的发作波,根据它的波形、波幅和位相,有时可以认为是来自一个原发病灶。出现两侧同步的阵发性慢波一般认为是中央系统发作或陈旧性癫痫。在陈旧性癫痫,除有棘波外,还常呈现两侧同步性慢波。有时焦点性高幅快波(50μV 以上)的波幅逐渐增大,最后过渡到发作波。

外伤性癫痫的脑电图的广泛性异常比一般癫痫为轻,往往仅显示焦点性异常。约有 30% 的病例显示正常脑电图。

发作间期,开始可能为 θ 波,以后出现棘波、棘慢波、尖波、尖慢波。发作间歇期逐渐为慢波化和不规则化或较多 θ 波和 δ 波。阵发性的脑波异常,表现为早发或多数棘波、尖波、暴发性高波幅、每秒 6 次波和棘慢波综合等。晚期脑电图的危险因素包括局限性 δ、θ 波、局限性高幅 β 波、慢波背景活动中的局灶棘波发放。

有时脑电图表现正常约占 30%,异常脑电图约为 70%。其中,局限性异常占异常脑电图的 40%(局限性棘波、棘慢复合波 20%,局限性慢波 20%),广泛性异常占 60%(广泛性慢波占 40%,阵发性慢波占 20%)。有些

脑电图异常的脑外伤患者,从无癫痫发作,而有些外伤性癫痫患者脑电图始终正常。脑外伤后早期脑电图正常的患者,也可能最终发展为癫痫。癫痫潜伏期脑电图可正常,但持续异常不一定导致癫痫发作。棘(慢)波发放仅代表抽搐低阈值,临床上可无癫痫发作,在睡眠剥夺、感情心理压力等诱因情况下有可能抽搐。对无癫痫特异波的患者,应注意复查,条件具备者可行长程脑电图或录像脑电图监测,以进一步提高脑电图对癫痫的诊断价值和研究水平。

婴幼儿颅脑外伤性癫痫,其脑电图明显异常检出率较高,对临床病情及预后估计有指导意义。因此小儿轻微的外伤也可能有明显异常的病理改变,故对小儿颅脑外伤无论受伤的程度轻重,临床表现如何,参考脑电图所见对病情的估计是很有必要的。对小儿颅脑外伤只要条件允许,早期、及时、多次行脑电图检查,对了解疾病的预后有一定的价值。但也有相反的观点,日本的川口等分析了 382 例儿童颅脑外伤(绝大多数为轻度外伤)的脑电图,发现局限性癫痫波占 3.6%,广泛性棘慢波综合占 8.3%,总计占 11.9%。在正常儿童对照组中,局限性癫痫波占 4.6%,广泛性棘慢波综合占 3.3%,总计占 7.9%。外伤后出现癫痫波的儿童未给予抗痫药物,除极个别者外,均未发生癫痫。因此,他们认为儿童轻度颅脑外伤脑电图上出现癫痫波很少有病理意义。

根据脑电图来预测外伤后癫痫的出现,实际上较困难,因为外伤后多数病例呈现广泛性或局限性异常脑电图,但这些病例可以不发展为癫痫,而有些病例,虽然显示正常脑电图,但后来却成为癫痫。这种预后的研究一般要在伤后急性期、癫痫潜伏期和伤后第一次发作后 3 个不同阶段的脑电图基础上进行。一般认为伤后急性期、癫痫潜伏期和伤后第一次发作后异常脑电图可在一定程度上估计预后,持续重度异常脑电图提示预后不

佳。脑电图的好转常与临床缓解平行,50%以上的外伤性癫痫在 10 年内停止发作,约 50%患者在 5 年内停止发作,这时脑电图也逐渐恢复正常。对未发生癫痫者,脑电图对预测晚期癫痫的可能性各家意见不一。有学者认为伤后出现局限性异常或癫痫样发放,提示今后出现癫痫的可能性较大。棘波、棘慢复合波或阵发性慢波长期存在,预示癫痫继续存在或将要发生。

(王　秀　张　凯)

第五节　治　疗

癫痫治疗主要依靠药物控制。大约有 75%的患者,药物治疗能得到满意的效果,大约 25%药物无法控制,称为难治性癫痫。其中一部分通过适当的手术治疗,能够达到控制或减少癫痫发作。早期癫痫多因脑挫裂伤、脑水肿、蛛网膜下腔出血、骨片压迫、颅内血肿在脑内形成刺激灶引起皮质异常放电。其治疗主要是解除骨折片压迫,清除颅内血肿及脱水抗癫痫等药物治疗。晚期癫痫多为脑膜脑瘢痕、脑室穿通、憩室、慢性血肿及脓肿等,这类癫痫应以手术为主,并应用抗癫痫药物。

因外伤性癫痫具有自然痊愈的趋势,大约有 50%患者于发病 5~10 年有希望终止发作,有 2/3 患者在维持适当抗癫痫药物治疗下,发作能够得到较满意的控制,因而选择手术治疗应当慎重。Rasmussen 指出,手术不主张在癫痫初发后 3~4 年进行,因有相当多的患者在此阶段癫痫发作频率逐渐减少甚至痊愈,除非有持续性局灶性癫痫,或内科治疗下发作频率及程度仍有加重的情况,方可考虑手术。

一、抗癫痫药物治疗

首先确定临床发作类型,结合脑电图选择适当的抗痫药物。一般用药原则如下。

1. 选择最适宜的抗痫药进行治疗。一般应根据发作类型用药,如大发作和局限性发作,选用抗痫药物的顺序苯妥英钠、苯巴比妥、卡马西平、扑痫酮或丙戊酸钠;小发作则常用丙戊酸钠或乙琥胺、地西泮或苯巴比妥;精神运动发作则首选卡马西平,其次为苯妥英钠、苯巴比妥、扑痫酮、丙戊酸钠或地西泮;肌阵挛发作则宜选地西泮、硝西泮或氯硝西泮。具体用药方案见相关章节。

2. 尽可能单药开始试验性治疗,找到规律后制订服药计划。

3. 首先选用较安全的抗癫痫药物,逐渐加量,如证明无效方可配合服用另一种抗癫痫药。

4. 服药时间应针对发作时间。

5. 进行药物浓度监测。

6. 按时按量给药。

7. 不可突然停药,更换或增减药物均应逐渐进行。

8. 服药期间应定期检查血象,遇有过敏、中毒等症状时及时停药和处理。

二、癫痫持续状态的处理

癫痫持续状态指任何类型癫痫发作持续 30min 或间歇性癫痫发作持续 30min 或更长,发作间歇期患者的意识不能恢复。在颅脑外伤后发生癫痫持续状态可以进一步加重脑损害并引起并发症,造成重度伤残,是外伤性癫痫造成死亡的主要原因,一旦发生需立即进行处理。

1. 处理时机　癫痫持续状态造成死亡主要是由于持续惊厥性强直-阵挛性状态造成呼吸循环衰竭所致。因此,在临床患者发生惊厥后即应及早判断癫痫状态发生的可能性并做出相应处理。一般观察患者持续发作 5min 以上者,应高度怀疑癫痫状态,并应立即开始治疗，及时终止癫痫状态。

2. 处理原则

(1)选择作用迅速强有力的抗惊厥药，给药要充分，避免少量重复用药，给药途径要静脉注射。发作控制后，要给予维持药物治疗。

(2)维持生命功能，预防和控制并发症，防治脑水肿，及时纠正水电及酸碱失衡，采用降温抗高热及抗呼吸循环衰竭措施。

(3)积极寻找病因，及早去除病因。

(4)顽固性癫痫状态药物不能控制时，可考虑选用外科治疗。

3. 处理方法

(1)确保呼吸通畅，纠正缺氧，清除口腔分泌物，防止舌后坠，吸氧。呼吸道阻塞严重者可行气管切开或气管插管。

(2)严密观察生命体征变化，并针对变化采取相应措施。有条件时在监护下使用各种抗惊厥药物。

(3)抗惊厥药物治疗

①地西泮：多为癫痫持续状态时首选用药，成人 10～20mg/d，静脉注射，注射速度 5mg/min；儿童出生 30d 至 5 岁，0.2～0.5mg/kg，注射 2～5min，最大用量限 5mg；5 岁以上儿童每次 1mg/kg，注射 2～5min，最大限量 10mg，如需要在 2～4h 可重复。维持用药，成人 100mg 加入 5% 葡萄糖 500ml 静脉滴注，速度 50～100ml/h，用药期间须密切注意呼吸和心率的变化。

②氯硝西泮：成人每次 1～4mg，静脉缓慢注射，对 75% 各类癫痫状态可获满意效果，维持疗效能达 24h，对呼吸抑制较地西泮强，使用时需要注意。儿童静脉注射剂量每次 0.02～0.06mg/kg，速度为 0.1mg/s。

③苯巴比妥钠：每次 5～10mg/kg 肌内注射。用于在地西泮速效药控制发作后，维持疗效使用，如癫痫状态不缓解可静脉注射，每次 20mg/kg，速度为 100mg/min。静脉使用时应在气管插管下进行，避免发生呼吸抑制。

④苯妥英钠：每次 15～20mg/kg 静脉注射，注射速度成人为 50mg/min。儿童 1mg/min。注射时应密切注意心电图及血压变化，如每次 20mg/kg 仍不能终止癫痫状态时可增加剂量，最大用量限为每次 30mg/kg。

⑤异戊巴比妥钠（阿米妥钠）：成人 0.25～0.5g，20ml 蒸馏水稀释，注射速度为 50mg/min。注射速度不宜过快，以免发生呼吸抑制，多数情况下可在静脉注射 4～5min 停止，发作停止后，未静脉注射完的药物可再肌内注射。

⑥丙戊酸钠：近年研究表明，静脉注射丙戊酸钠能迅速终止癫痫持续状态。用药 20min 内约 83% 的患者持续状态可以得到满意终止，部分伴随 EEG 异常活动消失。用药方法，首次静脉注射 15mg/kg，之后静脉滴注 1mg/(kg·h) 维持治疗。

(4)支持治疗措施

①防治脑水肿：可加地塞米松 5～10mg/d，20% 甘露醇每次 125～250ml 静脉滴注，每 6～8 小时 1 次。

②预防感染：尤其注意肺部感染。

③纠正水电和酸碱紊乱，注意补液及热量补充。

④高热时可采用物理降温甚至冬眠措施。

(5)注意血压变化，大剂量抗癫痫药物可导致血压下降，必要时可用多巴胺等提高血压并维持血压正常。

(6)顽固性癫痫状态时可用麻醉药终止癫痫状态。顽固性癫痫状态用药如下。

①异戊巴比妥钠 15mg/kg 静脉滴注 1h 以上，维持量 1～2mg/(kg·h)，直到停止发作，EEG 显示爆发性抑制征象为止。必要时追加静脉注射 5～10mg，直至出现癫痫发作缓解。

②硫喷妥钠：2mg/min 溶于盐水中滴入，持续 30～60min，控制症状后可减量至 0.5mg/min，为达到完全控制发作可用到麻

醉水平。

三、手术治疗

不同于以往对"药物难治性癫痫患者"应进行手术治疗的理解,目前认为,首先应明确诊断药物难治性癫痫,癫痫致残;其次,致痫灶的定位准确;最后,手术处理致痫灶不会引起患者不可接受的并发症,在该种情况下可考虑手术治疗。

以往研究认为外伤性癫痫预防重于治疗,但目前研究表明早期给予 AEDs 治疗对外伤后的早期癫痫发作有效,但并不能降低晚期癫痫的发生率,甚至有人认为盲目使用AEDs 可能不利于受损大脑的功能恢复。因此对于外伤后癫痫应在准确定位致痫灶的基础上积极行外科治疗。

1. 手术治疗指征

(1)符合难治性癫痫诊断标准:确定诊断后,系统服用 AEDs 药物 2~3 种无法控制癫痫发作者。

(2)多项证据支持癫痫起源于局灶而非多灶(最基本证据要求详细完善的癫痫症状学证据,发作期脑电结果,高分辨率 MRI 结果)。

(3)病灶定位于皮质功能可代偿区,皮质运动及语言区的病灶切除应视为禁忌,病灶切除后不致引起或加重原有的神经功能障碍。

2. 术前检查

(1)常规术前检查

①病史和详细的神经系统查体:对于PTS 或 PTE 患者来说首先应明确是否具有既往外伤史,症状学问诊可以初步对癫痫起源进行定侧、定位,同时可以与随后进行的视频脑电记录到的症状进行对比。

②MRI 检查:癫痫患者 MRI 序列应该至少包括 T_1 像和 FLAIR 像。MRI 扫描除可以诊断神经外科疾病外,尚可发现神经内科疾病的病灶,如多发性硬化。MRI 诊断脑

挫裂伤更敏感。外伤所致脑水肿,T_1 加权像为低信号,T_2 加权像呈高信号,在 2 周后消失。脑挫裂伤血肿早期 T_1 加权为低信号,T_2 加权呈高信号,后随着血液中水分被吸收,T_1、T_2 加权像上可能呈等信号。在 2~3d,T_1 加权呈等或低信号,T_2 加权呈明显低信号;3~7d T_1 及 T_2 加权图像上呈低中到高信号;30~60d 后血肿在 T_1、T_2 加权图像上均呈高信号。

外伤性血肿自出血后 2d 到数年内将留下一个含铁血黄素镶边的残腔,在 T_1 及 T_2 加权图像上均呈低信号,残存边呈高信号。严重的脑挫裂伤伴出血者随时间延长可软化囊变,胶质增生,瘢痕形成,最终导致局限性脑萎缩,脑沟、脑裂及脑池扩大,病变区呈脑软化,信号常与扩大的脑室连成一片。

③长程视频脑电图:通过 V-EEG 对发作期及发作间期癫痫波分布进行分析,比较分布和棘波病灶的关系。粗略估计癫痫病灶的范围。对于一般脑电图不能确定范围者,通常进行睡眠诱发或药物诱发脑电图检查。找到癫痫发作期的棘波对确定癫痫灶有较大意义。24h 甚至更长时间脑电图连续监测在这方面意义更大。

④心理学检查:通过心理学检查可以了解患者的智力水平、人格,以帮助评价患者的病情和选择手术的意义。术前智力测定可发现局灶癫痫的早期高级神经功能损伤,可以避免手术切除痫灶造成的永久性功能损伤。术前、术后的正规心理学检查对照,也可作为评价手术疗效的客观指标之一。特别是对儿童,如果正规用药 1~2 年仍不能控制,仍有癫痫频繁发作,说明这类患者可能演变为顽固性癫痫。而频繁的发作,对儿童的智力和人格发育影响很大。10-12 岁儿童正处于与社会进行接触的转折阶段,他们的学业和行为将受到社会的评价,这些评价的反馈又对儿童的性格和行为产生影响,形成恶性循环,假如这一循环不被及时终止,将影响儿童

以后的生活、学习和工作及其他社会活动。常规术前智力量表的检查,可以帮助我们及时发现这些变化的早期阶段。及时采取手术控制癫痫发作,可使儿童的智力和人格得以相对正常的发育,被社会所承认。

(2)其他术前检查

①正电子发射断层扫描(PET):最常应用的 PET 代谢示踪药物是 18F-FDG(fluorodeoxyglucose),静脉注射后,在发作期扫描致痫灶区显示葡萄糖高代谢,在间歇期该区则显示葡萄糖低代谢。Engle 最近进行了一组颞叶切除术脑组织病理与 PET 扫描和脑电图比较研究,发现大多数复杂部分性癫痫的 PET 扫描都有脑组织的局部代谢改变。这些区域在 CT 扫描中均显示正常,PET 扫描呈低代谢区者,在相应病理检查中有 86% 发现异常病理结构,这些低代谢区一般比病理结构范围稍大一些。PET 扫描正常代谢区没有发现异常病理结构。而 PET 扫描与脑电图显示的癫痫病灶常常不符,而且代谢降低的程度与棘波的发生频率无明显关系。因此作者认为 PET 扫描可准确发现病灶,但这些病灶却不一定是癫痫源,故尚需以脑电图来确定哪一处是癫痫源。由此可见,PET 与脑电图配合使用,可以更准确地提供癫痫病灶的范围。

②单光子发射断层扫描成像(SPECT):用示踪药物 99mTc-HMPAO(六甲基丙二肟胺)静脉注射后一次性进入脑组织,了解局部脑血流灌注,间接判断致痫灶部位。发作或发作后 SPECT 对复杂部分性发作的手术前定位是可靠的,可将致痫灶定位于一侧颞叶,也可能定位于颞叶以外。

③脑磁图(MEG):人的新陈代谢和信息传递,都会产生电子传递和离子电流。在"电动生磁,磁动生电"情况下,生理磁现象与生命活动关系十分密切。目前用 SQUID 技术(超导技术)在磁屏蔽室内探测生物电变化,来确定致病灶部位,有很大价值。MEG 多

用来检测发作期癫痫灶起源。

④功能磁共振(fMRI):痫病灶切除术,一方面需要尽可能完全切除痫灶,另一方面不能造成脑功能的损害。因此,确定脑功能区是手术治疗不可忽视的一部分。功能磁共振用来发现功能性脑区与可疑癫痫灶解剖学关系。未来 fMRI 可能取代 WADA 实验在癫痫定侧方面的优势同时可以进行记忆功能评价。与 WADA 实验相比 fMRI 不仅可以对语言功能进行定侧还可以进行定位。

3. 手术注意事项

(1)手术的关键在于能否将致病灶完全切除,术前必须明确致病灶,除根据临床征象及影像学检查定位外,还应尽可能停用抗痫药进行脑电图检查。

(2)手术前,确定患者凝血机制正常。抗惊厥用药可能影响凝血机制,尤其是应用丙戊酸钠时更是如此。应检查凝血酶原时间、部分凝血酶时间及血小板计数,出血时间也应评估。

(3)如果头皮留有较大的瘢痕,手术切口应考虑到头皮的血运供应及整形修复设计,开颅方法以骨瓣开颅为佳,可充分暴露,有利于痫灶的测定。

(4)虽然颅脑损伤所致的脑膜-脑瘢痕是引起癫痫的主要原因,但瘢痕组织本身并不发生作用,其癫痫放电的致病灶通常在脑膜-脑瘢痕附近,或正常皮质与瘢痕交界处的细胞,有时甚至是多源性的。手术的目的是切除具有异常兴奋性的大脑皮质,故手术时不仅要切除脑瘢痕组织,同时还必须切除致痫灶,在不影响功能的前提下,切除范围应尽可能广泛,必要时还可施行部分或完全性的前额或颞叶切除术。病灶周围含铁血黄素沉积的黄变组织,脑穿通畸形等均应尽可能切除,以防止再度产生致病灶。

(5)在成人可以耐受的失血量在儿童可能是致命的。在健康成年人,失血 400ml 甚至不需要输血,而在 10kg 重的儿童,这可能

是整个的血容量。

(6)致痫灶位于或邻近于运动、感觉或语言等重要区域时,切除范围以最小限度为宜,只容许切除致痫灶部位,不应将瘢痕全部切除。

(7)手术过程中应用皮质脑电图精确定位和指导切除范围,病灶切除后再行皮质脑电图监测,如仍有棘波活动,应再进行切除,直至癫痫灶全部切除为止。术后应继续服用适宜的抗痫药,至少2年内不能减量。

4. 手术 根据癫痫病灶的性质以及部位的不同进行癫痫灶切除,而对于手术效果欠佳者可选择迷走神经电刺激。

(1)皮质癫痫病灶切除术:术中放置皮质电极测定癫痫波范围,电极放置部位尽量广泛。确定棘波出现的范围,若病灶部位距功能区较远,必须将棘波病灶也包括进去,然后用电刺激器测定语言功能中枢及运动区。用单极刺激电极,无关电极置于腿上,刺激电极脉冲参数波宽$0.2\sim5ms$,频率$1.5\sim150Hz$,刺激强度$0\sim20V$,输出电阻低于1000Ω。一般由阈值下电量开始,以后渐增至反应出现,常用$1V$、$2ms$、$60Hz$的刺激。中央前回的刺激强度可能稍增加一点,某些区域可能用到$3\sim4V$。如果刺激时发现是语言功能区,则需按照解剖关系保留功能区。刺激运动区时,则观察到对侧肢体抽动。在确定了痫波病灶和脑功能区范围后,可以确定切除的皮质范围。皮质切除范围应距脑功能区边缘$1\sim2cm$。如果在痫波以外范围仍有肉眼可见的病灶,可适当增加切除范围。

对于采用去骨瓣减压或颅骨切除减压术等有颅骨缺损的患者,如患者已出现外伤性癫痫,则需在行颅骨成形术前,先行皮质致痫灶切除,再行颅骨成形才可能有效控制癫痫发作。小心分离硬脑膜与脑组织,以免损伤过多的脑组织,然后在皮质脑电图的指引下,切除脑瘢痕及癫痫原灶。皮质下的癫痫放电灶则宜采用软膜下灰质切除,切除的方法,按

皮质脑电图监测的范围小心沿脑回中线电凝后剪开软脑膜,再用小括勺或吸引器,将该脑回的灰质切除,把保留的软脑膜盖回原处。继而再测定皮质脑电图,直到所用痫性放电均消失为止。最后,充分止血,完善修补硬脑膜,颅骨缺损应视具体情况同期或择期修补。

外伤性癫痫的手术有效性达$60\%\sim70\%$,约50%患者手术获得良好效果。根据大多数作者观察,颞叶癫痫手术后发作消失者为40%,显著减少者为$25\%\sim30\%$。中央区瘢痕和萎缩性病变者,手术后25%不再发作,$35\%\sim40\%$有显著好转。

外伤后有部分患者会表现为颞叶癫痫的症状,颞叶癫痫占癫痫外科手术的70%左右,术后癫痫缓解率$60\%\sim70\%$,外科术后癫痫控制效果与癫痫灶的确认及有无病理改变有关,颞叶有局灶性结构改变或者MRI显示颞叶内侧海马硬化与电生理检查结果一致的患者,手术后癫痫控制效果比较好。但是外伤后颞叶癫痫的患者术后病理改变与术前影像学检查一致性较差。Hartzfeld等回顾性分析外伤后颞叶内侧癫痫患者,所选手术方式根据术前脑电或者术中检测采用前颞叶切除术或者选择性海马杏仁核切除术(前者占绝大部分),术后癫痫控制程度较理想,与非外伤性颞叶内侧癫痫缓解率无明显差异,术前15例颞叶内侧海马信号异常的患者术后病理证实:仅有2例表现海马硬化,2例表现海马部分区域神经元缺失及胶质细胞的增生,其余病理组织或未发现明显异常,或轻度胶质增生,或淀粉样沉积。

术后主要的并发症是神经功能的缺损,如失语和偏瘫。Rasmussen等报道这些并发症的发生率为$1\%\sim16\%$。因此脑功能区的确定十分重要,其他并发症与一般脑手术相同。对于癫痫术后1年内控制较好,以后逐渐频繁发作者,应注意查找是否有其他病灶存在,一旦发现其他病灶,则可考虑施行二次手术切除,或者采取其他方法治疗。

（2）迷走神经电刺激：迷走神经电刺激术（vagus nerve stimulation，VNS）近年来作为一种治疗癫痫的新疗法，得到广大学者的认可。VNS目前主要适应证是手术治疗无效或者不满足手术指征的药物难治性癫痫，在临床工作中被证实是一种有效的治疗手段，对非外伤性药物难治性癫痫，2年的癫痫缓解率可达60％～70％。但目前对外伤性癫痫的VNS治疗的研究还处于起步阶段。一项多中心研究对317例外伤后癫痫的患者进行VNS治疗，经过术后3个月，6个月，12个月，24个月随访，发现癫痫发作的缓解率呈上升趋势，3个月癫痫缓解率为50％左右，24个月时癫痫发作缓解率高达75％，并且均未出现严重并发症。这一项研究证明了VNS对治疗外伤性癫痫的有效性。并且在研究中还发现，VNS对治疗外伤性癫痫比治疗非外伤性难治性癫痫效果还要明显，然而具体机制尚不清楚。

VNS的手术主要是选择左侧的迷走神经，其主要的并发症为：感染、声音嘶哑、咳嗽、感觉障碍、吞咽障碍、心律失常，但大多数并发症都可以随着时间而减少或者消失，罕有导致死亡的病例。

在美国California举行的"第一届癫痫外科治疗国际会议"上推荐的癫痫术后疗效评估方法，此方法近年已被许多单位所应用。（表6-1）。

表 6-1　国际手术治疗癫痫疗效评定标准（五级）

Ⅰ级	癫痫发作消失，除外术后早期的癫痫发作（只在前几周内）
	手术后癫痫发作完全消失
	手术后仅有先兆
	手术后有些癫痫发作，但癫痫发作消失至少2年
	仅在停止使用AEDs时有非典型的全身性惊厥
Ⅱ级	癫痫发作极少或几乎消失
	最初癫痫发作消失，但现在癫痫发作极少
	手术或癫痫发作减少
	手术后有多于极少的癫痫发作，但癫痫发作极少至少间隔2年
	仅夜间癫痫发作
Ⅲ级	值得的改善（癫痫频率减少90％）
	值得的癫痫发作减少
	长期的癫痫发作消失，间歇期长于随访期1/2，但不少于2年
Ⅳ级	不值得的改善（频率减少>50％，<90％）
	癫痫发作明显减少
	无改变（癫痫发作频率减少<50％）
	癫痫发作更重

（王　垚　魏乃礼　张　凯）

第六节　预　后

外伤性癫痫具有自然痊愈的趋势，早期及晚期癫痫随着时间的推移约25％的患者在2年或稍长的期间内自行缓解而停止，有50％患者于发病5～10年有希望终止发作，有2/3患者在维持适当抗癫痫药物治疗下，发作能够得到较满意的控制。多数患者的发作类型较固定,少数可有改变,晚期癫痫常有加重的趋势,可由局部性发作演变为全身性发作,严重时并有记忆减退、人格障碍、智力低下等表现。Walker 报道一组 739 例患者,60％的患者 10 年后不再发作,但也有一部分发作越来越重,8％的患者无法控制或最后失去生活能力。Nuutila 报道一组随访 26～31 年的病例,痊愈者仅 13％,好转者 42％,无变化者 29％,恶化者 8％。

外伤性癫痫严重影响伤者的生存质量,特别是在身体状况和社会功能方面。长期反复癫痫发作严重影响患者智力、记忆力、定向力、判断力及语言能力,是引起抑郁症、强迫症、自杀倾向及人格障碍等精神性疾病的重要原因,且长期服用抗痫药物也对患者产生严重的不良反应(表 6-2)。晚期癫痫也被认为是引起病人猝死和早亡的重要原因。但外伤性癫痫预后相对较好,较易用药物控制。

表 6-2　癫痫病人生活质量下降的主要表现

有关方面	生活质量下降的主要表现
身体方面	癫痫发作、头痛、头晕、心悸、气促、手颤、乏力等药物不良反应
心理/精神方面	负性情绪(抑郁、恐惧、不幸福、孤独感等)羞耻感、罪恶感、紧张、焦虑、自我评价低、不自信,认知功能障碍、记忆力下降、精神差、注意力不集中,对疗效不满意
社会方面	升学、就业、婚姻、社会交往困难与家人、亲戚、朋友关系不融洽,社会经济水平偏低

一、早期并发症

1. 癫痫发作时,呼吸肌阵挛,血氧含量下降,脑细胞缺氧加重脑组织水肿引起脑压增高,使神志恢复延长。在重型颅脑损伤患者创伤早期,频繁的癫痫大发作会产生缺氧、血压升高、代谢紊乱和颅内压增高等一系列病理生理改变而使患者意识障碍加深、病情恶化。

2. 反复发作抽搐,呼吸道的分泌物增加,肺泡氧的交换受到影响,分泌物的集聚引起肺部炎症。

3. 癫痫发作时,头及肢体的抽动可能致脑出血和切口裂开。

二、晚期并发症

癫痫发作的频率、类型、严重程度、病程长短和药物的不良反应是影响癫痫患者生活质量的主要因素。按其对癫痫患者生活质量影响的程度可分为损伤(impairment)、失能(disability)及残障(handicap)3 部分。损伤是指由于抗癫痫药物或伴随的神经功能障碍对患者的身体、精神、认知的损害或抑制作用;失能则是指患者日常生活的能力受到明显的影响,社会行为、交往都有障碍,就业受到限制;残障则是指患者的社会生活能力、经济来源、职业受到明显制约,丧失独立生活能力。

1. 对于脑外伤患者,外伤性癫痫是其总体功能恢复情况的一个不利预测因素。Armstrong 等报道外伤性癫痫患者的神经心理学,行为学、智力得分都明显差于无癫痫的脑外伤患者。

2. 成人癫痫患者出现精神障碍及各种心理问题的约占 3/4,出现人格改变发生率为 50％。儿童癫痫也普遍出现个性的改变,表现为性格内向、情绪不稳定、神经质及对自己行为有掩饰现象等。

精神障碍是引起患者失能或残障的重要原因,由于大多数抗精神病药物都有诱导癫痫发作的作用,治疗存在矛盾,处理这种并发症往往比癫痫本身的治疗更为棘手。忧郁是癫痫患者另一个最常见的精神症状,可能周期性出现,并与癫痫发作有关。

癫痫患者的心理障碍也是癫痫患者失能的重要原因,它起自多种原因,①癫痫发作或发作间期痫性放电对边缘系统神经元和环路的影响;②癫痫病因的影响及神经递质改变引起的行为异常;③癫痫社会心理障碍引起人与人之间关系紊乱,干扰了正常精神心理;④抗癫痫药物的影响。

3. 抗癫痫药物治疗控制癫痫是提高癫痫患者生活质量的最主要方法。但长期应用药物所带来的不良反应可能导致生活质量的恶化,有时药物带来的心理、行为、情绪等方面的负面影响甚至可能超过发作本身,给患者带来难以承受的痛苦。常见的不良反应有疲劳、记忆障碍、注意力集中困难、睡眠障碍、思维障碍、神经质、易激惹、头痛等。这些不良反应直接导致患者生活质量明显下降。

4. 癫痫发作难以控制是影响癫痫患者就业的主要原因。患者多数依靠家庭和社会救济提供生活的来源。不仅加重了家庭和社会的负担,也使癫痫患者在家庭的地位进一步下降导致生活质量降低。癫痫发作常引起患者自尊心下降和产生明显的恐惧,而恐惧往往加重患者的发作,过度的保护可引起患者独立生活和社会适应能力的下降。

三、影响预后的因素

对外伤性癫痫的预后很难做出判断,缓解率各家报道不一致。严格地讲,早期外伤性癫痫并非真正意义上的癫痫(epilepsy),而仅是颅脑损伤早期特定原因下的癫痫发作(seizure)。晚期外伤性癫痫属症状性癫痫,具有反复发作的特点。另外,脑震荡性晕厥(Concussive syncope)与早期创伤后癫痫发作的临床表现极其相似,前者多见于运动创伤中,多在头部外伤后2min内出现,首先表现为肢体的强直性抽搐,紧接着可出现肢体的阵挛性抽搐,持续数分钟后自行停止。其发生机制可能是由于创伤后短暂的大脑功能丧失,脑干失去高位中枢的抑制而出现的去大脑强直状态。脑震荡性晕厥的预后极佳,患者无须特殊治疗并且可以在两周内恢复体育运动,对其鉴别诊断也影响着缓解率。

总体来讲,影响外伤性癫痫预后的主要因素有以下几点。

1. 闭合性颅脑损伤较开放性颅脑损伤引起癫痫预后好。

2. 脑外伤得到及时彻底治疗者预后较好。

3. 发作频率低者预后较好,一般发作次数越多,病程持续时间越长。每年发作大于10次,提示可能顽固性发作,如病程大于5年,10次发作/年,多呈慢性反复发作。

4. 癫痫迅速控制者预后较好。

5. 全身发作比部分发作的预后好。

6. 有早期癫痫者预后较差。

7. 儿童比成人预后好。

8. 潜伏期很长或很短都是不利因素;脑电图严重异常者预后差。

(魏乃礼　张　凯)

第七节　外伤性癫痫发病的危险因素和预防

一、危险因素

外伤性癫痫的发病主要与以下因素相关,颅脑损伤程度、损伤类型、损伤部位、年龄、性别等因素。早期癫痫发生高危因素主要为颅内血肿、局灶神经体征、外伤后遗忘＞24h、凹陷性骨折、蛛网膜下腔出血、年龄＜5岁等;而晚期癫痫发生的高危因素主要为颅内血肿、早期癫痫发作、凹陷性骨折、外伤后遗忘＞24h、年龄＞16岁等。如颅内血肿的患者晚期癫痫发生率为30%,颅脑损伤早期存在癫痫发作患者的晚期癫痫发生率为

25%,凹陷性骨折患者的晚期癫痫发生率为15%,而没有这些因素的患者晚期癫痫发生率仅为1%。如何把握各种发病的高危因素进而采取积极的预防性措施对外伤性癫痫的预防至关重要。

1. 颅脑损伤程度　外伤性癫痫的发生主要取决于颅脑损伤的严重程度,脑损伤程度越重,发生癫痫的可能性就越大,且颅骨骨折的患者癫痫发生率明显增加。Paqni 报道

重型颅脑损伤癫痫的发病率为 8%~10%,轻型为 2%。Silva 等把颅脑损伤后昏迷史、创伤后遗忘和颅骨骨折作为研究因素,入选的 2747 例患者进行统计研究,见表 6-3。同样,Yeh Chun-chieh 等的统计显示,与脑震荡患者相比,具有颅骨骨折、重度脑损伤、轻度脑损伤的患者癫痫发生率分别是其 15.9、6.7、3.6 倍。

表 6-3　头外伤的严重程度与外伤后癫痫

头外伤的严重程度	1 年后发生癫痫	5 年后发生癫痫
轻度闭合性头外伤(无颅骨骨折,意识丧失或遗忘<30min)	0.1%	0.6%
中度闭合性脑外伤(非凹陷性颅骨骨折,意识丧失或遗忘>30min<24h)	0.7%	1.6%
重度闭合性脑外伤(颅内血肿,脑挫伤,意识丧失或遗忘>24h)	7.1%(早期发作:成人为 10%,儿童为 30%)	11.5%

2. 颅脑损伤的类型　急性颅内血肿者早期癫痫发生率较高,以硬膜下血肿或脑内血肿为多。Yeh Chun-chieh 等统计结果表明,脑内血肿、硬膜下血肿、硬膜外血肿、蛛网膜下腔出血的颅脑损伤患者的癫痫发生率分别是脑震荡颅脑损伤患者的癫痫发生率的4.7、4.1、3.3、2.8 倍。

火器伤较非火器伤癫痫发生率高,据Silva 统计,颅脑损伤患者中,非火器伤癫痫的发生率为 1%~10%,而火器伤患者癫痫发生率明显增加,最高可达 34%。据 4 次世界战争统计,第一次世界大战发病率为32%,第二次世界大战为 34%,朝鲜战争为30%,越南战争为 33%。

硬脑膜穿透伤者癫痫的发生率较非穿透伤者高 2~10 倍,Caveuness 等对 197 例颅脑火器伤长期随访结果表明,中央区损伤脑膜未穿透与脑膜穿透者癫痫发生率分别为48.1%,和 74.2%,而在其他部位,分别为

13.6%和 42.6%。

3. 部位　任何部位的脑组织只要受到微生物、异物的侵袭或暴力、出血的损害,均可引起癫痫,且随着脑组织修复过程而增加,但以大脑皮质运动区、邻近中央沟的顶叶损伤发生率最高。颞叶损伤,尤其是海马和杏仁损伤也常发生癫痫,潜伏期也较短,颞叶内侧面损伤所致精神运动性发作发生率约为15%。前额叶和枕叶损伤的癫痫发病率相对较低。

4. 年龄　外伤性癫痫与颅脑损伤在流行病学上的"高发生年龄"特点相一致,可能与职业、工种及活动量不同有关。颅脑损伤在 15-24 岁的青年男性最多见,其次为儿童和老人。外伤性癫痫亦主要集中在 21-25 岁青少年。

儿童轻微脑损伤即可导致癫痫早期发作,并易成为持续状态,这可能与儿童脑功能不稳定、调节平衡能力差、惊厥阈值低及儿童

更易发生原发性癫痫有关,其发生率达22%,比成人高出 1 倍,但成人早期发作的癫痫持续状态预后较儿童差。儿童早期癫痫发病率明显高于成人,晚期癫痫明显低于成人。

儿童大多数在脑外伤后数小时、数日内出现癫痫发作,伤后第 1 天是发病的高峰,极少数在 1 周后发作。Hahn 等发现儿童外伤后早期癫痫中,32%合并硬膜外血肿。伤后有早期癫痫发生的患儿或伤后原发昏迷超过24h 者,容易发生晚期癫痫。伤后数日内发生者多为暂时性的,伤后几个月发生者常为持久性的,此时在脑内已形成固定的癫痫灶。

大多数患儿随着受伤时间的延长,其发作频率有逐渐减少的倾向,但很少完全停止,少数则发作频率增加。有早期癫痫的儿童预后较无早期癫痫的儿童差,特别对于严重头外伤有早期癫痫的儿童达 80%,GOS≤3,而没有早期癫痫的仅为 41%。预防各种小儿颅脑外伤,如产伤、出生时窒息,以及外伤性硬脑膜下血肿的早期诊断和治疗,也可减少癫痫的发病率。另外,婴幼儿时期,一切严重的抽搐均可能导致脑损害。遇此情况务必及时处理。

Jennett 报道早期癫痫在成人和 16 岁以下儿童的发生率相同(5%),但 5 岁以下儿童为 9%,5 岁以上儿童为 4%;晚期癫痫 5 岁以下儿童为 19%,5 岁以上儿童为 26%;小于16 岁者为 17%,大于 16 岁者为 33%,后者有显著差别,并认为 5 岁以下特别是 1 岁以下儿童比大病孩更易发生早期癫痫,而较少可能发生慢性发作;大于 16 岁者更易发生晚期癫痫。而 John 报道在重度颅脑损伤组,儿童和成人的发生率分别为 30.5%和 10.3%。Desai 报道儿童与成人外伤性癫痫发生率分别为 8.7%和 3.1%,幼儿更高。Paqni 发现16 岁以下儿童的发生率为成人的 2 倍。

老年人的潜伏期一般较短,可能与形成癫痫病灶的时间有关。老年性癫痫临床发作形式大部分为部分性发作,以单纯发作为主,极少部分表现为复杂部分性发作,其发作与病灶大小及严重程度不一定呈平行关系,而与病灶发生部位有关。

二、预 防

脑损伤患者,无论有无癫痫发生,都应尽量消除可能导致外伤性癫痫产生的各种隐患。多数人认为,外伤性癫痫预防重于治疗,而预防可以分为脑外伤积极正确的处理和预防性用药两方面。

(一)脑外伤后外科处理

1. 一般原则

(1)损伤急性期应争取尽早进行正确处理,及时严格清除血肿或伤口内异物,尤其硬膜下血肿,清除无生机坏死脑组织和消除蛛网膜下腔出血(SAH),必要时要设置硬膜下外引流,可使血性脑脊液及早排除或加强术后腰穿管理。

(2)及时解除凹陷性颅骨骨折对脑局部压迫,尤其是骨片凹陷发生在运动区附近的患者,要积极进行凹陷骨片的整复,解除脑受压。保护脑和软脑膜血供,尽早严密缝合或修补硬脑膜破损。

(3)有效地控制脑水肿,以减少脑皮质瘢痕的形成,积极治疗脑水肿,减轻脑缺氧,及时纠正酸碱失衡。

(4)预防颅内及创口感染,特别对颅脑火器伤和开放性颅脑损伤患者要及时彻底清创,早期创口的处理十分重要。

2. 重型颅脑损伤的处理
对于重型颅脑损伤行颅内血肿清除术时,常因颅内压增加而采用去骨瓣减压和颅骨切除减压,虽然有一定的缓解作用,但也存在不良影响。由于去骨瓣减压弃去骨瓣,敞开硬脑膜,仅将头皮缝合,导致颅骨、脑膜及脑组织的完整性受到破坏。由于脑膨出而造成的脑移位、变形及脑实质水分大幅流向紊乱,早期可引起颅内迟发血肿及局部水肿加重,脑结构变形、扭曲,增加神经损伤。后期可引起头皮与脑愈合在一起,使头皮、脑膜与脑损伤后的胶质增生融合在一起,颅内外血管在骨缺损区相互沟通,当外界环境变化时,如气压,温度或震动等都会直接刺激机脑皮质而诱发外伤性癫痫。加之开放伤、重型闭合性颅内血肿均为外伤性癫痫的高危因素,而脑膜脑瘢痕又是外伤性癫痫的病理基础,故去骨瓣减压者具有上述多种高危因素。在 Walker 的一组病例中,颅骨缺损外伤性癫痫的发生率高达70%,因此颅骨缺损也是外伤性癫痫的高危因素之一。故在脑外伤早期手术中应严格掌握去骨瓣减压的指征,其适应证如下。

(1)急性或特急性颅内血肿,伴有严重脑挫裂伤和(或)脑水肿,术前已形成脑疝,清除血肿后颅内高压缓解不够满意,又无其他残留血肿时。

(2)弥漫性脑损伤,严重脑水肿,脑疝形成,但无局限性大血肿可清除时。

(3)术前双瞳散大,去脑强直,经手术清除血肿后颅内压一度好转,但不久又有升高趋势者。

3. 火器性颅脑损伤 对于火器性颅脑损伤清创术,Cushing 在第一次世界大战后期提出著名的"早期一次彻底清创术"使颅脑火器伤的死亡率从战争初期的55%下降到约28.8%可说是成功之举。第二次世界大战早期,Ascroft 和 Wannamaker 等英、美军医曾试图对颅脑火器伤行简单姑息清创,及所谓的"微清创术",这种方法不刻意追求彻底清除嵌入脑组织中的所有弹片,最大限度地保存脑组织,但该方法在当时以失败而告终。"微清创术"后颅内异物残留的概率较高,常见的是骨片和金属弹片或弹头。中东战争中"微清创术"治疗的患者术后癫痫的发生率为22%,而越南战争中用"彻底清创术"治疗的患者,术后癫痫的发生率为44%,彻底清创术后癫痫的发生率明显高于微清创术。Salazar 等认为,最大限度的保留脑组织可以减少癫痫发生率。目前认为,清创时创

道内的碎骨片应随清除碎化的脑组织、血液及凝血块同时尽量去除,对深入脑实质内的碎骨片,尤其细小的骨片,不应强求取除,以免增加脑组织的损伤。金属异物引起感染的机会不多,为 10%~13%,尤其是直径小于1cm 的金属异物,很少导致感染,除在伤道清创中随同取出外,对于脑深部,尤其是位于重要功能区的金属异物不必强求取出。

(二)预防用药

长期以来,应用抗癫痫药物一直是预防癫痫的常规性治疗,以期望减少外伤后癫痫的发生及消除外伤性癫痫对患者预后的影响。但目前经大量的临床对照研究发现,预防性用药仅仅对早期癫痫有预防性作用,而尚无明确证据证实抗癫痫药物能够减少晚期外伤后癫痫的发生。抗癫痫药物本身对颅脑损伤患者的神经功能康复也可能存在负面影响,甚至有人认为颅脑损伤后早期轻度或不频繁的癫痫发作可能是机体对创伤后神经功能抑制的代偿性反应。盲目使用抗癫痫药物不但会加重神经功能抑制,而且可能损害大脑的代偿功能而不利于机体康复。所以,对于脑外伤患者的预防性用药旨在减少早期癫痫的发生,应早期、短期、持续性给药。

临床上用于外伤性癫痫预防性治疗的包括苯妥英钠、丙戊酸钠、苯巴比妥和卡马西平、左乙拉西坦。已经证明苯妥英钠、左乙拉西坦对早期癫痫的预防有作用。预防性抗癫痫治疗的用药剂量与常规的抗癫痫治疗相似,用药时强调根据血药浓度个体化剂量以达到在维持抗癫痫作用的同时尽可能减少药物相关并发症的发生;为尽快达到和维持有效的抗癫痫药物血药治疗浓度,临床上常用首剂冲击疗法并根据血药浓度随时调整药物剂量。

1. 苯妥英钠 有效血药浓为 10~20μg/ml。研究表明预防性使用苯妥英钠对早期癫痫有预防作用,但不能减少晚期癫痫的发生,也不能改善患者的预后。Dikmen

等的研究中,以重型颅脑损伤患者伤后1个月时的认知功能为指标,应用苯妥英钠组要显著差于安慰剂组,他们后来的研究也发现虽然丙戊酸钠的不良反应相对较少,但是预防性应用丙戊酸钠并不能改善患者的预后,与对照组相比还有相对较高的死亡率。Temkin等报道了404例患者采用前瞻性、双盲法的研究结果,严重头外伤患者在24h以内静脉给予足量的苯妥英钠治疗,并维持血药浓度在治疗水平,1年后进行评价,结果治疗组和对照组癫痫的发生率没有显著性差异,同时他们观察到,适量苯妥英钠应用,对预防严重头部外伤早期阶段(伤后1周内)的癫痫发作是有效的。由此可知,苯妥英钠能预防早期癫痫的发生,但对于晚期癫痫无益(图6-3)。

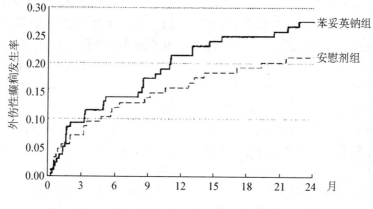

图6-3 苯妥英钠与外伤性癫痫的发生率的关系

2. 左乙拉西坦 有效血药浓度为55~60mg/(kg·d),常为难治性癫痫的辅助用药。其不良反应主要为头晕、头痛、困倦、乏力、情绪变化等,能显著改善药物难治性局灶性癫痫发作。左乙拉西坦能够有效降低早期外伤性癫痫发作风险,但也有研究证实其可以降低晚期癫痫发作的风险。据Klein报道在脑外伤后的第2天至第30天使用左乙拉西坦的患者2年内癫痫发生率为10.9%,而未服用左乙拉西坦的患者癫痫发生率为20%。但该研究样本量小,目前仍处于二期临床研究,能否证实其预防作用仍需大样本统计学证据。

3. 丙戊酸钠 有效血药浓度为50~100μg/ml,对人的各型癫痫如对各型小发作、肌阵挛性癫痫、局限性发作、大发作和混合型癫痫均有效。不良反应主要为腹泻、消化不良、恶心、呕吐、胃肠道痉挛、可引起月经周期改变、肝功能下降、凝血功能异常等。目前虽没有强有力的证据证实丙戊酸钠能够预防外伤性癫痫发作,但丙戊酸钠能降低重症颅脑损伤的癫痫发作风险,故不建议常规性用于脑外伤后的预防癫痫治疗。

4. 自由基清除剂 传统的抗癫痫药物的作用机制主要是通过兴奋GABA受体或者抑制电压门控Ca^{2+}直接抑制神经细胞的兴奋性而发挥抗癫痫作用,该类药物主要是抑制癫痫发作,而未根本上祛除病因或者阻止癫痫病理形成过程。传统的抗癫痫药物对预防晚期外伤性癫痫无效,且不能改善患者预后的缺点使人们致力于寻求更有效、更可靠的药物。近年来外伤后氧自由基、过氧化物对神经元的损伤、死亡、炎症及免疫反应,以及神经元的重塑癫痫灶形成中的重要作用越来越受到人们的关注。动物实验证实,Melatonin、腺苷和2-氯腺苷能抑制铁离子介导的氧自由基释放和神经脂质过氧化反应从而抑制实验性外伤性癫痫发作动物的癫痫灶放电。Tirilazad mesylate(U-74006F)有明确的自由基清除作用和细胞膜稳定作用,但自由基清除剂在防止癫痫灶形成及降低晚期外伤性癫痫发病率中的确切作用尚有待进一步研究阐明。

5. 西罗莫司 研究发现,西罗莫司通过抑制 mTOR 信号转导通路,可以调控神经细胞的增殖、凋亡、神经元的兴奋性以及突触可塑性等病理过程,海人酸在海人酸诱导癫痫动物模型中发现西罗莫司可以有效降低癫痫发作频率以及苔藓纤维出芽,与此相反的是,有研究在匹罗卡平诱导癫痫大鼠模型中发现,西罗莫司仅能抑制苔藓纤维出芽,而未能有效减低大鼠癫痫发生率。Guo D 等同样发现西罗莫司可以有效降低大鼠颅脑外伤后期癫痫发生率。目前西罗莫司对于治疗外伤性癫痫的临床效果还仍待证实。

6. 利莫那班 Soltez 研究发现 1 型大麻素受体的阻断药利莫那班能够降低脑外伤后期癫痫患病的易感性。Chen K 发现大鼠脑外伤后立即给予利莫那班可以降低海人酸诱导癫痫大发作频率和延长癫痫出现的潜伏期,近期研究发现在海人酸诱导大鼠第一次脑电发作后给予利莫那班并未降低后期癫痫的发病率及发作频率。利莫那班预防癫痫效果仍处于动物实验阶段,利莫那班用药时机、剂量及临床应用还需大量实验研究。

除此之外,非甾体抗炎药抑制小胶质细胞活化及白细胞的浸润、调控细胞增殖及重塑性方面也可能起到阻止癫痫病理形成过程。

7. 在预防性应用抗癫痫药物时需注意的事项。

(1)高危病例:有明确的脑挫裂伤或颅内血肿、颅骨凹陷性骨折、颅脑贯通伤、入院时 GCS≤10 分、早期外伤性癫痫的发生等严重头部外伤患者,外伤性癫痫发生可能性较高,应接受预防性苯妥英钠的治疗,血药浓度应维持在治疗水平。

(2)血药浓度监测:由于抗癫痫药代谢的个体间差异极大,创伤期影响因素较多,不同个体之间或同一个体的不同时间维持血药治疗浓度所需的剂量都有较大的差异,血药治疗浓度维持困难。在 Temkin 等的研究中,在首剂静脉注射 20mg/kg 苯妥英钠后,维持血药治疗浓度所需的苯妥英钠静脉注射或口服剂量从 200～120mg/d 不等,其中 50% 以上患者的药物剂量调整次数超过 7 次,超过 15 次的也并不少见。故需及时进行血药浓度监测并调整用药剂量。治疗顺应性差是患者出院后不能很好地维持血药治疗浓度的另一个重要原因,凸显了血药浓度监测的重要性。

(3)预防性治疗的维持时间及停药:美国神经病学质量标准委员会的报告显示,对于遭受严重脑外伤的成年患者,脑外伤后应尽可能早地开始预防性应用抗痫药物治疗,开始用静脉负荷量,外伤后第一周用药可预防痫发作。7d 后,预防性应用苯妥英、卡马西平或丙戊酸对减少晚期癫痫发作是无效的,故在脑外伤 7d 内还没有出现癫痫发作的患者,将不再预防性使用预防性抗癫痫药物治疗。对于轻、中度脑外伤则不予预防性用药。后期,只需监测患者是否有癫痫发作并在发作时使用药物处理即可。

(魏乃礼 张 凯)

参 考 文 献

[1] Simon Shorvon,Emillo Purocca,Jerome Engel. The treatment of epilepsy Third edition. UK:Blackwell Publishing Ltd,2009:42

[2] Simon Shorvon,Emillo Purocca,Jerome Engel. The treatment of epilepsy Third edition. UK:Blackwell Publishing Ltd,2009:255

[3] Tomkins O,Feintuch A,Benifla M,et al. Blood-Brain Barrier Breakdown Following Traumatic Brain Injury:A Possible Role in Posttraumatic Epilepsy. Cardiovasc Psychiatry

Neurol,2011,65923:1-11

[4] Rao VLR.Traumatic brain injury down-regulates glial glutamate transporter（GLT-1 and GLAST）proteins in rat brain.J Neurochem, 1998,70:2020-2027

[5] Bremner JD,Mletzko T,Welter S,et al.Effects of phenytoin on memory,cognition and brain structure in post-traumatic stress disorder: a pilot study.J Psychopharmacol,2005,19（2）: 159-165

[6] Scharfman HE.Survival of dentate hilar mossy cells after pilocarpine-induced seizures and their synchronized burst discharges with area CA3 pyramidal cells.Neuroscience,2001,104: 741-759

[7] Pitkänen A, Immonen RJ, Gröhn OH. From traumatic brain to posttraumatic epilepsy: what animal models tell us about the process and treatment options. Epilepsia, 2009, 50 (Suppl 2):21-29

[8] Varsha Sharma,P.Prakash Babu,Arun Singh, et al. Iron-induced experimental cortical seizures:Electroencephalographic mapping of seizure spread in the subcortical brain areas.Seizure,2007,16(8): 680-690

[9] Hunt RF,Scheff SW,Smith BN.Posttraumatic epilepsy after controlled cortical impact injury in mice. Experimental Neurology, 2009, 215 (2): 243-252

[10] Martins Da Silva, L. James Willmore. Handbook of Clinical Neurology, Vol.108（3rd series）,Chapter 35.Elsevier science,2012:585-599

[11] Marks DA,Kim J,Spencer DD,et al.Seizure localization and pathology following head injury in patients with uncontrolled epilepsy.Neurology,1995,45(11):2051-2057

[12] Hung C,Chen JW.Treatment of post-traumatic epilepsy.Curr Treat Options Neurol,2012, 14(4):-306

[13] Glauser T,Ben-Menachem E,Bourgeois B,et al. ILAE Treatment Guidelines: Evidence-based Analysis of Antiepileptic Drug Efficacy and Effectiveness as Initial Monotherapy for Epileptic Seizures and Syndromes,2006,47 (7):1094-1120

[14] Nancy R. Temkin. Preventing and treating posttraumatic seizures: The human experience.Epilepsia,2009,50(Suppl.2): 10-13

[15] Hartzfeld P,Elisevich K,Pace M,et al.Characteristics and surgical outcomes for medial temporal post-traumatic epilepsy.Br J Neurosurg, 2008,22(2):224-230

[16] Dario.J.Efficacy of vagus nerve stimulation in posttraumatic versus.J Neurosurg,2012,117: 970-977

[17] Jerome Engel,Timothy A.Epilepsy: a comprehensive textbook. USA: Lippincott Williams & Wilkins.A Wolters Kluwer Business,2008: 504

[18] Yeh CC,Chen TL,Hu CJ,et al.Risk of epilepsy after traumatic brain injury: a retrospective population-based cohort study.J Neurol Neurosurg Psychiatry,2013,84(4):441-445

[19] Wang HC,Chang WN,Chang HW,et al.Factors Predictive of Outcome in Posttraumatic Seizures.J Trauma,2008,64(4):883-888

[20] Eftekhar B,Sahraian MA,Nouralishahi B,et al. Prognostic factors in the persistence of posttraumatic epilepsy after penetrating head injuries sustained in war.J Neurosurg,2009, 110(2):319-326

[21] Schierhout G,Roberts I.WITHDRAWN: Antiepileptic drugs for preventing seizures following acute traumatic brain injury.Cochrane Database Syst Rev,2012,6:CD000173

[22] Asla Pitkänen.Therapeutic Approaches to Epileptogenesis-Hope on the Horizon. Epilepsia, 2010,51(Suppl 3): 2-17

[23] Temkin NR,Dikmen SS,Wilensky AJ,et al.A randomized, double-blind study of phenytoin for the prevention of post-traumatic seizures.N Engl J Med.1990, 323(8):497-502

[24] Inaba K,Menaker J,Branco BC,et al. A prospective multicenter comparison of levetiracetam versus phenytoin for early posttraumatic

seizure prophylaxis. J Trauma Acute Care Surg,2013,74(3):766-771

[25] Klein P, Herr D, Pearl PL, et al. Results of phase 2 safety and feasibility study of treatment with levetiracetam for prevention of posttraumatic epilepsy. Arch Neurol, 2012, 69 (10): 1290-1295

[26] Ma CY, Xue YJ, Li M, et al. Sodium valproate for prevention of early posttraumatic seizures. Chin J Traumatol,2010,13(5):286-293

[27] Guo D, Zeng L, Brody DL, Wong M. Rapamycin Attenuates the Development of Posttraumatic Epilepsy in a Mouse Model of Traumatic Brain Injury. PLoS One, 2013 May 14, 8(5): e64078

第7章 颅脑手术后癫痫发作的管理

第一节 颅脑手术后癫痫问题概述

颅脑手术后癫痫是颅脑手术后常见并发症,既往研究表明有 20%～50%行颅脑手术的患者于术后出现大于 1 次的抽搐,尤其以幕上颅脑手术最为常见,即颅脑手术大大增加了患者发生抽搐的风险。颅脑术后癫痫其发作形式既可以是部分性癫痫发作,也可以是部分继发全身强直-阵挛性发作,严重时甚至可以出现癫痫持续性发作。它可导致严重的后果,尤其在术后近期常可加重脑水肿及诱发颅内出血,甚至因癫痫误吸导致肺炎的发生,使术后病情复杂化,增加患者的精神心理负担,且影响患者预后。

一、术后癫痫的一般特点

颅脑手术后癫痫临床上并不少见,其发生率早期报道可高达 50%,近年来由于应用预防性抗癫痫治疗和显微手术创伤小的原因,术后早期癫痫发生率已明显降低。由于病变的性质、部位、术前病情轻重、肿瘤的切除程度、术前有无癫痫病史、手术入路及术后有无神经系统后遗症等不同情况,其术后早期癫痫的发生率不同。有文献指出,手术后癫痫发生率较高的病种为,脑脓肿,脑膜瘤,胶质瘤,幕上动脉瘤。此外,脑外伤患者也容易出现癫痫发作,外伤 5 年后癫痫发作的比例可达 10%～17%。其他手术如颅后窝开颅术、经鼻蝶垂体手术及脑室引流术等,术后则很少发生癫痫。手术后癫痫一般与手术创伤、局部水肿、神经细胞代谢紊乱有关,其临

床特征及病理变化与外伤性癫痫相似,但也有可能预示颅内有新的变化,如术区出血、感染及肿瘤复发等。术后早期癫痫发作多为部分性癫痫发作和继发全身强直-阵挛性发作。Kvam 报道部分性癫痫发作为 22%,全身性发作为 39%。国内报道部分性癫痫发作为 36.1%,全身性发作为 58.3%。颅脑外科手术后的癫痫发作,根据发生时间分为即刻(≤24h)、早期(>24h,≤2 周)和晚期癫痫发作(>2 周)3 类。绝大多数颅脑手术后癫痫发生在术后 24h 内,其主要与手术致脑皮质损伤有关。

二、术后癫痫的常见影响因素

1. 病变性质与部位 术前原发病对脑组织的损害程度越高,术后越易发生癫痫。现代神经生理研究认为癫痫发作与神经元细胞膜的完整性有关,生长缓慢的低度恶性肿瘤对周围组织破坏小,而迅速生长的高度恶性胶质瘤不仅对周围神经元及其轴突起破坏作用,而且肿瘤向白质浸润生长也可破坏,且肿瘤边界不清,难以做到术中全切,所以术后癫痫发生率高。

邻近大脑凸面、额颞顶、矢状窦及大脑纵裂的病变,尤其在中央前后回或其周围脑组织手术运动中枢附近的病变,术后易引起癫痫,且术后癫痫发作以部分性发作为主,容易出现癫痫持续发作,主要在术后早期(7d 以内)出现,一般认为癫痫发生原因为本区域脑

组织水肿受刺激引起,可能与这些部位脑组织的兴奋阈值较低有关。额叶手术后的癫痫发生率高,因为额叶与下丘脑、基底节、脑干联系广泛,神经元放电容易扩散到上述部位;额叶在种系和个体发生史上最年轻,兴奋和抑制的平衡很不稳定,容易受刺激产生兴奋并扩散。

2. 术前癫痫发作史 手术前是否有癫痫发作是预计手术后是否会发作癫痫的重要因素。Tandon等报道有术前癫痫史的脑肿瘤患者32.7%~50%术后有癫痫发作,无术前癫痫史的患者仅有17.3%~30.6%发生术后癫痫。因此可见,术前有癫痫史的患者术后癫痫发生率高。患者个体致痫特性在术后癫痫发作中也起一定作用,在术前有癫痫发作的患者,不论癫痫原因是否与手术创伤有关,术后发生癫痫的可能性都明显增加。

3. 手术创伤 比较幕上、幕下,脑内及脑外手术后癫痫发生率的不同,可以认为较大范围脑组织创伤的手术,术后癫痫发生率明显高于无脑损伤或脑损伤轻微的手术。例如,听神经瘤手术,如采用颞下经小脑幕入路,术后癫痫发生率为20%,而经迷路入路手术者,术后却不发生癫痫。又如后交通动脉瘤患者,开颅直接夹闭手术的癫痫发生率为20%,而行颅外颈动脉结扎术治疗的发生率仅为4%。

另外,手术中较长时间牵拉脑组织,可引起局部脑组织受压缺血和脑水肿,切开脑皮质造成脑损伤、脑血管损伤或痉挛缺血是引起术后癫痫的重要因素。Rabinowicz研究发现术后癫痫患者中67%术中存在颞叶牵拉现象。

4. 围术期影响因素 Kvam报道脑肿瘤术后围术期的癫痫发生率为4%~19%。发作原因首先是术后颅内出血、脑水肿及感染,颅内出血及术后感染与术后癫痫发作密切相关。术区脑出血一方面可形成脑血肿而对脑组织功能区产生压迫性刺激;另一方面

血液中红细胞分解后产生大量的铁离子可催化产生过氧化脂质,这些有害物质可沉积在脑细胞表面,干扰神经元正常电活动及促使异常电活动的产生,从而引起术后癫痫发作;脑水肿诱发癫痫发作主要是因为脑水肿对周围脑组织的压迫引起;术后感染是导致癫痫发作的另一个危险因素,术后感染可导致脑组织瘢痕形成及广泛粘连而与手术后晚期癫痫的发作密切相关。其次是手术中诱发癫痫的因素的持续作用,如硬膜下积液、骨瓣错位压迫、低钠血症、低血糖等水电解质紊乱。术后恢复期癫痫发作常与硬脑膜是否缝合、有无感染或异物存留、脑膜-脑瘢痕或头皮-脑膜-脑瘢痕有直接关系。术后晚发性癫痫发生率为17%~70%,常归结为脑部存在进行性病变,如肿瘤残留、手术局部胶质增生,形成脑瘢痕及肿瘤复发。

5. 病变切除程度 星形细胞瘤或低级别胶质瘤患者术后出现癫痫发作与抗癫痫药物的选择并没有显著相关性,而是与肿瘤切除的多少、肿瘤部位、发作的复杂性及术前癫痫发作的病史长短等因素相关。Iannelli认为控制癫痫的可预见的最显著因素是肿瘤的根治切除。残余肿瘤组织因不断刺激皮质或脑组织,引起异常放电导致癫痫发作。Khajavi同样认为在儿童或青少年患者,肿瘤完全切除是决定癫痫控制的最重要因素。除单纯肿瘤切除外,应用皮质电极监测切除肿瘤周边致痫灶,可使癫痫控制更理想。对于动静脉畸形手术,如果手术仅切除动静脉畸形,则术后仅有大约1/3好转,但也有术前无癫痫病史的患者术后发生癫痫的。如果术前及术中用脑电图寻找癫痫灶,手术不仅能将动静脉畸形切除,也可将癫痫灶一并切除,则术后约90%患者的癫痫将好转或消失。

6. 抗癫痫药物的预防性应用 预防性抗癫痫治疗可降低术后癫痫发生率。神经外科术后AEDs应用非常广泛,美国神经科学会的调查显示70%的医生会对胶质瘤和转

移瘤术后用 AEDs，脑外良性肿瘤用药和立体定向手术后用药率为 53.8% 和 21.4%，而使用率与获得专科执照的时间正相关；美国罗得岛州的调查显示 81% 神经外科医生进行术后预防性抗痫治疗，而 53% 神经科专家经常术后预防性应 AEDs。韩国报道 3552 例动脉瘤患者术后 65% 预防性应用了 AEDs。神经外科术后癫痫发生的风险客观存在，而癫痫发作又可能产生诸多的危害，术前及术后小剂量短期预防性使用抗癫痫药既可减少患者术后癫痫的发生率，又减少抗癫痫药物本身的不良反应。Boarni 认为预防性抗痫治疗不仅可以降低术后癫痫的发病率，而且可改变其发作类型。Shaw 对 102 例幕上肿瘤切除术后患者应用预防性抗癫痫治疗，术后癫痫发生率为 17%。其中 69% 患者的首次癫痫发作在术后 1 周内。术后 6 个月内无癫痫者，以后发生癫痫机会明显减少。目前认为用药物长期完全防止术后癫痫发作相当困难，但在围术期用药物预防癫痫大发作或防止由局限发作演变为癫痫持续状态，能明显减少或防止因癫痫所致脑损害及慢性癫痫灶形成。

其他还有神经系统病变以外原因。如代谢紊乱、水电解质酸碱平衡失调等，也可诱发术后癫痫发作。

三、各种病变与术后癫痫

不同性质的原发病变可对脑组织造成不同损害，这种术前已经形成的损害对术后发生癫痫也有影响。原发病对脑组织的损伤程度越高，越易发生术后癫痫。

(一)颅内肿瘤与术后癫痫

1. 脑膜瘤 脑膜瘤生长缓慢，病程较长，有许多首发症状为癫痫，特别是随年龄增长而增多。多数文献表明，术前有癫痫发作的脑膜瘤患者，术后多数可得到控制，但部分术前无癫痫发作的患者术后可以出现新的癫痫发作。Lieu 等对 222 例接受手术治疗的脑膜瘤患者进行研究表明，26.6% 的患者术前起始症状为癫痫发作，行肿瘤切除术后 62.3% 患者的癫痫得到控制。但 20% 术前无癫痫史的患者术后出现癫痫发作。国内一组脑膜瘤研究表明，术前 42.4% 的患者出现癫痫，29.3% 为首发症状，以局灶性反复发作为主，术后早期发生率为 17.4%。另有一组资料表明，术前合并癫痫发作的患者为 6.3%，术后却有 18.8% 的患者合并癫痫，其中 80% 为术前无癫痫发作者。脑膜瘤术后早期癫痫的发生与手术有关的因素有，①术中过分牵拉脑组织及皮质损伤；②结扎或损伤引流静脉及动脉；③致痫灶未切除；④肿瘤次全切除，剩余肿瘤不断刺激皮质或侵犯脑组织；⑤手术脑创面瘢痕形成。脑膜瘤术后早期癫痫发生的部位依次为矢状窦，运动区及其附近、窦旁。脑膜瘤术后早期癫痫发生的组织学亚型依次为内皮性、恶性型、混合型、血管型、纤维型和砂粒型，此点与瘤周脑水肿由重到轻的组织学亚型排列相似。脑膜瘤术后早期癫痫的发生与肿瘤的部位、组织学亚型、手术入路、操作技巧、肿瘤切除程度、围术期并发症及术前癫痫密切相关。术中准确定位，保护动、静脉勿损伤，减少牵拉脑组织，肿瘤全切和合理规律的药物治疗可有效地减少术后早期癫痫的发生。

2. 胶质瘤 胶质瘤是引起癫痫发作最常见的颅内肿瘤之一。26%～83% 的胶质瘤患者伴有癫痫发作。Moots 等评估了与恶性胶质瘤相关的年龄大于 20 岁的癫痫患者，60% 患者在病程中至少有过 1 次癫痫发作，其中 46% 以癫痫发作为首发症状。总结国内外相关文献，伴发癫痫的胶质瘤大部分位于幕上，以额叶、颞叶居多。额叶肿瘤癫痫发病率高，就其原因，可能如下，额叶体积在各脑叶中最大，肿瘤发生概率最高；额叶与下丘脑、基底节、脑干联系广泛，神经元放电容易扩散到上述部位；额叶在种系和个体发生史上最年轻，兴奋和抑制的平衡很不稳定，容易受刺激产生兴奋并扩散。而颞叶受累与低级别胶质瘤患者术前癫痫的耐药性相关。有学者指出，皮质受累是首次癫痫发作的独立影响因素，与此相对应，皮质下及深部肿瘤的癫痫发生率低。癫痫发生率与肿瘤病理类型密切相关。肿瘤恶性程度越低，癫痫发生率越高。

Mahaley 等对手术后各种类型胶质瘤患者进行回顾性研究，发现胶质瘤术后的癫痫发生率为 36%。其中胶质母细胞瘤的癫痫发生率低于其他类型的胶质瘤。Hwang 等的研究表明，26% 的胶质瘤患者有术前癫痫，无术前癫痫史的患者有 8% 在术后出现癫痫。64% 迟发性癫痫患者在开颅术后 6 个月内出现癫痫。大多数术后癫痫和肿瘤复发或出血有关。Telfeian 等对 72 例多形性胶质母细胞瘤行开颅术的患者进行研究表明，没有术前癫痫的患者仍易于发生术后癫痫，以额叶肿瘤和较小的肿瘤好发。但是比有术前癫痫史的患者使用抗癫痫治疗更为有效。但也有文献报道胶质瘤术后出现的顽固性癫痫，对抗癫痫药物治疗不敏感。且肿瘤的组织学级别越低术后越易引起癫痫发作。Pace 等认为对神经胶质瘤患者术后进行抗癫痫治疗常常是无效的，建议对无术前癫痫患者的预防性治疗在 6 个月后应停止。

3. 鞍区肿瘤　鞍区肿瘤开颅术后癫痫发生率为 6%～21%。国内有学者对 134 例鞍区肿瘤进行研究显示，术后早期癫痫发生率为 16.4%。鞍区肿瘤术后癫痫一旦出现，难以控制，预后差，常表现为全身强直-阵挛性发作，甚至转为癫痫持续状态。鞍区肿瘤术后癫痫原因众多，主要有，术中牵拉致脑组织挫裂伤、水肿、出血、梗死，下丘脑损伤，围术期并发症等。据文献报道，下丘脑继发损伤可通过直接损伤神经传导通路，使多种内源性自体结构因子释放和激活，神经细胞外 K^+ 浓度增高，Ca^{2+} 进入树突减少，这样神经元间离子浓度或递质影响而产生放电，从胞体到突触又引起递质释放产生癫痫放电，扩散到整个细胞群而引起癫痫大发作。垂体瘤患者术后血清中神经降压肽、催乳素、生长激素和促甲状腺素的改变，均可诱发癫痫。现大量研究表明，水电解质紊乱是鞍区肿瘤术后早期癫痫发作的主要致病因素，低血钠、代谢性酸中毒等可降低癫痫发作的阈值，癫痫的发作与血钠过快降低或低于 120mmol/L 有关，有些患者由于肿瘤导致术前常存在高钠血症，术后血钠下降速度过快，也诱发癫痫。

4. 幕下肿瘤　Suri 等对 511 例幕下肿瘤接受手术治疗并预防性应用抗癫痫药的患者进行回顾性研究表明，5.9% 的患者术后 2 周内有癫痫发作，其中 66.7% 的发作于术后 3h 内。在这 5.9% 的癫痫发作患者中，80% 表现为全身强直-阵挛性发作，20% 表现为局灶性发作。幕下肿瘤中，术后癫痫发生率依次为，听神经鞘瘤，髓母细胞瘤，星形细胞瘤。在采取坐位手术后，静脉气栓及颅腔积气与术后癫痫发作有关。各种手术体位后癫痫发生率分别为，坐位，侧卧位，俯卧位。且术前行脑室-腹腔分流术及术中行脑室引流术者术后癫痫发生率较未行者发生率高，但两者无显著性差别。Lee 等对 726 例幕下肿瘤接受手术治疗并未预防性应用抗癫痫药的患者进行研究表明，1.8% 的患者术后两周内有癫痫发作，其中 38.5% 的患者发作于术后 24h 内。术后癫痫发生率较高的肿瘤为，髓母细胞瘤，星形细胞瘤。同样发现术前行脑室-腹腔转流术及术中行脑室引流术者术后癫痫发生率较未行者发生率高，且两者无显著性差别。术后 24h 内癫痫发作最主要的因素为代谢性酸中毒和低钠血症。脑积水和远离术区的幕上血肿是术后 2～14d 癫痫发作的主要因素。也有个别病例是由于术后颅内感染引起。因此，颅后窝病变行枕下开颅术后早期可以诱发癫痫，但发生率较幕上肿瘤低。

(二)脑血管病与术后癫痫

1. 动脉瘤　癫痫发作在脑出血中的发病率是 7%～17%,在 SAH 中出现的概率是 6%～26%。多数报道认为大脑中动脉动脉瘤术后较其他部位动脉瘤术后易发癫痫,其他诱发因素如下,多发动脉瘤,术前动脉瘤分级,严重蛛网膜下腔出血,术中临时阻断动脉,动脉瘤包裹术,术中及术后脑血管痉挛、缺血及术后脑积水行分流术。血管病患者术后出血癫痫可以引起颅内压增高甚至脑疝。但未有明确证据说明抗癫痫药可以降低脑血管病严重并发症发生率。2007 年 Rosengart 等发表了关于蛛网膜下腔出血应用抗癫痫药物治疗的 meta-分析研究。研究发现应用抗癫痫药物治疗的患者出现严重并发症的概率明显高于不使用者。目前学术界公认血管病手术患者不应使用抗癫痫药物进行预防性治疗。然而一旦出现发作,应立即给予抗癫痫药物治疗。哥伦比亚大学的 Gilmore 小组提供了他们治疗脑血管病术后发作的临床具体措施。如果患者术后只出现一次发作,则应用抗癫痫药物至术后急性期后,1～2 周。如果患者反复出现发作则延长用药至 4～6 周。

2. 动静脉畸形　动静脉畸形伴有癫痫症状者,绝大多数具有粗大的皮质引流静脉。其原因可能为,①位于脑表面的畸形血管团刺激软脑膜,引起脑皮质异常放电;②引流静脉呈静脉瘤样扩张,压迫脑皮质;③动静脉瘘致使向脑皮质回流的静脉高压且呈搏动性,动脉化的粗大引流静脉产生的波动性刺激;④脑皮质正常的静脉回流受阻,损害脑功能,进而引发皮质放电导致癫痫发作。动静脉畸形切除术后,有的术后癫痫发作减少或停止,有的可并发术后新的癫痫。Thorpe 报道 114 例动静脉畸形患者术后癫痫发生率为 21%,较术前发生率降低近 50%。Forster 报道 95 例动静脉畸形切除术后结果,14% 的患者原有的癫痫减少或停止,而术后有 22% 的患者新发生癫痫。单纯手术损伤本身并无这样高的致病率,术后新发生的癫痫很可能与术前动静脉畸形所造成的脑损害有关。如果手术仅切除动静脉畸形,则术后仅有约 1/3 好转,如果术前对癫痫灶进行精确定位,手术中做到动静脉畸形与癫痫灶一并切除,则术后约 90% 患者的癫痫将好转或消失。

(关宇光　栾国明)

第二节　手术后癫痫诊断与治疗

颅脑手术后癫痫(post-operative epilepsy,PE)的定义及分类有多种。目前多数文献参考按首次癫痫发生的时间分类,早期发作,外科手术后 24 h 内发生的抽搐;恢复期发作,手术后 1 周内发生的癫痫;晚期发作,手术后 1 周或是更长时间发生的癫痫。早期发作和恢复期出现癫痫多为神经系统对颅脑损伤的迅速反应,临床上所指的手术后癫痫发作一般指手术后晚期发作,可以是术后一次发作,也可以多次发作,但是只有术后反复出现的晚期发作才能代表术后癫痫发作的全部特征。

颅脑手术,特别是幕上开颅手术,术后发生癫痫的风险相当高,有 20%～50%患者术后至少发生过 1 次抽搐。根据病变的性质、部位、术前病情、手术入路等不同因素,颅脑手术后癫痫的发生率文献报道为 8%～17%。从神经外科颅脑手术后癫痫的发病情况来看,手术创伤与手术后癫痫发病无疑是相关联的。

手术后癫痫一般与手术创伤、局部水肿、神经细胞代谢紊乱有关,研究显示,手术后癫痫发生的高峰期常见于颅脑手术后 6～12 个月,60%～83% 的 PE 发生于该时间段内。对于发生 PE 的确切机制目前尚不清楚,可能与以下因素有关,①颅脑手术后血管损伤而渗出的血液及坏死组织均可产生各种自由基,这些病理因素常导致脑细胞电生理学的改变;②术后脑组织血液循环改变导致大脑局部缺血缺氧,可引起脑细胞发生变性坏死,而慢性供血不足又可形成癫痫病灶;③手术后应激状态,离子紊乱;④颅脑手术时的侵入性操作,可使脑组织发生神经纤维束断裂、血管破裂及瘢痕灶形成等结构性改变。

一、预防性抗癫痫药物治疗

对于颅脑手术如在术后早期出现癫痫发作,可引起血压增高、窒息,尤其是颅内压的显著性增高,增加了患者出血的概率。所以颅脑术后患者尤其是术后癫痫发生率可能性较高的累及脑皮质的病变,术后需常规给予预防量的抗癫痫药物,可明显降低癫痫发生率,从而明显减少或防止因癫痫所致的脑损害,有利于患者康复并可能避免形成慢性癫痫灶。术后抗癫痫药物的应用可以使患者顺利度过围术期,一般主张术后预防性服用3个月抗癫痫药物。预防性用药对阻止晚期癫痫的发生效果不佳,因此在药物治疗不佳时如果出现晚期癫痫,应考虑行癫痫的术前评估,确定是否有手术治疗指征。

(一)一般认为以下情况需常规给予预防性抗痫药物

1. 术前曾有癫痫发作的患者。

2. 脑脓肿、大脑凸面和镰旁脑膜瘤、脑血管畸形、胶质瘤、脑动脉瘤。

3. 幕上手术,特别是手术部位邻近大脑皮质语言、运动中枢的患者。

4. 手术创伤大、脑组织牵拉严重,术区脑水肿反应及下丘脑干扰严重的患者。

5. 小儿及青少年患者。

(二)围术期抗痫药

围术期所使用的抗癫痫药须具备可快速静脉给药、并发症少及控制癫痫疗效肯定的特点,过去预防手术后癫痫常用的药物有以下几种。

1. 苯巴比妥　成人肌内注射100mg,每天2～3次。视病情而定还可给予地西泮5～10mg肌内注射,必要时也可静脉给药。

2. 苯妥英钠　初始负荷剂量为15～18mg/kg,以后以5mg/(kg·d)维持。

3. 丙戊酸钠　术后立即以15mg/kg的剂量3～5min缓慢静脉注射丙戊酸钠静脉注射剂(德巴金),30min后以1mg/(kg·h)的速度持续静脉滴注以维持40～100mg/L的血药浓度,术后第2天停持续静脉滴注,改静脉滴注丙戊酸钠400mg＋5%葡萄糖注射液250ml,每日2次,同时口服丙戊酸钠缓释片500mg,每日2次,第3天后停静脉滴注,单用丙戊酸钠缓释片。

目前我们已经很少应用苯巴比妥及苯妥英钠预防术后癫痫。术后常规给予泵入丙戊酸钠注射液,成人每日1200mg,连续泵入3d。在患者术后允许进食水的情况下即开始给予口服的抗癫痫药物。因患者为手术后癫痫,考虑为继发性癫痫,因此应用治疗部分性癫痫药物比较合适,卡马西平,奥卡西平,拉莫三嗪均可以作为选择性药物。这样在停用丙戊酸钠注射液的时候,口服药物可达到一定的浓度。不管患者术后是否有癫痫发作,预防性应用抗癫痫药物应该达到3个月,如果术后有癫痫发作,要根据发作情况及脑电图变化决定服用药物的时间。

二、术后早期及恢复期癫痫发作

术后早期及恢复期癫痫发作主要是由于手术干预引起大脑皮质损伤的结果,另一方面因术后颅内出血或脑水肿,硬膜下积液压迫皮质造成,还有术后诱发癫痫的因素的持续作用,如低钠血症、低血糖等水电解质紊乱。绝大多数发生于术后1周内。

对于所有出现术后早期癫痫发作的患者,在给予抗癫痫药物的同时,应找寻病因并及时处理。首先应复查CT、MRI以了解是否出现各种术后并发症(血肿,水肿,积液等）。其次应及时监测患者的离子，血糖等生化指标。根据检查结果给予及时对症处理。治疗原则为，①发作较频繁时，应用镇静药，如苯巴比妥钠、地西泮等处理。②如发作很少且轻可以不给予临时处理，建议规律足量服用抗癫痫药物即可。③如出现癫痫持续状态，可以静脉注射地西泮，如果效果不佳，可以持久静脉滴注地西泮。④最重要的是去除病因（血肿，水肿，离子紊乱等）。

（一）术后出血

如术后患者出现癫痫反复发作，则提示存在颅内出血的可能性。此类血肿可发生于脑内、硬膜下、硬膜外，其原因主要为，①止血不可靠；②由于手术造成颅内压力的变动，特别是在颅内压急剧增高时，手术解除了高颅内压状态，而转为低颅内压，导致在手术的远隔部位发生血肿。如颅后窝肿瘤引起显著的梗阻的脑积水，手术降压后，于幕上发生硬膜外或硬膜下血肿。

血肿形成有压迫症状者应行血肿清除手术。如果是少量渗血，存在于术腔或者蛛网膜下腔，无压迫症状，可以行腰穿或者腰大池引流释放血性脑脊液，减少血液刺激引起的癫痫。

（二）脑水肿

术后出现脑水肿的常见原因，肿瘤切除后脑血液循环发生改变；手术创伤大，牵拉严重；术后发生脑血管痉挛，闭塞，造成缺血性水肿。水肿一般在术后 3～7d 为高峰，而持续时间可达 20～30d。

因此必须了解水肿的进展过程，不同时期采用不同的方法治疗。如改善呼吸，斟酌使用脱水药、冬眠低温。如脱水药物控制不佳，患者脑水肿严重，必要时候可进行减压手术治疗。

（三）代谢紊乱

颅脑手术后常出现代谢方面的问题，最常见的是电解质紊乱，多为低钠或高钠血症。手术后需及时监测患者血电解质、血流动力学、尿量及肾功能情况以确定适当的维持液量，尤其是在水肿高峰期，脱水药物应用剂量较大，更应监测电解质的变化。同时由于应激反应所致的高血糖也是颅脑手术后常出现的问题，尤其是老年患者，但高血糖相对电解质紊乱引起癫痫的概率较小。

1. 低钠血症　许多颅内病变在手术切除后，患者在应激状态及进食不好的情况下均可引起低钠血症，其中以下丘脑区域（鞍区、三脑室）病变手术后、蛛网膜下腔出血为最常见。低钠血症的主要表现，轻者有肌肉跳动、易激惹等，重者出现肌力减退、意识障碍及癫痫发作。若得不到及时纠正，不仅影响原发病的治疗和预后，而且会引起严重的后果，甚至危及生命。因此患者在出现上述症状时候应考虑存在低钠血症的可能性，应及时监测电解质。患者术后颅高压出现呕吐也会造成电解质紊乱，此情况下也应及时监测电解质。

Arief 等报道当血钠低于 121mmol/L 或更低则会导致癫痫。快速发展的低血钠需要立即治疗，缓慢发展的则逐渐纠正。严重低血钠的过快纠正或纠正过度，可导致脑的脱髓鞘病变，造成永久性脑损伤甚至死亡。早期诊断和正确有效的治疗对于此类患者尤为重要。目前，神经系统疾病引起低钠血症的主要分为抗利尿激素不适当分泌综合征（Sydrome of Inappropriate Secretion of Antidiuretic Hormone，SIADH）和脑盐耗综合征（Cerebral Salt Wasting Syndrome，CSWS）两类，而这两类疾病在发病机制、临床诊断及治疗方面都存在着明显区别。

（1）SIADH 是引起低钠血症的常见原因，其特点为在无低血容量、低血压、肾上腺功能不全等非渗透性刺激因素的情况下，血浆抗利尿激素（Antidiuretic Hormone，ADH）水平相对于血浆渗透压不适当升高，血浆渗透压降至正常阈值以下仍不能有效抑制 ADH 的分泌。

SIADH 的诊断标准为,①低血钠,血清钠＜135mmol/L;②低血浆渗透压＜280mOsm/(kg·H_2O);③浓缩尿,尿渗透压＞300mOsm/(kg·H_2O);④甲状腺、肾上腺、肾脏功能正常;⑤无水肿或脱水体征。

帮助确诊的辅助方法有水负荷试验和血ADH水平测定。关于血ADH测定,一些研究发现颅内疾病伴SIADH患者的血ADH水平都有与血浆渗透压不相适应地升高,但由于应激、疼痛等均能刺激ADH的分泌,因此评价血ADH水平时应当慎重。

SIADH的治疗主要是纠正患者的低血钠和低血渗状态。由于SIADH引起的低血钠是稀释性低钠血症,并非真正缺钠,决定了它的治疗是限制液体入量而不是补充钠盐,只有在体内钠总量缺乏及尿钠水平低于正常时才可补钠。除限水治疗(600～800ml/d)外,潴钠激素氟氢可的松可以提高ADH分泌的渗透压阈值、抑制其分泌。另外髓袢利尿剂呋塞米和地美环素对SIADH的治疗都有一定的疗效。近年来精氨酸加压素受体亚型Ⅱ-拮抗剂(V2拮抗剂)的应用受到关注,实验型大鼠SAH模型应用V2拮抗剂后观察到由于ADH分泌不适当增高而引起的脑水肿可通过V2拮抗剂的治疗得到显著改善。

对于引起癫痫发作或昏迷的严重性低血钠(血钠＜105mmol/L)时应通过静脉给予高渗盐予以部分纠正,通常采用呋塞米和高渗盐的联合治疗。最初在2～3h可给3%NaCl 1～2ml/(kg·h),呋塞米用量为1mg/kg。急性期过后须限制补钠量,用3%NaCl每天纠正血钠不应超过12mmol/(L·d),过快补钠会导致脑桥或脑桥外的脱髓鞘病变。给予高渗盐时,应加强电解质检测,如果患者的临床状况改善或血钠达120mmol/L水平,即停止补充高渗盐,给予常规的限水治疗。

(2)CSWS主要的临床表现为细胞外液减少、脱水和颅内压增高的症状。张方成等

提出鞍区肿瘤术后出现下列情况有助于诊断,①低血钠伴有多尿;②尿钠升高,尿量增加而尿比重正常;③低血钠限水后不能纠正反而使病情恶化;④低血钠伴有中心静脉压下降。

对CSWS的治疗纠正原发病非常重要。特别是与急性脑积水和急性颅内压增高相关的CSWS,脑脊液引流和降低颅内压可以很快治愈CSWS。CSWS的根本治疗是补充容量和恢复钠的正平衡,纠正脱水状态,这与SIADH的限水治疗截然相反。根据低血钠的严重程度和患者对胃肠内给药的耐受性决定口服补盐、静脉补充正常生理盐水或高渗盐水的单独或联合应用。与静脉补盐相比,胃肠道补盐更为有利,因为静脉应用高渗盐可以引起容量扩张而导致尿钠的继续丢失。盐皮质激素醋酸氟氢可的松治疗CSWS患者取得很好的疗效。校正血钠必须慎重,应严密监测血浆钠的变化,并根据液体出入量、体重变化及中心静脉压评估患者的容量状态以指导治疗。避免对低钠血过快过度地纠正,血钠提高过快可引起脑桥中央髓鞘溶解。因此建议血钠升高速度不超过0.7mmol/(L·h)或血钠最大总日量改变不超过20mmol/L。

由于许多诊断为CSWS的患者似乎也符合SIADH的诊断,因此全面的临床观察和实验室检查对区分两者显得尤为重要。有效循环血量的减少和显著的负钠平衡是CSWS区别于SIADH的最重要特征。临床上首先应正确评估容量状态;根据临床脱水状态的观察和内置式血液动力监测[低肺毛细血管楔压(＜8mmHg)或低中心静脉压(＜6mmHg)]进行评估。Ogawasara提出体重和中心静脉压监测相结合的方法是快速区别SIADH和CSWS的一种简单而有效的手段。血浆容量＜35ml/kg或全血容量＜60ml/kg均提示CSWS。其次,许多实验室检查亦可提供鉴别诊断的依据(表7-1)。

表 7-1　CSWS 和 SIADH 的实验室检查比较

	CSWS	SIADH
血细胞比容	升高	降低或无变化
血尿素氮/血肌酐	升高	正常
血清蛋白浓度	升高	正常
尿钠浓度	显著升高	正常
血钾浓度	升高或无变化	降低或无变化

2. 高血糖　手术后早期机体处于应激状态,可出现高血糖,血糖突然升高和高渗状态可引起痫样发作。此外,文献报道血糖在中等度升高,血浆渗透压不高的情况下有 1/4 的患者可出现痫样发作,且多为部分发作,称之为非酮性高血糖性癫痫。手术后需监测血糖变化,尤其是老年患者。当血糖异常时应及时给予对症处理。

3. 低血糖　低血糖在颅脑手术后很少见,当血糖低于 2.8~3.36mmol/L（50~60mg/dl）大多数患者可出现痫样发作。

4. 尿毒症　大约 1/3 急性肾衰竭患者出现痫样发作,这通常是由于水及电解质失衡引起的。

(四)颅内感染

主要有,脑膜炎、脑脓肿、硬膜下及硬膜外积脓,也是造成术后癫痫发作的重要原因。因此考虑存在感染时应及时应用抗生素治疗,必要时候行腰大池引流。如果形成脓肿应在脓肿壁完全形成后考虑手术切除。

三、术后晚期癫痫发作

术后早期癫痫发作属于激惹性,多为脑皮质受刺激的结果,可随刺激因素的消失而逐渐缓解。但在治愈患者中,部分患者仍然存在发生晚发性癫痫的危险。术后晚期癫痫发作常与肿瘤是否复发、有无异物存留、脑膜-脑瘢痕或头皮-脑膜-脑瘢痕有直接关系。在出现晚期癫痫的肿瘤患者应首先考虑是否有肿瘤复发,如肿瘤复发应考虑手术再次切除治疗,如肿瘤无复发再考虑其他因素。

目前认为脑膜、脑瘢痕形成是引起晚期癫痫的重要原因。瘢痕组织浸润、牵拉正常的脑组织,改变了局部正常脑组织内环境的稳定性及神经元发放特性,使神经细胞网络兴奋性慢性改变,脑组织处于点燃状态,这些因素导致患者形成不依赖于术前占位性病变的致痫灶,属于完整意义上的癫痫。不同患者潜伏期不同,通常数周至数月,有时达 1 年以上。这些患者也应首选药物治疗,如在正规药物治疗不佳情况下,应考虑评估是否有手术治疗的指征。

四、术后癫痫的诊治

(一)诊断

患者有手术史并有典型的癫痫发作,在根据需要选做下列一项或几项辅助检查,一般即可明确诊断。

1. 临床表现　患者的临床表现必须符合癫痫,典型的临床表现对于癫痫灶的起源定位有很重要的意义。

2. 影像学　如果考虑为术后癫痫应该行 CT、MRI 检查明确病因。如为早期癫痫,考虑血肿、水肿可能性大,因此 CT 更为重要。如为晚期癫痫,MRI 检查结构更为清楚,此时选择 MRI 更佳。

3. 脑电图（EEG）　由于癫痫是大脑兴奋性过高的神经元一过性的过度同步放电而导致的大脑功能障碍。癫痫患者的皮质神经元不断发放这种异常电位。发作间歇期和发作期在脑电生理检查中可记录到特异性异常放电。不同类型的癫痫,其异常放电形式亦不同,故脑电图异常变化对于癫痫的诊断有非常重要意义。

Afshar 和 Scott 采用停服抗痫药物前先行脑电图检查,如发现持久出现的棘波或尖波,则可推断停服药物后癫痫必将复发。因此,在减药和停止服药后常规进行脑电图检查,是停药或减药前应当采取的必要步骤。停药后仍应定期（3~6 个月）复查脑电图,一且发现脑电波异常且恒定时,立即恢复用药。

4. 脑磁图(MEG) 对于在 EEG 未记录到癫痫样活动时,MEG 灵敏性更高,可能记录出脑电图记录不到的致痫区的生物磁信号。

5. PET 已广泛用于继发性癫痫的诊断。可检测脑血容量、血流量、氧耗量及脑代谢状况。但颅脑术后患者术区代谢均减低,因此对于手术癫痫患者诊断,PET 的意义不大。

(二)治疗

1. 内科治疗 根据病史、脑电图及影像学表现确诊为癫痫后,可先进行药物控制,根据癫痫发作类型选择药物。因手术后癫痫为继发性癫痫,即使临床表现为全身抽搐,首选药物也应为治疗部分性癫痫发作药物治疗,常用药物为卡马西平、奥卡西平、拉莫三嗪、托吡酯等。

(1)按发作类型首选一种部分性抗癫痫药物,逐步增加剂量。如发作控制,即使药物剂量相对较小也不用增至有效药物浓度的剂量;如在合适药物浓度下患者仍有发作,只要患者可以耐受,无不良反应,肝肾功能无异常,也可以增加药物剂量。

(2)一种药物剂量足够情况下仍无效时可更换第 2 种药物;如果单药治疗无效时可考虑联合用药,但应注意药物间的相互作用,不建议 3 种及以上的药物治疗。

(3)对抗癫痫药物的用药浓度及肝肾功能监测,可以指导用药同时减少不良反应的出现。

2. 手术治疗 早期的术后癫痫发作,去除病因并辅助抗癫痫药物治疗,一般疗效较好。晚期的癫痫发作是否需要手术治疗,要根据发病情况,用药情况及患者的要求来确定。而且晚期癫痫发作要经过详细的术前评估才能确定是否适合手术及何种手术方式。

(1)手术适应证

①积极服用各种抗癫痫药物仍不能控制

其发作。在服药期间观察 4 年,每周仍有 1 次以上发作或明显加重者。

②癫痫呈进行性发作并引起患者精神和智力等方面障碍,以致不能正常生活者。

③癫痫灶已形成,癫痫发作次数频繁,且无自行缓解趋势。

④病程至少在 3~4 年以上,患者年龄在 15-16 岁以上。

⑤发作虽然比较少,但是每次发作均严重,甚至出现癫痫持续状态。

⑥癫痫灶切除后不致引起严重的功能障碍。

(2)术前评估

①临床表现:患者手术的部位不同,因此术后癫痫的临床表现也多样,有的为单一的发作形式,有的表现为 2 种或 2 种以上的发作形式。因此捕捉到患者典型的临床表现对于癫痫灶的起源定位有非常的意义。

②影像学:CT,MRI 可以显示脑结构的改变,两者重点不同,可以互补。

③脑电图(EEG):目前脑电图对于癫痫诊断具有重要意义,所以是癫痫诊断中必不可缺的检查。尤其是发作期的脑电图对致痫灶的定位有重要的意义

④脑磁图(MEG):经过头皮、颅骨的衰减,EEG 可能记录不到癫痫样活动。MEG 灵敏性更高,可能记录出脑电图记录不到的致痫区的生物磁信号,对于癫痫灶的定位有比较大的意义。

⑤PET:已广泛用于继发性癫痫的诊断,但颅脑术后患者术区代谢均减低,因此对于手术癫痫患者诊断,PET 的意义不大。

⑥为明确致痫灶是否有功能,可行功能磁共振,Wada 试验辅助检测致痫区是否有功能颅内电极植入。

⑦对已诊断明确的手术后癫痫,如无法通过无创检查明确致痫灶或者致痫灶与功能区关系的患者,可以选择颅内电极植入明确致痫灶及与功能区关系。

（3）术前准备及麻醉：术前常规备皮、配血。手术多选择全身麻醉，如致痫灶位于功能区或者邻近功能区，可以选择术中唤醒，通过皮质电刺激确定致痫区及与功能区关系。有的学者主张采用局部麻醉进行手术，因局部麻醉时患者意识清醒，有利于在术中刺激中央区和语言区，从而提高手术的安全性。并能最大限度地切除病灶而不损伤皮质重要功能区。此方法要求患者有良好的配合，目前应用相对较少，而术中唤醒可以达到同样效果。

（4）手术方法

①致痫灶切除术：根据检查确定的致痫灶位置，参考头皮的瘢痕及颅骨变化，以癫痫灶为中心做骨瓣成形术。骨窗应尽可能大些，以充分显露癫痫灶。仔细分离硬膜皮质瘢痕而不伤及瘢痕周围的正常脑组织。如硬膜与脑组织粘连重，但不涉及功能区，不必强行分离硬膜与脑组织粘连，可将致痫灶与硬膜一起切除，减少不必要的损伤。与硬膜粘连的脑皮质多呈黄色或黄褐色。这种硬膜皮质瘢痕并不是癫痫灶，而致痫灶多位于周边1～2cm的皮质。术中行皮质脑电监测，对致痫灶切除范围确定有指导意义。手术不仅仅切除病理学上的瘢痕部位，而是同时切除周边有异常兴奋神经元的脑皮质。术中监测要减少麻醉药物剂量，尽量减少麻醉药物对脑电图的影响。如果考虑致痫灶累及功能区，有条件可以进行电极植入，更加精准确定致痫灶与功能区关系。如无条件进行电极植入，在考虑涉及功能区情况下可以术中唤醒，通过电刺激确定致痫灶与功能区关系。

通过以上检查方法确定癫痫病灶的位置和范围后，即可进行手术切除病灶，患者为2次或者更多次的手术，血管增生紊乱，应注意辨别血管走行，避免损伤供应功能区的血管，造成功能障碍。如致痫灶位于非功能区，切除范围可以稍广些。如靠近中央区或语言区，且上述部位有明确的功能存在，原则上不

能损伤这些区域，但可以考虑应用双极电凝进行热灼减少放电。致痫灶切除前后均应行脑电监测，如切除致痫灶后，脑电图改善明显，不需要进一步处理。如棘波改变不明显，在不累及功能区情况下可以进一步扩大切除。

②大脑半球切除术：对于顽固性癫痫、结构性病变仅限于一侧半球或者多脑叶者、经术前评估致痫灶考虑为半球病变，对侧偏瘫并手指功能丧失者、Wada试验证实语言中枢位于健侧半球者，患者IQ＞60者可考虑行半球切除术。如运动或者语言区仍有功能存在，为了减少功能缺失，可以行保留功能区的多脑叶切除，如功能区给予双极电凝低功率热灼。术后如发作如无改善，可以考虑二期行半球切除术。

③迷走神经刺激术：如癫痫致痫灶位于双侧或者明确累及功能区不能行切除性手术患者，在药物治疗不佳情况下，可以行迷走神经刺激术，目的为在保留患者功能情况下减少患者的癫痫发作。

（5）预后：脑组织的手术瘢痕本身不具有致痫作用，真正产生痫性放电的病理性神经细胞在瘢痕周围1～2cm的脑组织中。手术效果的好坏取决于手术适应证的选择和癫痫灶切除是否彻底。约50％患者可获优良效果，1/3～1/4的患者能完全得到控制。手术切除致痫灶后须继续服用抗癫痫药物治疗至少2年，如果连续2年复查无发作且脑电图正常，考虑可以逐渐减停药物。

（翟　锋　周　健）

参 考 文 献

[1] 谭启富，李龄，吴承远.癫痫外科学.第2版.北京：人民卫生出版社，2012

[2] 中国抗癫痫协会专家组.癫痫手术前后抗癫痫药物应用共识(试行).中华神经科杂志，2010，43(7)：484-486

[3] 张国君,齐晓涟,王玉平.癫痫术后抗癫痫药物的治疗模式.中华神经科杂志,2008,41:400-403

[4] Penfield W,Erickson TC,Tarlov I.Relation of intracranial tumors and symptomatic epilepsy. Arch Neural Psychiatry,1940,44:300-315

[5] 王忠诚.王忠诚神经外科学.武汉:湖北科学技术出版社,2005

[6] 郭熙雄,陈谦学,田道锋,等.脑胶质瘤致癫痫因素临床分析.中国临床神经外科杂志,2007, 12(9):531-535

[7] De Santis A,Villani R,SinisiM,et al.Add-on phenytoin fails to prevent early seizures after surgery for supratentonal brain turners:a randomized controlled study. Epileptia, 2002, 43 (2): 175-182

[8] 王永刚,赵继宗,张懋植,等.围术期应用丙戊酸钠防治神经外科手术后早期癫痫的临床研究.北京医学,2004,26(5): 291-293

[9] Rosengart AJ,Huo JD,Tolentino J,et al.Macdonald RL.Outcome in patients with subarachnoid hemorrhage treated with antiepileptic drugs.J Neurosurg,2007, 107(2):253-260

[10] Yeh HS, Tew JM Jr, Gartner M.Seizure control after surgery on cerebralarteriovenous malformations.J Neurosurg,1993,78(1):12-18

[11] Piepgras DG, Sundt TM, Ragoowansi AT, et al.Seizure outcome in patientswith surgically treated cerebral arteriovenous malformations.J Neurosurg,1993,78(1):5-11

[12] Wieser HG,Blume WT,Fish D,et al.Proposal for a new classification of outcome with respect to epileptic seizures following epilepsy surgery.Epilesia,2001,42 (2):482-486

[13] 公方和,漆松涛,刘承勇,等.抗癫痫药对神经外科手术后癫痫的预防作用.广东医学,2006, 27(2):268-269

[14] 全国神经外科癫痫防治协助组.神经外科围术期和外伤后癫痫的预防及治疗指南(草案).中华神经医学杂志,2006,5(12):1189-1190

[15] Tigaran S,Cascino GD,McC1elland RL,et al. Acute postoperative seizures after frontal lobe cortical resection for intractable partial epilepsy.Epilepsia,2003,4(6):831-835

[16] 陈洪,陈建良,吴耀晨,等.神经外科病人低钠血症的临床特点和治疗.中国临床神经外科杂志,2004,9(1):35-36

[17] 谢延风,但炜,孙晓川,等.长程脑电对幕上开颅手术后癫痫的诊断价值.第三军医大学学报,2003,38(6):603-605

[18] 李雪峰,刘绍明.外伤后癫痫发病机制的研究进展.中华神经医学杂志,2007,6(11): 1181-1188

[19] 梁树立,李安民,张志文,等.顽固性癫痫外科手术治疗(附 240 例报告).中华神经外科疾病研究杂志,2006,5(5):452-454

第8章 癫痫的外科治疗

第一节 概　述

20世纪末 WHO 报告，癫痫病患患病率在发达国家、经济转轨国家、发展中国家和不发达国家分别为 5.0‰、6.1‰、7.2‰ 和 11.2‰，全球约有 5000 万患者。自 1960 年以来，我国进行了不同规模的癫痫病流行病学调查 16 次以上。王文志等（2008）报道了 2 次中国 5 省农村共计约 11 万人的随机抽样调查结果，癫痫患病率为 6.2‰～7.0‰，活动性癫痫为 4.5‰～4.6‰，年发病率为 2.9‰。据此估计全国约有 900 万患者，活动性癫痫患者约 600 万。其中 20%～30% 的患者为难治性癫痫，估计总数在 100 万以上。

Maca 等（2007）认为患病率男性略高于女性，发作类型以全面性发作（42%～92%）和部分性发作（8%～58%）居多，儿童和 60 岁以上老年人是发病高峰期。Jacqueline 等（2008）发现成人癫痫首次发作约 70% 为部分性发作，与脑卒中（9.0%）、头部外伤（9.0%）、酗酒（6.0%）、神经元变性疾病（4.0%）、无进展的脑内病变（3.5%）、脑肿瘤（3.0%）和感染（2.0%）等有关，其余 62% 无法发现明确原因。

外科手术是治疗难治性癫痫的主要方法之一。我国的癫痫外科治疗，始于 20 世纪 50 年代。经过半个多世纪的努力，尤其是近 10 多年来，得到了蓬勃快速的发展。结合谭启富（2012）对我国癫痫外科发展的见解，临床实践中必须要注意以下 4 方面问题。

一、严格掌握手术适应证

只有严格地掌握好手术适应证，才有可能保证手术疗效，最大限度地解除患者的疾苦。癫痫手术的适应证是，①难治性癫痫。难治性癫痫是癫痫外科手术的主要适应证，是指应用 2 种抗癫痫药物正规治疗失败、病程 2 年以上（儿童例外）、每月癫痫发作 1 次以上及伴有一定的精神心理、认知和行为异常，影响日常工作和生活者。②适宜外科治疗的癫痫、癫痫综合征。包括颞叶内侧癫痫，伴有病变的局灶性癫痫和弥漫性一侧半球癫痫。③特殊的癫痫综合征。④手术均需得到患者及家属同意理解和配合。

关于患者的年龄，目前多数人提倡早期手术。即青春期后经过系统药物治疗 2 年仍不能控制癫痫发作或进行性加重，即可考虑手术治疗。手术选择的最佳年龄在 12－50 岁。因为儿童的致痫灶常常不稳定，影响致痫灶的定位。而 50 岁以后再进行手术治疗，即使术后无癫痫发作，但脑组织结构和（或）功能已有部分退行性变，也影响手术效果。以往多认为低智商者（IQ＜70）大脑已经严重损害而不宜手术，但对于某些特殊类型的癫痫或癫痫综合征的患者，智商并不是一个绝对的手术禁忌证，并且 90% 以上的患者术后智商明显提高。对于继发性癫痫，单纯病灶切除即可控制或减轻癫痫发作，并能减少抗癫痫药物的用量。

二、充分认识"术前评估"的重要性

术前评估是由多学科人员参与组成的治疗小组，从各自领域和不同角度对患者进行的全面评估。目前国内大多以外科医师为主的癫痫外科治疗小组均有神经内科、儿科、影像科、脑电图等医师参加。术前评估的目的是精确定位致痫灶及识别脑功能区，为手术提供可靠的依据。

1. 传统的技术手段　症状学定位仍然是新技术手段不能替代的重要步骤。神经心理学检查可以帮助致痫灶的定侧和预测手术可能造成的认知障碍。各种类型的脑电图（EEG、V-EEG）及同步 EEG-功能性 MRI（EEG-fMRI）技术是诊断癫痫发作类型和致痫灶定位的重要手段。用丙泊酚替代异戊巴比妥钠的 Wada 试验，可以帮助判断确定语言功能和优势半球。经颅磁刺激运动诱发电位（TMS-MEP）利用磁场透过头皮和颅骨作用于大脑皮质影响脑电活动，可以达到类似 Wada 试验的效果。

2. 神经影像技术　现代神经影像技术应用的主要目的是解剖成像和功能成像，解剖成像包括 X 线、CT、MRI、超声成像、数字减影血管造影术（DSA）等。功能成像包括单光子发射计算机体层摄影术（SPECT）、正电子发射计算机体层显像技术（PET）、功能磁共振成像（fMRI）、扩散张量纤维束成像（DTI）、磁共振波谱（MRS）分析、脑灌注成像（PWI）等。

MRI 是癫痫影像检查最基本、最重要的方法，它也是诊断颞叶海马硬化性癫痫最敏感的方法，准确率可达 80%～90%。MRS 能够测定活体状态下脑内生物化学物质的浓度，常在 MRI 无异常时就可定位致痫灶。DTI 可判断脑白质纤维的各向异性，病灶周围白质是否完整、是否受到侵犯。fMRI 在癫痫术前评估具有重要意义，辅助致痫灶定位准确率可达 90%，而且能客观地评估顽固性癫痫患者运动功能的保留和代偿情况，是一种有效且无创的评估手段。PWI 显示脑微血管分布和脑血流灌注情况，有助于辅助判断低血流灌注的 MRI 阴性致痫灶。单光子计算机断层显像（SPECT）可以观察脑血流灌注情况，正电子计算机断层显像（PET）检查脑代谢情况，两者也有助于预测致痫灶。脑磁图（MEG）和磁源性影像（MSI）也用于定位致痫灶和功能区，可以发现直径小于 2mm 致痫灶。此外，将多种影像信息叠加在同一基准影像上，以断层或者三维方式进行显示的多模态影像技术，可以实现大脑皮质功能绘图，是未来神经影像技术的发展趋势。

3. 颅内皮质电极埋置　只有经过非创伤手段提供了初步定位的前提下，才有可能行颅内皮质电极记录。后者对确定癫痫起始区有重要优势：直接颅内近距离记录脑电活动，无头皮、颅骨干扰；空间分辨率高，可识别小于 1cm² 范围内脑电信号（头皮电极是 6cm²）；记录的是癫痫发作期脑电变化，可以精确定位脑功能区。

三、树立现代手术观念

现代癫痫外科已经从过去的经验性判断逐渐走向理论化评价，手术必须建立在多学科合作的基础上才能完成，包括神经影像，神经生理，心理认知和功能影像等。手术干预的目的可以分为 2 类，①致痫病变及致痫区切除手术，癫痫控制率可以达到 80%；②功能性手术，包括胼胝体切开术、慢性电刺激术、多处软膜下横切术、低功率电凝热灼术等，癫痫控制率为 30%～80%。

目前癫痫的外科治疗不但采用显微技术，而且还应用术中唤醒行电生理监测，皮质和皮质下电刺激定位，获得了满意效果而又未引起新的脑功能障碍。癫痫外科的手术方式除了经典常见的颞前叶切除术、前内侧颞叶切除术、选择性杏仁核—海马切除术、脑皮质及脑叶切除术、大脑半球切除术、胼胝体切开术、多处软脑膜下横行纤维切断术（MST）、立体定向毁损术、迷走神经刺激术、丘脑刺激术和小脑刺激术以外，近年来还出现了一些新的癫痫外科手术方式（如神经导航下致痫灶切除术、术中 MRI 扫描指导手术、功能区癫痫灶皮质低功率热灼术等）和联合术式，这样可大大提高癫痫外科的疗效，减少其并发症的出现。由于癫痫外科的特殊性，癫痫外科医生应该严格掌握其手术适应证和手术技巧。

四、术后综合性、个体化和常规化康复训练

癫痫外科的长期疗效不仅受到手术质量影响，也与术后合理康复训练有密切关系。社会调查表明，患者（89％）和亲属（76％）感到羞耻，87％的人反对子女与癫痫患者结婚，57％反对子女与癫痫患者一起上课或玩耍，53％的人表示不愿意接受癫痫患者的求职和工作。李娜等（2009）调查发现自杀死亡的癫痫患者约占非院内死亡的 1/3。癫痫患者常常被迫生活在与周围世界隔离的阴影中，心理辅导和心理治疗近年来也越来越受到重视。康复训练内容除了医疗康复外，还应该包括心理康复、教育康复、职业康复、社会康复等内容。由于患者的术前情况、手术治疗情况和术后癫痫的控制情况等均不相同，术后康复训练应该在病因治疗、病症治疗和功能治疗三原则的指导下，进行综合化、个体化和常规化的训练，使患者能够配合术后治疗，降低术后复发率和提高控制率，术后早日回归社会，减轻患者家庭和社会负担。

（李云林　刘庆祝）

第二节　癫痫外科手术的适应证和禁忌证

不是所有的癫痫患者均适宜手术干预，正确把握癫痫外科的手术适应证和手术时机才能提高手术效果。一般认为，癫痫外科的患者选择应遵循以下原则。

（1）药物难治性癫痫：目前，国内外尚未形成统一认可的定义，多数学者认为应具备以下特征，合理使用 2～3 种第一线抗痫药物，经过 2 年以上正规治疗，监测血液药物浓度在有效范围内，仍不能控制癫痫，且影响日常工作和生活者。

（2）能确定癫痫发作的起源区：经过影像学、电生理学等综合检查后，证实脑内某些异常病变与癫痫发作有一定关系，如灰质异位、海绵状血管瘤、颞叶内侧的低级别胶质瘤等，手术切除病变后，癫痫发作可得到控制或发作明显减少。

（3）手术切除不会导致严重的术后功能障碍。

（4）癫痫反复发作引起患者智力、精神、发育的障碍，经手术可取得一定疗效。

（5）癫痫性慢性精神病，经手术前综合评估后，确认手术可能使患者的精神、智能有所恢复、甚至能独立生活；若是躁狂型精神病，术后其躁狂能得到一定的控制。

（6）患者和（或）家属对手术的风险与益处能很好地理解、慎重考虑，并有较强烈的手术愿望。

具体到哪种疾病或癫痫综合征最适宜手术或手术后效果较好，下述情况可供参考。

（1）颞叶内侧癫痫：大多数研究者认为伴有海马硬化的颞叶内侧癫痫是一种典型的癫痫综合征，其临床表现是难治性复杂部分性发作，手术治疗效果较好，前颞叶切除术后 60％～80％的患者癫痫发作会停止。

（2）伴有病变的局灶性癫痫：如脑回畸形、神经元异常（如灰质异位）、脑-面血管瘤病、胚胎期发育不良性神经上皮瘤、错构瘤、神经节细胞瘤、低级别的胶质瘤、海绵状血管瘤等。

（3）外伤、感染后瘢痕粘连等。

（4）弥漫性—侧半球癫痫：有些癫痫其结构性致痫灶局限于一侧大脑半球，其癫痫发作很严重，一般都是难治性的，且表现为单侧症状。但有时尽管病变是在一侧半球，其发作可以是双侧的。一侧病灶会引起患者对侧肢体偏瘫，有些患者即使行一侧半球切除，也不会引起额外的神经功能缺失，相反，其癫痫发作会消失。半球切除是目前治疗难治性癫痫的一种有效治疗方法。该手术适用于：①Rasmussen 脑炎；②Sturge-Weber 综合征；③偏瘫性婴儿癫痫；④偏侧皮质发育不良；⑤偏侧巨脑回等。

（5）特殊的癫痫综合征：表现为全身性癫痫，一般不适合手术治疗，以往是手术的禁忌证，如今由于影像学发展及 V-EEG 应用，在这类患者可发现病灶和致痫灶，并能定位致痫灶。如难治的婴儿痉挛（West 综合征）、Lennox-Gastaut 综合征、Landau-Kleffner 综合征（获得性癫痫性失语）等目前都能采用外科治疗来减少癫痫发作。

癫痫患者的年龄是影响术后效果比较重要的因素之一。大部分难治性癫痫是持续存在的，但是少部分患者的癫痫发作和年龄关系较密切，因此有人提出了"阶段性难治"的概念。尤其对儿童、青少年而言，由于他们正处在生长发育的特殊阶段，致痫灶常不稳定，定位比较困难。但是，错过了手术时机，又可能出现不可逆的其他负面影响。年龄过大脑组织已有退行性改变，即使手术后癫痫发作消失，但有关的精神、社会适应能力等改善不明显。通常，对诊断明确，符合上述条件的患者，应早期手术，年龄并不是一个严格的手术禁忌证。对于下列情况，属于手术禁忌证。

（1）进行性神经疾病（如恶性肿瘤、多发性硬化、脑血管炎）及严重的内科疾病。

（2）有精神疾病者属于手术禁忌。

（3）智商（IQ）＝70 或以下者属相对禁忌（胼胝体切开术例外）。

总之，癫痫手术治疗要根据个体化的情况进行决策，需要患者和医生间的详细讨论和沟通。最终构建出一个能有效控制癫痫发作的可取的方案，而手术带来的相关风险是否能够接受，最后要取决于患者的意愿。

（李云林）

第三节　致痫区定位诊断

致痫区（Epileptogenic zone）是指可以引起癫痫发作的脑皮质区域，当切除或者离断该区域后可以完全控制癫痫发作。难治性癫痫的外科手术治疗的目的是切除致痫区，其范围不仅包括导致癫痫惯常发作的区域，也应包括潜在的引起癫痫发作的区域。术前评估的主要目的是确定致痫区，具体涉及 5 个分区概念。

一、五个致痫相关分区的概念

1. 刺激区（Irritative zone）　是指脑电图发作间期癫痫样放电（Interictal epilepsy discharges，IED）的脑皮质区域。IED 本质上可以认为是微小的癫痫发作，一般来讲，单个的棘波放电不会引起临床症状，不管它是在非功能区还是在功能区。如果放电强度足够大而且部位在脑功能区，则有可能导致临床发作症状产生。放电侵犯的脑功能区产生了临床症状，此脑功能区被称为发作起始区，所以发作起始区也是刺激区一部分。检查方法，EEG、皮质电极、深部电极和脑磁图等电生理手段。

2. 发作起始区（Ictal onset zone）　引起临床癫痫发作症状开始的脑皮质区。发作起始区是致痫区的构成部分，多数情况下在刺激区之内，极少情况下位于刺激区之外。检查方法，EEG、皮质电极、深部电极和脑磁图等电生理手段。也可用 fMRI、PET、SPECT

寻找,但必须在发作时进行检测,因此应用受到一定限制,同时还应注意排除"假性"发作。

3. 症 状 产 生 区 (Symptomatogenic zone) 产生初期临床症状的脑区。一般说来,发作期的行为改变是癫痫发作放电从起搏区扩散到相当距离后才出现。例如,发源于内侧颞区的精神运动性癫痫,放电是局限在杏仁海马区,患者常无症状;当放电扩散至颞叶其他部位或颞叶外的边缘结构时,才出现精神运动性癫痫发作的先兆和主要的症状。检查方法,依据病史中患者发作时的临床表现,以及发作期视频脑电图的监测结果来确定该区域。

4. 功能缺失区(Functional deficit zone) 发作间期脑功能异常的区域。检查方法,可经神经系统检查、神经心理学测试、Wada试验、SPECT、PET、MRS 和 EEG 查出。

5. 致痫病变(Epileptogenic lesion) 致痫病变是直接引起癫痫发作的脑结构性异常,包括脑皮质发育畸形、神经系统肿瘤、脑血管畸形等。检查方法,现代神经影像技术手段包括 X 线、CT、MRI、超声成像、DSA、SPECT、PET、fMRI、DTI、MRS、PWI 等。

二、致痫区的确定

致痫区是通过各种检查手段,对引起临床癫痫发作的脑皮质区域进行评价和权衡,最终得到的需要进行外科干预的理论区域。理论上,如果完全切除致痫区,就能有效控制癫痫发作。

致痫区是手术评估的核心目的,要建立在上述 5 个致痫分区的基础上完成。最理想的致痫区模型,是 5 个致痫相关分区高度重叠,按照它们叠加的最大范围进行切除就能完全控制癫痫发作。然而,大部分患者的 5个致痫相关分区存在不同程度的离散,此时就要对 5 个分区的临床意义进行综合分析,权衡它们与致痫区之间的理论关系,最终归纳出手术切除区域。如果不能合理解释 5 个

致痫相关分区的离散关系,则意味着致痫区定位可能不准确,术后会继续发作,因而最好进行进一步检查以便明确致痫区。

另外,在个别病例中,即使 5 个致痫分区高度重叠,仍然不能排除潜在致痫区(Potential epileptogenic zone)的存在,当致痫区的发作阈值更低时潜在致痫区表现为静息状态。当致痫区切除后,潜在致痫区产生新的发作和扩散形式。这种情况常见于存在广泛病灶和多源性致痫因素的患者。

随着电生理和神经影像技术的进步,期待将来能出现新的检查技术和方法,通过这些技术和方法能够直接描绘与癫痫发作相关的神经递质信息并进一步确定致痫区,甚至能够描绘出潜在致痫区。就目前而言,将电生理与神经影像技术结合进行的多模态融合分析,也许可以帮助精确定位 5 个致痫分区,有助于提高致痫区定位的准确性和手术效果。

三、诊断技术

癫痫的诊断首先要与癫痫的临床表现紧密结合起来。如颞叶癫痫主要发生于青少年(10－20 岁),且多在 15 岁以前发病(有学者统计占 62%)。发作类型包括简单部分发作、复杂部分发作及继发性的全身性发作或这些发作的混合,既往史常有热性惊厥史;家族史常有癫痫病史。在发作类型中,复杂部分发作是最常见的发作类型之一,其次是继发性的全身性发作。其中,癫痫发作的最初期表现是最有价值的定位资料。

(一)电生理学检查

电生理学检查是诊断癫痫必不可少的手段,也是最基本、最重要的方法。目前,电生理学检查已由过去单一的普通脑电图发展到现在的长程脑电图、录像监测脑电图及各种侵入性脑电图检查等阶段。

1. 脑电图　视频脑电图和皮质脑电图:目前,在癫痫外科中对致痫灶定位最重要的

信息来自于脑电图资料,而最重要的脑电图资料是在癫痫发作初期记录下来的脑电图表现。现在常用的用于脑电图记录的检查有非侵入性的头皮脑电图、长程监护脑电图、长程脑电图结合应用录像脑电图监测;侵入性的脑电图检查有皮质脑电图和脑深部脑电图。当然后者仅限于非侵入性检查不能确定致痫灶侧别或部位时和手术前对致痫灶的再定位。在非侵入性脑电图检查中,有时要结合使用诱发试验(如剥夺睡眠、光闪刺激等)来提高癫痫诊断的阳性率,但是要注意诱发出癫痫持续状态。故检查前应视患者平时癫痫发作情况,可不停药或适量减少药量。为了提高脑电图诊断的成功率,有时需要附加电极(如卵圆孔电极、蝶骨电极、鼻咽电极)进行检测。对于置入颅内电极对致痫灶的定位是否有帮助,国内外意见不一。甚至在颅内电极的置入时间上也是各持所见。就颞叶癫痫而言,日本的清水弘之等认为:颞叶癫痫的致痫灶多来自于海马等颞叶内侧结构,故头皮脑电未必能准确地反映出癫痫性异常波。如果脑电图上一侧出现癫痫性异常波时,而MRI等影像学检查未见相对应的海马萎缩等结构性改变,则有必要置入颅内电极进一步明确诊断。笔者认为,如果出现疑难病例或不能决定癫痫源的侧别和部位,可在手术的前一天置入皮质下条状电极进行24h或更长时间的监测,待确定致痫灶后再行开颅手术。对于脑深部的致痫样放电,则只有术中插入深部电极进行海马等深部结构的监测,若发现异常放电,可与皮质致痫灶一并切除。

尽管癫痫患者的发作期脑电图有极其重要的诊断价值,但是,并非所有检查中患者均出现癫痫发作,这就有必要对发作间期的脑电图进行详细的阅读、判断,除了常见的棘波、棘慢波等明显异常外,脑电图的背景改变是非常重要的。一般情况下,癫痫患者的脑电图在发作间期可出现,①无异常改变;②脑电图的背景波轻度或显著不对称;③同步或不同步出现棘波、尖波和(或)慢波,可比较局限,也可比较散在。脑电图的异常可与临床发作起病不相一致,不管是在时间上,还是在致痫灶的定位上。一般情况下,采用头皮脑电图检查的,仅有1/4的患者可得到较明确的诊断。若使用上述附加电极,可提高癫痫的诊断率。尽管对颅内电极的置入意见不一,根据笔者多年的临床经验,置放颅内电极能较准确的发现致痫灶的位置,且在手术中对致痫灶的定位起很大的作用。甚至有些手术就是依靠术前颅内电极记录、术中皮质脑电图描记作为手术切除致痫灶的依据。

2. 脑磁图(MEG) 是新近出现的诊断癫痫的高科技设备,有学者认为脑磁图对癫痫放电的敏感性高于脑电图的10倍。它不仅能够捕捉到每一瞬间的脑细胞活动,而且可将捕捉的动态数据与三维MRI解剖图像叠加,形成三维的集脑电、脑磁信号于一体的脑功能图像,从而实现致痫灶的动态精确定位,从时间、空间和分辨率3个方面最大限度地提高检测精确度。另外,MEG作为一种无创伤性脑功能成像技术,可以在手术前对患者的大脑进行功能性成像,以便确定大脑重要功能区(如运动、感觉皮质;视、听皮质等),判定致痫灶与器质性病变的关系。上述MEG的诸多优点与其不受电极和皮质间组织(如颅骨、头皮等)的干扰,能直接将脑内的电磁波信号记录下来有关。但是这一发展中的新技术,目前在国内尚不普及。

3. 偶极子定位 偶极子定位技术是定量脑电图的临床应用,其基础是将电场理论应用于容积导电,可将偶极子定位法看作一个演算程序,它可选择颅内某一时点、某一段脑电图进行计算,从而对脑电图进行定量分析。

(二)脑影像学检查

1. 计算机断层扫描(Computer tomography,CT) CT的出现,降低了原发性癫痫的诊断率,它不仅能发现病变的部位、形态及和周围结构的关系等,还能发现仅有密度上改变而无占位效应的病变。就癫痫外科中常见的颞叶癫痫而言,它可发现颞叶的结构性改变,如病侧颞叶发育是否正常、颞叶有无局部萎缩、颞角是否变大等,有时还可发现小的错构瘤、胶质瘤、AVM 等。

2. 磁共振(Magnetic resonance imaging,MRI)　较 CT 而言,MRI 不仅可发现较小的新生物和局部组织的容积改变,而且可发现 CT 正常的等密度病变,如脑炎、脱髓鞘疾病、缺血性疾病等。通常在 T_2 加权像上局部神经元的发育异常、脑沟脑回异常等改变。这些结构性改变均有助于致痫灶的定位。若 MRI 阴性的患者,还可通过磁共振质子波谱(MRS)、磁共振弥散成像等改变预测致痫灶的位置。

3. 单光子发射断层扫描(Single photon emission computer tomography,SPECT)　SPECT 是把放射性核素应用于 CT 的一种新的无损伤性脑功能测定方法。通过摄取并重建放射性核素在脑内的分布图像,来发现脑内局部的血流量改变。正常情况下,断层扫描测每 100g 脑组织每分钟的血流量是 60～80ml,生理刺激,如阅读、计算、肢体运动、疼痛刺激等,可使相应的局部组织血流量增加;在癫痫发作期间,也可见到血流量增加的高灌注图像。而在发作间期,则为低灌注改变,但偶有正常或高灌注改变。较 CT、MRI、EEG 而言,SPECT 在癫痫方面的诊断,明显优于上述检查,因为它可发现脑形态学改变之前的异常病变。

4. 正电子发射断层扫描(Positron emission computer tomography,PET)　PET 是将发射正电子的放射性核素标记物引入人体内,用 γ 探测器在体外多方位摄取体内脏器放射性核素的立体分布,再经计算机综合加工并重建图像而得到脏器的断层图像。与 CT 和 MRI 相比较,它不仅是结构图像,更重要的是功能图像,能反映局部脏器的生理和生化改变。它可检测脑内的血流量、血容量、氧耗量、葡萄糖的代谢率等。通过对局部组织的功能测定,可发现局部的脑功能障碍,是研究癫痫的最佳工具之一。通常在癫痫发作期,局部组织代谢增高。相反在发作间期则为低代谢改变。

（刘庆祝）

第四节　手术切除部位的探测和确定

一、卵圆孔电极和蝶骨电极监测

为了提高癫痫患者的脑电图诊断率,特别是怀疑癫痫灶在额、颞叶底面或内侧面时,要进行卵圆孔电极和(或)蝶骨电极的辅助监测,现详述如下。

1. 卵圆孔电极(Foraman ovale electrode)　是由绝缘的细银针或防腐的不锈钢针制成的,它具有一定的柔韧性,其顶端为 2～5mm 直径的银球,避免穿入蛛网膜下隙。检查时将电极通过一 18 号的套管针置入。置入时可在局部麻醉下进行,穿刺点选择在口角外侧 2.5～3.0cm 处,穿刺方向要同时参照同侧的外耳道和瞳孔这两个参照物(图 8-1),通常左右方向与同侧瞳孔相一致,上下方向以同侧外耳道为标准,术者可将示指放在患者的口腔内,避免刺穿口腔,同时借手指触摸到患者的蝶骨大翼外侧突,以确定穿刺方向。进针 6.5～7.5cm 可达卵圆孔处,此时有穿破筋膜或肌腱的突破感。拔除针芯后可见脑脊液流出。重新置入针芯,退出套管针,固定电极,即可以记录颞叶底面和(或)颞叶内侧面的电位。

有关卵圆孔电极诊断癫痫的阳性率,国内总结较少。美国 Zurich 大学进行的该研究发现,在探测源于颞叶内侧,尤其是海马后

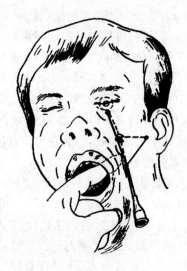

图 8-1　卵圆孔电极穿刺

部结构的异常放电,该方法有明显优势。同时发现,较其他侵入性检查,如皮质的条状电极、网络状电极和深部电极等,并发症和危险性要小得多。但是,在决定进行卵圆孔电极检查前,必须要确定癫痫灶的侧别,并高度怀疑癫痫灶位于颞叶内侧等部位时,方可进行。

2. 蝶骨电极(Sphenoidal electrode)使用该电极可记录颞叶前、基底的电位情况,尤其在记录中线-基底颞叶时最有效,它不仅对涉及颞叶钩回区域的癫痫灶提供可靠的脑电图记录;而且有利于记录颞下回、海马旁回、梭状回等其他颞叶基底结构的癫痫样放电。蝶骨电极的顶端是用不绝缘的银丝制成,检查时,通过一套管针自颧骨弓的下颌切迹处垂直刺入皮肤 4～5cm,此时电极的头端约位于颅中窝卵圆孔的附近(可通过头颅 X线来证实,见图 8-2)。拔出套管针后,将银丝留置于组织中,视情况可留置数日进行脑电图的监测。蝶骨电极可明显提高颞叶癫痫诊断率,有以下 3 点值得借鉴,①能发现头皮电极和(或)鼻咽电极不易观察到的癫痫样放电;②当脑电图资料显示双侧颞叶均是独立的癫痫样放电时,蝶骨电极可提示,间歇期内癫痫样放电异常明显的一侧,常是自发发作

的起始侧;③若脑电图表现为广泛的额-颞部异常时,联合使用眶上电极,有利于证实或排除中线-基底颞叶结构的病变。

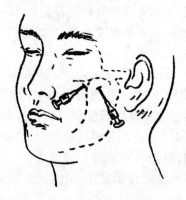

图 8-2　蝶骨电极置入情况

二、颅内皮质和皮质下脑组织监测

在成熟规范的癫痫中心,通过神经内外科、神经影像、神经心理等多学科的合作,全面评估临床发作症状学,头皮 EEG 长程监测,结构影像学和功能影像学等非侵入性检查,50％左右的患者可以直接手术并获得比较满意的效果,而其他患者通过非侵入性的检查手段,未能提供明确的定位信息,或者需要在手术前明确致痫区与功能区的关系,所以需要置入颅内电极,以颅内电极 EEG 检查来精确定位癫痫源或者脑功能区,从而显著的提高术后发作的改善率,并降低术后功能障碍的可能性。可置入的颅内电极包括条状电极(Strip electrode)、网络状电极(Grid electrode)和深部电极(Depth electrode)。

(一)适应证

1. 神经影像学检查没有发现与癫痫发作相关的病灶。

2. 已经发现的癫痫相关的病变可能为萎缩性、发育性或者肿瘤性的病理,致痫性区域可能超过结构影像学可见的病变范围,并且也大于组织学的病变范围,对于这样的情况,即使头皮 EEG、临床症状学、影像学已经

粗略的定位,侵入性 EEG 监测对于保证手术后效果仍然是非常重要的。

3. 确定癫痫灶的侧别。有些病例依靠已有可靠的资料,不能确定癫痫灶究竟位于哪侧半球。

4. 头皮 EEG 记录的癫痫性活动是非局限性的,比如广泛的发作间期放电、非局限性的发作期的模式。

5. 非侵入性术前评估阶段所得出的结果不一致,所以需要进一步证实致痫区的位置和是否为单一致痫灶。

6. 可能的致痫区位于或者邻近重要的功能区(如运动皮质、语言区等),需要明确致痫区与功能区的关系,并进行脑功能区的皮质定位。

在上述这些情况下,需要进行颅内电极置入,即侵入性术前评估阶段。

(二)手术方法

1. 条状电极的置入　一般情况下,手术在局部麻醉下,即可将条状电极置入颅内。条状电极一般由 2~16 个电极芯片,由硅橡胶材料将它们连接在一起成一条形片状结构。在预先确定的头皮部位切一小口(能容纳下颅骨钻即可),颅骨上钻孔。硬膜出血用双极电凝止血,十字切开硬膜。若有明显的骨孔、硬膜外出血,可使用骨蜡、明胶海绵等止血(否则尽量少使用,异物有增加感染的可能性)。组织肿胀明显,可使用甘露醇快速静脉滴注,以降低颅内压。电极置入时,可用一窄脑压板轻压脑皮质,将电极放在脑压板上并沿此方向即可放置到所需位置。电极导线可在离开原手术切口后,另切口经皮下穿出,这样可减少术后脑脊液漏的发生。在关闭手术切口之前,应短时间的记录脑电情况,观察电极及其导线是否正常,电极放置的位置是否合乎要求等。

多数硬膜下条状电极,在进行了清醒期、睡眠期的脑电记录后,若所需资料可靠,可在病房内经皮拔除电极。若需再行开颅手术,也可在术中取出。

若术中进行癫痫灶的探测,则不必像上述的那样复杂。开颅后在手术切除病灶前,将条状电极放在脑表即可进行皮质脑电的监测。

2. 网络状电极的置放　网络状电极和条状电极仅形状不同,材料等均相同。大多数网络状电极由 40~64 个芯片(每排 8 个,5~8 排)组成,置放时需要切开颅骨,故手术多在全身麻醉下完成。颅骨切开的位置与癫痫灶的可疑部位一致,但是,颅骨切开的范围要足够大,以便对较大范围的皮质进行监测。网络状电极置入后,有的位置可能因与脑表贴服不完全,会起皱褶。这时要对电极片进行调整,如剪切芯片或切去电极芯片排列间的硅橡胶来改变其形状或轮廓。当电极置放好,确认没插入脑组织内,将导线从硬膜切口穿出,并在皮下潜行几厘米后穿出头皮。

若术中进行癫痫灶的探测和脑皮质功能的定位等,开颅后应在手术切除前,将网络状电极铺放在脑表面即可进行所需项目的监测。

将患者直接送到监测室,将电极接到监测器上监测皮质脑电情况。根据笔者的经验,要依靠发作期而非发作间期的脑电变化来确定癫痫灶,尤为重要的是记录临床发作和电发作的初期变化而非后期变化。

监测完毕,所需资料完整后,若准备进行手术切除病灶,再开颅时,要确保电极与其所置放的脑皮质位置不变。手术前用碘酒等清洗头皮(包括电极导线)后。轻轻地拉直电极导线,用剪刀在尽可能接近头皮处剪断导线,断头可以缩回皮下。这样,若再次打开伤口,不会因为把导线从皮下拉出导致手术区被污染。剪开硬膜时要小心,以保证电极芯片和其对应的局部皮质结构(如,血管)没有移位。当这些对应关系确定后,用消毒后的标记码标记下来,这样确保了皮质脑电监测的准确性。现在,多数欲行网络状电极或条状/网络状混合电极检查的病例,64 导比较合适,尽管已有使用 128 导的情况。

3. 深部电极 深部电极是一根多触式的、细圆形的、结节状电极探针,它可插入到脑组织的深部,以记录来自皮质深部的电活动,如海马、杏仁等结构。一般情况下,深部电极多在手术中间使用。暴露颞叶后,在颞中回处,距离颞极 3.5cm、5cm 处即是杏仁核、海马的大体位置。这时也可从脑电波形上做出判断。若手术采取非颞叶开颅,有时我们也采用 Spence 发明的经枕颞后深部电极的监测。

(三)颅内皮质和皮质下电极的效果

针对发作期和发作间期的脑电记录的相对准确性,头皮脑电、视频脑电和颅内皮质脑电的相对准确性等,还存有争论。对此的文献报道也很少。根据我们的经验,若颅内电极记录的脑电波资料和头皮脑电、视频脑电等所提示的病变情况相一致,则无需讨论;若不一致,则多数以颅内电极的脑电波资料为准。手术后部分病例也证实了我们上述的判断。

(四)并发症

颅内电极 EEG 记录是一种侵入性的检查手段,需要通过外科手术进行电极置入,除了手术本身的麻醉风险,还可能面临出血、感染和脑水肿等风险。并发症的发生率取决于很多因素,如外科医生的经验及技巧、使用电极的种类、置入方法、置入电极的数目、颅内电极 EEG 的监测时间等。深部电极由于常常要穿过脑实质,所以常见的并发症是出血,其发生率在 1%～4%,硬膜下片状电极需要通过开颅手术置入,其感染的发生率在 4%～14%,出血的发生率在 3%～8%,梗死和明显脑水肿的发生率比较低,硬膜下条状电极一般是通过打孔置入,所以其感染和出血的发生率更低,脑水肿比较罕见,一般出现在置入电极数目较大或者双侧颅内电极置入的情况下。颅内电极 EEG 记录的另一个缺陷是颅内电极只能覆盖有限的范围,因此会出现这样的情况,如果真正的发作区在颅内电极覆盖的范围内,则可以正确定位,如果位于电极覆盖的范围之外,则明显的发作起始部位可能表现在距离真正的发作起始区最近的电极,实际上这有可能是发作传播的位置,而并非发作起源的位置,从而造成定位错误,甚至有可能因为头皮 EEG 的不正确结论而造成电极置入的侧别错误,尽管进行了颅内 EEG 检查,而完全不能发现对侧(没有电极置入侧)的发作起源。因此,对于明显晚于临床发作期症状出现的颅内电极 EEG 发作期模式,需要考虑电极没有覆盖真正的发作起始区的可能。为避免上述情况的出现,需要仔细分析非侵入性的术前评估阶段所得出的结果,充分设计颅内电极的置入方案,对于初步定位或者定侧不清楚或者不明确的患者,则需要置入相对较多的电极,尽可能覆盖可能的发作起始区域。颅内电极 EEG 是一项非常昂贵的检查,包括电极置入手术的费用、电极的费用、EEG 监测费用以及住院费用,所以进行颅内电极置入之前必须充分评估其必要性以及通过颅内脑电记录能够解决的问题。

三、阿米妥(Wada)试验

阿米妥试验全称是颈内动脉阿米妥试验(Intra-arterial Amobarbital test, IAT):由 Wada 于 1948 年首先用于癫痫发作的研究,次年报道了 15 例患者的试验结果。其实质是经试验侧颈内动脉注入异戊巴比妥(阿米妥钠),造成该侧大脑半球的一过性麻醉,以了解该侧半球的语言、记忆和运动功能状态等,来判断大脑半球功能优势的侧别,以指导手术的选择。这是一种经典的癫痫手术前的检查方法。除 fMRI 外,较其他任何术前评价方法更具有准确性和可靠性,且简单易行,对拟行颞叶切除或大脑半球切除术的术前评定有举足轻重的作用。对儿童来说,患儿要充分合作,检查前向患儿反复解释在检查中应回答及执行的动作,以便除外假阳性结果。方法如下(图8-3)。

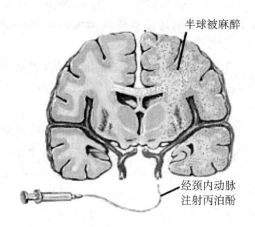

图8-3 Wada 试验

(一)经颈内动脉阿米妥试验(IAT)

患者取平卧位,采用颈动脉造影术的常规准备方法,颈部备皮,消毒并铺消毒巾。局部麻醉下采用9号腰椎穿刺针于胸锁乳突肌前缘、环状软骨水平,进入颈总动脉。阿米妥钠的剂量为75～200mg,稀释浓度为1%。多采用100mg溶入10 ml生理盐水,5s左右推注完毕。试验终止后拔针,局部压迫10～20min,以避免出现穿刺后血肿等形成。若没有得到试验的预期结果,可间隔30min后再重复1次。若必须进行双侧试验,则应隔日进行。

观察指标,上述穿刺成功后,让患者双上肢抬起。掌心向下,五指分开,双下肢屈膝、注意两腿要分开。注药后,立即让患者倒读数100、99、98……,这一指令对大脑皮质功能的测试,有三层含义,①语言功能、计算功能、记忆功能。若注药后30s至2min内出现语言中断或计算障碍,则为阿米妥试验阳性,表明试验侧为优势半球。这些障碍多在3min左右恢复正常。试验时还可进行命名测试等。通过该指标可判断患者的语言中枢的所在侧别。②注药后即刻出现对侧肢体落下,说明运动区皮质功能尚完好,为阿米妥试验阳性;否则为阴性。该指标较上者直观、敏感。阿米妥EEG:在观察上述指标的同时,可对患者进行EEG监测,以除外所谓的继发性双侧异常电活动。

(二)经动脉导管选择性的阿米妥试验

此方法可选择性的行大脑前、大脑后动脉的功能试验,以确保手术后各切除区域功能的完整性。该方法较IAT有下述优点,①注药后可立即进行记忆功能的测试;②选择性的经大脑后动脉试验不会出现失语,从而排除了IAT的假阳性或假阴性结果;③可选择性的将药物注入拟手术切除的脑叶,进行手术前后的功能比较。但是,该方法是应用球囊临时阻断末端的供血,较IAT的危险性大;为此可将阿米妥的注射量控制在75mg以下为宜。使用经动脉导管选择性的阿米妥试验可参考下述流程。

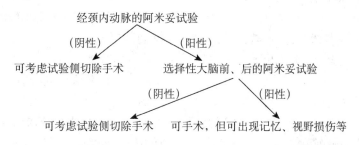

传统Wada试验要求使用阿米妥,但由于受药物进口管制的影响,目前国内各大医院根本无法获得。丙泊酚是常用麻醉药,目前国内主要采用丙泊酚进行wada试验,并取得了良好的效果。

四、磁线圈刺激试验

磁线圈刺激试验（Magnetic Coil Stimulation）又称经颅磁刺激（Transcranial Magnetic Stimulation，TMS）它是使用高强度、短时限作用的磁场刺激诱发后形成的运动诱发电位，来测定大脑皮质和周围神经的运动纤维的传导时间、速度、潜伏期、波幅和波形等的变化，以判断运动纤维传导的功能状态。该方法早在1980年即由Merton等使用短暂的电容放电产生高电压后，刺激头皮的运动投影区，以测定运动纤维通路的传导功能等。尽管该方法是非侵袭性的，但是，因刺激时产生的疼痛等不适，没有在临床得到普及和推广。以后由Baker改进使用磁刺激头皮的运动投影区，并从肢体上记录到运动诱发电位，大大减轻了Merton方法所产生的痛苦。

磁刺激和电刺激相比较有下述特点。

（1）刺激通过机体组织后无衰减，并且因刺激距离造成的衰减也远小于电刺激。

（2）磁刺激所产生的电场和人体皮肤相平行，故无疼痛等不适，而电刺激则不然，它产生的电流和人体皮肤相垂直，故电流强度较高时，会产生剧烈的疼痛。

（3）刺激时刺激线圈和身体本身无物理性接触，它可围绕头部随意移动，以发现较佳的刺激点，但是，由于线圈表面的磁场最大半径大约在45mm环状区内，故刺激部位欠精确。

（4）磁刺激和电刺激相比较，叠加的次数较少，故产生的伪迹较少，描记出的刺激曲线相对光滑、平稳。

（5）刺激的频率低，刺激一次需1～3s，若增加刺激频率，则对线圈的质量要求就高，需要导电好、散热快的金属。

（一）磁刺激试验的适应证

1. 通过刺激皮质功能区在头皮上的投影，观察脑磁运动诱发电位（Magnetic motor evoked potential，MEPs）的变化，可发现受损肢体，甚至各个指和（或）趾的功能障碍程度。

2. 用于研究继发于中枢和周围神经系统损伤后，大脑皮质运动区的可塑性和再造性。

3. 用于大脑皮质兴奋性的评估，如顽固性癫痫的患者，其兴奋性阈值偏高，这样即需要一高强度的磁刺激方可产生MEPs。

4. 各种原因造成的中枢运动神经元异常改变的疾病。如发现中央运动区传导时间（Central motor conduction time，CMCT）延长，则高度怀疑该部位的神经元有脱髓鞘改变；刺激波伏变低，刺激反应迟钝或无反应者，则提示该部位的神经元或轴突丢失。

（二）磁刺激试验的方法

将刺激线圈放置在头顶上皮质运动区的投射部位，不直接接触头皮。一般情况下，电容放电的最大输出电流是5000A，磁场强度是1.5～2.5Tesla，最大波宽是20ms，刺激频率是每次刺激需要1～3s，刺激持续时间是200μs。刺激线圈多采用"8"字形或蝴蝶形，内径为9cm。刺激线圈内电流方向和受刺激的大脑半球侧别有关，电流呈顺时针方向者左半球兴奋；反之，则是右半球兴奋。刺激时线圈要反复移动并且要不断地调整刺激强度，直到对侧手足的小肌肉轻微收缩为止。上肢记录电极置放在外展拇短肌，下肢则放置在外展小趾肌。测量指标是峰潜伏期和传导时间（头-颈、头-腰），距离测量指标是头-颈、颈-肌、头-腰、腰-肌。并对这些数值进行均值分析处理。

有关该方法的安全性。从理论上讲，可出现电流、热、磁等对大脑的损伤，有时可诱发癫痫发作，体内内分泌激素的紊乱，甚至有听力的改变等。

结合国外文献报道，该方法是安全可行的。至于诱发癫痫发作，国外进行了数十年的观察，仅有3例患者出现了上述情况，其中

1 例病人是一位多年的卒中患者,另外 2 例患者则既往就有癫痫发作。和其他非侵入性脑皮质功能检查相比较,该方法经济、实用。

五、其 他

皮质电刺激虽然是一种比较古老的检查方法,但至今仍是诱发癫痫灶较好的方法之一,同时又是皮质功能定位的有效方法。生理学家 Penfild 就是使用该方法成功地揭示了人类大脑颞叶的记忆功能。

使用该方法时,最好在局部麻醉或局部麻醉镇痛下进行,要求术中能唤醒患者,并能和手术医生相互配合才能完成该检查。皮质电刺激的电极是用两个尖端为球状的小银球电极,两者相距 3～4nm,电刺激系采用方波或矩形波,波宽为 0.1～0.5ms,刺激频率为 50～60Hz,刺激时间为 1～5ms,刺激方式可使用电流刺激或电压刺激。刺激时可采取由小到大逐渐增加的方式,一般将电流控制在 5mA,电压控制在 5V 以内,以出现反应为宜。由于癫痫灶起初都比较局限,而刺激后可向周围邻近组织扩散,故通常可见在皮质脑电图监测时出现特殊的高幅电位活动波。

在开始皮质电刺激之前,都首先放置皮质电极记录皮质脑电图,之后再进行电刺激实验。在刺激皮质时,除询问患者必要的问题外,应密切观察患者的各种生命体征反应,如肢体的活动、感觉等,以便进行功能区的皮质定位和研究。若刺激逐渐接近癫痫灶区或就在癫痫灶上,此时可出现癫痫发作前先兆或癫痫发作,在脑电图上可见棘波的发放。一般皮质原发性癫痫的棘波病灶主要为单个的阴性棘波,瘢痕性病灶的棘波主要表现为多发性棘波;若出现两个以上的棘波焦点时,在切除其中的部分焦点后,另一个焦点的棘波反而增强的话,应将剩下的焦点病灶彻底切除才能达到治疗目的。

（刘庆祝）

第五节 癫痫治疗手术方法

一、颞叶癫痫及其外科治疗

颞叶癫痫(Temporal lobe epilepsy)又称精神运动性癫痫,它是指起源于颞叶的有简单部分发作或复杂部分发作或继发全身性发作特征的癫痫。Panfield 和 Erickson 分析和总结了大量临床资料,于 1941 年首先提出了颞叶癫痫一词,用于描述在脑电记录上棘波和慢波主要局限于颞叶、发作症状主要表现为一种难以用传统的病生理学方法进行分类的临床表现,如自动症等。在这里颞叶癫痫的概念主要强调了癫痫发作时异常放电在解剖学上的定位及其临床癫痫发作表现的特殊性,但对于颞叶癫痫中各种癫痫发作的临床类型及其与癫痫异常放电具体部位的相关关系等问题则不甚清楚。近年来随着人们对颞叶癫痫更加深入的认识,已有越来越多的人倾向于引入"边缘叶发作"(Limbic seizure)这一新的名词。事实上,人们关于颞叶癫痫中起源于边缘叶结构的癫痫发作的长期曲折和复杂的认识过程,也在某种程度上反映了人们长期以来对于颞叶癫痫的认识过程。

颞叶癫痫的外科治疗不外乎致痫灶切除和(或)阻断癫痫放电的传导途径。正如上述所言,颞叶内外侧皮质或皮质下核团等,均有异常致痫带(Epileptogenic zone)出现的可能。

颞叶癫痫的外科治疗包括下述几种方法,颞叶前部切除术、颞叶前内侧切除术、选择性杏仁核-海马切除术、导航下颞叶病灶切除术。外侧型颞叶癫痫多行致痫灶区颞叶切除术,内侧型癫痫多行颞叶前内侧结构切除术、选择性杏仁核-海马切除术。

(一)颞前叶切除术

颞前叶切除是治疗顽固性颞叶癫痫的一

种经典、常用的手术方法。该术式首先由Penfiled开始用于治疗外伤性癫痫,1965年经Falcon改良后行整块颞叶切除来治疗颞叶癫痫。以后针对颞叶癫痫的手术治疗,Walke设计出标准的颞前叶切除范围:即自颞极向后5.5~6.5cm,包括颞叶的外侧皮质和内侧的海马结构等。

1. 手术指征

(1)手术前脑电图或24h脑电监测提示致痫灶位于一侧颞叶者。

(2)术前CT、MRI或SPECT、PET等检查证实在一侧颞叶或颞叶内侧面存在比较明显的致痫灶者。

(3)临床表现有较典型的复杂部分性发作,且发作前有较典型的发作前先兆,如腹气上升感、幻嗅、幻味等,同时伴有对侧肢体或面部局限性抽搐者。

(4)术前检查发现颞叶区域器质性病变,且极有可能与癫痫发作有关者。

2. 麻醉和体位 手术一般在全身麻醉下进行,麻醉需要有经验的麻醉师密切配合,以便在术中行皮质脑电图监测时调整麻醉深度。体位一般采取平卧位或侧卧位,视手术室的设备和患者的年龄,可使用头架、头托等固定头部(年龄>6岁),便于术中调整头部的角度,更好地暴露术野。

3. 手术步骤 通常根据手术过程,手术步骤分为开颅、颞前叶切除和关颅3个阶段。

(1)开颅:手术切口多采用改良翼点入路,皮肤切口呈反"?"形。即从耳屏前1cm、颧骨上2cm左右开始,弧形向上、向后到耳郭上,沿颞上线到发际边缘。尽量不要损伤颞浅动脉的主干。从颞浅筋膜处分离开头皮,翻向颞部,离颞上线1.5cm左右切开颞肌并翻向颞部,前缘要暴露出额骨的颧突(图8-4)。

骨瓣的设计要尽量考虑到能较好暴露颞叶中、前部和外侧裂区域,骨孔数目视术者的基本功而定,但必须在蝶骨嵴的两侧分别钻

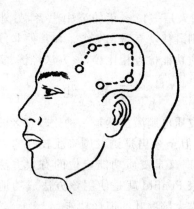

图8-4 显示头皮和颅骨钻孔的位置

孔,便于咬开蝶骨嵴,其他部位可使用铣刀铣开骨瓣。之后尽可能咬除或磨除残余的蝶骨嵴,骨蜡封闭骨缘,同时在骨缘上选点钻孔,一者可悬吊该部位的硬膜,以便预防硬膜外出血,两者可进行骨瓣的手术后固定。

以蝶骨嵴为中心弧形剪开硬膜,视术野暴露情况,再放射状向四周剪开硬膜,以便充分显露术野和术前拟进行皮质脑电监测的部位。先行脑叶表面皮质脑电图监测,再监测颞叶内侧的深部结构,如海马、杏仁核等。检查完毕,用不同颜色的字码标记出棘波发放的区域,确定好拟切除的范围。脑电监测时将麻醉深度减轻到1 Mac以下。

(2)颞前叶切除:20世纪50年代即已成形的颞叶切除术范围和手术侧别有关。通常情况下,优势侧半球允许切除颞极后4.5~5.5cm;非优势侧半球允许切除颞极后5.5~6.5cm的范围,但最好向后不超过同侧的Labbe's静脉。因为颞叶外侧皮质切除范围较大时,有可能损伤视束,术后出现外上1/4象限的偏盲。若在优势侧半球还可能出现语言功能的障碍等。目前,部分学者主张颞极向后切除的范围不超过中央前沟。根据笔者多年的临床经验,优势侧半球一般切除颞叶前部3.5~4cm;非优势侧半球一般切除颞叶前部4~4.5cm的范围(图8-5)。

切除颞前叶时,首先在显微镜下分离外

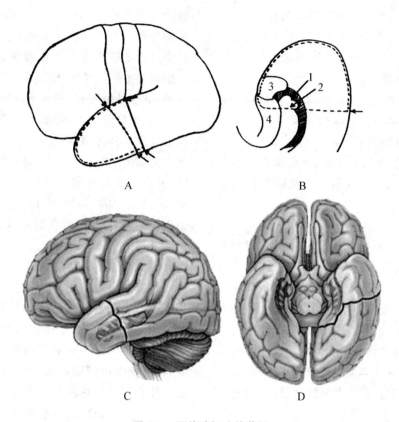

图 8-5　颞前叶切除的范围

图 B 中所注:1 为颞角;2 为海马;3 为杏仁核;4 为海马旁回

侧裂,明确大脑中动脉供应颞极、颞叶等分支的走行,选择性电凝并切断供应颞前叶的动脉,然后再选定拟切除的后限,自此开始一边电凝、一边切除。若见有脑脊液流出,表明已进入到同侧侧脑室的颞角内,此时扩大切口可见到紫红色的脉络丛组织和颞角内侧发白的海马组织。用棉片填塞颞角,以免流失过多的脑脊液。当切除到颅中凹底时,要电凝局部的静脉穿支和软脑膜上的小血管后将之切断,防止撕断后血管回缩引起出血,然后以此向前切除颞叶组织。此时注意保护好侧裂进入蝶顶窦的静脉血管。清除已离断的颞叶组织后,可较清楚的暴露出颞叶内侧的海马结构。颞角尖内上为杏仁核,颞角内侧为海马组织。一般切除杏仁核的基底外侧部和海马头之后 3.5cm 左右的海马组织,将海马旁回横行切除后可达小脑幕缘,此时注意保护内侧软脑膜的完整,勿损伤基底池内的结构。

(3)关颅:手术完毕将麻醉深度减轻到切除前监测水平,再次监测术野区癫痫放电情况。若无癫痫样放电出现,即进入关颅阶段。术野残腔及创面要严格止血,同时用庆大霉素或杆菌肽盐水反复冲洗术野,防止残留血液经颞角进入脑室内。然后在术后残腔内注满生理盐水,严密缝合硬膜,必要时可用筋膜等修补硬膜缺口,以免硬膜外出血渗入颅内。硬膜外止血彻底后,复位并固定骨瓣,缝合头皮等组织。至于硬膜外是否留置引流管,视术中情况决定。

4. 术中注意要点

(1)分离外侧裂时,要在显微镜下进行,对该部位的蛛网膜等结构要进行锐性分离,但操作要轻柔,切勿损伤该部位的血管。

(2)切除颞叶新皮质时,首先选定后切界限,自此开始向前、向外切除局部组织,直到颞极和颅中窝底。

(3)术中止血是很重要的,尤其是处理颞叶内侧等深部结构时,保持术野干净有助于精确辨认局部的解剖结构。

(4)行优势半球手术时,常保留部分颞上回组织,以免术后出现皮质听觉区的功能障碍。

5. 术后注意要点

(1)术后当天视患者情况,静脉注射或肌内注射抗癫痫药;术后第2天,若患者神志清醒,开始口服抗癫痫药,同时逐渐减量静脉注射或肌内注射抗癫痫药量;术后第4天,检查口服药物的血药浓度,视情况停止静脉注射或肌内注射抗癫痫药用量。根据我们的临床经验,一般术后2年要口服抗癫痫药,其间无癫痫发作,根据患者的癫痫控制情况、脑电改变等可逐渐减量后再完全停药。

(2)术后24h内严密监测生命体征,严防术后再出血、脑水肿等意外情况的出现,必要时行颅脑CT检查。

(3)术后未必行腰椎穿刺放出血性脑脊液。笔者的经验是术中严格止血,关颅时反复冲洗术野,直至清亮;严密缝合硬膜,防止硬膜外出血渗入硬膜下。

(二)选择性杏仁核-海马切除术

选择性杏仁核-海马切除术是Yasargil在1982年提出的,与上述的颞叶前部切除术、颞叶前内侧结构切除术相比较,该术式尽可能地保留了颞叶的正常组织,大大减少了术后并发症的发生。选择性杏仁核-海马切除术主要包括4种手术入路:即Yasargil的经外侧裂入路、Spencer的经颞横回入路、颞后枕下入路和直视下容积立体定向切除术。现主要介绍Yasargil的经外侧裂入路术式。

1. 手术步骤

(1)开颅:较常规的翼点开颅手术,其皮肤切口向后移行1.5～2cm。因手术主要经外侧裂和颞上回的前1/3处,故骨瓣开颅后要将蝶骨嵴咬除或用磨钻磨除,一直到同侧的前床突水平。然后环绕蝶骨嵴呈弧状剪开硬膜,缝合悬吊固定,进入下一步操作。

(2)选择性杏仁核-海马切除:显微镜下锐性分离开外侧裂,一定要仔细辨认清楚该部位的解剖结构,尤其是大脑中动脉供应颞叶、颞极等处的各个血管分支。向深处暴露出岛叶的前1/3、钩回和海马旁回等,在颞上回内侧面,颞极动脉和前颞动脉之间,在大脑中动脉的M2段的前内方和M1段的外侧做2cm长的皮质切口。正常情况下,杏仁核即位于该部位皮质下方。杏仁核切除时,可使用吸引器吸除或持瘤钳分块清除,但要保留其内侧部分,同时避免损伤邻近的视束等重要结构。沿该途径向后下切开脑室颞角,此时,在颞角的内侧面即可见到发白的海马组织。注意不要损伤脉络膜前动脉的主干,其外侧支(又称钩动脉)可电凝后剪断。剪开脉络裂向后即可见到大脑后动脉及其分支。辨认清楚该部位的血管走行后,在P2段分叉处平面,或相当于外侧膝状体水平,横断海马,电凝并切断引流海马区域的小的静脉分支,抬起海马旁回,在软膜下切断该组织。将海马与周围组织间完全分离清楚后,可将海马组织完整取出。若进入到脑室颞角内进行手术,更有助于对杏仁核、海马等结构的辨认,也可将其切除。这样就完成了该步骤的手术操作。

(3)关颅:彻底止血后,用庆大霉素盐水反复冲洗术野,严密缝合硬膜,回纳固定骨瓣,缝合头皮,关颅术毕。

2. 术中注意要点

(1)切除杏仁核时,尽量不要损伤杏仁核的内侧部分和内侧基底部的视束。

(2)在处理颞叶内侧结构时,要保持内侧软脑膜的完整,不要损伤脉络膜前动脉和大脑后动脉等血管,以免术后出现对侧肢体偏瘫等功能障碍。

（3）注意保护邻近小脑幕缘的动眼神经、滑车神经等结构。

（三）经颞后枕下入路选择性杏仁核-海马切除术

该方法使术者很容易的经颞后处理颞叶深部结构，并且不易损伤桥静脉和 Labbe 静脉，能尽可能保留颞叶外侧的新皮质，减少手术后并发症的出现（图 8-6）。另外，根据手术需要，还可切除海马后部结构。Hori 教授采用该方法切除了 4 例患者，结果 2 例患者手术后癫痫发作完全消失，另 2 例癫痫发作减少了 90% 以上，均无神经功能缺失。

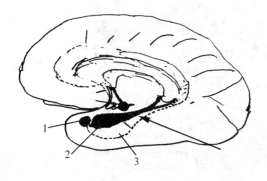

图 8-6 颞后枕下入路选择性杏仁核-海马切除

1. 杏仁核；2. 海马；3. 内嗅区。箭头示手术入路

直视下容积立体定向杏仁核-海马切除术。该术式和导航下病灶切除术原理一样。Kratimenos 报道了 6 例经该方法治疗的患者，均获得良好效果。

（四）颞叶癫痫的手术效果和并发症

第一届癫痫外科治疗国际会议总结了 40 家医院 2336 例颞叶前部切除术治疗颞叶癫痫的病例，术后癫痫发作消失率在 26%～80%，平均 55.5%（1296/2336）；改善率 27.7%（648/2336）；无改善者 16.8%（392/2336）。第二届癫痫外科治疗国际会议颞叶癫痫手术疗效较前有所提高，报道了自 1986－1990 年 3579 例颞叶前部切除术的颞叶癫痫病例，术后癫痫发作消失率上升到 67.9%（2429/3579）；改善率 24.0%（860/3579）；无改善者仅 8.1%（290/3579）。国内谭启富报道 103 例颞叶癫痫的手术结果，随访其中的 68 例 1～15 年，其有效率达到 92.6%（63/68），良好者占 10%（7/68）。刘宗惠报道 30 例该类患者，其癫痫发作消失或接近于消失的占 73%，总有效率达 93% 左右。有关随访期限和疗效之间的关系，国内外文献报道多认为随访时间越长，疗效有逐渐下降的可能性。

颞叶癫痫的并发症国内外报道较多，但报道永久致残和病死者较少。国内谭启富等统计：颞叶前部切除术的死亡率<0.5%，病残率约 5%，永久性偏瘫约 2.4%，短暂性偏瘫约 4.2%，同向性偏盲约 8.3%。优势半球术后有时会出现短暂的语言障碍，但都能恢复。少数患者术后可并发无菌性脑膜炎、远期有记忆力减退和精神障碍等。笔者在随访癫痫术后的病例中，还没发现永久致残和（或）死亡病例。其他并发症出现概率和谭启富报道基本类似。

典型病例报道

病例 1

病史与体格检查：患者刘某，男性，22 岁，住院号 302056。无明显诱因出现发作性咂嘴、摸索，伴或不伴肢体抽搐 16 年余，于 2011 年 11 月 11 日住院治疗。发作形式，①头晕，意识障碍，咂嘴，左手摸索，有时伴有喉部发声，继之出现头眼右偏，右侧肢体抽搐，持续 30～60s 缓解，发作前有腹气上升感，发作后有游走，3～5 次/月。②头晕，意识障碍，能听到声音，但不能言语，咂嘴，双手摸索，持续 10～30s 缓解。2～3 次/月。曾口服卡马西平、苯巴比妥、苯妥英钠、丙戊酸镁、托吡酯、氯硝西泮等治疗，效果不佳。入院时口服托吡酯 50mg 每日 2 次；丙戊酸钠缓释片 0.5g 每日 2 次；氯硝西泮 1mg 每日 3 次。既往足月顺产，无缺氧、产伤等病史。有 3 岁时热性惊厥史。体格检查，神清，查体合作，语言不流利。记忆力、计算力差,定向力、理解判断力基本正常。余未发现阳性体征。

术前评估:①MRI(图 8-7),左侧海马萎缩、硬化可能。MRS 显示左侧海马 NAA/Cr ＋ Cho ＝ 0.02,右侧海马 NAA/Cr ＋ Cho ＝ 0.09,不对称指数为 78％。②PET,左侧颞区较右侧信号低。③视频脑电图,在发作间期,

左侧前中颞区、蝶骨电极大量、散发或节律性尖慢复合波、尖波、慢波发放,有时向中央区传导,以蝶骨电极为著。发作期左侧蝶骨电极、前中颞区出现 10～12Hz 节律性活动,12s 后向额、中央、后颞区传导,随后扩散至全导,蝶骨电极波幅最高。综合评估后考虑为,左侧颞叶癫痫,行左颞前叶及颞叶内侧结构切除术。

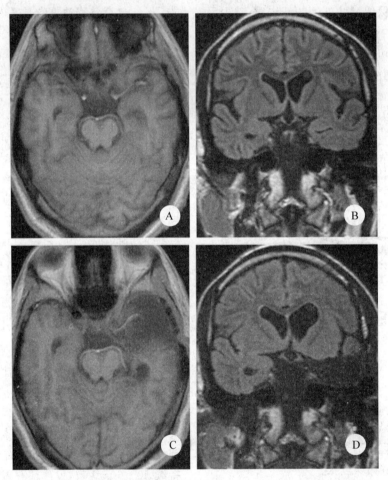

图 8-7　海马 MRI 检查
A、B.为术前 MRI,左侧海马萎缩、硬化;C、D.为术后 MRI

诊断:左颞叶癫痫,复杂部分性发作、复杂部分性发作继发全面强直-阵挛性发作。

手术及病理:全身麻醉下行左颞前叶及颞叶内侧结构切除术。术中见蛛网膜下隙增宽。术中行皮质脑电图监测,明确切除范围。切除颞前叶及颞叶内侧结构,颞上回距颞极

约 3.5cm,颞中下回距颞极约 5cm,海马呈瓷白色,质略硬,大小约 2.5cm × 1.0cm × 1.0cm,吸除部分杏仁核结构。术后再次行皮质脑电图监测,未见异常放电。术后病理报告,左颞符合局灶性脑皮质发育不良 FCDIB 型,左海马符合海马硬化,左杏仁核可见

部分神经元形态不成熟,嗜碱性变,胶质细胞增生。

随访:术后随访2年7个月,术后MRI(图8-7),术后服药卡马西平0.2g每日3次,无癫痫发作,Engel-I级。

病例分析:本病历为典型的颞叶癫痫。发作先兆表现为腹气上升感。发作形式表现为意识障碍、咂嘴、摸索等,符合复杂部分性发作特点。影像学提示左侧海马硬化。通常由颞叶内侧的边缘系统放电产生的癫痫发作,其先兆症状比较明显、复杂;而由颞叶新皮质放电产生的颞叶癫痫发作,先兆症状比较简单,甚至无先兆发作。术中的皮质脑电更进一步证实了癫痫灶的诊断。至于手术,应结合术中的皮质脑电监测来决定切除的范围,若癫痫样放电波及到功能区,则应按照功能区癫痫灶的处理原则来处理。

病例2

病史与体格检查:患者张某,男性,29岁,住院号289899。主因"发作性腹部不适,意识障碍伴肢体抽搐22年",于2010年10月5日住院治疗。发作形式:①22年前清醒状态下突然出现动作停止,愣神样表现,不能言语,但明白周围发生情况,发作前有腹部不适感,每次持续时间30s至1min缓解,发作无明显规律,大约每日发作1次。②15年前发作程度加重,突发出现腹部不适、恶心,表情呆滞,有时伴有咂嘴,继之出现头眼偏转,四肢强直-阵挛性发作,小便失禁,头眼偏转侧别不定,每次持续时间1~2min缓解,每年有5~6次发作。足月顺产,无缺氧及产伤等病史。药物治疗情况,曾口服卡马西平、丙戊酸钠、苯巴比妥、苯妥英钠及中药等多种药物,近5年来,一直正规服用卡马西平300mg每日2次、德巴金500mg每日2次。体格检查未见明显异常。

术前评估:住院后,经详细的术前检查,包括电生理学、影像学等。MRI平扫未见明显异常。MRS显示双侧海马CHO峰升高,右侧NAA/Cho+Cr=0.45;左侧NAA/Cho+Cr=0.44。V-EEG共临床发作6次,5次左侧颞区起始,1次右侧颞区起始。综合评估,颞叶癫痫,侧别不能确定,行双颞钻孔颅内电极置放术。术后行三维CT重建(图8-8)。

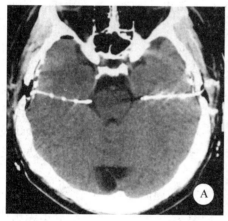
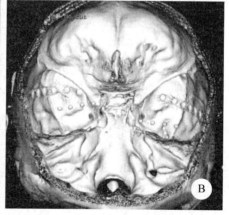

图8-8 颞叶癫痫术后CT表现
A. 术后CT显示深部电极位置;B. 术后三维重建CT显示皮质及深部电极

i-ECoG共临床发作4次,3次左侧起源,1次右侧起源。左侧起源引起部分性发作继发全面性强直-阵挛发作,而右侧起源引起复杂部分性发作。两次综合评估,双侧颞叶癫痫,以左侧为主,行左侧颞叶前部及内侧结构切除术。

诊断：双侧颞叶癫痫，复杂部分性发作、复杂部分性发作继发全面强直-阵挛性发作。

手术及病理：于 2010 年 11 月 29 日行左额颞开颅，左侧颞叶前部及内侧结构切除术。病理，左颞叶符合局灶性脑皮质发育不良（FCD ⅡA 型），左海马符合海马硬化。

随访：术后随访 2 年 9 个月，术后服用奥卡西平 300mg 每日 3 次，无癫痫发作，Engel-I 级。记忆力、计算力和术前无明显变化，QOL-31，75 分，客观和主观生活质量评价均有提高。

病例分析：本病例提示，对于病史长，颅内电极证实为双侧颞叶癫痫的患者，手术切除全面性强直-阵挛发作起源侧颞叶结构，术后辅助药物治疗也能够取得很好的临床效果。术后随访 2 年 9 个月无发作，生活质量有提高。

二、非颞叶癫痫及其外科治疗

理论上讲，非颞叶癫痫是指致痫灶起源于颞叶以外部位的癫痫。也就是说，起源于额叶的有单纯部分发作、复杂部分发作及继发性全身发作或这些发作的混合性发作的癫痫称额叶癫痫。致痫灶起源于顶叶，以单纯部分发作及部分继发全身发作为特征的癫痫为顶叶癫痫。当致痫范围超过顶叶后临床可表现为复杂部分性发作。致痫灶起源于枕叶，通常为单纯部分发作（视觉发作）及部分继发全身发作者为枕叶癫痫。当致痫放电扩散到枕叶范围以外后，临床可出现复杂部分性发作的症状，如颞-顶-枕连接处常出现错觉和幻觉性视觉发作。但是在临床实际工作中，严格的确定原发致痫灶位于额叶、顶叶、枕叶范围内者仅占少数，绝大部分患者表现为多个脑叶受累的脑电图表现和临床表现。这一点可从 V-EEG（视频脑电图）、MEG（脑磁图）、EcoG（术中皮质脑电图）监测中得到验证。

在非颞叶癫痫的治疗中，除了特发性枕叶癫痫（又称为儿童期良性枕叶癫痫）、原发性顶叶癫痫（如伴顶叶诱发棘波的儿童良性癫痫、儿童良性中央回癫痫）以药物治疗为主，且有自愈趋势外，其他类型的癫痫均有采取外科手术治疗的可能性。枕叶癫痫的病因主要有出生前脑发育异常（如皮质发育不良、脑回畸形等）、围生期及产后脑损伤（脑缺氧、外伤、感染等）和一些特殊的癫痫综合征（如 Lafora 病、Sturge-Weber 综合征、线粒体脑肌病等）。Mauguiere 和 Lourjon 认为顶叶癫痫最常见的病因为占位性病变，其中，63% 与肿瘤有关。顶叶、枕叶癫痫的病因决定了这两种癫痫的外科手术方式主要为致痫灶切除术，若紧邻主要功能区（有学者以 1.5～2cm 为界）则采取功能区癫痫的手术方式。

由于额叶癫痫的特殊性，源于额叶不同部位不同发作类型也不一样，且额叶癫痫常迅速扩散到额叶多个部位，故特殊的发作类型常不易区别（如扣带回发作、前额极部发作、眶区发作、背外侧部发作、岛盖发作等）。本章节单独对之进行描述。对枕叶癫痫、顶叶癫痫而言，本章主要阐述外科手术方式。

新皮质切除术

新皮质切除术（Neocortical resection）是 Horsley 在 1886 年根据 Jackson 提出的"癫痫是灰质局部过度放电"的理论首先实施的。它是治疗局限性癫痫最古老的方法，也是最基本的方法之一。以后经过 Penfild 等学者的不断改进，现已成为治疗癫痫灶位于大脑半球非功能区皮质的主要手术方式之一。

1. 手术指征

（1）顽固性癫痫患者，服药期间仍有癫痫间断发作，脑电图等检查显示癫痫灶位于大脑半球可切除的区域者。

（2）各种原因引起的局限性癫痫，癫痫灶位于大脑半球非功能区皮质范围内。

（3）术前综合评估后，术后不会引起严重的神经功能障碍者。

2. 麻醉和体位　手术可在局部麻醉或

全身麻醉下进行。局部麻醉有其独特之处，利于手术中对癫痫灶的再定位，尤其是癫痫灶邻近重要的皮质功能区时；利于手术中皮质脑电图的测定、电刺激及诱发电位等检查；利于手术中随时进行语言、运动、感觉、记忆等各方面检查。但是，对于小儿患者、术前有精神症状和（或）有攻击行为的患者、手术极不合作者，要采取全身麻醉。此时，若要进行电刺激定位或使用皮质电极测定癫痫灶范围时，应适当减少麻醉药物的用量或短暂停药，以减少由此引起的对癫痫灶定位时出现的假阴性。另外，若术前癫痫灶定位肯定在非功能区时，全身麻醉也可获得满意的术后效果。手术体位视癫痫灶位置而定，可采取平卧位、侧卧位或平卧位时头偏向一侧。

3. 手术步骤 可大致分为开颅、病灶切除、关颅 3 个阶段。

（1）开颅：与一般的开颅术相同。确定好原发癫痫灶的侧别和大致位置后，以原发癫痫灶为中心做头皮、颅骨的马蹄形瓣开颅。若手术前经详细的综合评估，提示癫痫灶的范围比较大或痫样放电呈多灶型，可做较大型的骨—皮瓣开颅，便于术中使用皮质电极对癫痫灶的再定位。若考虑癫痫灶邻近脑主要功能区，应结合皮质刺激电极、正常的脑皮质解剖关系和标志等，将脑主要功能区的位置勾画出来。做好定位标志后，用棉片保护起来。笔者根据多年的临床经验，自行设计了多个手术切口（图 8-9）。

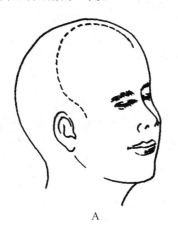 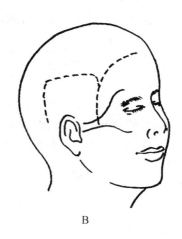

A B

图 8-9 新皮质切除术手术切口
A. 为额、颞病灶切除并胼胝体切开；B. 为同侧额、颞、枕多病灶的切口

开颅后，癫痫灶的辨认可根据以下 3 点。

①解剖结构的异常改变：常可发现局部有粘连或增厚的蛛网膜，有时蛛网膜呈乳白色的毛玻璃样改变，或者脑回上有小的蛛网膜囊肿形成。将这些蛛网膜剪开后，可见局部脑回血管异常，如分布减少或增多，或走行异常。局部脑组织有时可萎缩，或有瘢痕形成，或脑回发育异常，如小脑回、巨脑回、多脑回形等；或发现其他较小的占位病变（小的血管畸形、囊虫、脓肿等）。触摸时发现局部脑组织质地略韧、发硬等。

②皮质脑电图描记：分为术中或术外皮质脑电描记。该步骤需要有丰富经验的脑电图医生和麻醉科医生配合完成。视术野情况，可使用网络状电极、条状电极、深部电极等。描记过程中，要适量减少麻醉药的用量或短暂停药，若发现有明显的棘波、棘慢波出现，或背景波异常等改变，应高度怀疑癫痫灶的存在，用标记码标记下来。对于发作期脑电图较为局限，发作症状与 EEG 定位不相违

背,病灶与 EEG 定位相一致,病灶较为局限和单一,并且具有较强的致痫性且远离传统的解剖功能区,直接手术治疗就可以获得满意的效果。如果上述各项定位存在不相符合时,则原则上需要行颅内电极埋置术进一步确定致痫灶(详见第四节)。

③密切结合术前的综合评估,尤其是术前器质性病变不明确(CT、MRI 阴性),但PET、SPECT 等脑细胞功能代谢检查发现异常的。

(2)癫痫灶的切除:手术在显微镜下进行。Penfield 很早即指出,皮质癫痫灶的切除应在软膜下进行,并尽可能保护软脑膜的完整性。这是因为软脑膜上有丰富的血管分布,保留了软脑膜,即可减少局部组织缺血的可能性;另外,完整的软脑膜可防止切口处成纤维细胞侵入皮质形成瘢痕的可能。癫痫灶切除时,应顺应局部脑沟、脑回的走行。通常多以脑沟为界。在脑沟边缘处切开软膜,尽量不要损伤脑沟内的血管,若有较小的血管跨越脑沟走行,可电凝后剪断。用锐器切割或用吸引器吸除局部皮质,切割的深度视病灶的深度和范围而定,但尽量保证皮质下白质免受伤害(图 8-10)。若瘢痕等病灶深入到白质内甚至到达脑室附近,此时,要把隐藏在脑沟深部,甚至白质内的病灶一并切除,但要注意保护室管膜组织免受损伤,更不要贸然将脑室打开。若不慎开放脑室,应先用棉片堵塞漏口,避免术野中血性液体的流入,导致术后并发症的发生。对范围广泛的病灶可做脑叶皮质的大部切除,尤其当病灶远离脑主要功能区时。至于癫痫灶邻近脑主要功能区时的切除原则。一般认为,当距离脑主要功能区 1.5～2cm 时,手术切除要小心。此时,可结合使用多软膜下横切术等方法,功能区癫痫灶热灼术也是一种很有效的辅助手术方法。

总之,该手术方法的使用原则视皮质病变情况而定。若手术前病变诊断明确且比较

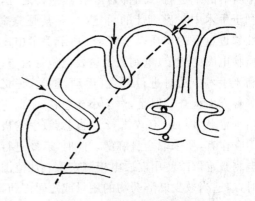

图 8-10 新皮质切除术切除范围
虚线表示切除的深度不能超过白质

局限时,要尽可能的完全切除病变。若手术前病变比较弥散或位置难以明确,则要进行侵入性的颅内电极监测,同时,结合 MRI、PET 等影像学检查,以进一步确定病变的范围和位置。这样,才能保证并提高手术治疗的成功率。

(3)关颅:手术切除完毕,再次行皮质脑电图监测,若未发现有残存的棘波等痫样放电,且脑电图的基本节律大致恢复正常,彻底止血后,用庆大霉素盐水反复冲洗术野,切除后的脑组织边缘覆盖好软脑膜后,仔细缝合硬膜,回纳并固定骨瓣,两层缝合头皮,关颅术毕。

4. 术中注意要点

(1)术中对痫灶的辨认很重要。有的病变肉眼下或显微镜下仍很难确认时,要结合术中皮质脑电图和术外皮质脑电图的监测结果和术前的综合评估来确定。

(2)癫痫灶的切除在保证功能区皮质不受损伤的情况下,尽量做到彻底切除。

(3)术中尽可能保存软脑膜的完整性。这样,可减少术后并发症的发生。

5. 术后注意要点　见"颞叶前部切除术"。

6. 术后并发症　该手术方法术后并发症很少,病死率几乎是零,致残率是 6%。并

发症主要是术后感染、脑功能区受损后出现的运动、感觉、视野等改变，但多数能恢复正常。

7. 术后疗效及评估　国内对此的统计大约是，术后55%～60%的患者癫痫发作消失；25%～30%的患者在服用抗癫痫药物的情况下，癫痫发作次数减少或发作程度减轻；约10%的患者癫痫发作如手术前。国外的资料显示，单纯额叶切除者，约68%的患者癫痫发作消失；顶叶癫痫的患者中，45.5%的癫痫发作消失；尽管枕叶癫痫比较少见，也有46%的患者癫痫发作消失。总体癫痫发作消失率57%左右。

典型病例报道

病例 3

病史与体格检查：患者刘某，男性，13岁。住院号299492。主要因发作性意识障碍伴四肢舞动7余年，于2011年08月24日住院治疗。发作形式：①7余年前无明显诱因出现发作性双膝弯曲，右膝盖着地，继之快速站起，意识清楚，持续时间几秒钟，发作次数不清，2个月后此种发作形式消失。②第一种发作形式消失后出现另一种发作形式，表现为尖叫一声，继之四肢舞动，站立时不摔

倒，持续20～60s。有时声音能够诱发其发作，发作前有预感，但是不能说清楚，有时能够听到其他人说话，但自己不能言语。有时有瞬目，嘴角右斜。发作后即恢复正常。多时3～5/d，平均2～3次/周。足月顺产，无缺氧及产伤等病史。药物治疗情况，曾口服卡马西平、苯巴比妥、拉莫三嗪、丙戊酸钠、丙戊酸镁片及中药等治疗，效果不佳。入院前1个月开始口服中药，体格检查未见明显异常。

术前评估：住院后，进行详细的术前检查，包括电生理学、影像学等。①MRI平扫未见明显异常。②视频脑电图，患者临床发作共7次。发作间期，左侧额极、额、前颞区中等量慢波、棘慢复合波发放。发作期，左侧额极、额、额中线区出现1.5～2Hz棘慢复合波发放，8～10s后全导出现高波幅的伪迹，10～15s后全导波形演变为4～7Hz的节律性尖波。综合评估，左额叶癫痫，为进一步明确致痫区，行左额颞顶开颅颅内电极置放术（图8-11）。i-ECoG共临床发作5次，为左额起源。

诊断：左额叶癫痫，复杂部分性发作、复杂部分性继发全面性强直-阵挛发作。

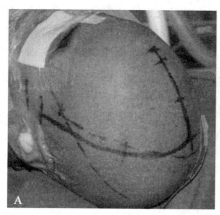
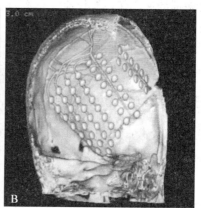

图 8-11　左额颞顶开颅颅内电极置放术
A. 为手术切口；B. 为术后三维重建CT

手术及病理：于 2011 年 9 月 14 日行左额颞顶原切口开颅左额顶致痫灶切除＋电极取出术（图 8-12）。病理，左额叶符合脑皮质发育不良（FCD Ⅱ A）。

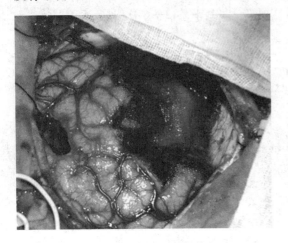

图 8-12　术中癫痫灶切除

随访：术后随访 2 年 11 个月，术后服药左乙拉西坦 750mg 每日 3 次，奥卡西平 0.45mg 每日 3 次。术后无癫痫发作，Engel-Ⅰ级。记忆力、计算力和术前无明显变化。

病例分析：该患者是比较典型的额叶癫痫患者。发作时主要表现为持续时间短、发作频繁高的全身性强直发作，有时表现为四肢乱动等复杂部分性发作。发作前先兆不如颞叶癫痫明显和典型。另外在临床工作中，可见额叶癫痫患者有时出现尖叫等发作类型。术后患者恢复较好。

三、大脑半球切除术（Hemispherectomy）

大脑半球切除术首先由 Walter Dandy 于 1923 年用于治疗非优势半球弥漫生长的恶性胶质瘤。以后，Krynauw 报道了一组应用该手术治疗婴儿偏瘫伴顽固性癫痫的患儿，发现该方法在控制癫痫发作和改善异常行为方面，具有意想不到的效果。继 Krynauw 报道该方法的有效性之后，大脑半球切除术被认为是治疗婴儿偏瘫伴顽固性癫

痫最有效的方法之一，并迅速风靡世界各地一直延续到 20 世纪 60 年代。从 Oppenheimer 和 Griffith 临床观察并病理描述大脑半球切除术后并发脑表面含铁血黄素沉着症（Superficial cerebral hemosiderosis，SCH）开始，世界各地的专科医生开始意识到半球切除手术及 SCH 的危险性，应用半球切除手术治疗顽固性癫痫的方法逐渐受到冷落。

大脑半球切除术治疗癫痫的效果令人肯定，为了避免晚期并发 SCH，自 1965－1992 年，世界各国学者对解剖性半球切除进行了多种、多次改良，如 Adams 术式、Rasmussen 术式等。不同的半球切除方法，旨在尝试用不同的方法减少术后并发症，并不是控制癫痫发作的成功率不同。成功率的高低主要取决于对患者的选择；其次取决于是否完全切除异常病变的组织。在我国，史玉泉、吴致勋、刘承基等最早开展大脑半球切除术，而谭启富最早报道功能性大脑半球切除术。陈炳桓采用改良的解剖性大脑半球切除术。

1. 手术适应证

（1）患者必须是药物难治性癫痫。

（2）神经病学检查表现为单侧运动、感觉功能障碍，视野检查可正常或偏盲，伴有不同程度的语言、智力障碍和行为异常。患者有或多或少的轻偏瘫或严重的肢体运动功能障碍。先天性或出生后早期发生的疾病可引起这种运动功能障碍；继发于晚年发生的某些疾病也可引起这种运动功能障碍。患者早期发育可正常，但以后则进行性加重。这种单侧运动功能障碍的特征是：尽管患者的患侧肢体能完成肩、肘、膝甚至手的大体运动，但单个手指、足趾的运动欠协调。感觉缺失不像运动功能障碍那样明显。尽管某些患者可能有感觉改变，但所有患者均保留了其皮质感觉的特征。智力障碍的程度可作为一个指标，以衡量所谓的"正常"半球功能是否完整，因为严重的智力障碍通常预示着双侧半球的损伤。早期出现的脑损伤（可追溯到 5－6

岁)在导致癫痫发作的同时,也会妨碍语言功能的发育并强行将之转移到"好"半球发育。异戊巴比妥钠(阿米妥)实验是较好的获得语言信息和更好评价半球切除术后潜在效果的方法。

(3)影像学检查绝大多数病例患侧半球萎缩,CT、MRI 均可见到。功能影像学检查如 PET 可发现半球损伤区葡萄糖及氧的利用率降低。有时这种情况也可为双侧,但大多数患者以患侧为主。在一些早期慢性大脑炎、Sturge-Weber 综合征、一侧巨脑症及灰质异位的患者,萎缩并不严重。Sturge-Weber 综合征的患者还可见到皮质表面钙化。

(4)脑电图可帮助确定致痫灶的位置、患侧半球的损伤范围、健侧半球的完整性等患者的电生理情况。一般情况下,患侧半球主要表现为异常背景波、广泛低幅的慢波,伴多发、独立的棘波、棘慢波和尖波。大约 50% 患者在健侧半球也可见到 EEG 的异常改变;尽管这种情况多为继发性改变。这时,判断棘波是独立的还是继发的,对预后的判断很重要。

(5)病因学检查是决定手术的重要因素。有些患者在一侧半球出现明显功能障碍之前(如 Sturge-Weber 综合征、慢性大脑炎等)即应早期进行手术治疗;而有些患者病因学提示可能为双侧半球的损伤时(如脑膜炎),半球切除手术则要慎重。

(6)患者和(或)监护人有强烈手术愿望,并能理解、接受手术风险和可能发生的并发症。

2. 解剖性半球切除术　手术步骤,手术在全身麻醉下进行。患者仰卧位于手术台上,同侧肩下垫置棉垫后头偏斜向对侧,用头架或头托固定头部。皮瓣设计成大的马蹄形(图8-13)。自颧弓开始沿发际边到中线,沿矢状缝方向到达顶部,偏离中线略回收切口下端止于横窦上水平。翻起头皮和肌肉,骨瓣成形时要旁开中线 0.5~1cm,以避免过度分离上矢状窦而导致大量出血。咬除部分蝶骨棘和颞骨鳞部扩大骨窗,以便容易暴露颅

中窝底等重要结构。剪开硬膜呈马蹄样翻折向中线。

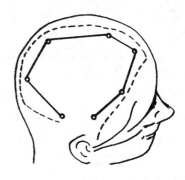

图 8-13　显示解剖性半球切除术的皮肤和骨瓣切口

外科所见与引起癫痫发作的病因有关。在囊性扩张或一侧半球巨脑症等扩张性生长过程中,可能出现颅骨变薄、颅腔扩大等异常;若有脑萎缩的过程存在,颅骨则会变厚、颅盖变平。半球的皮质与病因更是关系密切。在一侧半球巨脑症的患者,脑组织表面的血管分布都正常,但脑组织整体体积比正常增大。主要表现为脑组织的异常均匀增大。在 Sturge-Weber 综合征的患者,异常血管主要在脑软膜上,有时出现血管增生性扩张向脑组织表面发展的趋势。若半球为萎缩为主的情况,这时血管分布减少,动脉和静脉都变细、变小。脑皮质的质地与病因也有一定的关系。大多数病例的脑皮质变韧。但皮质可被电凝吸除掉,从而可完全切除。有时,遇到严重的胶质增生的病例,则要使用超声吸引或整块切除。在脑萎缩的病例中,如慢性大脑炎或 Sturge-Weber 综合征的患者,其病变早期的脑室可能正常,以后同侧脑室会扩大,但可能比一侧巨脑症的脑室小。

切除半球组织之前是否行皮质脑电描记,对手术本身而言必要性不大。但在验证头皮 EEG 的可靠性,进行皮质及头皮脑电图研究等方面具有很大的使用价值。

Dandy 描述的解剖性半球切除术,切除的范围包括整个半球(包括同侧的基底节)。

手术要求在颈内动脉的分叉处即阻断大脑前、中动脉分支,同时阻断同侧所有的引流静脉,切开胼胝体后,经侧脑室切除丘脑、基底节等结构直到脑室颞角。

Gardner 是第一个倡议保留基底节的学者。他对 Dandy 的手术进行了适当的改良。即在大脑前、中动脉发出回返动脉和豆纹动脉后再阻断这些大血管。但是,Laine、French 和其同事认为,不管是否保留基底节,都不影响术后的运动功能。

解剖性半球切除的半球切除可根据术者的爱好进行整块组织或分块组织。

3. 改良性解剖半球切除术—Oxford-Adams 术式 在解剖性半球切除手术的基础上,阻断大脑前、中、后动脉并阻断半球的大引流静脉后,经纵裂切开胼胝体进入侧脑室,用肌片(或明胶海绵)堵塞同侧的 Monro 孔,防止术后残腔内的血性液体进入脑室内(图 8-14)。保留同侧丘脑和基底节。剥去半球凸面和颅底的硬膜,将它们固定在大脑镰和颅中窝底,以缩小术后的硬膜下残腔,这样会扩大硬膜外腔。改良性解剖半球切除术的主要原则是,缩小硬膜下腔,防止血液和膜性物的聚积,阻止残腔内液体和脑室系统相交通。

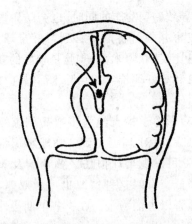

图 8-14 改良性解剖半球切除术
箭头显示填塞同侧的室间孔

4. 功能性大脑半球切除术 功能性大脑半球切除术是解剖上次全切除半球,而功能上使患侧半球与对侧半球完全失联的一种术式。这种功能上的失联仍可有效地防治癫痫发作。经功能性半球切除后,大部分有血供的脑组织如部分额叶、枕叶被留在了颅腔内,但与对侧半球及同侧所有的深部组织都已失去联系(图 8-15)。

功能性大脑半球切除术包括 4 个步骤:颞叶切除,中央区切除,顶枕叶的失去联系,额叶的失去联系。

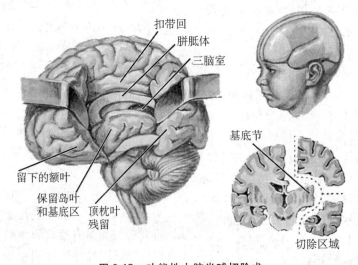

扣带回
胼胝体
三脑室
基底节
留下的额叶
保留岛叶和基底区
顶枕叶残留
切除区域

图 8-15 功能性大脑半球切除术

（1）颞叶切除：颞叶可先切除，也可最后切除。通常情况下，颞叶切除可治疗复杂部分性癫痫。但是，功能性半球切除手术的颞叶切除较通常的颞叶前部偏后，即到达脑室三角区水平。颞叶切除前首先电凝切开颞上回处软膜，吸除掉该处的灰、白质后可暴露位于其下的岛叶皮质，向前下可到达颞极。然后从颞叶后部的颞上回开始，垂直或斜向切开直到颞下回处。电凝切开软膜并吸除局部脑组织后可进入脑室颞角内。切除自此向前的颞叶组织，分离颞角内侧脉络裂后暴露海马旁回、海马后将之切除。沿颅中窝底电凝切开软膜后，即完成了颞叶切除的全过程。

（2）中央区的切除：该步骤的目的是暴露整个胼胝体，并孤立额叶和顶-枕叶。首先从外侧裂上方脑软膜下切除岛盖额部组织。在半球凸面上根据胼胝体从前向后的大致投射范围，垂直切开额叶、顶叶间组织直到中线。吸除掉该处的灰质、白质，向下则到达侧脑室。软膜下切除自大脑镰到侧脑室间的脑组织及额顶叶矢状线旁的脑组织，或者在胼胝体上方沿大脑镰切开软脑膜进行该处脑组织的切除。这样中央部分组织即被切除掉。在该步骤结束时切开胼胝体的膝部及部分体部。

（3）顶枕叶的失联系：将胼胝体暴露清楚后可见发白的胼胝体及胼周血管，显微镜下用吸引器或神经剥离子钝性切开胼胝体后部的联系纤维，把顶枕叶与对侧组织间联系切断。在切到胼胝体压部时注意其下的大脑大静脉。

（4）额叶的失联系：额叶失联系分两步进行。首先，用双极电凝、吸引器分离额-眶区域的白质、灰质，向前到达基底节。在冠状位上切开额叶的眶面组织到软膜下，嗅束和直回是很有帮助的解剖标志。然后自侧脑室内向前完全切开胼胝体，阻断从额叶进入胼胝体的纤维。注意不要破坏胼周血管。我们可将这些血管作为胼胝体切开的向导。一旦辨认出胼胝体的嘴部，就到达了先前冠状位切开的区域，这样完成了额叶的孤立。

5. 手术中注意要点

（1）骨瓣不要到达中线，以免引起硬膜外上矢状窦的分离和硬膜下引流静脉的损伤。

（2）注意辨认清楚血管和神经等结构的走行。尤其在视交叉周围、颞叶内侧面区域和小脑幕缘处，使用软膜下吸除术可减少对周围结构损伤的危险性。

（3）胼胝体切开时，必须注意保护对侧的胼周动脉。最好的方法是看见同侧的胼周动脉后，在胼周池处操作。

（4）夹闭大脑中动脉时，要在其分离出豆纹动脉后进行；夹闭大脑前动脉时，在其发出前交通动脉后。

（5）脑组织被保留下来的同时，应尽可能地保留其供血动脉和回流静脉。这样可避免该部分脑组织的缺血性萎缩、坏死，以减少半球切除术后的残腔容积。

（6）术中缝合肌瓣时要缝合牢固，并检查是否有脑脊液从对侧脑室内流出，这样可减少晚期出现 SCH 的可能性。

6. 手术后注意要点

（1）术后抗癫痫药物服用见"颞叶前部切除术"。

（2）由于患者术后残存巨大的硬膜外腔，搬动患者要轻柔；同时嘱咐患者自己翻身、转头时要缓慢。

（3）部分患者术前有肢体功能障碍的，术后要加强功能的康复锻炼。

7. 并发症及其处理　大脑半球切除术是治疗癫痫较彻底的外科方法。该手术术后并发症虽较少但多严重。并发症的出现并不是针对半球切除而言，而是针对应当保留的解剖结构。

（1）术后常见的并发症有切口感染、颅内出血、急性脑干移位。

（2）大脑表面含铁血黄素沉着症（SCH）是 20 世纪 60 年代中期被发现的一种严重的

并发症。当时,Openheimer 和 Griffith 报道了 17 例患者半球切除术后的 3 例尸解病理发现。由于导水管周围的胶质增生和颗粒状室管膜炎的形成,阻塞了导水管的通畅性而引起了梗阻性脑积水。同时,在术后残腔内和脑室内有类似于慢性硬膜下血肿内的膜性物存在,它们反复的少量出血导致了 SCH 的发生。由此可见膜性物是发生 SCH 的基本条件。据 Montreal 神经病医院的早期报道,该并发症多发生于术后 4.5~25 年(平均 8 年),发生率高达 33%,死亡率为 33%。根据我们的经验,加强对患者放射学的检查,做到早期发现与该并发症有关的脑积水,并采取相应的早期治疗措施减少与脑积水有关的神经功能障碍。

(3)非继发于 SCH 的脑积水也是半球切除术后的一种并发症。随访时间越长,被发现的也越多,其发生率为 7%~20%。它和切除半球的手术方法、手术时切除的蛛网膜下隙的数量、术中血性脑脊液的形成、早期发生的外伤或感染史等有关。相对而言,功能性半球切除术通过保留了部分脑组织和蛛网膜下隙的循环和吸收路径,脑积水的发生率则比较低。

8. 术后效果

(1)癫痫发作的控制:若手术适应证相同,手术方法与术后癫痫发作的效果关系不明确。总的来说,半球切除术控制癫痫发作的效果:70%~85% 的患者癫痫发作消失,15%~20% 的患者癫痫发作频率可减少 80% 以上,5%~10% 的患者癫痫发作改善不明显。

(2)社会效果:术前有行为异常的患者,若癫痫发作有了好转,其行为异常也会得到改善,有时这种改变可能是意想不到的。术后患者会变得有规矩,社会化水平较术前明显提高。术前患者有攻击行为且不配合神经病学检查的,术后多数能与医生合作完成指定查体。

(3)智力情况:大多数癫痫发作控制较好的患者,术前、术后的心理测试证明,患者的智力均有较明显改善。Beardsworth、Adams 还发现术后患者的智力可进行性改善。

9. 总结　大脑半球切除术可很好地控制癫痫发作。大脑半球切除术治疗药物难治性癫痫的手术效果基于术前对患者的选择、神经病学的检查、影像学的检查和 EEG 的研究等。

经过数十年的发展,大脑半球切除术已发展到一个新阶段。这些新方法有一共同的分母,那就是减小了术后残腔的容积,相应的减少了术后并发症(如 SCH)的发生。

不管使用哪种手术方法,只要手术指征相同,其术后效果应该是一样的。总的来说,70%~85% 的术后患者癫痫发作消失。

典型病例报道

病例 4

病史与体格检查:患儿田某,男性,7 岁。住院号 302635。主要因“发作性意识障碍伴四肢抽搐 6 年余”,于 2011 年 11 月 28 住院。发作形式,患者于 6 年余前,开始出现愣神,意识障碍,继之双眼上翻,头左偏,双上肢屈曲,有时伸直,双下肢屈曲,继之四肢抽搐,持续约 2min 缓解,发作前无先兆,发作后嗜睡,四肢乏力。口服中药、德巴金、卡马西平、苯妥英钠等药物治疗,仍难以控制癫痫发作。既往足月顺产,出生后 50d 有脑出血病史。体格检查,智力略低,言语流利,多动,记忆力、计算力、理解判断力差,不配合,步态跛行。左侧上肢肌力近端 IV 级,远端 0 级,垂腕,左侧下肢肌力 V-,左上肢肌张力高,左下肢肌张力正常,右侧肢体肌力、肌张力正常。

术前评估:住院后,进行详细的术前检查。①MRI(图 8-16A,图 8-16B),右侧额顶颞枕叶脑软化灶,右侧大脑半球萎缩。②视频脑电图,发作间期,左侧各导、额中线区大量慢波、棘慢复合波发放,以左侧额极、额、中央区、额中线区为著。右侧额极、额、中央、颞区大量慢波、棘慢复合波发放、额极为著,与左侧同步或非同步出现。发作期,全导电压低,波形改变为低波幅快节律,演变过程中,左侧额、颞区较为突出。③功能磁共振(f-MRI):左侧上下肢运动,左侧多个区域激活,考虑功能转移。综合评估,右侧大脑半球发育不良,功能区向左侧大脑半球转移,行右侧大脑半球解剖性切除。

诊断:①症状性癫痫:复杂部分性发作继发全面性发作;②右侧大脑半球发育不良。

手术:全身麻醉下行右额颞顶枕开颅右侧大脑半球解剖性切除术。术中可见,右额颞顶枕叶明显萎缩、蛛网膜增厚,质地变硬,血供中等。手术中行皮质脑电图监测,行右侧大脑半球解剖性切除(图 8-16C)。

随访:术后随访 1 年 9 个月,术后服药奥卡西平 0.3mg 每日 3 次,无癫痫发作,Engel-I 级。术后记忆力、计算力和术前无明显变化,肢体肌力同术前,肌张力降低。

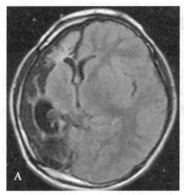
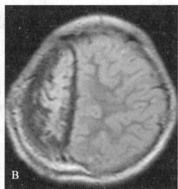
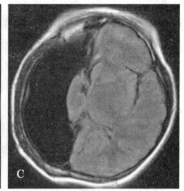

图 8-16 功能性大脑半球切除术 MRI
A,B. 术前 MRI 提示右侧大脑半球萎缩;C. 右侧大脑半球解剖性切除术后 MRI

四、功能性手术

(一)多处软脑膜下横行纤维切断术

多处软脑膜下横行纤维切断术(Multiple Subpial Transection,MST)是一种治疗脑主要功能区癫痫灶的外科方法。脑主要功能区包括语言区域、感觉及运动区域等。通常情况下,如果切除位于上述功能区域的癫痫灶,多会造成术后不可逆的功能障碍。这时,则需要采取治疗功能区癫痫的手术方法。

1. 多处软脑膜下横行纤维切断术治疗功能区癫痫基于下述根据

(1)人类新皮质的功能按"垂直柱"排列。

(2)癫痫放电的扩散和传播主要依赖浅表皮质内水平方向走行的短纤维间的互相联系。

(3)能产生同步化阵发性癫痫放电的最小皮质面积在人类为 $12\sim25$ mm²。

(4)垂直脑回横行切割脑皮质会产生最小的功能损伤,即使出现的上述情况,其功能缺失也是短暂性的。

基于上述结论,Morrell 认为 MST 这种方法是可行的。他发现由青霉素损伤猴的运动区皮质产生的局限性癫痫发作可以通过在癫痫灶上间隔 5mm、垂直脑回长轴、在脑软膜下横行切割的方法,可使癫痫发作得到控制或减轻其发作。手术后从临床和脑电图两方面观察 1 年,猴子没有出现脑电图及临床癫痫发作,也没有出现持久的运动功能缺陷。若再行该区域的皮质切除,则会引起术后偏瘫等不良后果。

以后,Morrell 和 Whisler 逐渐将 MST

这一外科方法应用到临床，他们在 Rush 癫痫中心对脑功能区癫痫患者进行了 MST 治疗，其中有许多是先前认为不能进行手术的患者。手术后疗效令他们兴奋。这样，MST 逐渐在世界各地流行开来。

2. **手术适应证**

(1)对癫痫灶位于脑主要功能区的药物难治性局限性癫痫患者而言，MST 是较好的选择方法。当然，在决定手术前还要对患者进行详细的综合评定，包括视频脑电图的描记、冠状位薄扫的 MRI、神经精神病学的检查、PET、SPECT 等检查。必要时还要放置颅内硬膜外或硬膜下记录和刺激电极。手术中应再用皮质脑电图、体感诱发反应电位、脑功能定位图进一步确定癫痫灶和脑主要功能区的关系。在确定不影响脑主要功能区的情况下可行切除性手术，否则，则要行 MST 手术。由病灶引起的癫痫发作，若病灶远离脑主要功能区 1.5 cm 以上，可首选病灶和受累皮质的切除。如果皮质脑电图描记显示脑主要功能区尚有致痫灶，则联合行 MST。这里精确定位致痫灶是否位于脑功能区相当重要。可通过记录癫痫发作时的情况，或者通过汇集发作间期的资料，或者通过术中皮质脑电记录结合刺激电极的使用。后者可清楚地显示致痫灶与功能区的关系。

(2)Landau-Kleffner 综合征(LKS)也是 MST 的手术适应证。LKS 是指以前发育正常的儿童出现获得性癫痫性失语，这种后天性失语被认为是源于外侧裂周围的语言区域的持续性的棘慢波和局限性癫痫放电所致。

3. **体位和麻醉** 手术体位多采取侧卧位，用 Mayfiled 头架固定头部，身体受压部位垫放棉垫。行 MST 治疗的患者术野暴露要足够大，因为手术常在颞叶外侧和(或)颞叶后侧操作。如果需要患者在清醒状态下完成手术，应尽可能使患者体位舒适，以便能忍受手术中的剧痛。

全身麻醉静脉注入甲丙烯基甲戊炔基巴比妥酸可诱发癫痫活动和预先激活癫痫灶，这些都能在皮质脑电图上得到证实。若手术要求在清醒状态下进行，常采用 1% 的利多卡因和 0.25% 的丁哌卡因混合液浸润手术切口。

4. **手术步骤**

(1)手术切口常采用巨大的反问号或马蹄形切口，其目的是尽可能暴露术前所确定的致痫皮质区域。开颅暴露脑组织后置放网络状电极进行皮质表面的电活动描记，必要时还要置放在颞下、额下或者手术前讨论的认为必须监测的其他皮质区域。如果能确定下来脑功能区则进行下一步手术，若不能确定则需要结合刺激电极进行功能区的再定位。

(2)横切前要仔细检查脑回、脑沟的血管解剖，尤其是较粗大的血管横越脑回或者向脑沟深部走行时，更应引起注意。横切多从术野的下部区域开始，因为蛛网膜下腔出血向下流入这些区域后，会使该区域变得模糊不清而影响术野清晰度。遇到这种情况可在软脑膜上穿刺一个小孔引流出蛛网膜下腔内出血和血性脑脊液后再进行手术。横切时要保证沿着脑回长轴、并垂直于脑回进行(图 8-17)。

若在脑回弯曲处或有微小脑回存在不一定能横切时，可先横切其他区域，待皮质脑电监测后根据局部放电情况再决定是否横切这些区域。

具体横切方法是，选定一个横切点后，用 20 号针头在脑回边缘无血管区的软脑膜上刺 1 个小孔，将横切钩或横切刀循该孔插入到脑组织内，逐步向前穿过脑回的灰质，一旦到达对侧脑沟，将横切钩或刀的头端伸到软脑膜下，沿相同路径回拉。回拉时不要损伤局部软膜。因为皮质的大部分血供均位于软脑膜上。横切完后若穿刺孔出血，可在小孔上放置明胶海绵和棉片压迫止血。之后每间隔 5~10mm 开始下一次横切。横切时保持横切钩的方向与脑回表面垂直是很重要的。

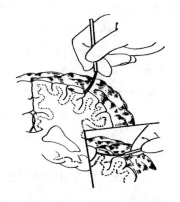
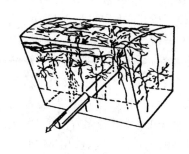

图 8-17 MST 横切方式
显示了横切的深度、回拉的方向、横切时的手法等

因为轻微的偏斜会导致皮质下横切范围扩大。如果上次横切的区域因出血使术野区模糊不清，可暂时转移到其他脑回进行横切，待出血停止术野干净后再进行手术。如果某一区域被回流静脉覆盖或在侧裂区妨碍横切，这时可根据该区域解剖决定横切间隔。横切完后将麻醉深度减轻到手术开始时水平再行皮质脑电图监测。如果 MST 横切后的区域仍有棘波发放，常提示该区域横切不完全并可对局部脑沟脑回进行再横切。若横切完全的话，这些区域通常为脑电背景波幅降低，癫痫波活动消失或明显减少。若横切外侧裂周围、脑沟深部或半球内侧面的致痫灶，可将横切钩反转使用使它远离软脑膜，这样可最大限度地避免钩绊损伤该区域内的血管。手术完毕，在皮质表面留下微细的红色出血线。

（3）关颅：手术完毕，用庆大霉素盐水反复冲洗术野，冲净手术区域内的所有血迹，严密缝合硬膜，回纳固定骨瓣，视硬膜外止血情况，可放置引流管。分别缝合帽状腱膜和头皮。

5．术中注意要点

（1）与其他手术不同，该手术需要一较大的骨皮瓣开颅，以便充分暴露术野区。

（2）手术在功能区进行，故手术前后要仔细进行皮质脑电图的监测，以免漏掉癫痫灶。

反之，以免对功能区造成不必要的损伤。

（3）横切时，未必按每道 5mm 进行，视术中的皮质解剖而定，但尽量不要超过 5mm；另外，横切时不要损伤脑软膜。

（4）若癫痫灶位于脑沟的深部、额叶的内侧面、外侧裂的深部等部位，注意横切刀的使用。

（5）横切后出血，尽量不要电凝止血，避免加重对脑组织的损伤。

6．术后注意要点

（1）见"颞叶前部切除术"。

（2）术后有些患者会出现相应肢体的功能障碍和语言障碍。此时，应注意观察患者的呼吸、血压等生命体征的变化。正常情况下，上述的功能障碍都是暂时性的。若患者在术后出现意识障碍，应高度怀疑术后出血的可能性，要进行影像学检查帮助确诊。

（3）小儿术后可行高压氧治疗，有利于患儿脑功能的恢复和改善。

7．MST 术后效果

（1）对癫痫发作的控制：对于那些致痫灶位于不能手术切除的功能区的药物难治性癫痫患者而言，MST 是首选的治疗方法。国内外文献，75％的该类患者经过 MST 治疗后，有效率可达 90％以上。由于以前这些患者被认为不能进行手术治疗，所以上述结果应该与难治性癫痫的药物治疗结果或与脑功能区切除术后遗留的功能障碍相比较。对LKS患者而言，尽管患LKS的儿童有癫痫性失语，但这种失语被认为是侧裂或者侧裂周围的语言区持续性、爆发性的棘慢波和棘波放电所致。研究表明若横切该区域和（或）其邻近的语言区域后，70%以上的患者语言功能明显改善。由于LKS患者多有严重、永久的语言缺陷，药物治疗十分困难，用MST治疗LKS是该病自然发展史上的一个突破。如果不进行MST治疗，这种棘慢波和棘波放电通常要等到15岁以后，症状才能逐渐改善。如果到了这个年龄语言功能还没有开发，以后即使再尽力治疗，其结局也会很差。切除脑非功能区致痫灶联合再用MST治疗功能区致痫灶是临床中最多见的情况，也是应用MST最广泛的一种情况。因为很少有致痫灶完全位于功能区内。若手术切除邻近功能区域的致痫灶后仍控制不了癫痫发作，EcoG监测后在功能区仍见棘波、棘慢波出现，对这些区域横切后则会产生明显的治疗效果。

（2）术后并发症：Rush癫痫中心曾统计了100余例MST术后癫痫病人的情况，横切区域功能障碍多出现在术后2~4周。此时CT扫描常可见到横切区域的水肿和少量皮质、皮质下出血。在Rush癫痫中心的统计中，未见横切造成死亡的患者；5例患者出现了永久性术后并发症，其中4例和横切区域有关，1例出现了与横切无关的基底节出血；8例患者出现了和横切有关的一过性轻偏瘫、单肢偏瘫、感觉丧失及构语困难。

Engel等总结了99例接受MST治疗的患者，随访时间1~27年，根据Engel分级评估方法，51例患者癫痫发作消失（51.5%），11例患者很少有癫痫发作（11%），21例患者癫痫发作减少90%以上（21%）。总有效率达到83.5%。国内刘宗惠等报道了随访6个月以上的60例患者，癫痫发作消失的36

例，随访期间发作1~2次的11例，发作减少>50%的9例，总有效率是93%。但随着随访时间的延长，癫痫发作的病例数仍可能继续上升。

别的并发症与切除非功能区的致痫灶或神经外科开颅手术有关，总体并发症的发生率约为7%，包括偏瘫、失语、视力视野障碍等。

（3）MST术后的影像学改变：MST术后的早期改变，CT和MRI均表现为横切后的区域有细长的皮质出血、水肿改变。术后6个月的MRI可见横切后局部皮质呈囊性变或小囊肿改变，有时也可表现为含铁血黄素沉着和局限性脑回萎缩。

8. 结论　对于诊断明确的功能区皮质的癫痫灶，MST是一种有效的外科治疗方法。在以前认为不能手术的功能区癫痫患者中，经MST手术治疗后仅少数患者出现神经功能障碍。但是，MST治疗功能区癫痫的确切机制及生理学改变尚不十分清楚，需要进一步深入研究。只有这样，才会使该方法更安全，效果更明显。

（二）低功率电凝热灼术

自1969美国医生Morrell Frank提出MST治疗功能区癫痫的手术方式以后，时至今日，功能区癫痫的外科治疗可以说进展不大。其原因不外乎两点，功能区癫痫的难治性和手术后的致残性。现代医学科学的进步，不仅仅体现在对疾病的治疗上，更重要的体现在对功能的保留上。

1. 低功率电凝热灼术的历史　1996年，笔者通过多年的临床探索和经验积累，首次在国内外提出了低功率电凝热灼术治疗功能区顽固性癫痫的手术方式。该方法借鉴了MST、激光照射、射频热灼等不同方法的优点，并将它们综合在一起。通过大量的动物实验和前期临床研究，证实该方法疗效肯定、安全可靠、不良反应小。

在低功率电凝热灼术提出之前，功能区

癫痫的外科治疗一直首选 MST，并且该方法经过几十年的完善和总结，初步形成了一套基础、临床相结合的科学理论。经过世界各地多家癫痫中心临床验证，其治疗效果在 70％左右。但是，MST 操作均在软脑膜下进行，其难度较大，尤其遇到致痫灶位于颅底、脑叶深部时更难处理。另外，切割局部脑组织会出现蛛网膜下腔出血，这些血性液体会使周围组织之间发生粘连；还有切开的脑组织裂隙中间会出现神经胶质细胞的增生等。上述多种因素促发了新的潜在致痫可能。所有这些不利因素在一定程度上影响了 MST 的预期效果。

利用射频热灼、激光等技术损伤功能区浅表皮质的横行纤维，阻断癫痫放电的水平化扩散也是治疗功能区癫痫的方法之一。Walter、Devaux 是这方面的专家，他们应用上述技术治疗功能区癫痫也取得了肯定的疗效。但是，难以精确控制损伤范围、程度是其主要缺陷。

自 1996 年开始，笔者在北京天坛医院、北京市神经外科研究所对低功率电凝热灼脑浅表皮质横行纤维治疗功能区顽固性癫痫进行了一系列研究，并取得了令人满意的动物实验结果。在前期临床工作中，单纯使用电凝热灼或联合致痫灶切除治疗了 600 余例患者。通过近 7 年的随访，单纯电凝热灼的治愈率（Engel 分类 I 级）在 50％，有效率（Engel 分类 I、II 级）达到 75％左右。电凝热灼联合致痫灶切除的总体有效率在 90％左右（各种类型癫痫及癫痫综合征）。

2. 低功率电凝热灼术的解剖学、生理学基础　低功率电凝热灼术的解剖学、生理学基础和 MST 类似。早在 20 世纪 50 年代和 60 年代，国内外学者通过大量的电生理学实验，证明了脑内的"垂直柱"是大脑皮质的主要信息传导结构。1957 年，Mountcastle 首先确立了"柱"（Columnar organization）的概念，即一个细胞柱是一个传入-传出信息的整合处理单位，各柱的结构大小不等，一般直径在 $300\mu m$，可占据一个或数个细胞的宽度。每一个细胞柱能独立完成某一功能。另外，丘脑的传入冲动多经轴突垂直投射到大脑皮质，皮质内 Golgi II 细胞、Basker 细胞及多数中间神经元、联络神经元之间的信息交换均依靠垂直串联的方式传递信息到锥体细胞，锥体细胞间信息交换也依赖轴突的垂直传送。

生理学家 Sperry 对猫进行实验时发现，在猫的视皮质上行"井"字形切开或向其内插入云母片、钽板，结果未出现猫的视力、视觉功能损害。这进一步提示并支持皮质的主要信息传导是排列在垂直柱内。如果这个垂直柱结构得以保护，仅损伤脑皮质表面的水平连接纤维，则不会产生严重的功能障碍。

3. 低功率电凝热灼术治疗功能区癫痫的机制　癫痫发作是由于脑内异常细胞放电所引起的临床症状学改变。其细胞学基础是细胞的除极偏移，故细胞是癫痫扩散的条件。癫痫放电的起源一般在皮质细胞中层（III、IV 层）神经元的树突；而癫痫放电的同步化主要在皮质浅表层（I-II）内。另外，引起癫痫临床发作须依赖一定大小的致痫灶面积，在人类为 $12\sim25mm^2$。

癫痫放电的扩散主要通过①皮质局部区域内的突触环内传播；②皮质 I－III 层细胞水平树突支纤维或皮质 U 形纤维传播；③神经元膜电位呈过度除极状态。可见，这种同步化放电的传导主要依靠浅表皮质细胞间互相连接的树突纤维来进行，阻断了该纤维间的联系，也就相应的阻断了癫痫放电的扩散途径，从而可抑制癫痫发作。

正是基于癫痫放电、传播及扩散的水平化途径，Reichenthal 和 Hocherman 指出：MST 要求横切皮质表面的水平纤维时，深度须达到皮质 II－III 层细胞水平。因为皮质癫痫灶的水平连接主要在皮质的浅表 III 层内，若皮质浅表面的水平纤维连接完整，即使一层皮质组织也可成为一个单独的癫痫灶。低功率电凝热灼也是如此。只不过MST使用的是锐性切割力，而电凝热灼应用的是热损伤原理。它们损伤的均为浅表皮质内水平走行的短纤维间的联系，且"切割"致痫皮质后使单个致痫灶不足以产生临床痫性发作所需要的能力。

4. 低功率电凝热灼术的参数设置和急性病理学分析 低功率电凝热灼使用的器械为临床常用的双极电凝器。通常双极电凝器在神经外科手术中主要用来制止术中出血，并防止术后这些破裂血管的再出血。故常规的双极电凝器、双极镊子多为其止血功能而设计。其参数大小、双极镊尖的宽窄在电凝热灼中可能受到一定限制。另外，临床常用的双极电凝器的参数单位不详，即使在一家医院摸索出适宜的电凝热灼参数，一旦更改器械后则显得很被动或无所适从。

为了适应电凝热灼治疗癫痫的需要，电凝器的参数和电凝镊的镊尖宽窄有必要重新精确设置，即输出功率的间隔、热灼作用时间等要精确量化，电凝镊的镊尖宽窄要适宜，最好在0.4mm以下。为此我们特制了一种能适合该方法的双极电凝器，其功率输出的间隔可精确到0.25W，时间可精确到秒。这样在不同厚度的脑皮质区域，使用不同的输出功率和时间，即能达到最适宜的热损伤程度，以产生较好的、稳定的手术后效果。

经过大量的动物实验和前期临床工作，我们将不同电凝热灼功率、不同电凝热灼时间作用于不同厚度的脑皮质，进行了分组研究。结果显示，在电凝热灼时间一定（2s）的前提下，随着输出功率的增加，局部皮质的热损伤程度（主要为深度，宽度不特别明显）有逐渐加重的趋势。在一定输出功率范围内，两者间呈现近似线性关系。但是，当输出功率增加到一定程度时，损伤程度有突然加重的趋势。如果电凝热灼功率一定，在一定范围内热灼时间越长，热辐射对周围脑组织造成的损伤越重。较低功率电凝热灼脑皮质时仅损伤其浅表结构，深层结构的病理改变不明显。当电凝热灼功率设置在5~6W时，可以选择性的破坏或阻断脑皮质Ⅲ层左右的横行纤维。Ⅲ层以下灰质和白质无明显损伤。

电凝热灼的急性病理学分析显示，大体标本上可见，热灼损伤后的整体形状呈边界较清的楔子形状。楔形的底位于脑皮质表面的热灼区，尖指向脑组织的深层。在H-E染色中，其整体改变表现为深染的凝固性坏死区和染色略淡的过渡带。这种楔形改变随热灼功率的增加，其深度有逐渐增加的趋势，而宽度在一定范围内改变不明显。只有增加到7W时才出现明显改变。在深染的凝固性坏死区域内，主要是凝固性坏死的神经元，表现为核形状的改变和内容物的丢失。在染色略淡的过渡带内主要为细胞底质的缺失和细胞空泡形成。

显微结构的改变可能更好的说明损伤的程度。适宜功率的热损伤仅局限在脑皮质的浅表结构（Ⅰ~Ⅱ层）内，主要表现为神经元胞核固缩、胞质内细胞器减少。随电凝热灼功率的加大，有时出现细胞膜的破坏，细胞破裂后呈碎片状改变，正常神经元的数量也逐渐减少。当热灼功率增加到5W时，凝固性坏死区域内及其周围水肿带内开始出现小胶质细胞的浸入，有时可见炎性细胞沿皮质血管浸润。第Ⅲ层内部分神经元受损伤，周边可见少量分散排列的神经胶质细胞。而深层组织结构未见明显损伤。对血管的影响，主要表现在热灼功率为6~7W时，除了表面的小血管变性、阻塞外，有时在深层组织内也会出现微小血管改变，但主要为充血性改变。

5. 低功率电凝热灼术的手术方法 如MST一样，低功率电凝热灼术也是沿着脑回长轴，将双极镊尖斜行45°于脑表面，每间隔5~10mm热灼一道。MST是在软脑膜下操作，电凝热灼是在蛛网膜外操作，后者明显易于前者。MST切割后局部是一条血印，有时须用明胶海绵压迫止血；电凝热灼则不存在这种情况，热灼后局部呈一条发白的缺血改变，整体术野特别干净，更不会因出血而影响手术操作。MST切割有时难免损伤较大的软脑膜上血管，而电凝热灼在直视下进行，可有目的避开较粗大的血管，不会出现软脑膜血供差的情况。若是遇到脑叶内侧面、颅底出现致痫灶，后者的优势更明显。可以用压脑板轻轻地下压或抬起脑组织，即可完成电凝热灼的任务。

电凝热灼时必须保持脑表面、双极镊尖的干净，避免两者间粘连。我们的做法是用一块湿纱布，间断的湿润脑表面和擦拭镊尖。不小心出现小血管出血，用棉片轻压即可止血。手术完毕，术野呈现红白相间的条纹状改变。软脑膜上毛细血管又逐渐恢复其血液循环状态。

6. 术中注意要点

（1）EcoG监测与MST一样，由于热灼产热，手术中注意间断湿润脑表面。

（2）遇到深部致痫灶时，最好在显微镜直视下进行热灼，避免损伤局部较大的血管。

（3）手术完毕，用大量清水冲洗脑表。防止残存血液和热灼残存物的存在。

7. 术后注意要点

（1）术后3～7d是水肿高峰期，注意脱水剂的应用。

（2）少数患者出现烦躁不安，甚至躁动状态，必要时使用镇静药持续泵入，同时加大氧气吸入量。

（3）术后7～10d可能出现头痛、头部不适。随时间延长该症状可逐渐消失。

8. 临床疗效　随访1996－2002年486例患者，有效随访为204例。其中单纯电凝热灼18例，随访12例。Engel I级者6例、II级者4例，总有效率在83%左右。电凝热灼联合致痫灶切除192例，颞叶癫痫100例、额叶癫痫25例、多脑叶者62例，其他为顶叶、枕叶癫痫。总有效率84.3%。

9. 术后并发症　近期主要为头痛、头部不适。出现短暂性语言、肢体运动障碍的比例在3%～5%，未见远期并发症的发生。

10. 总结　电凝热灼术治疗功能区顽固性癫痫有其独特的优势。

（1）手术操作在软脑膜外显微镜直视下进行，可避免对较大血管的损伤；并且热灼后的软脑膜血供在3～5min即可恢复，相当于MST的软膜下操作。

（2）热灼时电凝镊尖的方向斜行垂直于脑回的长轴，每间隔5mm左右热灼一道，等同于软膜下横纤维切割刀的使用。

（3）对脑组织的牵拉损伤小，热灼时不会出血，不会出现皮质的裂开，可相应减少手术后致痫的可能。

（4）热灼时可根据脑皮质的不同部位、不同厚度，调整相应的输出功率和作用时间，从而达到理想的热灼损伤。

（5）该手术耗时少，减少了脑组织暴露时间，相应地减少了手术后感染发生的可能性。

（6）易于掌握和操作，容易在临床推广，有很大的发展潜力。

评价一个术式的疗效，一要看功能区脑组织的保护情况，手术后该功能区的功能是否受到影响；二是手术后对癫痫的控制情况，包括术后癫痫发作的频率，每次发作的持续时间、程度，合并使用抗癫痫药物的情况等。这两个方面均需要较长时间的随访。MST经过了近20年的临床和基础研究日趋完善，电凝热灼脑皮质横行纤维治疗功能区顽固性癫痫这一新技术，也需要不断地加强其基础、临床研究，使之能为世界各国学者接受而走向世界。

（三）致痫灶切除并热灼或MST

严格地讲，致痫灶切除联合热灼或MST不是一个独立的癫痫外科式式，它是将切除性手术和功能性手术联合在一起，目的是为了尽可能多的保留致痫灶区域的脑组织功能。尽管切除性手术是比较彻底的治疗方法,但目前不认识该部位功能,不等于该部位没有功能。从这个意义上讲,两种手术方式的联合既起到了互补作用,又起到了互保的作用,这也是癫痫外科的一个发展方向。

致痫灶切除到何种程度才可以联合进行电凝热灼或 MST,各国学者意见尚不统一。一般情况下,当邻近功能区 1.5～2.0cm 时,若经皮质脑电图监测发现功能区有明显的致痫样放电,为保证功能区功能的完整性,又要尽可能的消灭致痫灶。此时可联合使用电凝热灼或 MST。

切除致痫灶不外乎前面提到的脑叶切除、致痫新皮质切除等手术。电凝热灼或

MST 已做了详细的介绍。将两者结合在一起即可。这里不再做进一步介绍。

五、胼胝体切开术

胼胝体作为两侧大脑半球之间最主要的联合纤维,是由两亿多条神经纤维组成的。它走行在两大脑半球之间并呈对应性的将大脑半球连接在一起,即两额叶、扣带回的纤维经胼胝体的前半部(多在膝部)连接,两颞叶纤维间的联系多经过胼胝体压部的前部,而两枕叶纤维则多在胼胝体压部的后部连接(图 8-18)。

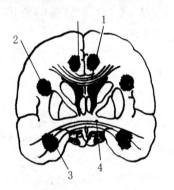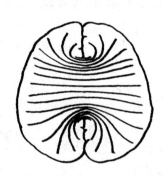

图 8-18　胼胝体纤维
从不同方位分别显示了胼胝体纤维的走行区域,1 为扣带束;2 为上
纵束;3 为下纵束;4 为前连合

两侧大脑半球之间的联合纤维,除了胼胝体以外,还有海马联合、穹窿柱、前联合、后联合等纤维。胼胝体切开术治疗癫痫首先由 Van Wagenen 试用并获得成功。20 世纪 60 年代期间有学者对其疗效进行了评价,其后又对其手术方法进行过多次改革,形成了现在的手术方式。

鉴于上述解剖基础,有很多患者不能明确定位致痫灶,这时可行胼胝体切开术以达到控制或减轻癫痫发作的目的。

1930 年,Van Wagenen 发现,若癫痫患者的胼胝体纤维遭到破坏,其癫痫发作往往可以得到改善,在此基础上开始给少量患者

行胼胝体切开术治疗癫痫。1960 年 Bogen 等也开始了相应的观察和研究,并在一组患者身上取得了令人鼓舞的效果。以后 Luessenhop、Wilson 等先后对一些难治性儿童癫痫进行了胼胝体切开的手术治疗,并替代了以往所采取的大脑半球切除术,以后的研究发现:该手术在治疗致痫范围广阔和(或)双侧存在致痫灶的病例有一定的效果,从而确保了该手术在临床的广泛应用。

1. 手术适应证　胼胝体切开术的理论基础是切开连接两个大脑半球之间的联系纤维,阻断癫痫波的传导和扩散,尽量使异常放电控制在一侧半球或较小的区域内。从中我

们可以发现胼胝体切开术的主要适应证是那些致痫灶范围广阔或多灶性癫痫或致痫灶位于两侧大脑半球不能同时切除的病例。针对临床而言,从发作形式来讲主要包括,全身性发作更适合行胼胝体切开术,尤其适合于失张力性发作和以突然摔倒为特征的运动不能性发作。从脑电图表现来讲,多灶性不同步的异常放电或致痫样放电分布在双侧半球者,适合行该手术治疗。从癫痫发作和癫痫综合征来讲,婴儿偏瘫伴痉挛性癫痫、Rasmussen 综合征、Lennox-Gastaut 综合征等适合该手术治疗。

目前针对胼胝体前部切开后再进行胼胝体全部切开术的适应证还没有取得一致意见。多数学者认为,胼胝体全部切开术在癫痫发作的控制方面要比部分切开效果好些。

2. 手术方法 结合国内外文献报道,在行胼胝体切开术的同时是否联合切开前联合或者穹窿,手术效果几乎相同。即使部分患者的其他连合结构在癫痫异常放电的传导和扩散中起重要作用,手术仍应以切开主要的连合纤维为主。至于单纯胼胝体前部切开和胼胝体全部切开两者的手术效果对比,目前国内外意见尚不统一。我们建议除了那些致痫灶明显位于后部者,对大多数患者仍行胼胝体前段 2/3 或 3/4 切开,尽管这些患者中以后还有可能行胼胝体全部切开,但分次切开在一定程度上可避免较严重的失连接综合征的出现。

手术在全身麻醉下进行。患者取仰卧位,头架固定头部。行胼胝体前部切开时,头部多向左偏。行胼胝体后段切开时,头部上屈约 20°。Spencer 曾建议头侧卧位,这样可使手术侧半球由于重力作用而自然下垂,尽量减少对脑组织的牵拉。

手术通常在非优势半球也就是右半球进行,除非有明显证据表明优势半球在右侧。单纯胼胝体切开术多采用直切口或小的马蹄形切口。胼胝体前部切开手术多在冠状缝前 2cm 做一与失状窦垂直的手术切口约 9cm,1/3 跨过中线。然后用 2in 环钻开颅(图 8-19A)。胼胝体后部切开者则多在顶结节水平做一直线切口,与胼胝体前部切开术切口和环钻的位置一样(图 8-19B)。因为骨瓣跨越矢状窦,增加了手术危险性,但有利于暴露并分离纵裂。

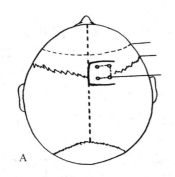
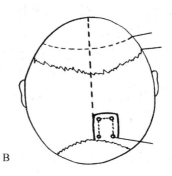

图 8-19 胼胝体切开术
A. 显示胼胝体前切开的入路;B. 胼胝体后段切开入路

国内外有报道,在行经胼胝体入路手术前行脑血管造影或增强 MRI 检查,以确定矢状窦旁的引流静脉位置。笔者对此不发表意见,因为现代显微神经外科技术,完全可以在这些引流静脉的一侧或两侧进行操作而不损伤它。

骨瓣成形后弧形剪开硬膜,基底朝向矢状窦。首先在显微镜下分离并进入大脑纵裂,同时应用甘露醇降低颅内压,以利于脑组织的回缩。棉条保护暴露的脑皮质,自动脑板轻轻牵拉同侧半球,如果需要还可牵拉大脑镰的下部或对侧的扣带回。逐渐向深部探察可见白色有光泽的胼胝体。首先要暴露好准备切开的范围,这个范围与术前综合评价、术中脑电监测结果等均有关。有些患者尤其是以往受过外伤或感染者,在分离并暴露胼胝体时难度很大,还要注意将胼胝体与其上部的扣带回分开。这时可借助于走行在胼胝体表面的两根胼周动脉,胼胝体切开就是在两条胼周动脉之间进行的。

进入深部操作时,手术显微镜的作用是不可低估的。该手术并不必须应用导航系统,但如果方便,也可以应用它进行胼胝体中部切开和帮助断定手术切开范围。供应胼胝体本身的小血管可以用双极电凝器烧灼,之后使用显微神经剥离器或显微吸引器来进行胼胝体纤维的切断。以往多强调胼胝体切开以露出蓝色的室管膜为下界标志,笔者的意见是严格沿胼胝体中线切开进入,确保胼胝体纤维的完全切开,同时尽量避免进入脑室系统。应用钝性的显微器械横向的来回轻轻牵拉胼胝体,经常可以暴露两侧脑室间的裂隙。一旦该裂隙确定,接下来的切开就简单了。手术切开的方向并没有严格的限制。但是,在胼胝体膝部操作时,尽量做到彻底切开,这时要注意其解剖走行。至于胼胝体前段切开术的后界范围,国内外学者多建议行前段的 3/4 切开较为合理。在确保切开和止血均已满意的情况下,在所切开范围的后界放置带金属线夹(该标记不会造成 MRI 影像的伪影改变)的海绵作为下一次胼胝体后段手术的标记,因为术后的胶质增生常使手术切开的部分不易辨认。

胼胝体后部切开的方法基本与前部切开术相似,宽大的大脑镰有助于胼胝体后部的暴露。但是,在分离纵裂时往往会遇到较多的上引流静脉,从而增加暴露和手术难度。胼胝体后段切开到胼胝体压部时,要调整手术显微镜的方向和角度,千万不要损伤下面

的松果体及四叠体池表面的蛛网膜。如果以前做过胼胝体前部切开的,这次要取出上次放置的金属标记物。如果这是第一次手术,手术完毕也同样在切开的前界放置一金属线夹,作为这次手术切开范围的标记。

彻底止血后,用 4-0 的可吸收线严密缝合硬膜,用 10 号丝线后钛夹(颅骨锁)固定骨瓣,分层缝合帽状腱膜和头皮。术后当天在 ICU 或神经外科术后观察室进行观察,通常于次日上午转回神经外科病房。

如果要行胼胝体全部切开,第二次手术至少在第一次术后 2 个月,通常是在 6 个月或更长时间以后进行为宜。

3. **手术中注意要点**

(1)胼胝体切开前,要充分降低颅内压,便于向外侧牵拉额叶或顶叶,减少对牵拉组织的损伤。

(2)注意对胼胝体的辨认,不要将其上方的扣带回误认为是胼胝体。通常胼胝体是白色有光泽的白质纤维组织。

(3)切割胼胝体时,尽量不要损伤其下的室管膜,以免开放脑室。但要做到切割彻底,切割后,中间置以明胶海绵。

4. **术后注意要点**

(1)见"颞叶前部切除术"。

(2)部分患者术后出现缄默、情绪改变、拒饮食等异常,此时要注意患者的液体出入量和水电解质的平衡等。

5. **术后并发症** 除了常见的术后并发症,如术后感染、出血、脑水肿等症状外,针对胼胝体切开术的并发症,最初研究表明术后多出现轻度认知功能障碍,但通常不造成明显的功能障碍。几乎所有病例术后发作改善所带来的益处远远超过神经心理改变所造成的不良影响。

胼胝体前部切断后,主动性言语功能有所下降(从轻微的讲话速度减慢到完全的缄默状态),非优势半球肢体活动减少(有时描述为轻瘫或失用),这些现象数日后大多可以

恢复。目前认为这些现象是由于手术所造成的神经萎缩和急性失连接所造成的。虽然有过胼胝体前段切开术后出现一侧功能缺失的报道,但大多数患者没有长期的不良影响。

胼胝体后部切开将产生后部失连接综合征。表现为半球间的感觉性失连接,这些症状可描述为优势半球的躯体感觉、听觉和视觉障碍,主要是由于不能与对侧半球相关信息交互的原因。如果是不全切开,优势半球仍可以从对侧半球获得相关信息,而不表现出这些失连接症状,如果是全段切开则这种感觉失连接将是完全的和持久的。

(1)急性失连接综合征:(Acute disconnection syndrome)多表现为缄默、左手失用、左侧肢体轻偏瘫(右侧开颅)、失语和尿失禁等。上述表现多是暂时性的,可在2～3周恢复正常,长时间存在者很少。该并发症主要与胼胝体切开的长度过长有关(多见于胼胝体全部切开时)。

(2)裂脑综合征(Split brain syndrome):患者多表现为突然丧失日常生活的能力,如吃饭、穿衣等不能,类似痴呆。上述表现随时间的推移,症状逐渐缓解并可恢复正常。引起该综合征的原因主要是两大脑半球之间的功能传导突然丧失联系所致。

6. 术后疗效及评估 胼胝体切开术一般分两期或选择性地实施。多数学者认为,若符合该手术的适应证,手术应先采用胼胝体前部切开,若癫痫发作控制比较差时,间隔2～6月后,可再行剩余胼胝体的切开。这样可提高癫痫发作的控制率,同时又可减少失连接综合征的发生。

Van Wagenen 和 Herren 报道10名患者有9名取得显著效果。Wilson 等报道20名患者中16名全身性发作频率减少大于50%。Engel 统计了563例患者随访的结果,7.6%完全控制,60.9%改善。虽然结果不如颞叶切除或颞叶外皮质病灶切除效果那样显著,但是几乎所有行胼胝体切开的患者

均有不同程度的改善,这一点是明确的。

根据发作类型观察该手术的术后疗效的文献,国内外报道比较零散。究竟癫痫发作控制在百分之几才是有效,目前评价不一。但是,一般认为癫痫发作消失约50%以上方算有效。有统计表明,小儿病例效果多良好;失张力发作、强直发作、跌倒发作是最好的适应证。Spencer 等认为,失张力发作是胼胝体前部离断术最佳的适应证。Madsen 等认为在小儿病例中,强直性肌阵挛性的跌倒发作,术后80%可得到控制,约70%的无张力性跌倒发作和非典型失神发作可得到控制,全身性痉挛发作约50%收到效果。国内刘宗惠等认为,胼胝体前2/3切开术控制癫痫发作的优良率能达到70%～75%,但随着时间的推移,疗效有逐渐下降的趋势。

7. 结论 虽然有关胼胝体切开治疗顽固性癫痫的一些重要理论观点还在不断地更新和完善,据笔者多年的临床经验,对那些药物治疗无效又不能进行其他手术的患者,胼胝体切开术可以成功地降低发作频率和发作程度,尤其适合于那些矢张力性发作和继发性全身运动性发作的患者,对其他发作类型也有不同程度的改善。

典型病例报道

病例5

病史与体格检查:患儿黄某,女性,3岁。住院号286460。主要因"发作性点头2年余,加重伴摔倒8个月",于2010年7月12住院治疗。发作形式①无明显诱因出现发作性愣神,活动停止,几秒钟后出现点头,同时伴双上肢敞开,成串发作,每串3～10余次,每次间隔3～20s,开始时每天2～3串,发作次数逐渐频繁,1个月后每天发作7～10余串。②8个月前发作形式有改变,发作性点头,双上肢敞开后出现肢体强直,向后跌倒,有时双眼上翻,持续约30s,每天10余次。曾给予托吡酯、德巴金口服液等治疗,效果欠佳。体格检查,查体欠配合,神清,言语不利,

只能说简单的爸爸、妈妈等字节,步态不稳。发育迟滞,记忆力、计算力、定向力、理解判断力差,检查无法配合。颈软,眼动正常,双侧鼻唇沟对称,双侧咽反射存在,听力粗测正常。四肢肌力、肌张力正常,腱反射对称。共济检查不配合。病理征(-)。

术前评估:住院后,进行详细的术前检查。①MRI(图 8-20B):未见明显异常。②视频脑电图,发作间期,双侧半球可见间断广泛性、同步或非同步高-极高波幅尖波、尖慢复合波发放;双侧顶、枕、后颞区可见大量、连续性、高-极高波幅尖慢复合波发放,以右侧枕区为著。发作期,全脑广泛性 1.5～2Hz 高波幅慢波,持续 1s 恢复,间隔 10～15s,再次出现发作图形,持续 1～2min 恢复。综合评估如下。

诊断:癫痫,痉挛发作、全身性强直发作。

手术:手术在全身麻醉下进行,右额开颅(图 8-20A)。脑组织大体正常,术中行皮质脑电图监测。手术行胼胝体全段切开术(图 8-20C),切开后再查皮质脑电图,棘波有所减少。

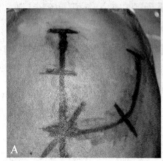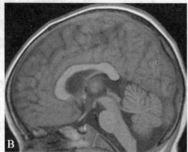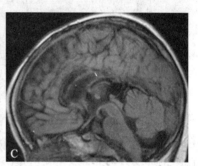

图 8-20 胼胝体切除术
A. 胼胝体全段手术切口;B. 术前 MRI;C. 胼胝体全段术后 MRI

随访:术后随访 3 年,术后服用德巴金口服液 4ml,每日 2 次,术后强直发作消失,痉挛发作减少约 80%,Engel-Ⅱ级。

病例分析:本病例发作类型为痉挛发作、全面性强直发作,脑电图为全面性发作表现,符合胼胝体切开的手术指征。术后随访可见,强直发作消失,痉挛发作明显减少,手术效果好,至于该患者的长期预后,有待于进一步观察。胼胝体切开术治疗癫痫是阻断了癫痫发作的扩散通路。但是,由于癫痫发作的扩散还有丘脑、中脑等皮质下传导通路。故该方法仅作为一种姑息性减轻发作的手术方式。

六、立体定向和放射外科

(一)脑立体定向毁损术

自 Spiegel 和 Wycis 于 1951 年使用立体定向技术(Stereotactic technique)毁损髓板内核治疗癫痫小发作获得成功后,国内外学者相继采用该技术毁损杏仁核、海马、苍白球、丘脑下部后内侧等核团治疗顽固性癫痫。Stephanova 根据深部脑电活动的连续记录资料,提出了癫痫系统的概念,认为癫痫放电的途径包括锥体系统和锥体外系统,如丘脑、纹状体、苍白球、大脑的边缘系统等结构。在整个癫痫传导系统中,放电优势灶即为主要"扳机点",该"扳机点"即为脑立体定向手术破坏的目标结构。可见该方法治疗癫痫的理论依据,①明确并破坏癫痫灶;②破坏癫痫活动的传导通路,阻断癫痫放电向周围皮质的传播,从而控制癫痫发作。

1. 手术指征 目前,该方法尚无统一的手术适应证,多参照下列几点。

(1)顽固性癫痫的各种发作类型,不能选

择手术切除治疗的患者。

(2)癫痫灶虽然局限于一侧半球,但无明显的局灶性器质性病变者。

(3)术前检查发现癫痫灶位于脑深部或脑重要结构周围。

2. 麻醉和体位　手术多在局部麻醉下进行,但是伴有精神障碍或小儿患者,以及部分手术不合作的患者可采取全身麻醉。手术体位多根据立体定向仪的种类,采取平卧位或半卧位、坐位等。

3. 手术步骤

(1)靶点的选择和确定:治疗癫痫的毁损靶点较多,如前所述。一般以杏仁核、Forel-H区、扣带回、伏隔核等为选择的靶区。Narabayashi 和 Mizutani 等认为,杏仁核的毁损多适用于颞叶癫痫,尤其是儿童型癫痫有攻击行为和(或)伴有复杂部分性发作者;若患者术前有冲动、攻击等行为,应首选杏仁核或联合其他靶点进行毁损。海马毁损也是治疗颞叶癫痫经常使用的靶点之一。究竟是单独毁损杏仁核或海马中的一个,还是两者均毁损,才能产生比较好的疗效,目前尚有争议。单侧或双侧毁损穹窿,也是治疗颞叶癫痫的靶点之一,它适宜治疗儿童型癫痫。Forel-H区是强直-阵挛性发作的传播通路之一,是癫痫扩散纤维最集中的地方,故 Forel-H 的毁损适宜治疗癫痫灶位置不确切的全身性癫痫发作,但是手术不能两侧同期进行,目前国内外对该区域的手术疗效、究竟是否继续使用,尚有争议。内囊后肢的毁损对全身性癫痫发作有效,但多会引起比较严重的后遗症,故临床选择要慎重。

靶点的确定:应单独和(或)联合使用下述几种方法。①通过脑室造影的立体定向技术;②CT 导引下的立体定向技术;③MR 立体定向技术;④血管造影定向技术。

与上述技术相对应的是立体定向人脑解剖图谱,目前欧美等国家应用较多的是 Shaltenbrand 1977 年编著的《Atals for ster-

eotaxy of the Human Brain》;国内多采用姚家庆等编著的 1983 年由科学出版社出版的《脑内一些灰质结构的立体定向解剖学》。

(2)手术:安装好立体定向仪后,头皮切口选择在眉间后 9～12cm,中线旁开 2～3cm。若计划行双侧靶点毁损,应在双侧切开头皮,并分别钻孔。切开硬膜后,做脑室穿刺并注入 Omnipaque 等阳性造影剂 8～10ml,待造影剂和脑脊液充分混合后,拍摄头颅正、侧位片,根据脑室的形状、大小来确定靶点的位置,并计算靶点 X、Y、Z 的坐标值。一般杏仁核的坐标值:X＝21mm,Y＝8mm,Z＝－13.5mm;Forel-H:X＝8mm,Y＝－2mm,Z＝－4mm;扣带回:X＝5mm,Y＝侧脑室前角后 10～20mm,Z＝侧脑室上2mm(图 8-21)。根据上述数据,调整定向仪上各个坐标值,用载物器将毁损电极送入颅内靶点进行毁损。常用的参考温度是 65～80℃,时间 60～100s。毁损前首先进行电刺激、脑电图描记和电阻抗等测试,以再次核实靶点。一般杏仁核的毁损灶达 10mm×10mm×12mm;扣带回的毁损灶达 20mm×10mm×10mm;Forel-H 的毁损灶达 6mm×6mm×8mm。

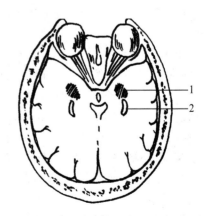

图 8-21　显示立体定向下的颞脚和杏仁核位置

(3)毁损完毕,将电极拔除。检查钻孔处有无出血,骨孔放置明胶海绵,缝合头皮。拆除定向仪。

4. 术中注意要点

(1)选择和定位靶点时,要仔细认真。必要时要反复检查进行核对。送入毁损电极后,要进行电刺激等靶点的再定位。

(2)注意毁损电极的温度、时间等参数的设置。

(3)术中注意生命体征的观察。因为刺激或毁损杏仁核时,会出现呼吸暂停、心血管系统的改变等。

(4)手术中若出现与毁损靶点不相应的功能障碍时,应及时重新检查靶点的各有关数据等。如毁损伏隔核时,应出现性行为反应、愤怒反应等。

5. 术后注意要点

(1)术后继续服用抗癫痫药物,详细见"颞叶前部切除术"。

(2)注意观察生命体征的变化。

6. 术后并发症　由于该手术创伤小,故手术后并发症发生的概率较其他常规开颅低。综合文献中所见,出现颅内血肿 1%～3%,出现肢体功能障碍 3%,病死率为 0.5%～1.5%。

7. 术后疗效及评估　立体定向手术有其简单、方便、安全等优点。但是,在手术指征中,我们曾提到,目前该手术无统一的手术适应证。由于毁损靶点繁多,故其手术疗效较癫痫灶切除术差。另外也受立体定向仪的精确度等因素的影响。综合国内文献中,750例行定向手术治疗癫痫的患者,随访时间3～5年,手术后约 30% 的患者癫痫发作消失,40% 有改善,30% 的患者无效。日本学者佐野(1980 年)报道利用该技术治疗癫痫,手术后的近期疗效达 80% 左右。

(二)脑立体定向放射外科治疗

应用立体定向技术使大剂量的高能射线聚焦于脑内某一靶点,从而毁损该靶点的正常或病理结构,消灭颅内癫痫灶或阻断癫痫放电的传导通路,以达到控制或减少癫痫发作的目的,这是脑立体定向放射外科治疗癫痫的基本原理。

目前,应用上述原理的立体定向放射外科方法包括 γ-刀和 X-刀。γ-刀是以钴 60 作为放射源,从 201 个小孔发出窄束的 γ-射线并聚焦在脑内的某个靶点上,短时间、小范围内照射,使接受照射的部位产生结构上的改变,从而达到治疗目的;而 X-刀则是以直线加速器等为主要装置产生 X 射线后,经窄束聚焦于靶点上,毁损定位组织,起到治疗作用。

有关立体定向放射外科治疗癫痫的确切机制,可能有以下几点,直接照射于癫痫灶,使致痫灶放射性坏死;直接或间接地照射于癫痫放电的传导通路上,使该部位致痫神经元的突触产生新生物或树突突触减少;照射使起搏神经元的数量减少,兴奋性降低(兴奋性氨基酸、天门冬氨酸和谷氨酸的浓度降低)等。

1. 手术指征

(1)顽固性癫痫患者伴有明确病变(如灰质异位、低级别的胶质瘤、AVM 等),尤其是病变位于脑深部或重要功能区者。

(2)慢性顽固性癫痫,经术前综合评价后,其癫痫灶定位明确者。

(3)癫痫灶范围广泛,不能进行外科手术切除的,可试用该方法破坏癫痫放电的传导通路。

2. 手术方法(以 γ-刀为例)　手术前主要是固定立体放射使用的头部装置。手术时,按常规立体定向和显影技术(包括脑血管造影、脑室造影、CT 或 MRI 的定位等)测定手术靶点的 X、Y、Z 数值等空间坐标后,固定患者的头部在头盔内,并根据已测得的坐标值将靶点移到头盔的圆心。开动机器,手术床移到 γ-刀主体结构内,头盔上的准直仪和主体结构内的准直仪相偶合后,准直仪之间的空腔便形成了 201 个窄束通道,由放射源产生的大量 γ-射线经过这些孔道后,形成窄

束的 γ-射线,并聚焦于确定好的靶点上(其误差<0.1mm),这样即可完成 γ-刀的治疗过程。

γ-刀术后的毁损靶点的大小(4～25mm),主要和使用不同孔径的准直仪的头盔有关。目前有 4 种不同的头盔,分别是 4mm、8mm、14mm 和 18mm,向这些孔内塞入不同大小的金属塞即可改变 γ-射线的量及其分布。

照射剂量的确定,国内外报道不一,有的使用低剂量 10～20Gy;有的则使用 150～170Gy。但照射剂量的确定必须结合所照射部位的性质、结构等。

3. 术中注意要点

(1)选择和定位靶点的坐标值时,要仔细认真。必要时要反复检查进行核对。

(2)术中注意生命体征的观察。因为刺激或毁损颅内某个结构时,会出现相应的生命体征的变化。

(3)手术中若出现与毁损靶点不相应的功能障碍时,应及时重新检查靶点的各有关数据等。

4. 术后注意要点

(1)术后继续服用抗癫痫药物,详细见"颞叶前部切除术"。

(2)注意观察生命体征的变化。

5. 术后并发症 由于该手术创伤小,故手术后并发症发生的概率很低。综合文献中所见,有可能出现颅内血肿、相应肢体的功能障碍等。

6. 术后疗效和随访 Bartolonei 等在 1999 年报道了 47 例海绵状血管瘤继发癫痫的患者(颞叶者 23 例,额叶者 13 例,中央区者 4 例,顶叶、枕叶分别是 5 例、2 例),平均边缘剂量达 19Gy(13～36Gy)。平均随访近 2 年,发现 26 例癫痫发作消失(占 55%),发作消失的时间多在术后 4 个月左右;10 例显著减少(占 21%),总有效率达到 76%。另一组由郑立高等报道了 36 例顽固性癫痫患者,

照射杏仁核、海马等结构的边缘剂量在 25～30Gy;胼胝体靶区的中心剂量在 100Gy 左右,边缘剂量在 50Gy 左右;照射灶在 2cm 以上者,灶周剂量在 10～12Gy;在 2cm 以下者,单发灶边缘剂量为 15Gy,多发灶剂量为 10～12Gy。随访 23 例患者 1 年以上可见:效果明显的 20 例(占 86.95%)。

七、慢性电刺激手术

(一)迷走神经刺激术

20 世纪 30 年代,Bailey 和 Bremer 等学者经动物实验证实电刺激迷走神经可改变脑电图的兴奋性,这种电生理改变可抑制癫痫发作。对于人类的临床观察开始于 20 世纪 80 年代,初步研究发现迷走神经受刺激后可减少癫痫发作的频率,减轻癫痫发作程度,而且不良反应很少。近年来迷走神经刺激术在治疗难治性癫痫方面取得了令人惊奇的进展,1997 年 7 月 16 日美国 FDA 正式批准 VNS 可作为成人和大于 12 岁的青少年难治性部分性癫痫发作的辅助治疗方法。欧洲共同体 16 国和加拿大等国也先后获准使用这项技术。

1. VNS 的解剖及生理基础 迷走神经是以支配内脏为主的混合神经,包括一般运动纤维、一般躯体感觉纤维、一般内脏感觉纤维和特殊内脏运动纤维。一般内脏感觉纤维周围支随迷走神经分布,传导脏器的内脏感觉冲动,其中枢支大部分纤维通过睫状神经节止于孤束核,小部分纤维止于延髓中央网状结构、小脑及楔状核等部位。由孤束核发出的纤维投射到小脑、下丘脑、丘脑、杏仁核、边缘系统和大脑皮质等部位。从癫痫的解剖学角度分析,这些结构与癫痫的发生有非常密切的关系。研究认为,迷走神经传入纤维直接通过孤束核和上行网状系统所形成的广泛分布与刺激迷走神经的多种效应有关,如加压素、消化液的分泌、胃的排空等,认为可能是通过下行及上行网状系统控制脊髓及调

节大脑皮质功能发挥效应。因而认为 VNS 可以直接或通过孤束核及其上行网状系统影响中枢神经系统的活动，从而使 VNS 得以抑制癫痫活动的起始和传播。

迷走神经由 A、B、C 3 种不同的纤维组成，A 类纤维为粗大的有髓纤维，其传导速度为 30～90m/s，B 类纤维为较小的有髓纤维，其传导速度为 10～20m/s，C 类纤维为无髓纤维，其传导速度为 0.3～1.6m/s。刺激迷走神经 A 纤维能改变脑干网状中枢的活动及发作的易感性，影响孤束核活动的周围通道，从而影响大脑皮质的兴奋性。Woodbeuy 等研究认为，VNS 的作用机制可能就是通过孤束核及其投射调节，增加了脑部许多区域的抑制性作用从而防止癫痫的活动和传播。同时认为，内脏感觉通常是癫痫发作的部分或为其先兆，投射到这些皮质的 VNS 可以消除这些形式的发作；迷走神经传入纤维的活动还可以阻抑单突触反射，降低脊髓-丘脑神经元的活动，从而降低癫痫发作的易感性。

除解剖学研究表明迷走神经存在大量皮质投射纤维外，动物实验也证实电刺激迷走神经后可引起广泛的脑电生理变化，这种变化随不同的刺激强度及频率可造成皮质脑电的同步化或去同步化。低频（1～6Hz）和超高强刺激引起同步化（产生慢波），高强高频（大于 70Hz）及高强中等频率（20～50Hz）引起去同步化（觉醒，眼球快速运动）。这一现象表明不同的刺激条件兴奋不同的传入纤维，从而影响不同的传导路径，并对皮质脑电产生完全不同的影响。

癫痫发作的电生理基础是神经元异常高度同步化放电，在脑电图（EEG）表现为特异性和非特异性异常波。从多种不同动物、不同癫痫模型的脑电生理研究证实 VNS 能引起 EEG 明显改变，主要表现为 EEG 同步化、去同步化、眼快动睡眠或慢动睡眠，从而推出 VNS 抗癫痫的作用。

VNS 引起 EEG 的不同改变决定于迷走

神经刺激的参数，如刺激强度、频率。组成迷走神经的 3 种不同纤维对刺激的兴奋阈值不同，A 类纤维最低，C 类纤维最高。研究发现低频刺激只引起 A、B 两类纤维兴奋，可引起 EEG 的同步化，在动物实验中无抗癫痫作用，高频（＞30Hz）刺激，则可引起 C 类纤维兴奋，从而使 EEG 产生去同步化，VNS 表现出抗癫痫作用。1994 年，VNS 国际研究组将 67 例患者随机分为高、低频刺激组，分别接受高频率和低频率 14 周后观察，高频刺激组癫痫发生频率降低 38.7%，低频刺激组降低 19.4%，因而有人提出引起 EEG 非同步化的刺激就有抗癫痫性质。

但近来的研究也发现，VNS 对人类清醒时 EEG 基本节律无影响，提出脑电去同步化现象可能不是重要的抗痫因素。Fernadez 通过杏仁核电点燃模型的动物实验发现 VNS 抗癫痫作用中 EEG 产生快动眼睡眠相，指出快动眼睡眠相的增加可能与 VNS 抗癫痫有关。另外，Hannond 等研究 VNS 对人类癫痫的影响中发现，VNS 诱发的动作电位主要位于大脑的感觉皮质，这种动作电位可被神经肌肉阻滞药消除，提示动作电位是肌源性的，因而，VNS 引起周围神经肌肉抑制也是 VNS 抗癫痫的机制之一。Nari-toku 通过对患者体感诱发电位（SEP）监测发现刺激迷走神经后，颈髓-丘脑-皮质间神经元活动有一个长的潜伏期，指出 VNS 可能通过改变外周神经元网络的活动来抗癫痫。

一些早期的研究还发现刺激迷走神经可减少或抑制由各类化学方法诱发的癫痫发作。对刺激参数的研究发现，C 类纤维受刺激后产生的抗癫痫效果最大，刺激迷走神经的适宜参数为 10～20Hz，脉宽 0.5～1ms。

Woodbury 与 Woodbury 研究发现，迷走神经受刺激的间断时间越长，癫痫发作持续时间也越长，迷走神经受刺激后对棘波的影响开始于刺激后 1～2s，并持续至刺激停止后 1～3min,因此可以看出 VNS 抗癫痫效果可持续到迷走神经受刺激停止以后一段时间。

2.迷走神经刺激系统的组成　迷走神经刺激系统可采用部分植入式和整机植入式。目前临床上使用的迷走神经刺激系统大多数为整机植入系统,最新型号是 400 型,主要包括脉冲发生器、双极螺旋刺激电极、编程棒和软件等设备。不管是部分植入系统还是整机植入系统,对迷走神经刺激来说,所用的刺激电极是相同的,这种电极是根据迷走神经的特点来制造的。

(1)刺激电极:迷走神经刺激电极(Stimulation Electrode)是 Cyberonics 公司生产的,电极形状呈稀疏螺旋形,采用硅橡胶制成三环螺旋圈,每个的内径为 2mm,长度为 7mm,与迷走神经走行一致。3 个环的颜色是不相同的,3 个环的中间一环的内侧放铂条电极,两端的环圈起固定电极的作用,三环螺旋圈包绕迷走神经,通过调节环的大小,使迷走神经与电极紧密接触。这种电极的组织相容性好,而且富有弹性,不容易损伤迷走神经。

(2)脉冲发生器:迷走神经刺激系统的脉冲发生器(Pulse Stimulator)是整套设备的核心技术。经过 Cyberonics Inc 公司科技人员多年研究和开发,已生产出的由 100 型到 400 型的产品。新型的脉冲发生器是可编程的脉冲发生器,由几块互补型金属氧化物半导体(CMOS)集成电路,包括一个微型信息处理器。本装置内采用天线来接收编程信号,用来改变刺激参数,并通过射频信号传递遥测信息。整套脉冲发生器由一个密封于钛壳内的锂电池供电。可以通过编程来调整的参数有电流强度、刺激频率、脉冲宽度、刺激开启时间和关闭时间等,一旦系统参数调整好后,脉冲发生器就会按固定程序连续工作,直到下一次编程改变参数为止。当然,患者或者患者家属可以通过一块马蹄形磁铁来打开或关闭脉冲

发生器,要注意患者在遇到强磁场时可启动该系统。为了使患者安全和舒适,刺激脉冲幅度在 2s 内是逐渐上升呈斜坡形,为了避免电流强度突然升高,还设有限流电路,以保证电压不超过 14V 或电流不超过 20mA。

(3)编程棒:脉冲发生器参数的改变是通过编程棒(Program Wand)来完成的。手术完成后,脉冲发生器被植入到患者锁骨下胸部皮下,使用编程软件和编程棒,通过 PC 机对脉冲发生器进行编程,编程棒可以读取脉冲发生器原有参数,也可以将调整好的参数输送到脉冲发生器上,最后可将所有参数打印出来保存。这个过程是无创性的,非常容易操作。通常脉冲发生器可调节的参数范围是,刺激频率是 29～50Hz,电流强度是 1～3mA,脉冲宽度是 130～500μs,开放时间是 29～60s,关闭时间为 5～60min。有学者认为抗癫痫效果最好而患者又耐受的刺激参数为频率<20Hz,电流强度<2mA,脉宽为 250～500μs,刺激关闭时间为 5～10min,后者是保证迷走神经对前一个刺激作用的恢复。

3.迷走神经刺激术的患者选择　迷走神经刺激术选择标准较广且近年来其外延不断发展。首先患者为难治性癫痫,经过其他多种方法治疗效果欠佳,尤其是经过开颅手术治疗失败的患者。其次,患者身体条件适合安装该刺激装置,如迷走神经须解剖完整未受到过损伤,呼吸道、咽、双肺、心脏、消化道等部位存在疾病或有不自主的运动性、血管神经性晕厥或已安装脑部电刺激器的患者应慎重。发作类型不作为适应证标准之一。临床资料显示全身性发作、Lennox-Gastaut综合征患者的疗效与部分性发作疗效相当。主要表现为发作次数减少和发作强度的减轻。

4.麻醉和手术方法　麻醉多采取全身麻醉。手术过程比较简单,手术患者适于任何年龄的患者包括婴儿。颈段迷走神经位于

颈动脉鞘内,介于颈动脉、静脉之间,该神经通常被包裹于颈动脉与颈静脉之间的组织内,但有时可位于颈动脉前或侧后,有时可紧邻颈静脉。手术区域多选择在颈部下段,迷走神经在该区域内通常无重要分支,这一点对手术很有利。因为手术安放螺旋电极时需环绕迷走神经一定长度。

动物实验发现右侧迷走神经分布于心房影响心脏节律较左侧更易出现心律失常。因而临床上多行左侧迷走神经刺激,除非有明显解剖异常如已行左侧迷走神经切断术后者才考虑刺激右侧迷走神经。

手术中患者取仰卧位,头轻度右偏使左颈部皮肤稍绷紧。若右偏过度则使分离胸锁乳突肌过程变得费力,适度的偏转有利于暴露适当长度的迷走神经。切口位于胸锁乳突肌前缘、下颌角至锁骨远端 2/3 处(2.5～3cm)。切口低于颈部迷走神经发出分支处,有利于充分游离迷走神经。较瘦弱患者 2.5～3cm 的切口足以充分暴露迷走神经。我们经常沿胸锁乳突肌前缘分离颈阔肌纤维后,在这一无血管区域向下至颈动脉鞘,然后用小型自动牵开器(短、钝齿)可以清楚地暴露颈动脉鞘,同时在鞘内辨认迷走神经。分离尽量使用钝器分离。打开颈动脉鞘后应注意迷走神经两侧的颈动脉鞘筋膜厚度、质地等是否能用来缝合固定刺激电极。术中游离迷走神经约 3cm,游离时用一塑料环状物环绕迷走神经后将之提起以利锐性分离其周围组织。最后再游离颈动脉鞘远端 2cm 以利导线通过。

安装刺激器时术野靠近患者腋前部,其手臂应适当外展,以利充分暴露手术野。但过分外展则使术者距患者过远而影响操作。胸部切口位于胸肌前外侧缘腋前线上,在胸肌上方行约 5cm 切口以利皮下埋藏刺激器。以往手术多采用锁骨下并与锁骨平行的 10cm 皮肤切口,现多采用更简单的胸肌前外侧缘腋前线上 5cm 切口。不管哪种切口,在青少年患者中应避免切断或破坏乳腺组织。接下来在颈部、胸部切口间打通一皮下隧道,通常我们采用自胸部至颈部方向打通,尽量不损伤已暴露的深部组织,理想的隧道深度水平应在紧靠颈阔肌下方。电极导线通过皮下隧道形成器自胸部切口处引至颈部,因微小外力即可损坏电极,故不能直接将螺旋电极从前述隧道通过。将电极通过到颈部切口后,下一步工作是将螺旋电极环绕在迷走神经上。表面上这一过程很简单,但安装顺序不当将使这一过程很困难。首先应从迷走神经远端开始螺旋电极安装。抓住螺旋电极两端的丝线,在牵开器及塑料环的协助下将近端丝线从神经一侧绕过迷走神经底部,如果迷走神经停留在轻微牵开的螺旋线圈中间,则分别牵拉两端丝线,近端向外侧,远端向内侧,使刺激电极完整包绕神经,然后放松回缩螺旋电极。通常至少应有 1～1.5 周螺旋电极完整包绕迷走神经。接下来依此安装另外两个螺旋线圈。最近端的螺旋电极较易安装,如果迷走神经游离距离不足则剩下的螺旋电极将没有足够空间安装。

当 3 条电极在颈部就位后,将电极导线在连接螺旋电极的起始处分开数厘米,然后再结合在一起。分开的部分有利于导线分别进入颈动脉鞘从而分别与螺旋电极连接,这样有利于对整个导线的缝合固定。用 4-0 的尼龙线或丝线,将导线结合处缝合固定于颈动脉鞘的筋膜上,这一过程尽管很简单但很重要,若缝合在肌肉和(或)筋膜处则会出现随肌肉收缩而运动的情况,造成导线与肌肉、神经间磨损。若缝合在颈动脉鞘上,导线相对于迷走神经不易活动,这也不影响周围大的血管,且可避免长期磨损造成以后血管、神经的并发症。切口处暴露的多余导线再缝合固定在胸锁乳突肌筋膜上,这样导线不会突出切口,也不影响切口愈合。所有这些缝合应在调整导线远端位置之前完成,确保电极各连接部位不会因缝合而脱离。

最后将导线引到刺激器接口处,将导线与刺激器连接起来。现在设计的导线阳极为白色,于刺激器接口处亦有明显标志。连接时适当将存放于消毒容器内的矿物油涂于插口绝缘部位,这样利于导线的插入。上述步骤完成后拧紧刺激器上的螺钉,通过电脑检测系统检查调整电路的阻抗及完整性。这个过程通常在计算机编程棒上完成。连接完毕,将刺激器安放于胸部皮下,再用 2-0 丝线缝合固定在胸部筋膜上。此时注意将有文字的一面朝上,有利于其内部天线与编程棒的联系。最后用可吸收线缝合手术切口筋膜、颈阔肌及皮下组织,切口多采用皮内缝合。无菌干敷料覆盖于切口表面,通常保留敷料 7～10d 以确保伤口顺利愈合。

手术完毕即进入刺激治疗阶段。手术后 2 周内任意时间均可开始正式刺激治疗。开始治疗时刺激参数都从低强度开始,刺激电流为 0.25mA、频率 20Hz、脉宽 500ms,刺激都为间断刺激,都间断 10min 左右重复刺激。上述低强度刺激使患者对刺激治疗有一个适应期,以后根据癫痫发作情况,1 周至数月调整 1 次刺激参数即可。

随访观察期不仅要逐渐调整刺激参数,发现刺激装置存在的问题,而且还要注意调整抗癫痫药物使用情况。若在相当长时间内癫痫发作控制较好,抗癫痫药物可以逐渐减量,若效果不明显,则可以继续调整刺激参数和药物。

5. 术中注意事项　VNS 的手术方法并不复杂,但在手术过程中应注意如下事项。

(1)游离和暴露迷走神经应轻柔操作,过分刺激可能会导致声音嘶哑和心率变化,另外还应避免长时间暴露而致迷走神经干燥。

(2)神经刺激器导线十分精细,尤其是铂电极端更为精细,术中必须动作轻巧,避免过分牵拉或扭转。

(3)将螺旋形铂电极缠绕于神经时,只能用镊子夹持附于其上的绿线或白线来完成,而不得直接夹铂电极螺旋。安置在迷走神经干上的螺旋状电极应理顺,这样可以减轻电极对神经的牵拉。

(4)电极缠绕顺序为先绿后白。缠妥后,应将绿线、白线剪短,切勿将它们相互打结或与周围组织打结。铂电极与神经之间绝不能夹杂其他任何组织或异物。

(5)把 U 形测试电阻或导线插端与迷走神经刺激发生器连接时,必须在插头处蘸以润滑油。避免因忽略润滑使导线插端插不到位致测试不正常,而一时找不出原因的情况。

(6)检查脉冲发生器和导线的功能时,计算机周围应屏除强磁场,高电压及其他干扰,否则易造成假象。脉冲发生器的皮袋不应过大,以防移动。

6. 临床疗效和随访　1988 年 Penry 首次将该技术应用于难治性癫痫的治疗,并取得了较好的效果。1997 年 7 月 16 日美国 FDA 正式批准 VNS 作为顽固性癫痫部分性发作的临床治疗方法,目前欧美等国家已普遍应用该技术治疗了顽固性癫痫患者约 8000 余人。至今已有 5 次大规模的临床观察。这些研究对迷走神经刺激术治疗难治性癫痫的疗效、安全性、刺激频率及耐受性等进行了综合评估。结果显示:高频刺激迷走神经组癫痫发作平均减少 30% 以上,低频刺激组平均减少 15%,但高、低频组均产生抗癫痫效果,前者强于后者。研究的不足之处可能低估了潜在的心理安慰作用。

VNS 治疗癫痫的远期效果显示,95% 的癫痫患者在安装刺激器后 1 年以上,82% 的患者在安装刺激器后 2 年以上,69% 的患者在安装刺激器后 3 年以上,癫痫发作的频率和发作程度开始逐渐减轻。因此可以看出迷走神经刺激术抗癫痫效果有一定的累积效果,但无明显的不良反应。

少数研究显示,若癫痫患者对高频、低频迷走神经刺激均无反应,可给予快速循环刺激(7～14s 刺激,间断 30s)可能有效。同时这一方法对 Lennox-Gastaut 综合征和结节性硬化所导致的癫痫发作有一定抑制作用。

少数研究中包含了儿童癫痫患者。病例虽少但多数患者发作减少 50％ 以上，且有相当数量的儿童癫痫患者发作减少 90％ 以上。同时还发现全身性发作患者疗效好于部分性发作患者。这些儿童的注意力及反应能力较术前均有明显改善。

Holder 等(1992 年)报道 124 例的临床研究，证实了迷走神经刺激术在高频或低频时对部分性癫痫发作均有治疗作用，体现在发作的严重度和时间均有减轻、缩短，同时，癫痫患者整个生活质量均有改善。

国内刘玉玺等先后于 1995 年、1999 年报道了 5 例、7 例 VNS 治疗的癫痫患者，结果表明，尽管癫痫患者未能完全终止发作，但与治疗前比较，大部分患者每月平均发作次数减少 50％ 以上。同时发现刺激参数与癫痫发作次数、发作强度和并发症有密切联系，发作时意识恢复时间与电流(mA)刺激持续时间(s)间歇时间(min)密切相关，而且脉冲宽度均为 500Hz/s 减轻，发作后意识恢复较快，不伴有头痛等症状。1 年随访结束时，5 例患者的脑电图有 4 例较术前有了明显好转。

7. 并发症及防治　据 100 型迷走神经刺激发生器使用手册介绍，术后并发症发生率依次为，声音嘶哑（37.5％）、咽痛（12.5％）、咳嗽（8.9％）、感觉异常（5.4％）、气短（5.4％）、恶心（3.6％）、耳鸣（3.6％）、牙痛（3.6％）、发热（3.6％）、月经失调（3.6％）、腹泻（2％）。这些现象的严重程度与刺激强度有关，并且在调整刺激强度后会很快改善或消失。极度营养不良患者因皮下脂肪过少可能出现刺激器上方局部皮肤的破溃，这类患者应谨慎。尽管理论上刺激迷走神经可影响心律、胃酸分泌，但国内外文献未见相关报道。出现消化道溃疡、心脏病史的情况较罕见。随着刺激器技术的改善，发生并发症的频率逐渐降低。

Schallert 等对慢性 VNS 治疗的 8 例患儿的吞咽功能进行研究，用吞钡检查观察 VNS 对吞咽的影响，未发现有吸入钡剂者，说明 VNS 不会引起吞咽困难。

8. 总结　VNS 治疗需要进一步研究的问题。首先 VNS 临床疗效的显著性仍需进一步明确，这是因为，第一，VNS 疗法本身使患者能够觉察到刺激的情况，无法设立真正的"安慰剂"对照组；第二，发作频率减少的百分比与几种新的 AEDs 疗效相仿；第三，对继发性全身性发作疗效不确定；最后作用机制不明，需要继续进一步研究。

（二）慢性小脑刺激术（Chronic cerebellar stimulation）

1942 年 Cooke 等在动物实验中发现刺激小脑半球可改善脑瘫所引起的痉挛状态并抑制癫痫发作，借助当时神经电生理技术、计算机技术和微电极技术的发展，从而开始了小脑电刺激术治疗难治性癫痫的研究。我国的神经外科医生也在 20 世纪 70 年代后使用自行研制的小脑刺激器治疗难治性癫痫，积累了一定的病例和临床经验。但是慢性小脑刺激术只对部分患者有效，并且在手术时仍存在着一定的创伤，近 10 余年来由于迷走神经刺激术的发展，慢性小脑刺激术处于停滞状态。

1. 慢性小脑刺激术治疗癫痫的机制　最早使用慢性小脑刺激术治疗难治性癫痫是基于动物实验，到目前为止，有关慢性小脑刺激术治疗癫痫的确切机制还没有完全明了。其可能机制为，①理论上讲，脑的任何部位受到电刺激均可诱发癫痫，但是各个部位对电刺激的敏感程度各不相同，刺激大脑皮质、边缘系统后易于诱发癫痫发作，而刺激小脑半球后很少诱发癫痫。②Cooper、Cooke 等研究发现，电刺激小脑的浦肯野细胞后会产生抑制性冲动，这种冲动可降低大脑皮质运动区的兴奋性，从而可抑制癫痫发作。③Faingold 等发现刺激脑干的网状结构可引起癫痫发作，提示脑干是癫痫源或癫痫网络的一个部位,而刺激小脑后能通过对网状系统产生上行性丘脑抑制和下行性脊髓抑制,降低癫痫发作。④动物实验发现,刺激小脑半球的外侧疗效较差,刺激小脑蚓部和中间皮质疗效较好,且对于源于边缘系统的癫痫疗效好,而对于源于皮质运动、感觉区的局灶性癫痫疗效较差。以后,随着神经电生理学和神经解剖学的发展,慢性小脑刺激术治疗难治性癫痫的机制将会越来越明确。

2. **慢性小脑刺激系统**　虽然世界各地使用的慢性小脑刺激系统有所不同,但是它们都由刺激电极、接收器和发射器三部分组成。我国谭启富教授介绍的一种国产刺激系统,其刺激电极为成对的 5 个铂金圆片,手术时将这两个刺激电极圆片分别放置在小脑前、后叶靠近中线处。接收器埋藏在锁骨下的皮下囊袋内。发射器由患者掌管放置在体外,根据情况患者的不同情况调节刺激参数。一般情况,谭教授使用的脉冲刺激波宽在 0.5～2.0ms、频率在 5～15Hz、电压峰值在 1.0～3.0Vpp、刺激周期为开闭各交替 8min,并能 24h 连续刺激,也可以只在白天刺激而夜间停止刺激。

3. **慢性小脑刺激术的适应证和禁忌证**　其适应证和禁忌证与前述的迷走神经大同小异。但对迷走神经的完整性不做刻意要求,一般多为不能进行致痫灶切除、年龄在 60 岁以下的患者适用。对儿童患者应慎重。当然年老体弱、不能耐受手术、头部或锁骨下切口皮肤有感染者禁忌。

4. **慢性小脑刺激装置**　一般来说,用于慢性小脑刺激的装置有两大类:一是射频耦合刺激器,由发射器、天线、接收器和导线电极组成(前两者是身体外部分,后两者是可置入部分)。二是完全可置入体内的刺激器。随着生物医学的发展,上述装置的可靠性越来越高。发射器是一小型的脉冲激发器,能产生频率、幅度和宽度可调的电脉冲以控制电路;接收器为超小型的电子元件和环形接

收天线,外用医用硅胶密闭而成。刺激电极由成对的 5 个铂金圆片和导线相连,并固定在条形的胶片上。

5. **手术步骤**　手术一般分 3 部分完成。

(1)刺激电极置入:手术多在全身麻醉下进行,患者取坐位,头前倾 30°。常规头皮消毒后,枕下正中切开皮肤,分离皮下组织后暴露枕骨鳞部。于枕外粗隆两侧偏下各钻一孔,用咬骨钳扩大骨窗。在横窦下方切开硬膜,直视下电凝剪断小脑前叶与硬膜之间的桥静脉。置放刺激电极于小脑前叶或后叶表面(单侧或双侧),电极线固定在硬膜上,观察无活动性出血,用庆大霉素盐水反复冲洗术野后,严密缝合硬膜。电极导线经皮下隧道引入到右侧锁骨下胸壁处的皮下组织内,与埋藏在该部位的接收器相连接。

(2)接收器的置入:在右侧锁骨下胸壁处,做 1 个 10cm 左右的横切口,钝性分离局部组织直到皮下组织层,扩大局部术野,置入接收器,与电极导线相连接。手术完毕缝合两处皮肤。

(3)刺激参数的设置和电刺激:一般癫痫患者的刺激脉冲为方波脉冲,波宽约 1ms (0.5～2.0ms)、频率 10Hz(5～15 Hz)、电压峰值 1.0～3.0Vpp,刺激周期为开闭交替各 8min,可全天刺激或仅白天刺激。术后一般不立即开始刺激,约 2 周后开始刺激。刺激时将发射天线和接收器用胶布固定在局部皮肤上,通过经皮电感耦合,对小脑电极发出刺激信号。

6. **术中注意要点**

(1)开颅时,尽量避免对横窦的损伤,剪开硬膜后,注意局部桥静脉的处理,在直视下进行电极置入。

(2)将电极的导线紧密地固定在硬膜上,减少电极在脑表面的移动度。

(3)各连线接口之间连接要紧密。

7. **术后注意要点**

(1)术后患者要做 24h 生命体征的监测,

必要时行头、胸部位的 X 光照射,以明确电极等颅内的位置。

(2)术后抗感染是很重要的,因为一旦感染,则表明手术失败。需重新安置刺激设备等。

(3)术后定期进行脑电图的检查。

(4)视患者的术后癫痫发作情况,决定是否继续使用抗癫痫药物。一旦决定使用,要系统、正规的进行。

8. 术后并发症

(1)因开颅引起的颅内血肿、脑脊液漏、感染等。

(2)因电极置放引起的小脑损伤,临床观察到有时可见脑组织受压,过度刺激会损伤小脑皮质等。

(3)因电极刺激产生的头痛,推测可能与电极置放的位置有关。

9. 术后疗效及评价　慢性小脑刺激术治疗难治性癫痫取得了一定疗效。Cooper 总结其有效率约为 56%。Fisher 总结了文献报道的 115 例患者,癫痫发作完全消失者占 27%,癫痫发作减少者占 49%,无改变者占 23%,癫痫发作增加者占 1%。国内南京总医院谭启富等总结了 15 例患者,3 例癫痫发作完全消失,6 例发作明显减少,5 例发作减少,1 例无效。但是也有学者认为慢性小脑刺激术是无效的,如 Wright 通过 12 例患者的双盲对照分析显示慢性小脑刺激术是无效的。

10. 总结　由于慢性小脑刺激术治疗癫痫的病例较少,又缺少双盲对照研究。所以对其疗效评价尚缺乏客观性。随着一些创伤更小的治疗方法如迷走神经刺激术在临床的应用,并且取得了较好的疗效,该方法有停滞不前的趋势。伴随着科学技术的进步,随着小脑电刺激术的机制逐渐明朗,人们会对其疗效、走向、在临床发展前途作出公正的判断。

(三)慢性丘脑刺激术 (Chronic thalamic stimulation)

20 世纪 40 年代,Spiegel 和 Wycis 等开始用立体定向技术治疗顽固性癫痫,他们选择的靶点主要为苍白球、丘脑、内囊、杏仁核和 Forel-H 区等,立体定向毁损手术治疗癫痫的机制可能是通过立体定向毁损破坏了皮质下的致痫灶及阻断了癫痫异常放电的扩散通路。但是,动物实验还发现电刺激上述部位,尤其是丘脑,也能抑制动物的癫痫发作,产生类似于立体定向丘脑毁损术的效果。1985 年 Cooper 和 Upton 开始用慢性丘脑刺激术治疗一些难治性癫痫患者。以后 Velasco、Sussman 等也开始了这方面工作,并且都取得了一定的疗效。Cooper 选择的靶点是丘脑的前部,而 Velasco 则选择丘脑的中央中核(CM 核),目前使用较多的核团是 CM 核。

1. 慢性丘脑刺激术治疗癫痫的机制动物实验的神经电生理研究显示,慢性丘脑刺激术治疗癫痫的机制可能与下述几点有关。①丘脑是人脑中联系皮质与皮质下结构的一个重要中继站。同时,丘脑又是癫痫发生及扩散环路中重要的一个环节,尤其在颞叶癫痫中,海马的异常放电会引起丘脑明显异常的电活动。②大鼠实验发现,患有癫痫的大鼠的丘脑神经元活性远低于正常大鼠。但是通过诱发电刺激时会引起丘脑的神经元活性升高。对猫的研究发现,反复用 8～12Hz 电刺激猫的 CM 核能产生范围广泛的、表面为负性的重复电波,而大于 60Hz 的电刺激则能产生非同步的皮质脑电波。由于 CM 核及其邻近的核团的电活动能够影响皮质的广泛区域,所以将 CM 核作为靶点进行慢性电刺激以治疗癫痫成为可能。③丘脑与基底节、小脑、皮质运动区联系紧密,后者诸多结构在癫痫发作和扩散中作用明显。尽管这样,慢性丘脑刺激治疗癫痫的确切机制目前还未完全搞清楚。

选择 CM 核作为靶点的原因不外乎,①动物实验的支持;②刺激 CM 核很少引起感觉及运动障碍等不良反应;③CM 核在丘脑核团中容易定位。

2. 慢性丘脑刺激系统及刺激参数　目前美国 Medtronic 公司生产的用于治疗癫痫的各种型号的刺激器类似于治疗帕金森病使用的慢性丘脑刺激器，它主要包括 3 个部分，3380 型、3386 型或 3387 型双极刺激电极（由铂金制成）、7492 型电极-脉冲发生器连接线、ITREL7420 型双极脉冲发生器。3380 型刺激电极包括 4 个接触点，每个接触点长 1mm，接触点之间距离 2mm；3386 型刺激电极的接触点长 1mm，接触点之间距离 3mm；而 3387 型刺激电极的每个接触点长 1.5mm，接触点之间距离 3mm，在使用时分别由两个接触点形成环路进行刺激。ITREL7420 型双极脉冲发生器的电源为锂-氯电池，电压为 3.6V。通过立体定向技术，将深部刺激电极置入 CM 核，然后通过皮下隧道将连接线引至锁骨下与 ITREL7420 型脉冲发生器相连接。

刺激参数的设定包括刺激频率、电压、刺激时间等。在临床应用中，多使用低频刺激（6～8Hz）或高频刺激（60Hz），两种刺激均能降低癫痫的发作频率。McCreery 研究认为，由于神经细胞对电刺激的强度有一个最高的耐受限度，如果电荷密度＞0.2μs/mm^2，则会损伤神经细胞。根据 Cooper 经验，刺激参数设置为，电压 6V、脉宽 300μs、频率 74Hz，此时疗效较好并且对刺激部位的神经组织无损伤；而 Velasco 介绍，刺激频率为 60Hz、脉宽 100～1000μs、刺激 1min 后关闭 4min，每天刺激 2h，能取得良好疗效。由于存在着个体的差异，在手术后应反复调整刺激参数，以达到最佳的刺激效果。

3. 慢性丘脑刺激术的适应证和禁忌证　慢性丘脑刺激术的适应证与 VNS 类似，但对迷走神经的完整性要求不严格，MRI、CT 等检查排除颅内有占位性病变。其禁忌证包括，婴幼儿及年龄偏大者应慎重使用此方法；年老体弱不能耐受麻醉和手术者，或者有严重的心、肺、肝、肾功能障碍者；有严重脑萎缩、脑室扩大或有脑穿通畸形影响定位者；头皮或锁骨下皮肤有破溃或感染者。

4. 麻醉及手术步骤　与帕金森病慢性丘脑刺激术的手术操作大致相同。首先在局部麻醉下进行立体定向仪框架（如 Leksell 定向仪等）的安装，并通过脑室造影或 MRI 扫描确定前后连接（AC-PC）位置。确定 CM 核的坐标位置，并换算成框架坐标。手术切口多在冠状缝前、中线旁开 15mm 处，骨钻钻孔后，通过立体定向技术将刺激电极置入 CM 核（最好是双侧 CM 核均置入刺激电极），同时进行电生理的跟踪描记。一般，CM 核中心的靶点坐标为 X，在 AC-PC 线上旁开 9mm；Y，在 PC 点的前方 5mm；Z，在 AC-PC 线上方 2～3mm。由于双侧丘脑刺激的疗效高于单侧刺激，所以手术时最好在双侧 CM 核置入电极。当发现特定的细胞电反应出现，即到达 CM 处。固定电极于头皮下，可再行全身麻醉下置入刺激器。包括锁骨下皮下囊袋的成形、皮下隧道的成形、电极-发生器的连接等（详细见 VNS 章节）。最后严密止血后缝合切口。术后调整刺激参数对患者进行刺激并观察疗效。

手术后处理：根据患者情况调整刺激参数，以达到最佳刺激效果。再次行长程脑电图描记，并与术前进行对比。根据具体情况决定是否继续服用抗癫痫药物及用量。由于磁场会影响脉冲发生器的正常运行，所以患者应避免接近变压器、机场安检门等物体，以免脉冲发生器工作失灵。

5. 术后疗效观察　慢性丘脑刺激术是一项近年来才开展的新技术，故临床积累的病例较少。但是总体来说其治疗方法、术后疗效还是值得研究的。Fisher 曾报道 7 例患者经过慢性电刺激治疗，所有患者的癫痫发作频率均下降，无明显不良反应出现。Velasco 报道 13 例患者，发现尤其对癫痫全身性发作、失神性发作、Lennox-Gastaut 综合征疗效满意。

6. 术后并发症　慢性丘脑刺激术的并发症主要有穿刺出血、导线脱落、脑脊液漏、感染等。在 Fisher、Velasco 等的病例中，还未出现过上述的并发症。由于 CM 核接近丘脑与感觉有关的核团，如果定位出现偏差，则会引起患者术后感觉异常等。

7. 总结　由于该方法历史较短，临床经验较少。国内外学者对该方法的评价褒贬不一，同时对于刺激频率、电压、刺激时间等各个参数的设置也各有不同。但是，它作为难治性癫痫的一种新的治疗方法，正受到越来越多的关注。随着病例的积累和随访时间的延长，通过双盲法对其疗效进行评价是必要

的。

八、癫痫外科术后疗效评价

近 20 年来，术后评价方法在技术和方法上受到了高度重视和很大进步。虽然作为癫痫病的常见共患症状，包括抑郁、记忆力减退及其他认知功能障碍等，也有必要作为手术评价的一部分。然而，目前癫痫外科术后疗效评价仍主要以术后癫痫发作次数为依据。其中，Engel 标准最有名并在很多研究中作为参考标准。此外，2001 年 ILEA 推荐了 Wieser 提出的术后癫痫发作结果评价分类法，主要针对 Engel 标准中"值得"的评价带有主观性（表 8-1）。

表 8-1　术后疗效评价表

Engel 标准（1993）

Ⅰ　癫痫发作消失，除外术后早期的癫痫发作（仅在术后前几周内）
　　手术后癫痫发作完全消失
　　手术后仅有先兆
　　手术后有些癫痫发作，但癫痫发作消失至少 2 年
　　仅在停止使用抗癫痫药物时有非典型的全身性抽搐

Ⅱ　癫痫发作极少或几乎消失
　　最初癫痫发作消失，但现在癫痫发作极少
　　手术后癫痫发作减少
　　手术后有多于极少的癫痫发作，但癫痫发作极少至少间隔 2 年
　　仅夜间癫痫发作

Ⅲ　值得的改善（癫痫发作减少 90%）
　　值得的癫痫发作减少
　　长期的癫痫发作消失，间歇期长于随访期一半，但不少于 2 年

Ⅳ　不值得的改善（癫痫发作频率＞50%，＜90%）
　　癫痫发作明显减少
　　无改变（癫痫发作频率减少＜50%）
　　癫痫发作加重

Wieser 标准（2001）

1. 完全无发作，无先兆

2. 仅有先兆，无发作

3. 每年有 1～3 个"癫痫发作日"，±先兆

4. 每年有 4 个"癫痫发作日"，或比"基线癫痫发作日"减少 50%，±先兆

5. 比"基线癫痫发作日"减少＜50%～100%，±先兆

6. 比"基线癫痫发作日"增加＞100%，±先兆

1. 无发作期 在癫痫疗效评价中,无发作期是最重要的客观指标,包括持续无发作时间、最小无发作时间或者有先兆的无发作等方面。尽管没有依据支持,一般认为术后1年是疗效评价的重要标志点,多数研究选择术后1年时评价患者癫痫发作状况,此后以年为单位进行随访。尤其是驾驶方面,患者在1年内无发作,即可认为能够从事驾驶活动。也有观点认为,最小无发作时间达到1年以上即可认为是理想的术后效果。当然,最好的术后效果是术后持续无发作。

2. 先兆 一般认为,即使术后仍然有先兆存在,而没有继发后续发作症状,仍然可以认为手术效果良好。当然,术后无先兆且无发作是手术治疗的理想目标。术后仔细调查患者是否仍然存在先兆的无发作,对于术后评价及提高致痫区定位水平有很大帮助。

3. 随访 Wieser 等对患者术后发作情况进行了长达25年(平均7年)的随访。患者术后无发作且无先兆的比例呈现逐年下降的趋势,从最初的第一年的45%逐渐下降到第15年的15%,然而不考虑先兆的无发作比例维持在约50%。此外,很多患者术后每年的发作情况也可以有很大不同。

4. 健康相关生活量表(Health-Related Quality of Life,HRQOL) 除了评价术后发作情况以外,HRQOL 是术后患者康复情况调查的重要指标,对于患者术后康复有重要指导意义。HRQOL 最早由 Vickrey 等(1994)提出,作为癫痫术后的健康评价的标准之一,对于长期随访的患者尤其重要。目前已发现,术后发作和 AEDs 的使用都可能不同程度地影响患者健康状况。作为癫痫术后的客观评价,最终目的是改善患者的生活状况和生活质量。

(李云林 刘庆祝)

第六节 癫痫外科术后康复

癫痫病的治疗不仅仅是简单的医学治疗,而是"生物-心理-社会-医学"的综合治疗模式,目前临床治疗观念仍然存在许多误区,①判断癫痫患者的治疗效果主要以癫痫发作的控制程度作为标准,临床治疗和研究也主要集中在控制癫痫发作的方法方面;②对患者缺少正确的心理引导和疏导,很多患者背负着生理上和心理上的双重伤害;③社会歧视和排斥癫痫患者,反对子女与癫痫患者结婚,反对子女与癫痫患者一起上课或玩耍,不愿意接受癫痫患者的求职和工作。

正如世界卫生组织对"健康"一词的定义:健康不仅是生理上的无病或无痛苦,它还包括在心理上、精神上、社会上等各方面均能保持良好的状态。作为治疗癫痫病的专科医师,有义务和责任通过各种方式去努力改变社会对患者的歧视和排斥态度,正确引导患者树立与疾病抗争的信念。

经历了几年、十几年、甚至几十年的疾病折磨,多数癫痫患者或多或少地存在程度不同、类型多样的生理和心理障碍。无论是手术前还是手术后发现上述问题的存在,都应马上进行康复性治疗或指导。以下主要阐述手术后康复的要点。

一、术后功能康复的内容

一般的,癫痫患者术后的康复内容包括以下几个方面:医疗康复、心理康复、教育康复、职业康复、社会康复等内容。但是,由于癫痫患者的个体化特征明显,也就是说,每个患者的术前情况、手术等治疗情况和术后癫痫的控制情况均不相同,术后康复的内容也不相同。因此,该患者的康复原则除了所有疾病的康复三原则(病因治疗、病症治疗、功能治疗)以外,还包括综合化、个体化、尽早化等原则。

（一）医疗康复

主要是指针对癫痫患者的发作情况，采取相应的治疗方法以缓解或消灭其癫痫发作。在癫痫患者这个整体群中，绝大多数（80％）患者经系统的、正规的抗癫痫药物治疗后，其癫痫发作可得到控制或缓解，仅有少部分（20％）患者疗效欠佳，成为难治性癫痫而需采取外科治疗等其他方法的干预。目前癫痫的外科治疗发展相当迅速，但是，术后仍有一部分患者需要进行药物治疗，以巩固手术疗效。另外，因手术引起的其他并发症也在医疗康复的范围内，如术后出现肢体的功能障碍、言语障碍等。

（二）心理康复

如果说医疗康复解决的是患者生理上的痛苦，心理康复则主要解决患者的心理障碍。因为，大多数癫痫患者的病史长，治疗经历复杂，若治疗效果不好或癫痫反复频繁的发作，难免在患者的心理上产生阴影，这一点在青少年患者中尤其明显。心理康复的方法包括心理咨询、心理治疗。

1. 心理咨询　主要是针对心理障碍比较轻微的患者而言。一般情况下，该类患者的癫痫发作多以单一的单纯性发作为主。心理咨询主要由心理医师和（或）神经科医师单独或合作完成，同时应尽量争取患者家属的配合。医务人员通过热情、详细、耐心、诚恳的讲解和开导，使患者及家属能比较全面的了解癫痫病的基本知识、治疗情况和预后，以使患者及其家属能正确对待癫痫的发作，消除外界不良因素的刺激，保持积极、乐观的态度，树立战胜疾病的信心。若条件许可的话，应进行癫痫的义务讲座，向社会宣传癫痫的基础知识等，以消除社会偏见，增强公众正确对待癫痫患者的意识。

2. 心理治疗　癫痫患者的病史较长，反复、频繁的癫痫发作导致癫痫患者形成了一种特殊的性格、人格和一种特有的行为。因此，心理治疗是十分重要的。现常用的治疗方法有以下几种。

（1）行为疗法：既可以用于发作的预防，也可用于矫正由于癫痫引起的一些行为改变。

①一般行为治疗：指的是一些患者在某些特定情景下容易引起发作，针对这种情况改变行为，以预防发作。有些癫痫发作是有明确的特异性诱因的，通常将这一类癫痫称为"反射性癫痫"。如对光过敏、对触觉过敏等，通过仔细了解发作情境，进行脱敏治疗或应用一些必要的防护方法，就可以防止癫痫的发作。有些发作的诱因是非特异性的，通过对可能引起的发作的条件进行干预就可能防止发作。最常见的癫痫发作的诱因是心理性的，一般是由于情绪激动导致癫痫发作，如果尽量避免情绪激动，就可以防止癫痫发作。

②认知行为治疗：指的是将认知治疗和行为治疗结合起来治疗癫痫患者。癫痫患者一般都存在一定程度的焦虑和抑郁，同时也有证据证明情绪因素往往对发作有激发作用。因此通过对不适当的想法和不合理的信念进行认知重构和矫正，使患者的情绪能够保持良好的状态。同时也进行松弛和应付技能的训练，使患者能够自己监控应激性事件或在应激状态下使自己情绪较快的稳定下来，从而减少发作。

③行为矫正：行为矫正的理论依据主要是认为人的行为是通过后天的学习所获得的，因此不良的行为也可以通过学习获得，既然是通过学习获得，当然也可以通过学习加以矫正。常见的矫正方法有系统脱敏法和厌恶疗法，适用于有强迫综合征、恐怖综合征等情况以及癫痫性人格障碍的患者。

（2）生物反馈疗法：是近代医学上的一种新型自我控制的治疗方法。患者通过学习来纠正自己的不良行为和内脏反应。该方法通过电子仪器将患者的脑电图或其他的电活动记录下来，并发挥患者的主观能动作用，通过反馈接受，并建立起相应的条件反射，以达到控制癫痫发作或纠正不良心理活动,维护自身健康的目的。Fenwick 等认为,增加患者的大脑快节律,可减少癫痫发作的频率。该方法的主要缺点是治疗时间偏长,技术操作相对复杂,同时难以确定预测良好反应的因素。

(3)催眠疗法:以诱发催眠状态来治疗疾病,是一种加强暗示的有效方法。催眠状态下,大脑皮质处于扩散性抑制,且张力降低,言语在皮质上容易集中刺激一个适当点。同时,局部的刺激越强,周围的负诱导也越强。在这种抑制影响下,局部的兴奋性将更强,也就说明催眠的暗示性将加强。国外有报道催眠暗示可减少癫痫发作的频率和严重程度。

(4)认知疗法:癫痫患者伴有认知障碍者适宜用该方法治疗。通常患者的认识常随其行为的改变而改变。癫痫患者的认知可能来自对自身疾病的不正确认识,认为癫痫是一种"不治之症",可能遗传给后代等,这种错误认识导致患者产生焦虑、紧张等不良情绪,从而引起癫痫的发作。认知疗法的主要目的是改变患者的认知,纠正患者的不正确思想。这样,患者的不良情绪和行为也将随之得到矫正。

(5)松弛疗法:也是一种消除病人焦虑、紧张情绪的方法。

(三)教育康复

对癫痫患者进行教育康复,一者可以检验手术或其他治疗方法的效果;两者也是患者对治疗结果的反馈。也就是说:未经治疗的癫痫患者,由于其频繁的癫痫发作,影响了患者的智力发育等多方面因素,使得该类患者得不到相应的文化、娱乐等教育。经过手术或其他方法的治疗后,随着癫痫发作的缓解或控制,患者融入社会这个大家庭,逐渐意识到教育的必要性,同时对自己能接受文化等教育增强了信心,这是患者对治疗结果的反馈之一。随着教育康复的进行,可发现预后较好的患者、术前智力受损较轻微的患者,

其接受教育康复的能力相对较强。这是患者对治疗结果的反馈之二,尽管其中不具有严格的相比性。另外,正如开始所说的,术后不同患者的医疗康复不同。因此,要遵循教育康复个体化、综合化、尽早化的原则,因人而教,因事而教。

(四)职业康复

影响癫痫患者就业的因素除了癫痫发作以外,患者自己缺乏工作经验和(或)能力,由于癫痫反复发作导致的心理障碍,雇主对癫痫患者的偏见等也是主要因素。有报道,癫痫患者的就业机会是正常人的 1/2,德国的 Thorbecke 等统计了 152 例(30 个学生和残疾人)癫痫患者的就业状况,就业者仅 1/3。Sperlling 等统计了 86 例颞叶癫痫术后的患者,其术后就业率明显提高(术前失业率是 25％,术后是 11％)。除了上述的疾病因素外,年龄也是一个影响就业的因素,40 岁以上者就业机会相对较小。职业康复的内容不仅要培养他们的工作经验、能力,更要培养他们如何争取获得工作机会的技巧。当然,职业康复更要注意个体化的原则。因此,很多国家专门建立了癫痫患者职业培训中心和职业介绍所,并取得了一定的效果。

(五)社会康复

严格来讲,癫痫患者的社会康复不仅是针对患者而言,而且还应包括患者家属、社会公众等在内。目前,无论是社会还是家庭、患者本身,由于所受文化教育和从事的职业不同等因素,对癫痫病的认识很肤浅,甚至带有偏见、歧视等性质。这样给患者或其家属带来巨大的心理压力和负担。鉴于此,社会教育是很重要的。另一方面,社会康复的内容还应包括:鼓励患者正确对待疾病,因为癫痫患者总是对他们不可预料的突然发作深感恐惧,害怕在参加社会活动中因发作造成事故或引发尴尬。这使得他们对自己缺乏自信心,产生焦虑和羞怯感,最终使患者退缩和(或)陷入到社会孤独中去。上述几点是社会

康复的重要内容。

二、术后康复的评价指标

生活质量又称生命质量或生存质量。该词原属社会学概念范畴,用于宏观评价不同国家的社会发展水平。20世纪40年代,被引入医学研究领域,当时的目的是从专业角度(个体的生理、心理、社会功能三方面)评价疾病和治疗手段对个体生活的影响。1993年世界卫生组织将该概念定义为"不同的文化和价值体系中的个体,对于他们生活目标、期望、标准及所关心的事情的有关生活状态的体验"。从上述概念可看出,它包括了个体的生理健康、心理状态、社会关系、独立能力、个人信仰、与周围环境关系等。同时,为了区分正常人群和疾病人群,将疾病个体的生活质量称之为健康相关生活质量(Health-related quality of life HRQOL)。HRQOL包括三部分内容,①能力,具体包括日常生活能力、工作能力、智力、情感状态、经济状况几个方面。②自我感觉,包括健康状态、生活满意程度、对所患疾病的整体了解和态度等。③症状,包括疾病本身、由疾病引起的并发症及各种治疗的不良反应等。结合第一节中所讲的康复内容,上述概念既包含了社会康复、职业康复等客观方面的内容,也包括了心理康复等主观因素。故将生活质量这一概念作为癫痫患者术后康复的评价指标。

目前,多采用量表的方法对患者的生活质量进行评价。将量表内容分成多个项目,分别计分后,使评价结果定量化。癫痫患者的专用量表包括以下7个方面的内容,①由癫痫本身引起的相关的症状和体征;②患者的生理功能状态;③日常生活能力;④精神生理状态;⑤适应社会的能力;⑥职业承受能力;⑦健康的自我认识。

进行术后康复功能的评价,其目的和意义重大。早在1976年Harrison就报道了癫痫患儿术后的心理异常状况,发现他们存在自信心不足,焦虑等情况。1980年Dodrill首先用量表从多方面评价患者的生活质量,1992年制定了癫痫患者的评价专用量表。同年国际抗癫痫联盟提出了研究癫痫患者的生活质量的重要性。该评价的意义和目的主要作为康复、检验手术等多方治疗的疗效及预测治疗反应,并作为制定医疗决策的需要。

三、影响术后康复及评价的因素

临床发现部分患者即使癫痫发作得到控制,但其生活质量等改善得并不明显。这是因为决定患者康复的因素不仅仅在医疗一方面,其他方面也影响患者的康复及其功能的评价。一般认为,以下几点在术后康复和功能评价方面影响较大。

1. 手术等治疗后的疗效 这是最主要的因素,包括癫痫发作的频率、癫痫发作的类型和严重程度等。一旦治疗效果较好,患者的癫痫发作得到控制,甚至完全消失,则会减轻患者多年来的心理负担,使他们在生活、工作等各方面树立起了自信心,各方面康复得也比较好。

2. 年龄、性别等因素 儿童患者和成年患者相比较,Austin等研究发现:儿童患者较成年患者在教育康复、社会康复等方面差,这可能与患儿受家属的过分保护、癫痫发作影响智力发育等原因有关;但在生活满意程度、家庭等方面,因不涉及独立生活等行为,相对较好。在成年患者中,女性患者的社会康复、职业康复较同等程度的男性为差。

3. 治疗后期的影响 主要表现在精神、情绪、不良行为等方面。这与病程的长短、治疗过程中药物等产生的不良反应(如长期药物治疗对脏器造成的器质性损害)等有关。

4. 其他 患者所处社会周围环境、人文环境、家庭环境等均与术后康复有关。

(刘庆祝)

参 考 文 献

[1] Jacqueline AF, Timothy AP. Initial Management of Epilepsy. N Engl J Med, 2008, 359: 166-176

[2] WZ Wang, JZ Wu, XY Dai, et al. Global campaign against epilepsy: assessment of a demonstration project in rural China. Bulletin of the World Health Organization, 2008, 86: 964-969

[3] 李娜, 林卫红. 吉林省部分农村地区癫痫流行病学及治疗缺口调查与干预. 硕士学位论文, 2009

[4] 谭启富. 试评我国癫痫外科的发展. 中国临床神经外科杂志, 2012, 17: 577-578

[5] Maca TL, Tranb DS, Queta F, et al. Epidemiology, a etiology, and clinical management of epilepsy in Asia: a systematic review. the lancet neurology, 2007, 6: 533-543

[6] Amar AP, Heck CN, Levy ML, et al. An institutional experience with cervical vagus nerve trunk stimulation for medically refractory epilepsy: rational, technique, and outcome. Neursurgery, 1998; 43(6): 1265-1280

[7] Baker GA. Quality of life and epilepsy: the Liverpool experience. Clin Ther, 1998, 20(Suppl A): A, 2-12

[8] Siegel AM. Presurgical and surgical treatment of medically refractory epilepsy. Neurosurg Rev, 2004, 27: 1-18

[9] Miller J W, Silbergeld D L. Epilepsy Surgery: Principles and Controversiess. New York: Taylor & Franci, 2006

[10] Gazzola DM, Carlson C, Ryolin P, et al. Overview of therapeutics in epilepsy: epilepsy surgery // French JA, Delanty N. Therapeutic Strategies in epilepsy Clinical. Oxford, 2009: 27-49

[11] Miller JW, Hakimian S. Surgical treatment of epilepsy. Continuum (Minneap Minn), 2013, 19: 730-742

[12] Handforth A, De Giorgio CM, Schachter SC, et al. Vagus nerve stimulation theapy for partial-onset seizures. A randomized active-control trail. Neurology, 1998, 51: 48-55

[13] Germano IM, Poulin N, Olivier A. Reoperation for recurrent temporal lobe epilepsy. J Neurosurg, 1994, 81: 31-36

[14] Hufnagel A, Elger CE, Marx W, et al. Magnetic motor evoked potential in epilepsy: effects of the disease and anticonvulsant medication. Ann Neurol, 1990, 28: 680-686

[15] Hufnagel A, Elger CE, Durwen HF, et al. Activation of the epileptic focus by transcranial magnetic stimulation of the human brain. Ann Neurol, 1990, 27: 4

[16] Kinsman SL, Vinning EP, Quaskey SA, et al. Efficacy of the ketogenic diet for intractable seizure disorders: review of 58 cases. Epilepsia, 1992, 33: 1132-1137

[17] Luders H. Textbook of Epilepsy Surgery // Sinha SR, Crone NE. Indications for invasive electroencephalography evaluations. Informa UK Ltd, 2008: 614-622

[18] Lachhwani DK, Dinner DS. Cortical stimulation in the definition of eloquent cortical areas // Rosenow F, Lüders HO. Presurgical Assessment of the Epilepsies with Clinical Neurophysiology and Functional Imaging. Amsterdam. Netherlands: Elsevier, 2004: 273-286

[19] Lee SA, Spencer DD, Spencer SS. Intracranial EEG seizure-onset patterns in neocortical epilepsy. Epilepsia, 2000, 41: 297-307

[20] Ren LK, Terada K, Baba K, et al. Ictal Very Low Frequency Oscillation in Human Epilepsy Patients. Ann of Neurol, 2011, 69: 201-206

[21] Luders HO. Textbook of Epilepsy surgery. London: informa healthcare, 2008: 249-251

[22] Schmid D, Staven K. Long-term seizure outcome of surgery versus no surgery for drug-resistant partial epilepsy: A review of controlled studies. Epilepsia, 2009, 50(6): 1301-1309

[23] Yi-Xiang, J Wang, Xian-Lun, et al. The use of diffusion tensor tractography to measure the distance between the anterior tip of the Meyer loop and the temporal pole in a cohort from Southern China. J Neurosurg, 2010, 20: 1-8

［24］ Maehara T,Ohno K.Preoperative factors asso-ciated with antiepileptic drug withdrawal fol-lowing surgery for intractable temporal lobe epilepsy.Neurol Med Chir（Tokyo）,2011,51：344-348

［25］ Lee JJ,Lee SK,Lee SY,et al,Frontal lobe epi-lepsy：Clinical characteristics,surgical out-comes and diagnostic modalities.Seizure,2008,17：514-523

［26］ Guerreiro CA.Surgery for refractory mesial temporal lobe epilepsy：prognostic factors and early,rather than late,intervention.Arq Neu-ropsiquiatr,2012,70：315

［27］ 李新宇,魏明海,尹剑.额叶癫痫灶定位及手术治疗的临床研究.医学研究杂志,2010,39：104-106

［28］ Binder DK,Podlogar M,Clusmann H,et al.Surgical treatment of parietal lobe epilepsy.J Neurosurg,2009,110（6）：1170-1178

［29］ Bartolomei F,Gavaret M,Hewett R,et al.Neu-ral networks underlying parietal lobe seizures：a quantified study from intracerebral record-ings.Epilepsy Res,2011,93（2-3）：164-176

［30］ Fountas,Smith,Robinson,et al.Anatomical hemispherectomy Childs Nerv Syst,2006,22：982-991

［31］ Hauptman JS,Mathern GW.Vagal nerve stim-ulation for pharmacoresistant epilepsy in chil-dren.Surg Neurol Int,2012,3（Suppl 4）：S269-274

［32］ Engel J,Pedley T A.Epilepsy：A Comprehen-sive Textbook.2nd ed.Philadelphia：Lippincott Williams & Wilkins,2008：1878-1990

［33］ 刘宗惠,赵全军,李士月,等.皮层广泛性痫灶多处软膜下横纤维切断术手术方法的研究.中华神经外科杂志,1997,13（3）：156-160

［34］ Benifla M,Otsubo H,Ochi A,et al.Multiple subpial transections in pediatric epilepsy：in-dications and outcomes.Childs Nerv Syst,2006,22（8）：992-998

［35］ 栾国明,王忠诚,白勤,等.痫灶切除辅助脑皮层横行热灼治疗功能区顽固性癫痫.立体定向和功能性神经外科杂志,2001,14（4）：227

［36］ 崔志强,栾国明.脑皮层电凝热灼术治疗癫zaozi001 的研究进展.中华神经外科杂志,2010,26（11）：1055-1056

［37］ Sunaga S,Shimizu H,Sugano H.Long-term follow-up of seizure outcomes after corpus callosotomy.Seizure,2009,18（2）：124-128

［38］ Sunaga S,Shimizu H,Sugano H.Long-term follow-up of seizure outcomes after corpus callosotomy.Seizure,2009,18（2）：124-128

［39］ 钟志宏,周洪语.胼胝体切开术治疗难治性癫zaozi001 的价值.中国临床神经外科杂志,2010,15（7）：443-445

［40］ Engel Jr.Surgical treatment of the epilepsies.Second edition.New York：Raven press,1993

［41］ HG Wieser,WT Blume,D Fish,et al.Proposal for a New Classification of Outcome with Re-spect to Epileptic Seizures Following Epilepsy Surgery.Epilepsia,2001,42（2）：282-286

［42］ Morrell F,Whisler WW,Smith MC,et al.lan-dau-kleffner syndrome treatment with subpial intracortical transection.Brain,1995,118：1529-1546

［43］ Olivier A,Germano IM.Reoperation in surgical failures,In：Shorvon S,Dreifuss FE,Fish D,Thomas DG,eds.The Treatment of Epilepsy.Oxford：Blackwell Science,1996：772-779

［44］ 谭郁玲.临床脑电图学和脑电地形图.北京：人民卫生出版社,1999：49-55,233-262,290-292

［45］ 谭启富,孙克化,孙康健.儿童颞叶癫痫 MST 的应用.立体定向和功能神经外科杂志,2000,13,3

［46］ Sperlling MR,Saykin AJ,Roberts FD,et al.Occupational outcome after temporal lobecto-my for refractory epilepsy.Neurology,1995,45：970-977

［47］ 王忠诚.神经外科手术学.北京：科学出版社,2000：679-682

［48］ 祝正祥,谭启富,孙克华,等.慢性小脑刺激在治疗癫痫中的应用.立体定向和功能神经外科杂志,1999,12：32-35

［49］ 郑立高,徐德生,张志远,等.顽固性癫痫的 γ-刀放射外科治疗.立体定向和功能神经外科杂志,1999,12：23-26